JN443426

PUBLIC HEALTH

공중보건학

공중보건학 교재편찬위원회

강현구 가톨릭관동대학교 임상병리학과
곽승훈 대구파티마병원
김성길 국립한국교통대학교 물리치료학과
김지로 제주한라대학교 임상병리학과
김현수 경남정보대학교 물리치료학과
류헌제 호남대학교 물리치료학과
박찬희 전주대학교 물리치료학과
배주한 구미대학교 물리치료학과
유성훈 남부대학교 물리치료학과
윤삼원 부산가톨릭대학교 물리치료학과
윤영우 춘해보건대학교 방사선학과
윤현식 경남대학교 물리치료학과
이건철 경남정보대학교 물리치료학과
이시경 경동대학교 물리치료학과
임상완 포항대학교 물리치료학과
장현철 수성대학교 방사선학과
조영권 청주대학교 방사선학과
차영주 제주한라대학교 물리치료학과

(가나다순)

도서출판 대학서림

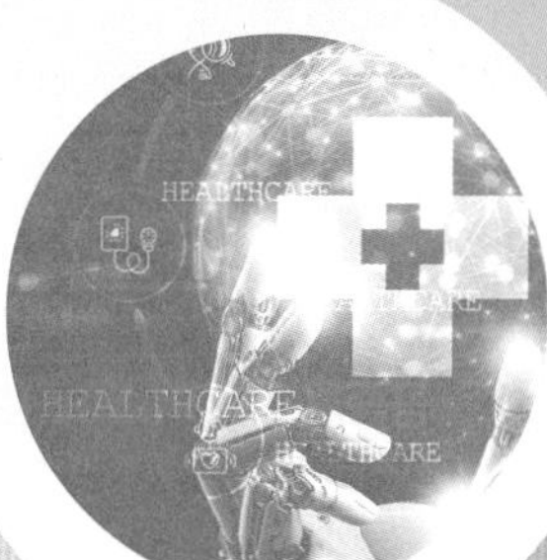

Preface

21세기는 첨단과학기술의 급속한 발전과 함께, 건강의 개념과 그 실천 방식에도 커다란 변화를 가져왔다. 공중보건이 전통적으로 중점적으로 다뤄왔던 감염병의 예방과 관리 중심의 역할은 현재 환경 질환, 사회적 질환, 만성 성인병, 노인성 질환, 정신건강 문제 등으로 그 영역이 광범위하게 확대되고 있다. 특히 포괄적인 지역사회 보건과 복지사회의 구현이라는 새로운 보건 패러다임이 요구되면서, 공중보건학은 보다 광역적이며 다학제적인 접근을 필요로 하는 전문 학문으로 자리매김하고 있다.

공중보건학은 조직화된 지역사회의 노력과 협력을 통해 질병을 예방하고 인간의 수명을 연장하며, 신체적·정신적 건강 수준을 향상시키기 위한 과학이자 실천적 기술이다. 이러한 노력은 환경위생의 개선, 감염병의 관리, 개인위생에 대한 보건교육, 질병의 조기 발견과 예방을 위한 보건의료서비스 체계 구축뿐만 아니라, 국민 개개인이 건강을 유지·관리할 수 있도록 돕는 사회제도의 발전까지 포함한다.

오늘날 보건의료를 전공하는 학생들에게는 공중보건학의 기초 이론과 실제를 정확히 이해하는 것은 물론, 보건의료인으로서의 책무와 보건정책에 대한 통찰이 요구된다. 또한 다학제 간 협업을 위한 의사소통 능력과 사회적 건강 문제에 대한 분석 및 실천 역량을 함께 갖추는 것이 필요하다. 이는 단순한 지식의 습득을 넘어 건강한 사회 실현을 위한 실천적 주체로 성장하기 위한 필수 조건이다.

이에 본 교재는 공중보건학의 폭넓은 주제를 체계적으로 이해할 수 있도록 전체 내용을 4개의 파트, 17개 장으로 구성하였다. 각 장에서는 핵심 개념을 명확히 정리하고, 표와 도표를 통해 시각적 이해를 도모하였으며, 학생들이 실제 학교 및 임상 현장에서 적용할 수 있는 실용적 지식과 사고의 틀을 갖추도록 하는 데 중점을 두었다.

이 교재는 공중보건학의 교육적 가치를 높이고자 다방면에서 심혈을 기울여 집필하였으나, 여전히 보완해야 할 부분이 있을 수 있다. 향후 학생과 독자들의 건설적인 비평과 현장의 목소리를 적극 수용하여, 더욱 충실하고 완성도 높은 교재로 발전시켜 나갈 것이다.

끝으로, 바쁜 학사일정 속에서도 본서의 집필에 정성과 열정을 아끼지 않은 저자 교수진에게 깊은 감사의 말씀을 드린다. 또한 본 교재의 출간을 위해 헌신적으로 협력해 주신 윤진영 회장님과 대학서림 영업부 및 편집부 임직원 여러분께도 진심으로 감사의 마음을 전한다.

2025년 7월

공중보건학 교재편찬위원회 대표저자

PART 01 공중보건 총론

PART 02 역학 및 감염병

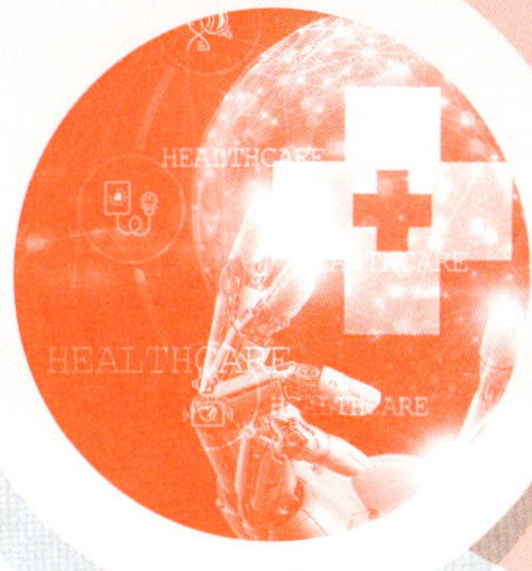

Contents

PART 03

환경보건

Chapter 5 환경위생 • 187

Chapter 6 환경보건 • 257

Chapter 7 산업보건 • 295

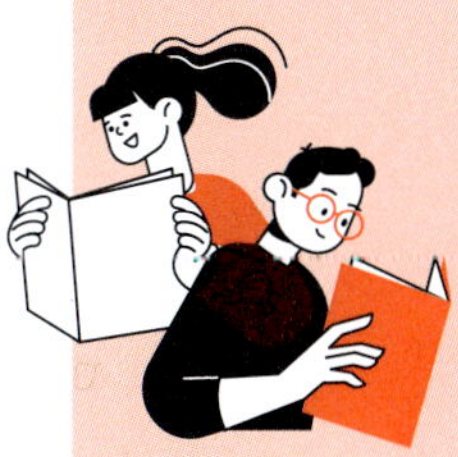

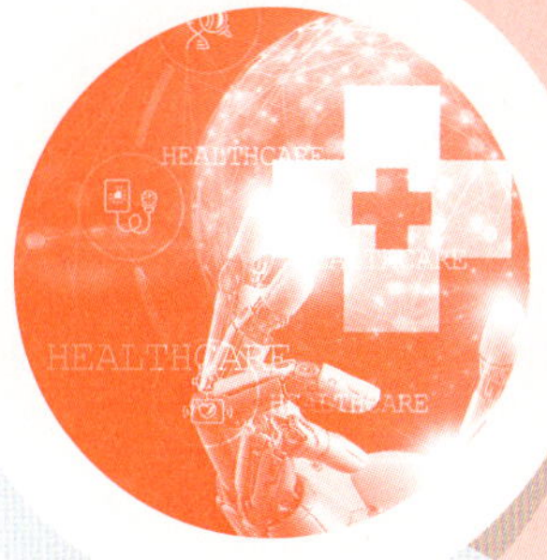

Contents

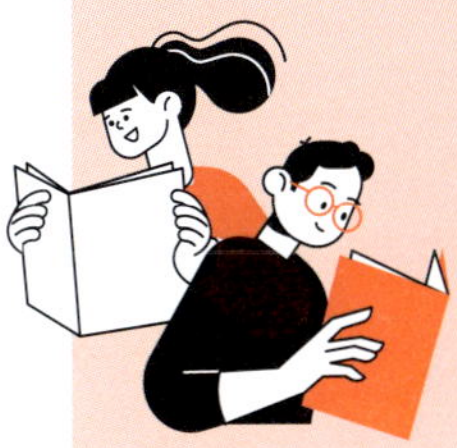

PART **04**

보건관리

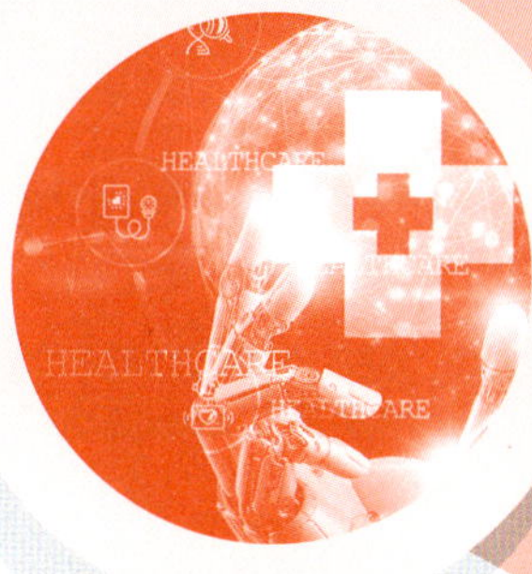

Contents

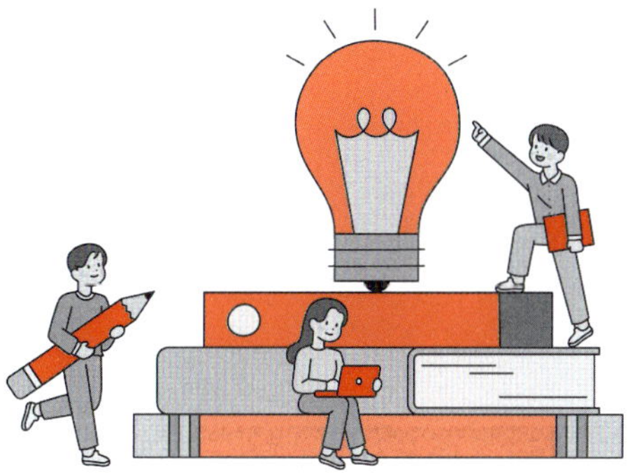

Chapter 01. 공중보건학 총론

1

공중보건 총론

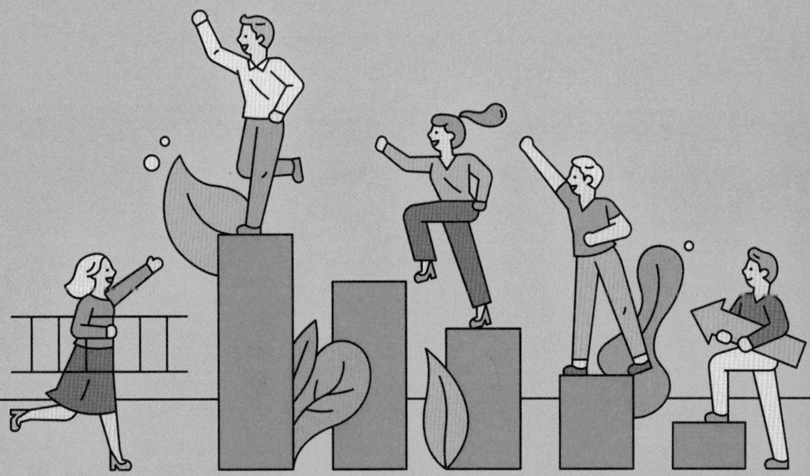

CHAPTER 01

공중보건학 총론

학습목표

1. 공중보건학 개요에 대해 설명할 수 있다.
2. 건강과 질병의 정의와 개념에 대해 설명할 수 있다.
3. 건강증진 정의와 개념에 대해 설명할 수 있다.
4. 공중보건학 발달과 역사에 대해 설명할 수 있다.

01 공중보건학 개요

1) 공중보건학 정의

공중보건학은 질병을 예방하고 생명을 연장하며, 신체적·정신적 건강을 증진하기 위해 지역사회 및 전체 인구를 대상으로 하는 과학과 실천의 분야이고 개인의 건강뿐만 아니라 집단과 사회전체의 건강을 증진하는 것에 중점을 두고 있다.

공중보건학의 정의는 여러 학자와 기관에서 다양한 정의를 내리고 있으며 각각의 정의는 다음과 같다.

(1) 세계보건기구(WHO, 1952) 정의

1952년 세계보건기구에서는 "공중보건은 질병을 예방하고, 생명을 연장하며, 환경위생 관리, 감염병 관리, 개인위생 교육, 의료 및 간호 서비스 제공 등 조직화된 지역사회의 노력을 통해 건강을 증진하는 과학이자 기술이다."(원문: Public health is the science and art of preventing disease, prolonging life and promoting health through the organized efforts of society.)라고 공중보건학을 정의하였다.

(2) 윈슬로우(C.E.A. Winslow, 1920) 정의

미국의 대표적인 공중보건학자인 찰스-에드워드 아모리 윈슬로우(Charles-Edward Amory Winslow)는 1920년에 "공중보건학은 질병을 예방하고, 생명을 연장하며, 신체적·정신적 건강과 효율성을 증진하기 위한 과학과 기술이며, 조직적인 지역사회의 노력을 통해 다음을 실현하는 것이다."라고 공중보건학을 정의하였다.

❖ 조직적인 지역사회의 노력을 통해 실현해야 할 사항

① 환경위생 관리

- 깨끗한 공기, 물, 위생적인 생활 환경 조성
- 산업재해 예방 및 근로 환경 개선

② 감염병 관리

- 예방접종, 위생 교육, 감염병 관리 시스템 구축
- 공공보건 정책을 통한 감염병 확산 방지

③ 개인위생에 관한 보건교육 제공

- 손 씻기, 식생활 개선, 운동 및 건강관리 교육
- 건강행동 변화 유도를 통한 질병 예방

④ 질병의 조기발견과 예방을 위한 의료 및 간호서비스 조직화

- 지역사회 건강센터, 보건소 운영
- 의료 서비스 접근성 향상, 건강 불평등 해소

⑤ 각 개인의 건강을 유지할 수 있도록 지역사회 건강한 생활 조건을 조성하는 것

- 경제적, 사회적 환경 개선(예 안전한 주거 환경, 노동 환경 개선)
- 건강 형평성을 위한 정책 마련

(3) 미국 질병통제예방센터(CDC, 1988)

1988년 미국 질병통제예방센터에서는 "공중보건은 사회가 공통적으로 수행하는 노력을 통해 사람들이 건강하게 살 수 있도록 하는 과정이다."라고 공중보건학을 정의하였다.

2) 공중보건학 목적

(1) 기본 목적

공중보건학은 단순히 질병을 예방하거나 건강을 유지하는 데 그치지 않고, 사회 전체의 건강 수준을 향상시키고 삶의 질을 증진시키는 것을 목표로 하는 학문이자 실천 체계이다. 이는 의학처럼 개별 환자의 치료에 국한되지 않으며, 인구집단 전체의 건강 문제를 해결하기 위한 조직적이고 체계적인 접근을 특징으로 한다.

공중보건학의 가장 궁극적인 목적은 "모든 국민이 가능한 최상의 건강을 누릴 수 있도록 사회적, 환경적, 제도적 조건을 조성하고 이를 지속적으로 유지·개선하는 것."이라고 할 수 있으며 이러한 목적은 인간의 생명과 건강을 개인의 책임을 넘어 사회적 책임의 영역으로 확장시켰다는 점에서 큰 의의를 갖는다.

(2) 구체적 실천 목표

공중보건학은 기본 목적을 달성하기 위해 다음과 같은 세부 실천 목표를 설정하고 이를 기반으로 다양한 활동을 전개한다.

① 질병 예방(Prevention of disease)

질병의 발생을 사전에 차단하거나, 발생 이후에도 그 확산과 악화를 막기 위한 예방적 조치를 수행한다. 예방접종, 건강검진, 감염병 관리 등이 이에 포함된다.

② 건강 증진(Promotion of health)

개인의 신체적·정신적·사회적 건강 상태를 개선하기 위해, 건강생활 실천, 건강 교육, 영양관리, 운동 권장 등 삶의 질 향상 중심의 활동을 수행한다.

③ 조기 발견 및 조기 치료(Early detection and treatment)

질병이 악화되기 전에 조기에 발견하고 치료함으로써, 치료 성공률을 높이고 비용을 절감하며 사회적 부담을 줄이는 것을 목표로 한다.

④ 기능 회복 및 재활(Rehabilitation)

질병이나 사고로 인해 손상된 신체적·정신적 기능을 회복시키고, 사회로의 복귀를 돕는 재활 프로그램을 제공한다.

⑤ 건강 형평성의 실현(Health equity)

사회·경제적 배경에 따라 건강수준이 달라지는 문제를 해소하기 위해, 취약계층에 대한 정책적 배려와 차별 없는 서비스 제공을 통해 형평성을 확보한다.

(3) 사회적 의의

공중보건학은 단지 의료서비스의 제공이나 질병관리 차원을 넘어, 다음과 같은 사회적 기능을 수행함으로써 그 중요성을 인정받는다.

① 국가적 복지수준 향상

국민 건강은 국가 발전의 기초로서, 보건 수준이 높을수록 사회의 생산성과 지속가능성이 향상된다.

② 건강 불평등 해소

다양한 계층 간의 건강 격차를 줄임으로써 사회 정의를 실현하고, 공동체 구성원 모두가 건강하게 살 수 있는 사회적 기반을 조성한다.

③ 보건정책 및 제도의 근거 제공

과학적이고 체계적인 공중보건학의 연구는 보건 행정 및 정책 수립의 이론적·실천적 근거를 마련한다.

④ 감염병 및 위기 대응 체계 강화

팬데믹, 환경오염, 기후위기 등 현대 사회가 직면한 보건 위기에 효과적으로 대응할 수 있는 공공 시스템을 구축한다.

3) 공중보건학 중요성

공중보건학은 인간의 건강을 향상시키고, 질병을 예방하며, 삶의 질을 증진하기 위한 사회적·학문적 노력의 총체이며 의료기술의 발달만으로는 해결할 수 없는 사회적 건강 문제를 다루고, 예방 중심의 보건정책과 지역사회 참여를 통해 건강한 사회를 실현하는 데 있다. 따라서 공중보건학은 현대사회에서 점점 더 중요해지고 있으며, 그 이유는 다음과 같다.

- 감염병 예방 및 대응: 코로나19 팬데믹과 같은 전 세계적 보건 위기 대응
- 만성질환 관리: 고혈압, 당뇨병, 암 등 생활습관병 예방
- 건강 불평등 해소: 저소득층, 노인, 장애인 등 취약 계층의 건강 보호
- 기후변화 및 환경보건: 대기오염, 수질오염, 기후변화가 건강에 미치는 영향해결
- 보건 의료 시스템 개선: 예방 중심의 보건정책으로 의료비 절감 및 국민 건강 증진

4) 공중보건학 특성과 영역

(1) 공중보건학 특성

공중보건학은 인간의 건강을 향상시키기 위한 다양한 학문과 실천의 결합체로서, 의학·행정·사회과학·환경과학 등 다양한 분야와의 융합적 특성을 지닌다. 이는 단순한 질병 치료의 차원을 넘어서 질병 예방, 선상증신, 삶의 질 향상을 궁극적인 목표로 한다.

첫째, 공중보건학은 인구집단 중심의 접근을 기본으로 한다. 개인이 아닌 집단 전체를 건강관리의 단위로 삼는다는 점에서 임상의학과 구별된다.

둘째, 공중보건학은 질병의 치료보다 예방과 건강유지에 중점을 둔다.

셋째, 공중보건학은 다양한 학문과의 연계를 통해 건강문제를 분석하고 해결하는 다학제적 성격을 지닌다.

넷째, 개인의 건강은 사회구조와 정책의 영향을 받는다는 전제 아래 정책적·제도적 개입을 중시한다.

다섯째, 건강 형평성과 공공성을 핵심가치로 삼으며, 모두가 동등하게 건강할 권리를 누릴 수 있도록 사회적 기반을 마련하고자 한다.

(2) 공중보건학 영역

공중보건학의 영역에는 질병관리 분야, 환경보건 분야, 보건관리 분야로 구분되어 진다 표 1-1 .

표 1-1 공중보건학 영역

구분	내용
질병관리 분야	역학, 급성 및 만성 감염병 관리, 기생충 관리 질환
환경보건 분야	환경위생, 식품위생, 환경보전, 대기 및 수질 오염, 산업보건 등
보건관리 분야	보건행정, 보건교육, 학교보건, 보건영양, 인구보건, 모자보건, 노인보건, 정신보건, 재활보건, 보건통계 등

5) 공중보건학 핵심 분야와 연계 학문

공중보건학은 인간의 건강을 사회적·집단적 차원에서 예방하고 증진시키는 학문으로, 여러 연관 학문과 밀접한 관련을 맺고 연계되어 있으며, 위생학, 공중위생학, 예방의학, 치료(임상)의학, 역학, 보건통계학, 환경보건학, 보건행동과학 및 건강교육, 보건행정 및 정책학 등이 대표적인 연관 분야이다.

(1) 위생학(Hygiene)

① 정의

위생학은 개인위생과 환경을 청결하게 유지함으로써 건강을 보호하고 질병을 예방하는 학문으로 손 씻기, 식품위생, 개인 청결, 주거환경 개선 등의 일상적 실천이 대표적인 활동이다.

② 공중보건학과의 관계

위생학은 개인 차원의 청결과 건강습관에 초점을 맞추었고 공중보건학은 사회전체로 확장하여 제도적, 정책적 수준의 위생 환경 조성을 목표로 하기 때문에 공중보건학은 위생학을 포함하는 더 넓은 개념이다.

(2) 공중위생학(Sanitary science)

① 정의

공중위생학은 상하수도 관리, 쓰레기 처리, 대기 및 수질 오염 방지 등 물리적 환경을 정비하여 집단의 건강을 지키는 것에 중점을 두는 환경위생 중심의 학문이다.

② 공중보건학과의 관계

공중위생학은 공중보건학의 하위 분야에 포함하며 19세기 산업혁명 이후 전염병 확산을 막기 위한 활동에서 발전하였고 오늘날에도 감염병 예방과 환경보건 분야에서 중요한 역할을 담당하고 있다.

(3) 예방의학(Preventive medicine)

① 정의

예방의학은 질병이 발생하기 전이나 초기 단계에 개입하여 질병을 조기에 발견하여 개인의 건강을 유지하고 질병을 예방하는 것을 목적으로 하고 있으며 예방접종, 건강검진, 생활습관 개선, 고위험군 조기 개입 등이 주요 활동으로 하는 의학 분야이다.

② 공중보건학과의 관계

예방의학은 공중보건학과 밀접하게 연결된 분야로 공중보건학은 인구집단을 대상으로 한 예방 활동을 중시하는 반면, 예방의학은 개인을 중심으로 한 예방 활동에 중점을 두고 있으며 두 학문은 질병 예방이라는 공통된 목적을 갖고 서로를 보완하는 관계에 있고 공중보건의 실천적 수단으로도 활용되는 의학 분야이다.

(4) 임상의학(치료의학, Clinical medicine)

① 정의

임상의학 또는 치료의학은 질병에 걸린 환자를 진단하고 치료하는 전통적 의학 분야이고 병원에서 의사가 질병을 진단하고 약물이나 수술 등의 치료를 시행하여 환자의 회복을 돕는 치료 중심의 학문이다.

② 공중보건학과의 관계

공중보건학이 질병의 예방과 건강증진에 초점을 두는 것에 비해 임상의학은 개인의 질병에 관한 조기진단 및 치료에 중점을 두고 있으나 두 분야 모두 질병 예방과 건강유지 및 회복의 공통된 목표를 공유하여, 1차 보건의료나 통합 건강관리 측면에서 상호 보완적인 관계를 이루고 있다.

(5) 역학(Epidemiology)

① 정의

역학은 인구집단 내에서 질병이나 건강상태가 어떻게 발생하고 분포하는지를 과학적으로 분석하고 연구하는 학문으로 질병의 원인, 위험 요인, 전파경로 등을 규명하고 밝혀내어 예방 전략을 수립하는데 핵심적인 역할을 담당한다.

- 질병의 원인과 분포를 연구하여 예방 전략을 개발하는 학문
- 감염병, 만성질환, 직업병 등 다양한 건강 문제를 다룸

② 공중보건학과의 관계

역학은 공중보건의 기초학문이자 과학적 기반을 제공하는 핵심 도구로서 보건정책 수립과 보건사업 평가 시 필수적인 데이터 분석을 담당하여 "공중보건의 눈"이라 불릴 만큼 중요한 역할을 담당하는 학문이다.

(6) 보건통계학(Biostatistics)

① 정의

보건통계학은 보건·의료 관련 데이터를 수집, 분석, 해석하여 보건 문제를 수치적으로 파악하고 설명하는 통계학의 응용 분야이다. 질병 발생률, 사망률, 건강지표 등을 다루어 역학연구와 정책효과 평가, 건강지표 분석 등에 활용되어 진다.

- 공중보건 연구에서 통계학적 방법을 적용하여 데이터를 분석하고 해석
- 질병 발생률, 사망률, 건강행태 조사 등에 활용

② 공중보건학과의 관계

보건통계학은 공중보건학이 수량적 근거에 기반하여 정책을 수립하고 평가할 수 있도록 지원하며 역학과 함께 공중보건학의 과학적 기반을 구성하는 핵심 학문이다.

(7) 환경보건학(Environmental health)

① 정의

환경보건학은 공기, 물, 식품, 토양, 소음, 유해 화학물질 등 물리적·화학적 환경 요소가 인간의 건강에 미치는 영향을 연구하는 학문이다.

- 대기, 수질, 토양, 식품 등의 환경적 요인이 인간 건강에 미치는 영향을 연구
- 산업재해, 기후변화, 독성물질 노출 등의 문제 해결

② 공중보건학과의 관계

환경보건학은 공중보건학의 실천 분야 중 하나로 환경적 유해 요인을 사전에 파악하고 통제하여 예방하고 관리함으로써 지역사회 전체의 건강을 보호하는 데 기여한다. 특히 생활환경 개선, 감염병 예방, 기후위기 대응, 취약계층 보호 등 다양한 영역에 필수적인 분야이다.

(8) 보건 행동과학 및 건강교육(Social and behavioral sciences in public health)

① 정의

보건 행동과학은 개인 및 집단의 건강관련 행동과 사회환경이 건강에 미치는 심리적 및 사회적 요인을 연구하는 학문이며, 건강교육은 건강한 행동을 유도하기 위한 실천적이고 교육적인 접근방법이다.

- 건강 행동을 연구하고 건강 교육을 통해 건강증진 전략을 개발
- 흡연, 비만, 정신 건강, 알코올·약물 남용 등의 문제 해결

② 공중보건학과의 관계

공중보건사업의 성패는 개인의 건강 행동 변화에 달려 있어서 공중보건학은 건강 수준 향상을 위해 행동 변화 유도를 필수로 하며 이에 따라 보건 행동과학 및 건강교육은 공중보건 실천에서 필수적인 요소이다. 건강 캠페인, 학교 교육, 건강한 생활습관 형성과 지역사회 참여 확대에 중추적인 역할을 담당한다.

(9) 보건행정 및 정책학(Health policy and management)

① 정의

보건행정 및 정책학은 보건의료 자원을 효율적으로 관리하고 보건 조직을 운영하며, 보건정책을 기획하고 평가하는 행정 및 관리 중심의 학문이다.

▸ 의료제도, 건강보험, 공공보건 정책을 연구하고 실행하는 분야

▸ 보건의료 서비스 접근성 개선과 효율적인 자원 배분이 핵심

② 공중보건학과의 관계

공중보건학의 실천이 효과적으로 실현되기 위해서는 행정적 조직과 정책적 기반이 필수적이고 보건행정 및 정책학은 공중보건학의 목표가 사회제도 속에서 실현될 수 있도록 뒷받침하는 역할을 담당한다.

6) 공중보건학과 예방의학, 임상의학 차이

공중보건학과 예방의학, 임상의학의 차이점에 대해 대상, 목적, 책임주체, 접근방식, 평가방법, 문제해결 방식, 대표 사례를 들어 다음과 같이 비교하여 설명하였다 표 1-2 .

표 1-2 공중보건학과 예방의학, 임상의학 차이점

구분	공중보건학	예방의학	임상(치료)의학
대상	지역사회, 주민	개인, 가족	개인
목적	질병예방, 수명연장, 육체적, 정신적 건강 및 효율 증진		
책임주체	정부, 보건소 등 공공기관	예방의학 전문의, 1차 진료의	의사, 간호사, 병원 등 의료기관
접근방식	집단적, 정책적, 환경적 접근	개인중심의 의학적 예방 접근	개별적, 임상적 질병 치료 중심 접근
평가방법	보건통계학적 방법(영아사망률, 유병률, 질병이환율, 건강수명 등)	발병률 감소, 예방접종률, 조기발견율	치료성공률, 회복속도, 생존률
문제해결방식	보건정책, 보건교육, 환경개선, 영양관리, 집단적 예방조치	건강검진, 예방접종, 생활습관 지도 등 예방활동	진단검사, 약물투여, 수술 등 개별 치료 행위
대표 사례	금연 정책, 예방접종 캠페인, 감염병 대응	건강검진, 독감예방접종, 비만 예방 프로그램	고혈압 치료, 수술, 감기진료, 약물처방

7) 보건사업과 보건평가방법

공중보건학은 단순히 질병을 예방하거나 건강을 증진시키는 데 그치지 않고, 사회 전체의 건강을 체계적이고 지속가능한 방식으로 향상시키는 것을 목표로 한다. 이러한 공중보건의 실천은 주로 보건사업을 통해 구체화되며, 그 효과와 성과는 보건평가방법을 통해 체계적으로 검토된다.

(1) 보건사업

① 개념

보건사업은 국가 또는 지역사회 차원에서 인구 집단의 건강 수준 향상을 목적으로 기획되고 수행되는 조직적 활동을 말한다. 보건사업은 질병의 예방, 건강의 증진, 조기 발견 및 치료, 재활 서비스, 건강교육, 환경위생 개선 등 다양한 분야를 포함한다.

② 중요성

공중보건에서 보건사업은 정책의 실질적 실행 수단으로 기능하며, 개인이 아닌 인구집단을 대상으로 하는 점에서 임상의학과 구별된다. 보건사업은 주로 정부나 지방자치단체, 공공기관이 주체가 되어 수행되지만, 최근에는 민간 및 지역사회 조직과의 협력도 강조되고 있다.

③ 주요 구성요소

하나의 보건사업은 단순한 프로그램 실행이 아니라, 다음과 같은 구성 요소를 갖춘 계획적이고 순환적인 체계로 이루어진다.

첫째, 문제 확인 및 목표 설정 단계에서는 건강 관련 문제를 식별하고, 그에 따른 구체적 목표를 설정하는 단계이다.

둘째, 계획 수립 단계에서는 사업 대상, 활동 내용, 인력 구성, 예산 확보, 기간 설정 등을 포함한 세부적인 계획을 수립한다.

셋째, 실행 단계에서는 계획된 사업을 실제로 수행하며, 대상자 참여를 유도하고 실천 과정을 관리한다.

넷째, 모니터링 및 평가 단계에서는 사업의 진행 상황을 점검하고, 목표 달성 여부를 평가하여 향후 개선 방안을 마련한다.

이러한 전 과정을 통해 보건사업은 단순한 실행에서 나아가, 지속적 개선과 전략적 전환이 가능한 사업 모델로 발전하게 된다.

(2) 보건평가방법

① 정의

보건평가방법은 수행된 보건사업이나 국가 전체의 보건정책이 어느 정도 효과를 거두었는지 과학적이고 객관적으로 분석하는 방법이다. 이는 사업의 지속 여부, 자원 배분의 효율성, 정책의 타당성 등을 판단하는 데 필수적인 근거가 된다. 특히 공중보건학에서는 단편적인 지표나 일회성 평가보다, 포괄적이고 다차원적인 평가체계를 통해 사업의 전반적인 영향과 함의를 분석하는 것이 중요하다. 평가 결과는 이후의 정책 개선과 의사결정에 반영되며, 사회적 책무성 확보에도 기여한다.

② 목적

보건평가의 가장 근본적인 목적은 국민의 건강 수준을 객관적으로 정확하게 파악하는 것이다. 이는 특정 집단의 건강 상태를 수치화하여 파악함으로써 문제를 구체화한다.

사망률이나 평균수명 같은 전통적인 지표부터 시작하여 삶의 질을 반영하는 건강 수명 같은 진보된 지표에 이르기까지 다양한 자료는 보건의료 정책수립의 기초가 된다. 또한 이미 시행된 보건정책이나 사업의 효과성을 평가하는 데에도 활용되어지며, 이러한 과정을 통해 정책의 타당성을 점검하고, 예산과 인력 같은 자원의 분배가 적절했는지를 검토할 수 있다. 나아가 국제적인 비교를 통해 자국의 위치를 진단하고, 세계적 기준에 부합하는 보건 목표를 설정하는 데도 평가자료는 핵심적 역할을 한다.

③ 필요성

보건평가는 단순히 데이터를 모으는 작업이 아니고 보건정책의 출발점이며, 실천을 돌아보는 거울이기도 하다. 정책은 명분이 아닌 실증에 근거해야 하며, 실증은 곧 평가를 통해서만 가능하다. 즉, 보건평가 없이 수립된 정책은 방향 잃은 배와 같다고 볼 수 있다.

보건평가는 보건의료 체계가 제대로 작동하고 있는지를 검증하는 수단이며, 이를 통해 문제를 식별하고 개입의 우선순위를 정할 수 있다. 특히 자원이 제한된 보건 분야에서 평가는 선택과 집중의 기준점이 되며, 과학적이고 공정한 보건의사 결정을 가능하게 만든다.

뿐만 아니라, 평가 결과는 국민에게 정보를 제공함으로써 정부의 책무성과 투명성을 높이고, 사회 전체의 신뢰 형성에도 이바지한다.

④ 주요 평가 내용

보건평가가 다루는 범주는 매우 넓지만, 일반적으로 다음과 같은 다섯 가지 항목을 중심으로 분석이 이루어진다.

가. 건강 수준 평가

사망률, 유병률, 평균수명, 건강수명 등과 같은 수치를 활용해 인구집단의 건강 상태를 측정하여 정책의 전체 방향을 결정짓는 핵심자료가 된다.

나. 보건의료 이용 평가

예방접종률, 진료 이용률, 건강검진 수검률 등을 통해 서비스의 접근성과 실효성을 분석한다.

다. 보건 자원 평가

의료인력, 시설, 장비, 예산 등 물적 및 인적자원의 분포와 활용 상태를 점검하여 자원의 불균형이나 낭비 여부를 파악한다.

라. 건강행태 평가

흡연, 음주, 운동, 식습관 등 개인의 건강과 밀접한 관련이 있는 행동 양상을 측정하여 건강 위험 요인을 분석한다.

마. 환경 및 사회적 요인 평가

건강에 영향을 주는 외부 요인들, 예컨대 대기오염, 수질, 위생 상태, 주거환경, 소득 수준, 교육 수준 등 건강에 영향을 주는 외부 요인을 포함한다.

⑤ 국가 및 지역사회 보건수준 평가를 위한 3대 지표

국가 또는 지역사회의 건강 수준을 비교하고 평가하기 위해 다양한 보건지표가 사용되지만, 그중에서도 가장 대표적이고 핵심적인 세 가지 지표는 영아사망률, 비례사망지수, 평균수명이다. 이들 지표는 세계보건기구(WHO)를 비롯한 국제기구뿐만 아니라 각국의 보건통계기관에서도 널리 사용되며, 비교적 신뢰도와 적용 범위가 높은 수량적 지표로 평가된다 표 1-3 .

표 1-3 국가 수준 및 지역사회 수준의 대표 지표

구분	대표 지표	이유
국가 수준	평균수명	장기적 건강수준, 종합성 반영
지역사회 수준	영아사망률	민감성 높고, 지역 간 비교 및 단기 성과 측정에 유리

❖ 영아사망률(Infant mortality rate, IMR)

영아사망률은 일정 기간 내에 출생한 1,000명의 아기 중 출생 후 1년 미만에 사망한 영아 수를 나타내는 지표로 사망 수준을 평가하는 기본적인 척도이다.

산모 및 신생아의 건강관리 수준, 의료 접근성, 사회보장체계의 효과성 등을 간접적으로 반영하며, 특히 개발도상국과 선진국 간의 건강 격차를 비교할 때 자주 사용되고, 값이 낮을수록 공공보건 및 보건의료체계가 잘 작동하고 있다는 의미로 해석된다.

❖ 비례사망지수(Proportional mortality ratio, PMR)

비례사망지수는 전체 사망자 중 50세 이상에서 사망한 사람의 비율을 나타내는 지표이고 한 국가 또는 지역사회의 사망 구조가 어느 정도 안정되었는지를 보여주며, 사망의 주요 원인이 급성 감염병에서 만성질환으로 전환되었는지 여부를 파악하는 데 유용한 지표이다. 값이 높을수록 고령층 사망이 많아, 해당 사회의 건강 수준이 상대적으로 높음을 의미로 해석된다.

❖ 평균수명(Life expectancy, LE)

평균수명이란 특정 시점에서 출생한 개인이 기대할 수 있는 평균 생존 연수를 나타내며, 개인의 건강 상태를 넘어 국가의 전체 보건의료 수준, 사회·경제 환경, 생활 수준, 교육 및 위생 수준까지 종합적으로 반영하는 대표적인 건강수준 지표이다.

평균수명이 높다는 것은 국민들이 더 오래, 더 건강하게 살 수 있는 환경이 조성되어 보건의료 및 삶의 질의 향상이 있다는 것을 의미한다.

⑥ 세계보건기구(WHO)가 제시한 건강수준 대표 평가지표

세계보건기구(WHO)를 비롯한 여러 국가에서는 국민건강 수준을 정량적으로 평가하기 위한 기본적인 지표를 설정하여 활용하고 있다. 그중에서도 개인 또는 인간 집단의 건강 수준을 수량적으로 나타내는 대표적인 세 가지 지표는 조(일반)사망률, 평균수명, 비례 사망지수를 추천하고 있다.

❖ 사망률(Mortality rate)

사망률은 일정 기간 동안 특정 인구 집단에서 발생한 전체 사망자의 비율을 의미하는 지표로, 가장 기본적인 보건 통계 중 하나이다.

이 지표는 인구 1,000명당 사망자 수를 기준으로 산출되는 조사망률(Crude death rate)이 대표적이며, 분석 목적에 따라 연령별, 성별, 질병 원인별로 더욱 세분화할 수 있다.

사망률은 집단의 건강 수준을 직관적으로 보여주는 지표로, 건강 수준이 낮은 지역이나 계층일수록 일반적으로 사망률이 높은 경향을 나타낸다. 따라서 국가 간 또는 지역 간 건강 격차를 확인하는 데 널리 사용된다.

8) 현대사회의 공중보건

(1) 현대사회의 공중보건 확대

현대사회는 산업화, 도시화, 고령화, 기후변화 등 급격한 사회적·환경적 변화와 함께 보건의제가 이전보다 훨씬 복잡해지고 다양해졌다. 이에 따라 공중보건의 역할 또한 단순한 위생관리나 감염병 방역에 머무르지 않고, 사회 전체의 구조적 문제를 해결하기 위한 통합적 접근으로 확장되고 있다.

특히 만성질환의 증가, 신종 감염병의 등장, 고령화와 돌봄 문제, 건강 불평등, 환경 위협 등의 이슈는 공중보건의 중요성을 다시금 부각시키고 있으며, 이에 대한 전략적 대응이 각국의 보건정책에서 중심축을 형성하고 있다.

(2) 현대 공중보건 특성

현대 공중보건은 다음과 같은 주요 특성을 갖는다.

첫째, 공중보건은 인구집단을 대상으로 하며, 건강 형평성을 고려한 정책 개입을 중심으로 한다.

둘째, 질병의 치료보다는 예방과 건강증진에 주력하며, 보건의료 뿐만 아니라 사회정책, 교육, 환경관리 등 다양한 분야와의 연계가 강조된다.

셋째, 공중보건은 보건문제를 개인의 책임으로 한정짓지 않고, 사회 구조적 문제로 인식하여 제도적 개입을 필요로 하는 분야로 이해된다.

(3) 현대 공중보건 주요 영역

현대 공중보건의 실천 영역은 매우 광범위하며, 다음과 같은 활동들은 국가와 지역사회의 협력, 그리고 시민의 참여를 통해 이루어지며, 실증적 평가와 지속적인 개선이 전제되어야 한다.

❶ 감염병 예방 및 방역체계 구축
❷ 만성질환 예방과 건강생활 실천 지원
❸ 모자보건 및 학교보건
❹ 정신건강 증진 및 자살예방 사업
❺ 환경보건, 식품안전, 산업보건 등 건강위해 요소 관리
❻ 지역사회 중심의 건강관리 시스템 구축
❼ 건강 형평성 실현을 위한 정책 개입
❽ 보건교육 및 건강정보 제공

(4) 공중보건이 당면한 현대적 과제

현대사회에서 공중보건이 직면한 과제는 다양하고 복합적이지만 이러한 과제에 효과적으로 대응하기 위해서는 보건의료 분야의 전문성과 더불어 정책적, 환경적, 사회문화적 이해가 통합되어야 한다 표 1-4.

❶ 건강 형평성 실현 및 사회적 약자의 건강권 보장

❷ 고령화 사회에 따른 만성질환·돌봄 대응체계 확립

❸ 신종 감염병 대응과 방역체계의 지속 가능성 강화

❹ 기후위기 대응을 위한 환경보건의 역할 확대

❺ 디지털 헬스와 보건정보의 윤리적 관리

❻ 지역 간 건강격차 해소와 포용적 건강정책 설계

❼ 국제적 보건 협력과 글로벌 보건 거버넌스 강화

표 1-4 현대 공중보건 핵심 요소

구분	내용
정의	인구집단의 건강 증진과 질병 예방을 위한 조직적 노력 및 사회적 실천
핵심 가치	예방 중심, 형평성 추구, 사회적 책임, 다학제적 접근
변화 요인	만성질환 증가, 고령화, 감염병 재유행, 환경 문제, 건강 불평등 등
실천 영역	감염병 예방, 만성질환 관리, 정신건강, 환경보건, 보건교육 등
현대적 과제	건강형평성, 기후위기 대응, 지역 건강격차 해소, 보건 거버넌스 등

9) 보건의료 개념과 실천 활동

(1) 보건의료 개념

① 보건의료 정의

보건의료는 인간의 생명을 보호하고 건강을 유지 및 증진하기 위한 모든 활동을 의미하며, 질병의 예방과 조기발견, 치료, 재활은 물론 건강생활의 유지 및 사회 복귀에 이르기까지의 포괄적인 건강관리 체계를 포함한다.

세계보건기구(WHO)는 보건의료를 "모든 사람이 건강을 유지하고 질병을 예방하며, 질환 발생 시 이를 치료하고 회복하는 데 필요한 일련의 조직적 활동"으로 정의하고 있다. 즉 보건의료는 단순히 병을 치료하는 것에 그치지 않고, 건강을 유지하고 향상시키는 데 필요한 사회적, 경제적, 환경적, 정책적 요소까지 포괄하며 건강권 보장을 실현하는 제도적 기반이라 할 수 있다.

② 보건의료 목표

보건의료의 궁극적인 목표는 모든 국민이 가능한 최고의 건강 수준에 도달하고, 이를 지속적으로 유지할 수 있도록 하는 것이며, 이를 실현하기 위한 주요 목표는 다음과 같다.

가. 건강 수준의 향상

국민의 기대수명을 연장하고 질병의 유병률을 낮추며, 삶의 질을 향상시키는 것을 기본 목표로 한다.

나. 형평성 있는 서비스 제공

사회적·경제적·지리적 조건에 관계없이 모든 국민이 동등하게 의료서비스를 이용할 수 있어야 한다. 특히 사회적 약자에 대한 배려는 보건의료의 공공성을 강화하는 핵심 요소이다.

다. 자원의 효율적 활용

보건의료 자원(인력, 재정, 시설 등)을 효과적으로 배분하고 관리함으로써, 한정된 자원으로 최대의 건강 효과를 실현하고자 한다.

라. 의료서비스의 질 향상

전문성과 안전성을 갖춘 고품질의 진료 제공을 통해, 국민의 신뢰를 확보하고 건강결과를 개선하는 것을 추구한다.

③ 보건의료 구성 요소

보건의료의 구성요소는 기능에 따라 건강증진, 질병예방, 진단 및 치료, 재활, 완화의료 및 호스피스로 구분한다.

가. 건강증진(Health promotion)

건강증진은 건강한 생활습관의 형성과 유지, 건강 관련 지식의 향상, 환경 개선 등을 통해 건강 수준을 향상시키는 활동을 포함한다(예 건강교육, 운동 프로그램).

나. 질병 예방(Disease prevention)

질병 예방은 감염병 예방접종, 건강검진, 만성질환 조기 발견 등 질병의 발생을 사전에 차단하거나 발생 후 악화를 방지하는 조치가 해당된다(예 예방접종, 조기검진).

다. 진단 및 치료(Diagnosis and treatment)

진단 및 치료는 질병이 발생한 이후 정확한 진단을 통해 적절한 치료를 제공함으로써 건강 회복을 도모하는 과정이다(예 외래진료, 입원치료).

라. 재활(Rehabilitation)

재활은 신체적 또는 정신적 손상을 입은 환자가 가능한 한 일상생활로 복귀할 수 있도록 기능을 회복시키는 활동을 의미한다(예 물리치료, 심리상담).

마. 완화의료 및 호스피스(Palliative and hospice care)

완화의료 및 호스피스는 회복이 어려운 만성적·말기 질환 환자에 대한 고통 경감과 삶의 질 향상을 목적으로 하는 돌봄 서비스이다(예 말기환자 돌봄, 통증 완화).

④ 보건의료 접근성 원칙

보건의료 접근성이란 개인이나 집단이 필요한 보건의료 서비스를 물리적, 경제적, 심리적으로 지체없이 이용할 수 있는 정도를 의미한다. 이는 보건의료체계의 형평성과 효율성을 평가하는 데 핵심적인 기준이 되며 이를 실현하기 위한 기본 원칙은 다음과 같다.

가. 형평성(Equity)

모든 개인은 성별, 연령, 지역, 사회·경제적 지위 등에 관계없이 누구나 동등하게 보건의료 서비스를 받을 권리를 가지며 이를 통해 건강 불평등을 해소하고자 한다.

나. 적정성(Appropriateness)

보건의료 서비스는 개인의 건강 상태와 필요에 부합하는 적절한 수준과 질을 갖추어야 한다.

다. 지속성(Continuity)

보건의료는 일회성이 아니라 예방에서 치료, 재활에 이르기까지 전 주기적 관점에서 연속성을 지녀야 한다.

라. 수용성(Acceptability)

보건의료서비스는 문화적·종교적·사회적 가치에 부합하고, 이용자에게 심리적 거부감 없이 받아들여질 수 있는 형태로 제공되어야 한다.

마. 경제적 접근성(Affordability)

의료비 부담이 과도하지 않아야 하며, 소득에 관계없이 적절한 비용으로 이용 가능해야 한다.

바. 지리적 접근성(Availability)

거주 지역이나 교통 조건에 관계없이 의료기관에 쉽게 도달할 수 있는 물리적 거리와 위치가 확보되어야 한다.

(2) 보건의료 실천 활동

① 알마아타 선언(Alma-Ata declaration, 1978)

1978년 구소련 알마아타에서 개최된 세계보건기구(WHO) 및 유니세프 공동 주최의 국제 보건 회의에서는 1차 보건의료의 중요성을 강조하며, 모든 인류의 건강권 보장을 목표로 한 알마아타 선언이 채택되었다.

❖ 선언 핵심내용

- 건강 선언: 건강은 인간의 기본적 인권
- 보건의료는 사회경제적 발전과 밀접하게 연계
- 1차 보건의료를 핵심전략으로 제시
- 지역사회 참여와 자율성 강조
- 기초적인 예방 및 치료서비스가 통합된 형태로 제공

이를 통해 "2000년까지 전 인류에게 건강을(Health for all by the year 2000)"이라는 목표가 설정되었으며, 이 선언은 이후 세계 각국의 보건의료 정책 수립에 중대한 영향을 제공하였다.

② 국제연합 총회 결의(UN, 2019)

2019년 국제연합(UN) 총회에서는 보편적 건강보장(Universal health coverage, UHC) 실현을 위한 결의문이 채택되었다.

❖ 주요 실천내용

- 필수 보건의료서비스에 대한 보편적 접근 보장
- 재정적 부담 없이 치료받을 수 있는 시스템 구축
- 사회적 건강 결정요인 개선(교육, 위생, 영양 등)
- 취약계층의 보건의료 접근성 강화

(3) 보건의료 단계별 실천

보건의료는 기능과 전문성 수준에 따라 1차, 2차, 3차 보건의료로 구분되며, 각 단계는 상호 보완적으로 구성되어 있다 그림 1-1 .

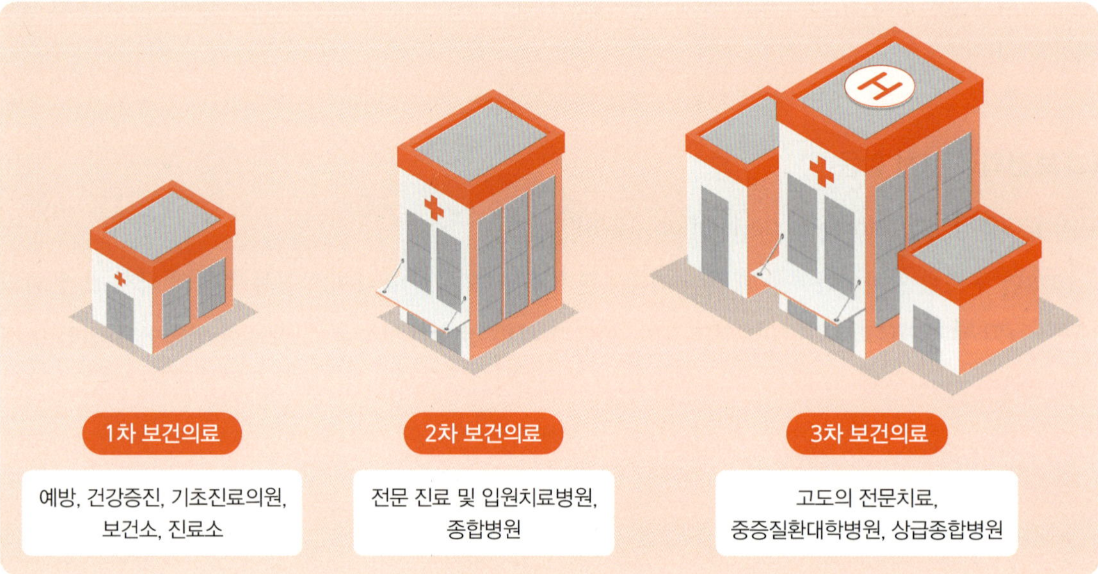
1차 보건의료
예방, 건강증진, 기초진료의원,
보건소, 진료소
2차 보건의료
전문 진료 및 입원치료병원,
종합병원
3차 보건의료
고도의 전문치료,
중증질환대학병원, 상급종합병원

그림 1-1 보건의료 단계

① 1차 보건의료(Primary health care)

1차 보건의료는 지역사회 주민이 처음 접하게 되는 기초적인 수준의 의료서비스로, 예방, 건강증진, 조기진단, 기초 치료 등을 중심으로 제공된다.

세계보건기구(WHO)는 이를 "모든 사람이 부담 가능한 비용으로 접근할 수 있는, 과학적으로 건전하고 사회적으로 수용 가능한 보건의료 서비스"로 정의하였다.

❖ 1차 보건의료 활동내용

- 보건교육
- 영양개선과 식생활 증진
- 안전한 식수 제공
- 모자보건 서비스 및 가족계획
- 예방접종
- 풍토병 예방 및 관리

▸ 질병과 외상 치료
▸ 필수 의약품 제공

1차 보건의료 사업은 개인 또는 가족에게 수행되고 기본적인 보건의료 활동이며 포괄적인 보건의료 서비스 제공, 지역사회 주민의 참여를 통한 건강증진 활동이다.

② 2차 보건의료

2차 보건의료는 1차 수준에서 해결하기 어려운 건강 문제에 대해 보다 전문적인 진단과 치료를 지역 거점 병원과 종합병원 등이 제공하는 중간 단계의 의료서비스이다. 주로 전문적인 진료, 입원 치료, 정밀 검사 등이 해당되고 2차 보건의료사업은 질병 또는 급성질환의 관리사업, 환자 관리사업 등이 포함된다.

③ 3차 보건의료

3차 보건의료는 주로 대형 종합병원이나 대학병원에서 제공하는 고도의 전문성과 첨단 장비를 요하는 중증질환 및 희귀·난치성 질환 치료를 담당하는 최상위 수준의 의료서비스를 의미한다.

3차 보건의료 사업은 회복기 환자의 재가 방문사업 또는 방문 간호사업, 재활을 요하는 노인의 장기 요양 관리사업, 만성질환 및 만성 퇴행성 관리사업 등이 포함된다.

10) 우리나라 보건의료의 현황과 전망

우리나라 보건의료는 양적·질적으로 세계적으로 높은 수준에 도달하였으나, 초고령화, 의료비 증가, 지역 간 불균형 등의 문제에 직면해 있다. 향후에는 예방 중심의 건강관리 체계, 디지털 기반의 스마트의료, 지역사회 중심의 통합 보건의료 시스템을 통해 지속 가능한 보건의료 체계로 발전해 나아가야 할 것이다 표 1-5 .

표 1-5 우리나라 보건의료 현황과 전망

구분	현황	전망
국민 건강	기대수명 연장, 만성질환 증가	만성질환 중심 관리체계 필요
의료 인프라	고밀도 분포, 수도권 집중	지역 격차 해소, 재택·지역 중심 서비스 확대
건강보험	단일 보험, 보장성 확대	재정 지속가능성 확보 필요
고령화	초고령사회 진입	커뮤니티 케어, 노인친화 의료 강화
디지털 기술	EMR, 건강정보 빅데이터 구축	AI·원격의료, 스마트의료 가속화

(1) 우리나라 보건의료 현황

① 국민 건강 수준의 향상

우리나라는 지난 수십 년간 경제 성장과 함께 보건의료 체계의 정비, 국민건강보험 제도의 정착, 감염병 관리 및 예방사업 강화 등을 통해 국민 건강 수준이 전반적으로 향상되었다.

- 평균 기대수명: 2022년 기준 평균 기대수명은 약 83.6세로, OECD 평균을 상회함
- 주요 사망 원인: 1위는 암, 2위 심장질환, 3위 폐렴이며, 고령화에 따른 만성질환 증가가 두드러지고 있음

② 보건의료 인프라와 서비스 이용

- 의료기관 분포: 전국적으로 10만 개 이상의 의료기관이 있으며, 특히 수도권과 대도시에 종합병원 및 상급의료기관이 집중되어 있음
- 의료 접근성: 국민 대부분이 건강보험을 통해 의료서비스에 접근 가능하나, 지역 간 의료자원의 불균형이 여전히 존재함
- 정보화 수준: 전자의무기록(EMR) 보급률과 건강보험 청구 시스템의 디지털화 수준은 세계 최고 수준이며, 최근에는 인공지능 진단, 디지털헬스케어 등 스마트의료 기술이 확대되고 있음

③ 건강보험 제도와 재정

- 국민건강보험: 전 국민을 대상으로 하는 단일 건강보험 제도를 운영 중이며, 보장성은 지속적으로 확대되는 추세이다.
- 재정 상황: 고령화, 의료 이용량 증가, 신의료기술 도입 등에 따라 보험 재정의 지속가능성에 대한 우려가 제기되고 있음

④ 보건의료 과제

- 인구 고령화: 2025년에는 전체 인구의 20% 이상이 65세 이상인 초고령사회에 진입할 것으로 전망되며, 이에 따른 만성질환 증가, 요양수요 확대가 예상됨
- 의료자원의 불균형: 수도권과 지방 간의 의료 인력·시설의 격차가 커, 지역 간 건강 형평성이 저하될 우려가 있음
- 의료비 지출 증가: 2022년 기준 국민 1인당 연간 의료비는 약 200만원이며, 향후 급증할 가능성이 있음

(2) 우리나라 보건의료 전망

① 고령사회 대응체계 강화

▸ 커뮤니티 케어 확대: 지역사회 중심의 통합 돌봄 체계가 강화될 전망이며, 방문 진료, 방문간호, 재택의료 서비스가 보편화될 것으로 예상됨

▸ 치매 및 노인성 질환 대응: 치매안심센터, 노인건강지원센터 등의 확대 운영이 예고되며, 예방 중심의 노인건강관리 프로그램이 강화될 것이다.

② 예방 중심 보건의료로의 전환

▸ 질병 치료에서 예방으로: 개인 맞춤형 건강검진, 유전체 기반 질병 예측, 생활습관 교정 프로그램 등을 중심으로 예방적 건강관리 체계가 강화될 것이다.

▸ 건강정보 활용 고도화: 건강보험 빅데이터, 개인 건강기록(PHR) 등을 기반으로 하는 데이터 기반 맞춤의료 서비스가 확대될 것으로 전망됨

③ 디지털헬스 및 스마트의료 발전

▸ AI 기반 진단·치료: 인공지능을 활용한 영상진단, 처방 보조, 챗봇 상담 등의 기술이 의료 현장에 지속적으로 도입될 예정임

▸ 원격의료 확대 가능성: 현재 제한적으로 운영 중인 원격의료가, 향후 법제화 및 기술 기반 마련과 함께 농어촌, 고령자 대상 중심으로 확대될 가능성이 있음

④ 보건의료 인력 및 정책 변화

▸ 보건의료 인력 재배치: 지역 간 인력 불균형 해소를 위한 공공의대 설립, 지역의료기관 인센티브 제도 등의 정책이 도입될 수 있음

▸ 공공보건의료 확충: 지방의료원, 국공립병원의 기능 강화 및 응급·감염병 대응 역량 확대가 추진될 것으로 전망됨

02 건강과 질병

1) 건강

(1) 건강 개념 및 정의

건강(health)이란 과거에는 "질병이 없거나 허약하지 않은 상태"라고 하였으나 최근에는 신체가 튼튼하고 마음이 편안한 상태인 단순한 질병 유무가 아니라, 신체적·정신적·사회적 기능의 균형과 조화가 유지되는 상태를 의미하며, 개인의 삶의 질은 물론 사회 전체의 지속 가능성과도 직결된다.

(2) 세계보건기구(WHO)의 건강 정의

세계보건기구(WHO)에서 "건강이란 단순히 질병이나 허약함이 없는 상태를 의미하는 것이 아니라, 신체적, 정신적, 사회적으로 완전한 안녕(well-being)의 상태를 말한다."라고 건강을 전인적이고 포괄적인 개념으로 정의하였다.

(3) 건강 중요성

건강의 중요성을 개인적 측면, 사회적 측면, 국가 및 정책적 측면으로 분류하였다.

① 개인적 측면

- 개인의 생존과 삶의 질 유지
- 신체적·정신적 안정 및 자기실현 가능
- 자아 존중감과 자기 효능감 향상

② 사회적 측면

- 건강한 인구는 생산성과 경제력을 높임
- 국가 재정의 의료비 부담 감소
- 건강한 시민은 공동체 발전에 기여

③ 국가 및 정책적 측면

- 국민건강 수준은 국가의 경쟁력 지표
- 공공보건 정책 수립의 기초 자료 제공
- 지속 가능한 사회 복지를 위한 기반

(4) 건강 특성

① 상대성(Relativity)

상대성은 건강이 절대적인 기준이 아닌 개인의 나이, 직업, 환경에 따라 건강 상태의 기준은 달라질 수 있다는 것이다.

② 동태성(Dynamism)

동태성은 건강이 정적인 상태가 아닌, 변화하고 조절되는 유동적인 상태이다.

③ 개별성(Individuality)

개별성은 건강이 동일한 질병 상태에 있어도 사람마다 건강 수준이나 인식이 나르나는 것이고, 각 개인은 동일한 건강 상태나 질병에 대해서도 다르게 반응하거나 인식할 수 있다.

④ 전체성(Holism)

전체성은 건강이 신체적, 정신적, 사회적 요소가 서로 상호작용하며 하나의 통합된 상태로 작용하는 것이다.

⑤ 기능성(Functionality)

기능성은 질병이나 신체적 제한이 있는 경우에도 일상생활을 수행할 수 있다면 건강하다고 평가되기도 한다는 것이다.

(5) 건강 척도와 장애요인

① 건강 척도

건강 척도는 건강을 평가하거나 비교하기 위한 기준은 질병 발생률뿐만 아니라 삶의 질이나 기능적 상태 등 다양한 지표로 구성된다.

- 사망률: 조사망률, 영아사망률, 모성사망률 등 특정 집단의 사망 현황을 파악하는 지표
- 이환율: 유병률, 발생률 등 인구 중 특정 질병에 걸린 사람의 비율
- 기대수명: 출생 시 기대되는 평균 생존 연수를 말하고 건강 수준을 종합적으로 나타내는 지표
- 건강수명: 건강한 상태로 생존하는 기간으로 단순 생존이 아닌 '질 높은 삶'을 반영함
- 삶의 질: 신체적, 정신적, 사회적 기능을 포함하고 주관적 만족도 및 기능적 능력 중심 평가

② 건강 장애요인

건강은 다양한 요인에 의해 영향을 받으며, 다음과 같은 요소들이 건강을 저해하거나 악화시킬 수 있다.

가. 개인적 요인

- 유전적 요인
- 생활습관(흡연, 음주, 운동 부족 등)
- 영양 불균형
- 스트레스, 수면 부족

나. 사회, 경제적 요인

- 저소득, 교육 수준 낮음, 실업 등
- 보건의료서비스 접근성 부족
- 직업적 위험노출(산업재해 등)

다. 환경적 요인

- 대기오염, 수질오염, 소음 등 물리적 환경
- 주거환경 불량, 주거 밀집도
- 기후 변화 및 감염병 확산

라. 정책 및 제도적 요인

- 불충분한 보건의료 인프라
- 건강 불평등을 완화하지 못하는 정책
- 취약계층에 대한 지원 부족

2) 질병

(1) 질병 개념 및 정의

질병(disease)이란 신체의 구조적 혹은 기능적 이상으로 인해 정상적인 생리작용에 장애가 발생하고, 개인의 일상생활 및 사회적 기능 수행에 부정적인 영향을 미치는 상태를 의미한다.

(2) 세계보건기구(WHO)의 질병 정의

세계보건기구(WHO)에서 정의한 질병은 '신체적, 정신적, 사회적 건강의 일탈(deviation from health) 상태이며, 개인의 적응 능력과 기능의 저하를 동반하는 현상이다.'라고 하였다.

(3) 질병 구성요소

① 병인(Etiology)

▸ 병인은 질병을 유발하는 원인(예 세균, 바이러스, 환경 요인 등)

② 병리(Pathology)

▸ 세포 및 조직에서 나타나는 구조적 · 기능적 이상

③ 증상(Symptoms)

▸ 환자가 자각하는 이상 상태

④ 징후(Signs)

▸ 의학적 진단에서 관찰 가능한 객관적 소견

⑤ 경과(Course)

▸ 질병이 발병 후 치유 또는 악화되는 일련의 흐름

(4) 질병 발생기전

질병 발생기전이란 병인이 체내에 작용하여 질병이 발현되는 과정과 기전을 의미한다.

① 병인의 침입 또는 작용

▸ 외부 병원체(세균, 바이러스, 기생충 등) 또는 내적 요인(유전, 대사 이상 등)에 의해 신체 균형이 깨짐

② 조직의 손상 및 반응

▸ 세포의 손상 → 염증 반응, 면역반응 유발

▸ 정상 기능 저하 → 증상 및 징후 발현

③ 임상적 질병의 발현

▸ 자각 증상 및 진단 가능한 병리 변화가 드러나는 시점

(5) 질병발생의 상호 관계

Clark는 질병발생은 단일 원인에 의해 발생하기보다, 숙주(host), 병인(agent), 환경(environment)의 상호작용에 의해 발생한다는 질병의 삼원론(triad model)을 제시하였다.

질병의 삼원론은 3가지 요소가 서로 균형을 이루고 있다면 건강을 유지하지만, 하나의 요소에 변화가 생기면 질병이 발생할 수 있다는 원리이다 그림 1-2 .

① 숙주(Host)

숙주는 질병에 감수성을 지닌 사람 혹은 생물(예 연령, 성별, 면역력, 영양상태 등)

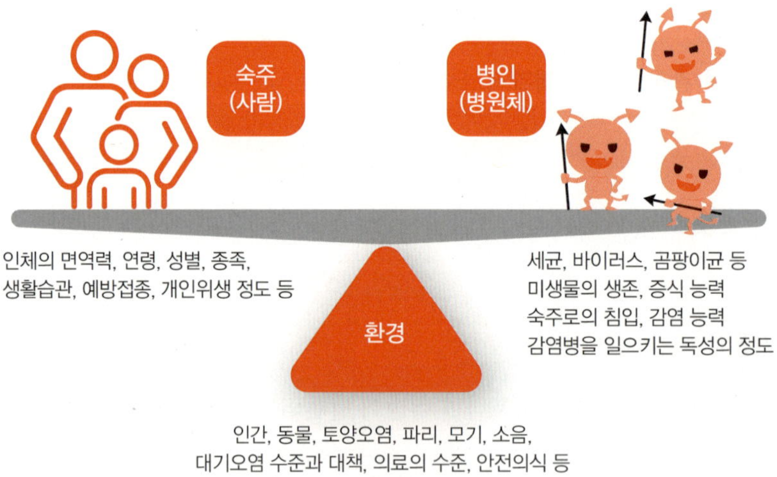

숙주
(사람)
병인
(병원체)
인체의 면역력, 연령, 성별, 종족,
생활습관, 예방접종, 개인위생 정도 등
세균, 바이러스, 곰팡이균 등
미생물의 생존, 증식 능력
숙주로의 침입, 감염 능력
감염병을 일으키는 독성의 정도
환경
인간, 동물, 토양오염, 파리, 모기, 소음,
대기오염 수준과 대책, 의료의 수준, 안전의식 등

그림 1-2 질병발생 3가지 인자

② 병인(Agent)

병인은 직접 질병을 일으키는 병원체, 병원소를 말하며 생물학적, 화학적, 물리적, 정신적 인자들이 속함(예 세균, 바이러스, 독소, 외상 등)

③ 환경(Environment)

환경은 숙주와 병인의 접촉을 가능하게 하거나 영향을 미치는 외부 요인(예 기후, 위생, 생활습관, 사회구조 등)

(6) 질병의 자연사와 예방활동

질병의 자연사란 레벨과 클라크(Leavell & Clark)가 질병의 발생과정을 5단계로 분류하였고 각 단계마다 질병을 치료하고 건강을 유지하기 위한 예방활동을 1차 예방, 2차 예방, 3차 예방의 3단계로 제시하였다. 질병의 자연사는 치료나 인위적인 개입 없이 질병이 발생하여 경과를 거쳐 종결되기까지의 자연적인 진행 과정을 의미하며 질병 예방의 시기와 유형을 구분하는 데 중요한 이론적 기반이 된다 표 1-6 .

표 1-6 질병 자연사와 질병 예방활동 단계

구분	1단계	2단계	3단계	4단계	5단계
	비병원성기	초기 병원성기	불현성 감염기	발현성 질환기	회복기
질병과정	질병에 걸리지 않은 건강한 시기	질병에 노출된 시기	질병에 감염되었으나 증상이 나타나지 않은 시기	질병에 감염되어 증상이 나타나는 시기	질병이 회복되거나 장애 또는 사망에 이르는 시기
예방 활동	적극적 예방	소극적 예방	중증화 예방	진단 및 치료	장애 예방
예방 조치	환경위생 개선 건강증진	특수예방 예방접종	집단 정기검진 조기진단 및 치료	의료서비스 제공	의학적/직업적 재활 사회복귀
예방 단계	1차 예방		2차 예방		3차 예방

(7) 질병의 자연사 5단계

① 1단계(비병원성기): 질병에 걸리지 않은 건강한 시기

비병원성기인 1단계는 질병에 걸리지 않은 건강한 시기로서 숙주는 저항력이 높고 병인의 자극에 반응하지 않고 이겨낼 수 있는 시기이다. 이 시기는 환경 및 위생 개선, 건강증진의 예방조치를 통해 질병 예방의 적극적 예방 활동 시기를 말한다.

② 2단계(초기 병원성기): 질병에 노출된 시기

초기 병원성기인 2단계는 질병 발생의 전기 단계로 숙주의 면역강화 활동으로 인해 질병에 대한 저항력이 있는 시기이다. 이 시기는 특수예방, 예방접종의 예방조치를 통해 질병 예방의 소극적인 예방활동 시기를 말한다.

③ 3단계(불현성 감염기): 질병에 감염되었으나 증상이 나타나지 않은 시기

불현성 감염기인 3단계는 병인의 자극에 대한 숙주의 병적 반응이 나타나는 시기로 잠복기 또는 무증상기로서 임상적 증상이 나타나지 않으며 집단으로 정기 건강검진을 통해 질병을 조기발견 및 진단하여 치료하는 중증화의 예방 활동 시기이다.

④ 4단계(발현성 질환기): 질병에 감염되어 증상이 나타나는 시기

발현성 질환기인 4단계는 질병에 감염되어 진단 가능한 질병이 있는 상태로 임상적 증상 및 징후가 나타나는 시기이고 진단 및 치료의 의료서비스를 제공하는 예방조치와 예방 활동 시기이다.

⑤ 5단계(회복기): 질병이 회복되거나 장애 또는 사망에 이르는 시기

회복기인 5단계는 질병에 이환되어 회복되거나 신체적 및 정신적 손상의 후유증을 최소화시키고 의학적 재활과 직업적 재활을 통해 합병증 예방과 기능 회복, 정상적인 사회 복귀를 가능하게 하는 시기이다.

(8) 질병 예방활동 3단계

① 1차 예방(Primary prevention): 질병 발생 억제 단계

1차 예방 활동 단계의 목표는 질병의 발생 자체를 사전에 차단하는 것이고 예방접종, 보건교육, 금연캠페인, 환경위생 관리, 영양관리 등의 예방 활동 단계이다.

② 2차 예방(Secondary prevention): 질병 조기 발견 및 조기 치료 단계

2차 예방 활동 단계의 목표는 질병을 조기에 발견하고 치료하여 질병의 중증화 및 악화를 방지하는 것이고 건강검진, 유방촬영, 대장암 검사, 혈압측정, 고위험군 모니터링 등 적은 비용으로 최대의 치료효과를 보는 의학적 접근이 필요한 예방 활동 단계이다.

③ 3차 예방(Tertiary prevention): 재활 및 사회복귀 단계

3차 예방 활동 단계의 목표는 합병증 예방, 장애 최소화, 삶의 질 향상을 시키는 것이고 사회로의 완전 복귀를 위해 의학적 재활, 만성질환 관리 프로그램 등이 필요한 예방 활동 단계이다.

03 건강증진

건강증진은 치료 중심의 보건의료 체계를 예방 중심으로 전환하는 핵심 전략이며, 개인과 사회가 공동으로 건강의 책임을 나누는 실천적 접근이다. 건강증진사업은 국민의 삶의 질 향상뿐 아니라, 사회적 의료비 절감과 국가 보건의료 정책의 지속가능성을 확보하는 데 중요한 역할을 한다.

1) 건강증진 개념과 정의

(1) 건강증진 개념

건강증진(Health promotion)이란 개인과 지역사회의 건강 수준을 향상시키기 위하여 건강행태를 개선하고, 건강한 환경을 조성하며, 보건정책과 보건교육을 통하여 건강 결정요인에 긍정적으로 영향을 미치는 모든 활동을 의미한다. 이는 질병 치료 중심의 기존 보건의료에서 벗어나, 질병 예방과 건강 유지 및 향상을 목적으로 하는 포괄적·선제적 접근 방식이다.

(2) 건강증진 정의

세계보건기구(WHO)는 1986년 오타와 헌장에서 "건강증진은 사람들이 자신의 건강을 스스로 통제하고 향상시킬 수 있도록 하는 과정이다"라고 정의하였으며 1989년 오도넬(O' Donnel)은 "건강증진이란 신체적, 정신적, 사회적, 영적, 지적 건강이 균형을 이룬 상태를 이루기 위해 사람들로 하여금 그들의 생활양식을 변화시키도록 돕는 과학이며 예술"이라 정의하였다. 또한 우리나라는 1995년 국민건강증진법에서 "국민건강증진사업이란 보건교육, 질병예방, 영양개선 및 건강생활의 실천 등을 통하여 국민의 건강을 증진시키는 사업을 말한다"라고 규정하고 있다.

2) 건강증진사업

(1) 건강증진사업 개요

건강증진사업이란 국민의 건강수준을 향상시키기 위해 정부 또는 지자체가 시행하는 종합적이고 체계적인 건강관리 프로그램으로, 다음과 같은 영역을 포함한다.

- 건강행태 개선(금연, 절주, 운동, 영양 등)

- 만성질환 예방 및 조기 발견
- 지역사회 중심 건강관리 서비스 제공
- 건강 정보 제공 및 대국민 캠페인
- 정책적·환경적 접근(예 금연구역 지정, 건강친화도시 조성 등)

(2) 건강증진사업 특성

- 통합성: 보건교육, 정책, 환경개선 등 다양한 전략을 통합적으로 활용
- 참여성: 개인, 지역사회, 기관이 자발적으로 참여하는 구조
- 지속성: 단기 개입이 아닌 장기적 건강행태 변화 유도
- 선제성: 질병 발생 이전에 개입하여 예방 중시
- 형평성: 건강 불평등 해소 및 취약계층 접근성 강화에 초점

(3) 건강증진사업 목표

건강증진사업은 국가, 지역사회, 개인 수준에서 다양한 목적을 지니며, 다음과 같은 일반적 목표와 구체적 목표를 가진다.

① 일반적 목표

- 국민의 건강수준 향상
- 만성질환의 예방과 관리
- 건강한 생활습관 형성
- 건강형평성 실현 및 건강 불평등 해소

② 구체적 목표

- 흡연율 및 음주율 감소
- 비만율 개선 및 신체활동 증가
- 고혈압, 당뇨, 이상지질혈증의 조기진단 및 관리율 향상
- 건강검진 수검률 제고
- 건강지표 기반 지역 맞춤형 프로그램 운영

(4) 건강증진사업 발전과정

건강증진사업의 발전과정을 설명한 발전 연표는 다음과 같다 표 1-7 .

표 1-7 건강증진사업 발전과정

시기	주요 내용
1986년	WHO 「오타와 헌장」 채택 → 건강증진의 국제적 개념 정립
1995년	우리나라 「국민건강증진법」 제정 → 건강증진사업의 법적 기반 마련
2002년	「국민건강증진종합계획 2010(HP2010)」 수립 및 추진
2011년	「국민건강증진종합계획 2020(HP2020)」 수립, 지역사회 참여 강조
2021년	「국민건강증진종합계획 2030(HP2030)」 발표 → 건강수명 연장, 건강격차 해소 중심 전략 추진

① 1986년

WHO 「오타와 헌장」 채택 → 건강증진의 국제적 개념 정립

② 1995년

우리나라 「국민건강증진법」 제정 → 건강증진사업의 법적 기반 마련

③ 2002년

「국민건강증진종합계획 2010(HP2010)」 수립 및 추진

④ 2011년

「국민건강증진종합계획 2020(HP2020)」 수립, 지역사회 참여 강조

⑤ 2021년

「국민건강증진종합계획 2030(HP2030)」 발표 → 건강수명 연장, 건강격차 해소 중심 전략 추진

3) 건강증진과 보건교육과의 관계

건강증진은 정책적·환경적 접근을 통해 개인이 건강한 선택을 할 수 있는 사회적 기반과 조건을 마련하는 보다 포괄적인 개념이고 보건교육은 개인의 지식·태도·행동 변화를 이끌어내어 건강증진의 실질적 효과를 높이는 역할을 수행하는 것이다.

따라서 효과적인 건강증진을 위해서는 보건교육과 정책·환경적 전략이 유기적으로 상호 보완적으로 결합되어야 한다 표 1-8 .

표 1-8 건강증진과 보건교육 차이점과 연계성

구분	건강증진	보건교육
개념 범위	포괄적(정책, 환경, 교육 포함)	교육 중심(정보 전달, 행동 변화 유도)
목표	건강한 사회환경 조성과 구조적 변화	건강 관련 지식 및 행동 변화
대상	개인, 집단, 지역사회, 정책 결정자 등	주로 개인 및 집단
전략	보건교육, 건강친화적 정책, 지역사회 개발 등	시청각자료, 상담, 워크숍 등
관계	보건교육을 포함한 상위 개념	건강증진의 구성 요소이자 실천 도구

04 공중보건학의 발달과 역사

공중보건은 단순한 질병 예방의 차원을 넘어, 시대의 사회·경제·환경적 변화와 함께 발전해 온 통합적 실천과학이다.

고대의 경험적 위생에서 출발하여, 근대의 과학적 체계 정립, 현대의 정책·기술 기반까지 이르며, 공중보건학은 국민 건강의 보호자이자 사회 정의 실현의 수단으로 기능하고 있다.

공중보건학의 발달과 역사에 대해 고대, 중세, 근대, 현대 등으로 구분하여 발전과정을 설명한다.

1) 고대의 공중보건(Ancient period)

(1) 개요

고대에는 공중보건이 체계적인 학문으로 정립되지는 않았으나, 생활환경을 개선하고 질병을 예방하려는 실천적 지혜가 존재하였다. 이 시기의 공중보건은 종교적·경험적 요소에 기반한 자연적 방어 수단에 가깝다.

(2) 주요 특징

- 위생 개념의 출현: 인류는 오염된 물, 쓰레기, 배설물이 질병과 연관됨을 직관적으로 인식하고, 물리적 청결을 중요시함
- 고대 이집트와 바빌로니아: 도시 설계와 하수도 시스템, 목욕 및 손 씻기 관행 존재
- 고대 인도: 『아유르베다』에 건강한 삶을 위한 위생·식이법 명시
- 고대 그리스: 히포크라테스(Hippocrates)는 질병의 원인을 "자연"과 "환경"에서 찾으며, 건강과 환경의 연관성을 최초로 주장함
- 고대 로마: 아쿠아덕트, 공중목욕탕, 하수도 등 공공 인프라 중심의 위생 체계 확립

(3) 의의

공중보건이 환경적 요인과 건강 간의 관계를 인식하고, 실용적 위생 조치를 마련하는 기초를 제공한 시기이다.

2) 중세의 공중보건(Medieval period)

(1) 개요

중세는 종교적 가치가 지배하던 시기로, 질병을 신의 징벌 또는 죄의 결과로 여겼다. 이에 따라 체계적 보건정책보다는 금욕, 격리, 기도와 같은 신앙적 대응이 중심이 되었다.

(2) 주요 특징

- 질병의 신학적 해석: 전염병은 신의 분노로 여겨졌고, 의학은 신학에 종속됨
- 흑사병(Black death): 14세기 중엽 유럽 인구의 1/3 이상을 사망케 한 흑사병(페스트)은 공중보건 체계 부재의 심각성을 드러냄
- 검역 제도의 도입: 베네치아(1377) 등 일부 도시에서는 선박과 사람을 일정 기간 격리하는 검역(quarantine) 제도가 처음 시행됨
- 수도원 중심의 의료: 병원은 수도원이 운영하였으며, 치료보다는 수용·위로가 목적이었음

(3) 의의

중세는 공중보건이 종교적 신념과 전염병 대응의 초기 형태로 나타났으며, 이후 근대 보건제도의 토대를 형성하였다.

3) 근대의 공중보건(Modern period: 18~19세기)

(1) 개요

근대는 산업혁명(18세기 후반) 이후 도시화와 노동환경 악화, 전염병 확산에 따라 체계적인 공중보건 제도의 필요성이 대두된 시기이다.

(2) 주요 특징

- 산업혁명과 도시 위생 문제: 인구밀집, 환경오염, 식수 오염으로 콜레라, 장티푸스 등 감염병 확산
- 근대적 위생운동(Hygiene movement): 공중보건학의 효시로, 질병 예방과 위생 환경 개선을 강조함

▸ 영국의 에드윈 채드윅(Edwin Chadwick): 1842년 공중보건에 관한 보고서를 발표하고 도시 위생, 하수도 정비, 폐기물 관리의 필요성을 주장
▸ 존 스노우(John Snow): 1854년 런던 콜레라 유행 시, 오염된 펌프(브로드 스트리트 펌프)를 원인으로 밝혀 역학의 창시자로 평가됨
▸ 예방접종의 시작: 제너(Edward Jenner)가 1796년 천연두 백신 개발 → 예방의학의 기틀 마련

(3) 의의

근대는 공중보건이 정책·법률·통계적 접근을 통해 제도화되기 시작한 시기이며, 예방과 환경 중심의 과학적 보건체계가 출현하였다.

4) 현대의 공중보건(Contemporary period: 20세기~현재)

(1) 개요

현대 공중보건은 질병 예방을 넘어서, 삶의 질 향상, 건강 형평성, 사회적 건강 결정요인에 대한 접근으로 확대되었다. 이 시기는 다학제적, 정책적, 글로벌 협력이 강조되는 시기이다.

(2) 주요 특징

▸ WHO 설립 (1948): 건강을 "신체적·정신적·사회적 안녕 상태"로 정의하며, 보건의 개념을 확장
▸ 보건교육과 건강증진 강조: 1986년 오타와 헌장에서 건강증진(Health promotion)의 개념 정립
▸ 감염병 통제 체계의 강화: 코로나19 팬데믹을 비롯한 글로벌 감염병 대응 체계 정비
▸ 보건의료 정보화 및 디지털 헬스케어 도입: 빅데이터, AI, 원격의료 등 기술기반 보건정책 활성화

(3) 의의

현대는 공중보건이 전 인류의 건강 수준 향상과 건강 형평성 실현을 위한 국제적·통합적 보건 체계로 발전한 시기이며, 예방 중심 보건체계와 시민참여형 건강증진이 핵심 전략으로 부각된다.

Chapter 02. 역학

Chapter 03. 감염병 관리

Chapter 04. 급성과 만성감염병 및 기생충

2

역학 및 감염병

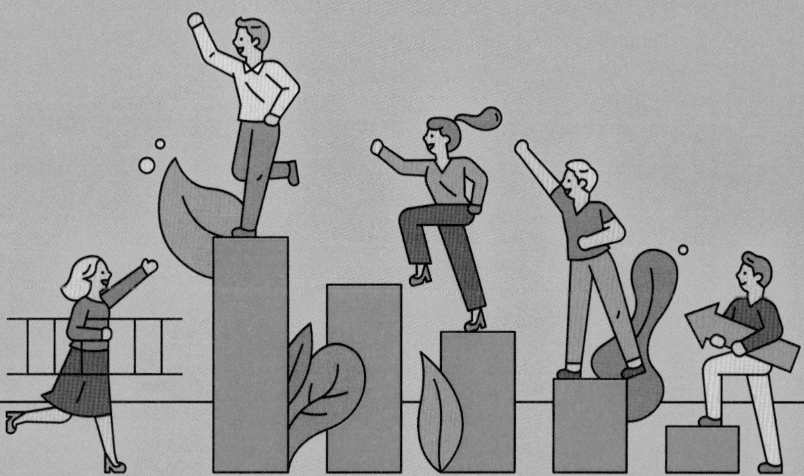

CHAPTER 02

역학

학습목표

1. 역학 정의와 개념에 대해 설명할 수 있다.
2. 역학 범위와 역할에 대해 설명할 수 있다.
3. 질병 발생 원인과 3대 학설에 대해 설명할 수 있다.
4. 역학적 연구방법에 대해 설명할 수 있다.
5. 역학조사와 역학조사방법에 대해 설명할 수 있다.
6. 역학 측정방법에 대해 설명할 수 있다.

01 역학 정의와 개념

1) 역학 정의

역학(疫學, Epidemiology)은 특정 질병이나 건강 상태가 인구집단 내에서 어떻게 분포하고 발생하는지를 연구하고, 그 원인과 결정요인을 규명하여 궁극적으로 질병의 예방 및 건강증진을 도모하는 학문이다.

(1) 미국 역학회(2001년) 정의

"역학은 건강 관련 상태나 사건이 인구집단 내에서 어떻게 분포하고, 어떤 요인과 관련되어 있는지를 연구하는 학문이며, 이를 통해 건강 문제를 통제하고 예방하는 데 기여한다."라고 하였다.

(2) 고든(John E. Gordon) 정의

"역학은 인간 집단에서 발생하는 질병 및 건강 관련상태의 양상과 분포, 그리고 이에 영향을 미치는 결정 요인들을 연구하는 학문이다."라고 하였으며, 역학을 인구집단 중심의 연구로 정의하고 질병뿐만 아니라 건강의 분포에 대해서도 관심을 가지며 건강과 질병의 연속선상에서의 접근을 시도하였으며 역학이 단지 질병을 다루는 학문이 아니라 건강수준을 분석하고 이해하는 도구임을 강조하였다.

(3) 앤더슨(G. W. Anderson) 정의

"역학은 질병 및 건강 관련 상태가 인구집단 내에서 어떻게 발생하고 분포하는지를 연구하고, 이로부터 질병의 원인 및 예방에 필요한 정보를 제공하는 학문이다.", "역학은 모든 질병을 집단현상으로 연구하는 학문이다."라고 하였으며, 내용으로는 질병을 개인 차원이 아닌 인구집단 수준에서 접근한다는 점과 역학을 단순히 기술적 분석에 그치지 않고, 질병 예방 및 건강증진을 위한 실천적 목적을 지닌 학문으로 정의하였고 역학이 공중보건의 이론적 기반이자 실천적 도구임을 강조하였다.

(4) 클라크(Clark) 정의

"역학은 인간집단의 건강, 질병, 결손, 불능, 사망 등의 분포를 결정하는 각종 요인과 상태를 연구하는 학문이다."라고 하였으며, 내용으로는 연구대상을 인간 개개인이 아닌 인간집단으로 하였고 역학의 범위를 건강 전체 스펙트럼(health spectrum)으로 확장하여, 단순히 질병만이 아니라 건강상태의 모든 변화(결손, 불능 등)를 포괄분포(distribution)와 결정요인(determinants)을 과학적으로 규명하였다.

(5) 맥마혼(Brian MacMahon) 정의

"역학은 인구집단 내에서 질병의 발생 빈도와 분포를 연구하고, 이러한 질병에 영향을 미치는 요인의 관계를 탐구하여 인과관계를 밝히는 학문이다."라고 하였다.

2) 역학 개념

역학은 인간 집단을 대상으로 하여 질병 및 건강 관련 상태의 발생 빈도와 분포를 측정하고, 그에 영향을 미치는 결정요인을 과학적으로 탐구하여, 이를 통해 질병 예방과 건강증진에 기여하는 실천적 학문이다.

역학은 단순히 병의 원인을 밝히는 데 그치지 않고, 공중보건 정책 수립, 자원 배분, 건강 형평성 실현 등의 실천적 목적을 지닌다.

(1) 인간집단 대상

역학은 개인이 아닌 집단 수준에서 질병의 원인과 양상을 분석하며, 인구 전체의 건강 수준을 향상시키는 데 목적을 둔다.

(2) 질병 빈도 측정

발생률 발생률, 유병률, 사망률 등 질병 발생의 규모와 수준을 수량화하여 건강문제의 심각성을 파악한다.

(3) 질병 분포 파악

질병이 누구에게(인적 요인), 언제(시간적 요인), 어디서(공간적 요인) 발생하는지를 분석함으로써 질병의 양상과 유행 형태를 이해한다.

(4) 질병 결정요인 탐구

질병이 누구에게(인적 요인), 언제(시간적 요인), 어디서(공간적 요인) 발생하는지를 분석함으로써 질병의 양상과 유행 형태를 이해한다.

(5) 예방과 건강증진 목적

역학은 단순한 원인분석을 넘어, 보건정책 수립과 질병 예방, 건강 형평성 실현에 실질적으로 기여하는 응용과학이다.

02 역학의 범위와 역할

1) 역학 범위

역학은 보건의료와 질병관리 전반에 걸쳐 광범위하게 활용되며, 다음과 같은 영역을 포괄한다.

- 질병 발생 요인 규명: 감염병, 만성질환, 환경성 질환 등 원인을 과학적으로 분석
- 건강 수준 측정: 이환율, 사망률, 유병률, 기대수명 등 건강지표 산출
- 질병 예방 전략 수립: 고위험군 관리, 예방접종 정책, 조기검진 도입 등
- 보건정책 및 사업평가: 건강증진사업, 보건소 프로그램의 효과성 분석
- 의료서비스 활용 분석: 자원 분포, 의료 접근성, 의료 이용률 등 조사
- 역학적 감시 및 경보: 감염병의 발생 동향 파악 및 조기 대응 체계 구축

2) 역학의 역할

역학은 질병의 원인 규명, 건강 문제 기술, 보건사업 기획 및 평가, 질병 예방 및 건강증진 전략 수립, 보건자원의 효율적 배분 및 의사결정 지원의 5가지 주요 역할을 수행한다.

(1) 질병 발생 원인 규명(Etiologic research)

질병 발생의 원인을 규명하기 위한 질병 발생 위험 요인과 질병 간의 인과관계를 파악하고 원인을 규명하는 역할

(2) 건강 문제 기술(Description)

누가, 언제, 어디에서 질병이 발생하였는지를 서술적으로 분석하는 역할

(3) 보건사업의 기획 및 평가(Planning and evaluation)

건강증진 프로그램이나 보건사업 정책의 효과성을 측정하는 역할

(4) 질병 예방 및 건강 증진 전략 수립(Prevention)

질병 예방을 위한 예방접종 실시와 조기발견 체계 마련, 건강증진 전략을 수립하는 역할

(5) 보건자원의 효율적 배분 및 의사결정 지원(Supporting decision-making)

제한된 자원을 합리적으로 배분하고 정책 방향 설정에 근거를 제공하는 역할

03 질병 발생 원인과 3대 학설

1) 질병 발생 원인

질병은 단순히 병원체 하나로 발생하는 것이 아니라, 다양한 요인이 상호작용하여 발병한다. 역학에서는 질병의 발생에 영향을 미치는 주요 요인을 병인(agent), 숙주(host), 환경(environment)으로 구분하며, 이를 질병 발생의 3대 요인(triad of disease causation)이라 한다 표 2-1 .

표 2-1 질병 발생 3대 요인

요인	정의	주요 내용	예시
병인(Agent)	질병을 직접적으로 일으키는 인자	생물학적, 화학적, 물리적, 영양적, 사회심리적	바이러스, 독성물질, 외상, 스트레스 등
숙주(Host)	병인이 작용하는 대상, 즉 인간 개체	유전, 면역, 건강행태, 생리적 상태	고령, 당뇨병 가족력, 흡연자
환경(Environment)	숙주와 병인 간 상호작용을 매개하는 외부 요인	물리적, 생물학적, 사회·경제·문화적 조건	기후, 위생, 의료 접근성, 식생활

(1) 병인(Agent)

① 정의

병인이란 질병을 일으키는 직접적인 원인 물질이나 인자로서, 숙주의 건강을 해치는 자극 또는 침입 요소를 말한다.

② 병인 유형

유형	설명	예시
생물학적 병인	살아있는 유기체 또는 병원체	세균, 바이러스, 진균, 기생충, 프리온 등
물리적 병인	물리적 자극이나 손상을 유발하는 요인	외상, 방사선, 온도(화상, 동상), 소음 등
화학적 병인	인체에 유해한 화학물질	독성 물질, 중금속, 약물, 알코올, 흡연
영양적 병인	영양 결핍이나 과잉에 의한 이상	비타민 결핍, 단백질 부족, 과식, 비만 등
사회심리적 병인	스트레스, 심리적 외상 등	만성 스트레스, 사회적 고립, 트라우마

③ 특징

병인은 질병 발생의 기폭제 역할을 하며, 숙주의 감수성과 환경의 조건에 따라 작용력이 달라지고 단일 병인이 아니라 복합 병인이 동시에 작용할 수도 있다(예 흡연 + 유전적 소인 → 폐암).

(2) 숙주(Host)

① 정의

숙주란 질병의 대상이 되는 생물학적 개체, 즉 질병이 발생하는 인간 또는 동물 개체를 말한다.

② 숙주 주요 요인

구분	설명	예시
생물학적 요인	유전적 소인, 면역 상태, 나이, 성별 등	당뇨 가족력, 고령, 여성의 유방암 감수성 등
행동적 요인	건강행태, 생활습관, 개인 위생 등	흡연, 과음, 운동 부족, 손 씻기 습관
심리·사회적 요인	스트레스 대처 능력, 사회적 지지	사회적 고립, 우울증, 낮은 자존감 등
생리적 상태	임신, 폐경, 만성질환 유무 등	임신부의 면역 저하, 고혈압 환자 등

③ 특징

숙주는 병인이 작용할 수 있는 감수성(susceptibility)을 지니며, 이는 개인의 생물학적 및 행동적 특성에 따라 다르게 나타나고 질병 예방은 숙주의 위험요인을 줄이는 데 초점을 맞추기도 한다(예 백신 접종으로 면역력 향상).

(3) 환경(Environment)

① 정의

환경은 숙주와 병인의 상호작용을 매개하거나 조절하는 외부 조건으로, 질병 발생을 촉진하거나 억제하는 외적 요인 전체를 의미한다.

② 환경 분류

구분	설명	예시
물리적 환경	자연환경, 기후, 위생, 주거 조건 등	기온 변화, 대기오염, 수질, 소음
생물학적 환경	병원체, 동물, 해충 등	모기, 쥐, 진드기, 병원균 매개 동물
사회·경제적 환경	교육, 소득, 직업, 의료 접근성 등	저소득층, 열악한 노동환경, 보건의료 소외
문화적 환경	전통, 관습, 식생활, 가족 구조 등	특정 식습관, 건강에 대한 인식, 약물 오남용

③ 특징

환경은 병인이 숙주에게 작용할 수 있는 기회를 제공하거나 차단하는 역할을 하고 건강격차는 주로 환경적 요인의 차이에서 비롯된다(예 지역 간 의료서비스 불균형).

2) 질병발생 3대 학설

(1) 삼각형 모형설(Epidemiologic triad model)

① 개념

삼각형 모형설은 질병 발생을 병인(agent), 숙주(host), 환경(environment) 간의 상호작용 결과로 설명하는 고전적인 질병 발생 이론이다 그림 2-1 .

이 모형은 감염병 연구에서 시작되었으며, 이후 비감염성 질환에도 확장되어 적용되고 있다.

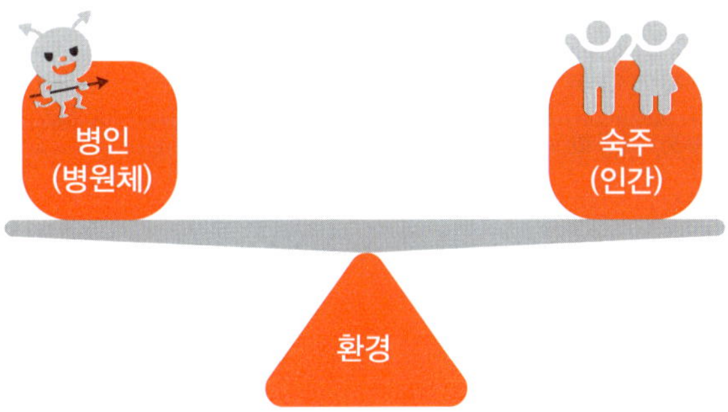

그림 2-1 삼각형 모형설

② 구성요소

구성요소	설명
병인(Agent)	질병을 유발하는 유해 물질 또는 병원체(예: 바이러스, 화학물질 등)
숙주(Host)	질병에 걸릴 수 있는 사람 또는 생물학적 개체
환경(Environment)	병인이 숙주에게 작용하는 데 영향을 주는 외부 조건

③ 특징

▸ 질병은 이 세 요소 간의 균형이 깨질 때 발생

▸ 감염병, 직업병, 환경성 질환 등에 널리 적용 가능

(2) 수레바퀴 모형설

① 개념

수레바퀴 모형설은 중심에 숙주가 위치하고, 그 주변에 다양한 환경 요인이 바퀴살(wheel spokes)처럼 연결된 형태로 구성된다 그림 2-2 .

이 모형은 유전적 요인과 환경 요인의 상호작용을 강조하며, 특히 만성질환의 발생 원인 설명에 적합하다.

② 구성요소

구성요소	설명
중심(Core)	유전적 소인 등 개인의 생물학적 특성
바퀴살(Spokes)	물리적, 생물학적, 사회적, 심리적, 문화적 환경 요소
바퀴 테두리(Rim)	전반적인 외부 환경(사회 구조, 생활 방식 등)

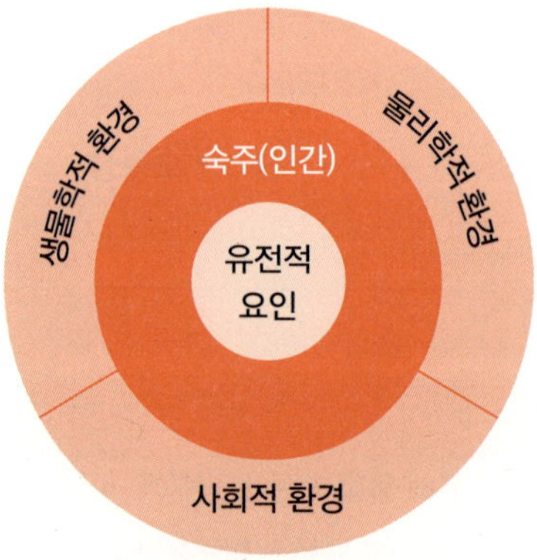

그림 2-2 수레바퀴 모형설

③ 특징

▸ 유전과 환경 간 복잡한 상호작용을 설명

▸ 감염병보다는 만성질환, 심리사회적 질환 설명에 적합

(3) 거미줄 모형설(Web of causation)

① 개념

거미줄 모형설은 질병이 하나의 요인이 아닌 다수의 위험요인이 복합적으로 얽혀 있는 인과 관계망 속에서 발생한다는 것이고, 특정 질병의 발생에는 직접적 요인 뿐만 아니라 간접적·기여적 요인들이 연결된 복합적 구조가 작용한다.

② 구성요소

구성 요소	설명
개인적 요인	유전, 성별, 연령, 체질, 개인 건강 상태 등 개인의 생물학적 특성에 해당하며, 질병 감수성에 영향을 미침
행동적 요인	흡연, 음주, 운동 부족, 불규칙한 식사, 스트레스 등 개인의 건강행태와 관련된 요인
환경적 요인	주거 환경, 대기오염, 수질오염, 산업재해, 기후 변화, 사회적 불평등, 의료 접근성 등 외부 환경 요소
사회·경제적 요인	소득 수준, 교육 수준, 직업, 사회적 지지망, 문화적 배경 등 사회 구조적 요인

③ 특징

- 단일 요인이 아닌 다수의 원인들이 복합적으로 얽힌 인과관계망으로, 각 요인은 서로 영향을 주고 받으며 질병 발생에 기여함
- 선형적 관계가 아닌 비선형적이고 다요인적 구조를 형성함
- 공중보건 정책 설계, 사회적 결정요인 연구에 유용

04 역학적 연구방법

역학적 연구방법은 역학을 기반으로 통계학적 및 사회학적인 방법을 활용하여 질병에 관한 여러 가지 요인들을 연구하는 방법이며, 특정 질병이나 건강 상태가 어떻게, 왜, 누구에게, 언제, 어디서 발생하는지를 과학적으로 분석하고, 이를 통해 인과관계를 규명하며 예방 전략을 수립하기 위한 체계적인 과정이다.

역학적 연구는 관찰적 연구와 실험적 연구로 구분한다 그림 2-3.

관찰적 연구(Observational study)는 간단한 관찰부터 통계적 처리에 이르기까지 연구를 포함하여 연구자가 개입하지 않고 자연적인 상태를 관찰하여 연구대상자에게 일어나는 질병현상 혹은 원인과 질병 발생과의 관계를 깊이 있게 인과관계를 추론하는 연구로서 기술역학과 분석역학으로 구분하며 분석적 역학은 단면 조사연구, 환자-대조군 연구, 코호트 연구로 분류한다.

실험적 연구(Experimental study)는 이론적으로 가장 이상적인 방법이지만 사람을 대상으로 실험하는 연구이므로 연구자가 인위적으로 개입하고 변수들을 조작하여 효과를 비교하는 연구이고 약물의 효과를 검증하거나 예방접종의 효과를 제한적으로 조사하고자 할 때 적용된다.

역학조사 방법은 일반적으로 기술역학, 분석역학, 실험역학, 이론역학, 작전역학으로 구분할 수 있다.

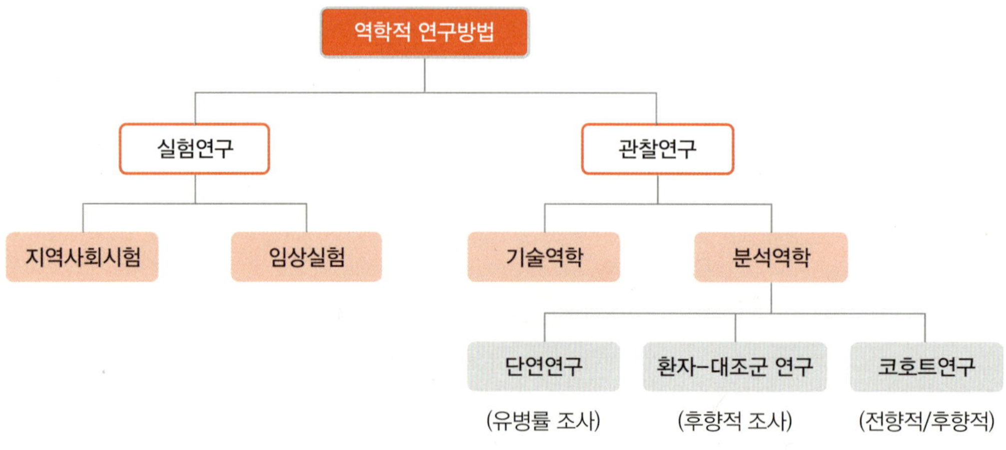

그림 2-3 역학적 연구방법

1) 기술역학(Descriptive epidemiology)

기술역학은 1단계 역학이며 인구집단을 대상으로 "누가(인적 요인), 언제(시간적 요인), 어디서(공간적 요인)"의 3요소에 집중한 질병 발생 분포 또는 건강상태가 어떻게 분포하는지 사실 그대로 조사하는 연구이다. 질병이나 건강상태가 "누가(who), 언제(when), 어디서(where)" 발생하는지를 기술하여, 질병 발생의 분포 양상과 잠재적 원인 탐색의 기초자료를 제공하는 데 목적이 있다.

역학적 분포는 주로 시간적 변수(when), 지역적 변수(where), 생물학적 변수(who: 성별, 연령 등), 사회적 변수(생활습관, 문화, 경제 수준 등)에 의해 좌우되며 이들 간의 상호작용을 통해 특정한 유행 패턴 즉, 시간적 현상, 지리적 현상, 생물학적 현상, 사회적 현상의 4가지 역학적 현상이 형성된다.

(1) 시간적 현상(Temporal pattern)

시간적 현상은 질병 발생이 시간에 따라 변화하는 양상으로, 특정 시기나 계절, 연도, 시간 단위별로 나타나는 유행 특성을 의미한다.

① 추세적 변화(장기적 변화)

추세적 변화 또는 장기적변화는 장티푸스와 디프테리아(30~40년), 인플루엔자(30년), 성홍열(10년) 등과 같이 수십년 동안의 주기로 장기간의 발병률과 사망률이 변화하는 대유행현상을 보인다.

질병명	장기적 변화 양상	대략적인 유행주기	설명 및 보완
장티푸스	20세기 중반 이후 급격한 감소	불규칙, 특별한 주기 없음	위생 환경 개선 이후 산발적 발생 중심, 과거에는 유행이 있었으나 명확한 주기성을 보이지 않음. 현재는 드문 법정 감염병
디프테리아	예방접종 이후 사실상 퇴치	과거 일부 문헌에서 30~40년 주기 보고	백신 전에는 수십 년 단위의 재출현 경향이 있었으나, DPT 백신 도입 후 유행주기 자체가 의미 없을 정도로 발생이 억제됨
인플루엔자	매년 계절 유행, 수십 년 간격으로 대유행 발생	계절성: 1년/대유행: 평균 30~40년 주기	계절성 유행은 매년, 대유행(pandemic)은 약 30년 전후 간격으로 변종 바이러스가 출현(예: 1918, 1957, 1968, 2009)
성홍열	항생제 도입 후 전반적 감소, 최근 일부 국가에서 재출현	3~5년 단위 주기적 유행 → 최근엔 10년 단위 재출현 보고	과거엔 주기적 유행 질병. 최근에는 전반적으로 감소했지만, 몇몇 국가에서 약 10년 단위의 재출현 경향이 보고됨. 단, 유행주기는 지역과 시기별로 다름

② 주기적 변화(순환변화)

주기변화는 몇 년 간격으로 유행이 주기적으로 반복되는 패턴를 보이는데 홍역, 수두, 백일해, 유행성 일본뇌염, 인플루엔자 등과 같은 질병이 해당된다.

질병명	유행 주기	설명
홍역	2~3년	인구 내 면역 미형성 아동의 축적으로 인해 주기적 유행
백일해	2~4년	예방접종 후 면역력 감소와 접종률 변화에 따른 유행
유행성 일본뇌염	3~4년	모기 매개 전파 + 기후 및 바이러스 순환 주기와 관련
인플루엔자(독감)	매년(계절성)	계절 변화에 따라 매년 겨울철 유행(단기적 유행)
수두	3~5년	예방접종이 없던 시기에는 주기적 유행이 뚜렷했음

③ 계절적 변화

계절적 변화는 넓은 의미로 주기적 변화에 속하며 특정 질병이 봄, 여름, 가을, 겨울 등 계절의 변화에 따라 발생률에 뚜렷한 차이를 보이는 현상을 의미한다. 기온, 습도, 강수량, 활동 환경, 매개체(모기, 진드기 등)의 활동성, 생활습관 변화 등에 의해 질병의 발생이 계절별로 집중되거나 완화되는 양상을 말한다. 봄에는 꽃가루와 황사 등 불안정한 기온변화에 의한 알레르기성 질환, 여름에는 소화기계 질병, 가을에는 쯔쯔가무시병, 렙토스피라증 및 유행성출혈열, 겨울에는 호흡기기 질병이 흔히 발생하는 것과 같이 계절에 따라 유행하며 1년 주기로 반복되어 발생하는 현상을 말한다.

계절	주요 유행 질병	공통 특징
봄	알레르기성 질환, 일부 바이러스성 장염	꽃가루, 황사, 불안정한 기온 변화
여름	식중독, 눈병, 일사병, 말라리아	고온다습, 수인성 감염, 야외 활동 증가
가을	진드기 매개 질환(쯔쯔가무시병), 출혈열	농작업 증가, 설치류 활동 증가
겨울	인플루엔자, RSV, 천식 악화, 노로바이러스 장염	저온·건조, 실내 활동 증가, 밀폐 공간 노출

④ 불규칙 변화

불규칙 변화는 특정 질병의 발생이 시간적으로 일정한 계절성, 주기성, 장기적 경향 없이 갑작스럽게 증가하거나 발생하는 현상을 의미한다.

주로 예상하지 못한 외부 요인, 환경적 요인의 급격한 변화, 병원체의 유입 또는 변이, 인구 이동 및 해외 유입, 의도적 생물학적 노출 등이 원인이 될 수 있다.

이러한 돌발적인 대유행은 외래감염병이 국내에서 예상치 못한 유행을 일으키는 경우를 말하며 환자가 집단적으로 발생한다.

질병명	주 발생 형태	불규칙 발생 요인	특징 및 설명
콜레라	간헐적 대규모 유행 또는 산발적 발생	오염된 식수나 해산물, 국외 유입	수인성 질환의 대표. 위생 상태가 열악한 지역에서 돌발 유행 발생 가능
에볼라 바이러스병	예측 불가한 지역에서의 돌발 유행	감염자 접촉, 박쥐 매개, 동물과의 접촉	치명률 매우 높음. 지역 내 감염 통제가 핵심
메르스(MERS)	특정 시기 단기 유행	낙타 접촉, 병원 내 감염, 해외 유입	국내에서는 2015년 첫 발생, 병원 내 감염으로 확산됨
사스(SARS)	단기간 전 세계 확산 후 종료	바이러스 변이, 감염력 증가	2002~2003년 중국발 세계적 유행, 추후 완전 소멸됨
코로나19 (COVID-19)	2019년 말 이후 세계적 대유행	신종 변이 바이러스, 인간 간 전파력 강화	팬데믹 형태로 불규칙 발생 시작, 이후 주기적 변화 혼재됨
탄저병 (Anthrax)	드물게 발생하나 생물학전 대비 질병으로 관리	토양 내 포자 노출, 생물무기 가능성	자연 발생 외에도 생물테러 위협 존재, 국가차원 감시 필요
조류인플루엔자 (H5N1 등)	간헐적으로 동물에서 인간 감염 발생	고병원성 바이러스 변이, 가금류 접촉	인수공통감염병으로 특정 국가·계절과 무관하게 돌발 발생 가능

⑤ 단기적 변화

단기적 변화는 질병 발생률이 짧은 기간 동안 갑작스럽게 증가하거나 특정집단내에서 급격히 유행하는 현상을 말한다. 급성감염병의 집단 발병과 식중독 유행, 노출 사고 등과 같이 일회성 또는 국소적 사건에 의해 촉발되는 급성 질병 발생 패턴으로 나타나고 시간별, 날짜별 또는 주 단위로 질병 발생 양상이 변화하는 특성이 있다.

질병명	발병 특성	주 발생 원인	특징 및 설명
식중독(살모넬라, 포도상구균, 장염비브리오 등)	수시간~수일 내 다수 발병	오염된 음식물 섭취, 조리위생 문제	특정 음식 섭취 후 수십~수백 명 집단발병. 여름철, 단체급식 등에서 자주 발생
노로바이러스 장염	급성 구토·설사, 수일 유행	겨울철 음식물, 환자 접촉, 환경 오염	급성 장염의 대표적 바이러스, 학교, 요양시설 등에서 단기간 다수 발생
레지오넬라증	감염된 냉각탑·에어컨 등에서 흡입	냉방기기 수질관리 미흡	냉각수 오염 시 특정 시설 이용자 중심으로 집단 발생. 건물 단위 유행 양상
A형 간염	오염된 물·조개류 등 섭취, 밀접 접촉	집단식사, 위생 불량 환경	젊은 성인층에서 집단 감염 가능, 특정 지역이나 학교, 군부대 등에서 집중 발생 가능성
학교 또는 기숙사 내 유행성 이하선염(볼거리)	접촉·비말 감염 확산	밀폐 공간 내 감염	예방접종 미실시자 중심으로 단기 유행 발생. 대부분 2~3주 이내 종식
결막염(아데노바이러스)	수영장, 눈 손 접촉 후 감염	환자 간 직접 접촉, 기구 오염	단기간 안에 학급 또는 시설 내 다수 감염. 전염력 높아 빠른 차단 필요

(2) 지리적 현상(Geographical pattern)

① 정의

질병 발생이 지역 간에 어떻게 다르게 분포되는지를 나타내는 것이고 지리적 차이는 환경, 기후, 산업 구조, 인구 밀도, 보건자원 분포 등과 관련이 깊다.

② 유형

유형	설명	예시
국가 간 차이	선진국 vs 개발도상국의 질병 구조 차이	선진국: 심혈관질환 / 개발도상국: 감염병
도시 vs 농촌	생활환경 및 의료접근성 차이	도시: 고혈압, 비만 / 농촌: 낙상, 열악한 위생 질환
기후별 차이	기온, 습도에 따라 질병 분포 상이	열대지역: 말라리아 / 한대지역: 호흡기 질환
지역 내 불균형	지역 내 보건의료 자원 차이	수도권과 지방 간 의료 접근 격차

③ 의의

지리적 현상은 질병 발생의 외부 환경 요인을 파악하고, 지역 맞춤형 보건계획 수립 및 건강격차 해소 전략을 수립하는 데 유용하다.

(3) 생물학적 현상(Biological pattern)

① 정의

질병 발생이 인구 집단의 생물학적 특성, 즉 연령, 성별, 유전적 소인, 면역력, 생리적 상태 등에 따라 다르게 나타나는 현상을 의미한다.

② 주요 요소

요소	설명	예시
연령	면역력과 노출 환경에 따른 차이	영유아: 감염병 / 고령층: 만성질환, 암
성별	호르몬, 생리적 차이에 따른 질병 분포	남성: 간암, 심근경색 / 여성: 골다공증, 유방암
유전적 소인	가족력, 유전자 돌연변이 등	유전성 고지혈증, 혈우병
생리적 상태	임신, 폐경 등 특정 시기의 민감성	임산부의 풍진 감염, 폐경 후 골다공증 증가

③ 의의

생물학적 현상은 고위험군 설정, 질병 조기 발견, 연령별 맞춤형 건강검진 등 보건정책의 대상 집단 설정에 필수적인 근거를 제공한다.

(4) 사회적 현상(Social pattern)

① 정의

질병 발생이 사람들의 사회적, 경제적, 문화적 조건 및 생활양식에 따라 영향을 받는 현상을 말한다.

② 주요 요소

요소	설명	예시
생활습관	흡연, 음주, 식습관, 운동 등	흡연과 폐암, 과음과 간질환
경제 수준	소득, 직업, 의료 접근성 등	저소득층의 감염병, 만성질환 고위험
교육 수준	건강 정보 이해와 활용 능력	건강검진 수검률 차이, 영양 인식
문화·종교적 배경	전통 식습관, 의학에 대한 인식	채식문화, 백신 거부 집단 등

③ 의의

사회적 현상은 건강 불평등 해소, 행동 변화 유도 캠페인 기획, 취약계층 지원 정책 설계의 이론적 기반이 된다.

2) 분석역학(Analytical epidemiology)

분석역학은 2단계 역학으로 질병의 원인 또는 위험요인과 질병 발생 간의 인과관계를 통계적으로 분석하는 연구이고 질병이 발생한 집단과 그렇지 않은 집단 간의 비교를 통해 차이를 분석하고 인과관계에 대한 추론을 시도하여 원인적 요인에 대한 과학적 근거를 제시한다.

분석역학에는 단면적 연구, 환자-대조군 연구, 전향성 코호트 연구, 후향성 코호트 연구가 속한다 그림 2-4 .

PART 1 공중보건 총론
PART 2 역학 및 감염병
PART 3 환경보건
PART 4 보건관리

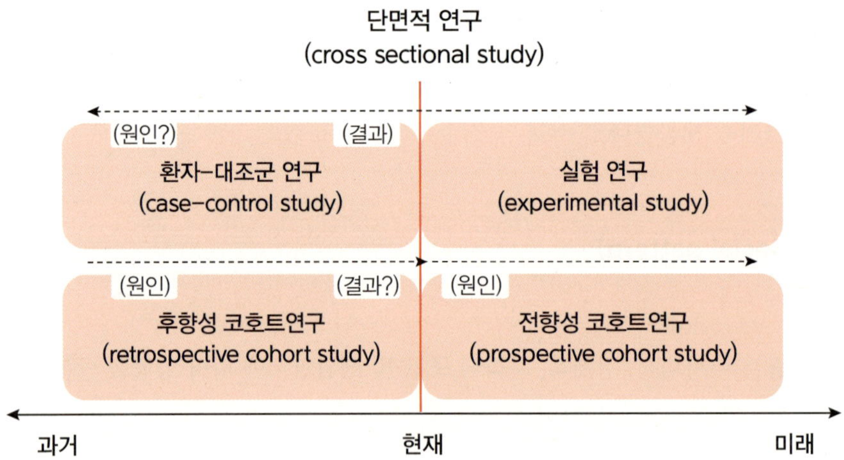

그림 2-4 분석역학 방법과 시간적 관계

(1) 단면적 연구(Cross-sectional study)

① 정의

단면적 연구는 특정 시점의 인구집단을 대상으로 질병 유무와 위험요인의 노출 여부를 동시에 조사하는 연구 설계 방법이다.

즉, 연구 대상자의 건강 상태(결과 변수)와 원인 또는 위험요인(노출 변수)을 동일한 시점에 측정하여 두 변수 간의 연관성을 분석한다.

단면적 연구는 짧은 시간과 적은 비용으로 질병의 유병 현황과 건강 관련 요인 간의 관련성을 파악할 수 있는 유용한 연구 설계이지만 인과관계 추론에는 한계가 있으므로, 질병의 발생 기전을 밝히기 위한 심화 연구(예 코호트 연구, 실험역학)로 연결하는 기초자료로 활용하는 것이 바람직하다.

② 목적

- 인구 집단의 건강 상태 파악
  - » 질병의 유병률을 산출하고 건강수준을 평가
- 위험요인과 건강문제 간의 관련성 탐색
  - » 노출과 질병 간의 상관관계 또는 연관성 추정
- 보건의료 자원 배분 및 정책 기획의 기초자료 제공
  - » 지역사회 건강조사, 스크리닝 조사 등에서 활용
- 추후 연구설계(코호트, 개입연구 등)의 기초정보 수집

③ 특성

구분	설명
연구 시점	단일 시점에서 노출과 질병을 동시에 조사
연구 방향	시간의 흐름을 따르지 않으며, '스냅샷'처럼 한 번에 측정
자료 수집	설문조사, 신체검사, 생화학검사, 건강설문 등 다양한 방법 활용
통계 지표	유병률, 상대유병률, 노출군 간 질병 비율 비교 등
분석 가능성	노출과 결과 간 관련성 분석은 가능, 인과성 분석은 한계 있음

④ 연구설계 예시

연구 주제	설명
고혈압과 나트륨 섭취량 조사	한 시점에 일반인 대상 고혈압 유무와 식염 섭취량을 조사하여 연관성 평가
흡연과 만성기침	학생 또는 근로자 집단에서 흡연 여부와 기침 유무를 동시에 조사
비만과 우울증	건강검진 수검자를 대상으로 BMI와 정신건강 상태를 함께 조사

⑤ 단면적 연구 설계

예시 한 시점에 일반인 대상 고혈압 유무와 식염 섭취량을 조사하여 질병과 노출간 관련성 통계 분석 그림 2-5.

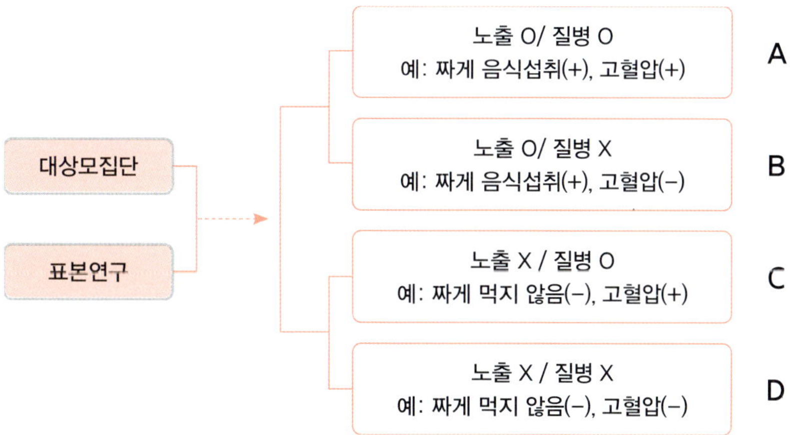

그림 2-5 단면적 연구 설계

⑥ 단면적 연구 장점 및 단점

단면적 연구의 장점은 시간과 비용이 적게 들고 빠르게 자료 수집이 가능하며, 단점으로는 인과관계 추론이 어렵고 노출과 질병 중 어느 것이 먼저 발생했는지 알 수 없다는 것이다 표 2-2 .

표 2-2 단면적 연구 장단점

	내용
장점	• 단일 시점 조사연구로 조사 기간이 짧고 비용이 적게 들어 인력 및 예산 부담이 적으므로 경제적임 • 모집단 전체 또는 대표 표본을 한 번에 조사가 가능하여 대규모 집단 조사에 적합 • 특정 질병이나 상태의 현황을 빠르게 파악이 가능하여 질병의 유병률 파악에 용이함 • 상대위험도 추정 가능 • 환자-대조군 연구보다 편견(Bias)이 작고 정확도가 높음
단점	• 표본의 규모가 커야 하므로 유병률이 낮은 질병은 규명하기 어려움 • 단일 시점 조사연구로 이환기간이 짧은 질병 연구에 부적합 • 상관관계는 알 수 있으나 노출과 질병중에서 어느 것이 먼저 발생했는지 인과관계를 규명하는데 어려움

(2) 환자-대조군 연구(Case-control study)

① 정의

환자-대조군 연구란 질병이 있는 사람(환자군, case group)과 질병이 없는 사람(대조군, control group)을 먼저 선정한 후, 각 집단의 과거 노출 이력(위험요인 노출 여부)을 조사하여 질병과 노출 간의 관련성을 분석하는 연구 설계이다.

즉, 결과(질병)의 유무를 기준으로 집단을 구성하고, 원인(노출 요인)을 소급하여 추적하는 후향적(retrospective) 연구에 속한다.

예시 폐암 환자와 건강한 사람을 대상으로 과거 흡연 여부를 조사하여, 흡연이 폐암의 원인인지 분석

② 목적

- 질병의 원인 또는 위험요인과의 관련성 규명
- 희귀 질병이나 잠복기가 긴 질병에 대한 원인 탐색
- 비교적 짧은 시간과 적은 비용으로 인과관계를 추정할 수 있는 효율적인 연구 설계로 활용

③ 특성

구분	내용
연구 방향	후향적(retrospective): 결과(질병) → 원인(노출) 추적
집단 선정	질병이 있는 사람(환자군)과 질병이 없는 사람(대조군)
비교 항목	각 집단의 과거 노출 이력(예: 흡연, 직업환경 등)
분석 지표	오즈비(Odds Ratio, OR): 노출과 질병 간의 연관성 측정
인과관계 추정	가능하지만, 시간적 선후 관계에 일부 한계 존재

④ 연구설계 예시

연구 주제	설명
폐암과 흡연력	폐암 환자와 비환자군의 과거 흡연 여부를 비교하여 관련성 분석
자궁경부암과 HPV 감염	자궁경부암 환자와 건강한 여성의 과거 HPV 감염력 비교
심근경색과 스트레스	심근경색 환자와 비환자군의 스트레스 노출력 분석
알츠하이머병과 교육 수준	치매 환자와 건강노인의 과거 교육 이력 분석

⑤ 환자-대조군 연구 설계

환자-대조군 연구 설계의 구조는 질병 유무를 기준으로 집단을 구성한 후 과거 노출력(위험요인)을 비교하는 구조이다 그림 2-6 .

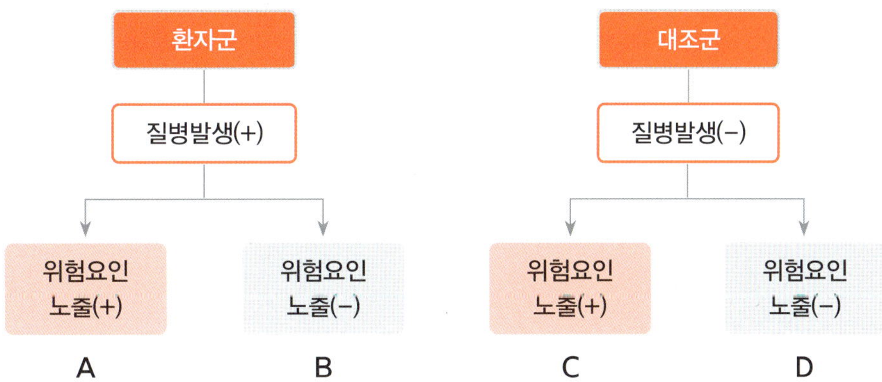

그림 2-6 환자-대조군 연구 설계

⑥ 교차비

교차비(odds ratio, OR)란 환자-대조군 연구에서 질병 환자군과 대조군의 노출여부에 대한 오즈(odds)를 비교한 값이다. 즉, 질병이 있는 사람들과 없는 사람들 사이에서 위험요인(노출)이 얼마나 더 자주 나타나는지를 수치로 표현한 것이다 표 2-3 .

오즈(odds)란 '사건이 일어날 확률/일어나지 않을 확률'로 계산되고 예를 들어, 노출자의 질병 오즈는 "노출자 중 질병이 있는 사람/질병이 없는 사람"이다.

폐암 환자 100명중 80명이 흡연자이고, 대조군 100명 중 20명이 흡연자이었을 때 흡연자는 비흡연자보다 폐암 발생 가능성이 약 16배 높다고 할 수 있다 표 2-3 .

표 2-3 교차비(odds ratio)

	질병		
	있음(환자군)	없음(대조군)	
위험요인 노출(+)	a(80)	b(20)	a + b
위험요인 노출(−)	c(20)	d(80)	c + d
계	a + c	b + d	N

$$\text{교차비(odds ratio)} = \frac{ad}{bc} \quad OR = \frac{80 \times 80}{20 \times 20} = \frac{6400}{400} = 16$$

- 질병여부에 따른 교차비 = (ac)/(b/d) = ad/bc
- 노출여부에 따른 교차비 = (ab)/(c/d) = ad/bc

교차비의 해석에서 예를 들어 OR=4이면 노출자는 비노출자보다 질병 발생 가능성이 4배 높다는 의미이다 표 2-4 .

표 2-4 교차비 해석

OR 값	해석
OR = 1	노출과 질병 사이에 연관성이 없음
OR ＞ 1	노출이 질병 발생과 양의 연관성(위험요인)이 있음
OR ＜ 1	노출이 질병 발생과 음의 연관성(보호요인)이 있음

⑦ 환자-대조군 연구 장점 및 단점

환자-대조군 연구의 장점과 단점은 다음과 같다 표 2-5 .

표 2-5 환자-대조군 연구 장단점

	내용
장점	• 유병률이 낮은 질병에 대해 상대적으로 적은 표본으로 연구가 가능하여 희귀질병 연구에 적합 • 과거 이력을 조사하므로 장기간 추적이 불필요하여 연구 기간과 비용이 적게 소요되어 경제적 • 동시에 여러 위험요인 분석이 가능하여 연구가 동시에 가능 • 기존 병원 자료나 설문 자료 활용이 가능하여 질병 발생 후 수집된 기존 자료 사용 가능
단점	• 과거의 노출 정보를 정확히 기억하지 못해 정보 오류 가능성 존재하여 회상 편향(Recall bias)적임 • 대조군 선정이 부적절할 경우 결과 왜곡 위험이 있는 선택 편향(Selection bias) • 결과가 먼저 주어진 상태이므로 시간적 선후관계가 불명확할 수 있어서 인과관계 추정의 어려움 • 질병이 이미 발생한 사람을 대상으로 진행하기 때문에 발생률 또는 위험률 계산 불가능 • 코호트 연구에서와 같은 비교위험도 등을 구할 수 없으며 교차비에 의한 간접 비교만 가능

(3) 코호트 연구(Cohort study)

코호트 연구란 일정한 기준에 따라 구성된 인구 집단(cohort)을 노출 여부에 따라 분류하고, 일정 기간 동안 질병 발생 여부를 추적 관찰함으로써 노출 요인과 질병 발생 간의 인과관계를 분석하는 관찰연구(비실험적 연구)이다 표 2-6 .

코호트는 '공통이 특성을 지닌 집단'이라는 뜻이며, 이 연구는 시간 흐름에 따라 건강 상태가 어떻게 변화하는지를 비교함으로써 질병의 발생률, 위험률, 상대위험도(RR), 기여위험도 등을 산출할 수 있다.

코호트 연구의 목적은 특정 위험요인이 질병발생에 미치는 인과관계를 규명하고 질병 발생률(incidence), 상대위험도(relative risk) 등의 산출과 보건정책, 예방접종, 환경 및 직업 건강의 위험도 평가와 전략 수립의 근거를 제공하는 것이다.

표 2-6 코호트 연구 장단점

	내용
장점	• 인과관계 파악 및 추론 명확 • 표본선정시 편견이 적음 • 자료의 정확성 높음 • 비교위험도와 귀속위험도 직접 측정 가능 • 질병의 자연사 연구에 적합 • 여러 개의 가설 설정 가능 • 시간적 선후관계 알 수 있음
단점	• 장기간 소요 • 많은 대상자가 필요하고 노력과 경비 많이 소요 • 추적 손실 가능 • 휘귀질환 연구에 비효율 및 부적합

코호트 연구는 전향성 코호트 연구와 후향성 코호트 연구로 분류한다.

① 전향성 코호트 연구(Prospective cohort study)

전향성 코호트 연구는 현재 시점에서 건강한 사람들을 노출 여부에 따라 분류한 후, 일정 기간 동안 이들을 지속적으로 추적 관찰하면서 두 집단 간의 질병 발생 여부를 비교하는 관찰 연구(비실험적 연구)이다. 이 연구 설계는 시간적으로 노출이 먼저 발생하고 질병이 나중에 발생하는 형태를 따르므로, 인과관계를 추론하기에 가장 적합한 역학적 방법 중 하나이고 연구절차로는 연구대상자를 선정하고 노출군과 비노출군으로 구분하여 일정기간 추적한 후 질병발생 여부를 기록하며 발생률, 위험도, 상대위험도 등 통계자료를 분석한다 그림 2-7.

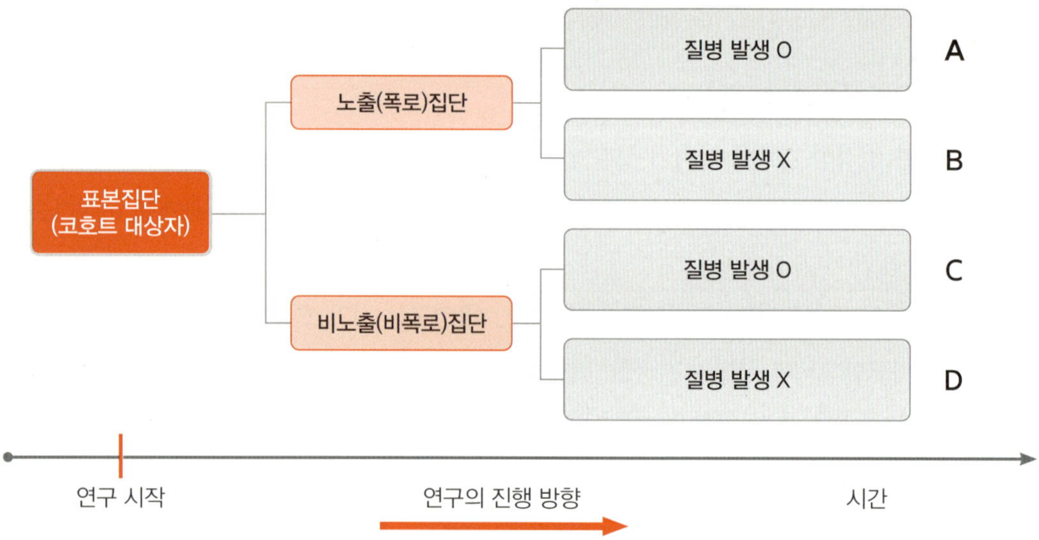

그림 2-7 전향성 코호트 연구

② 후향성 코호트 연구(Retrospective cohort study)

후향적 코호트 연구란 과거의 문서나 기록을 활용하여, 이미 존재하는 집단의 과거 노출 여부를 기준으로 분류한 후, 현재 또는 최근의 질병 발생 여부를 분석하는 연구 설계이다. 즉, 과거로부터 현재까지의 데이터를 소급하여 분석하며, 연구 시작 시점에서 노출과 질병 모두 이미 발생해 있는 상태에서 기록을 통해 시간의 흐름을 추적하는 방식이다. 이 연구 설계는 기존의 기록 또는 데이터베이스를 활용하여 질병 발생과 노출 요인 간의 인과관계 분석, 시간과 비용을 절약하면서도 전향성 코호트와 유사한 인과 추론이 가능하고 장기 추적이 어려운 상황에서 빠르게 분석 가능한 연구 설계이다.

연구 절차로는 과거의 인구집단을 선정하여 건강상태, 고용 기록, 건강검진 자료 등 활용하고 노출 여부에 따라 집단을 분류하며 질병 발생 여부를 조사하여 과거 또는 현재의 진단 기록, 사망 기록 등 확인하여 발생률, 상대위험도(RR), 기여위험도 등 통계적 자료를 분석한다 그림 2-8.

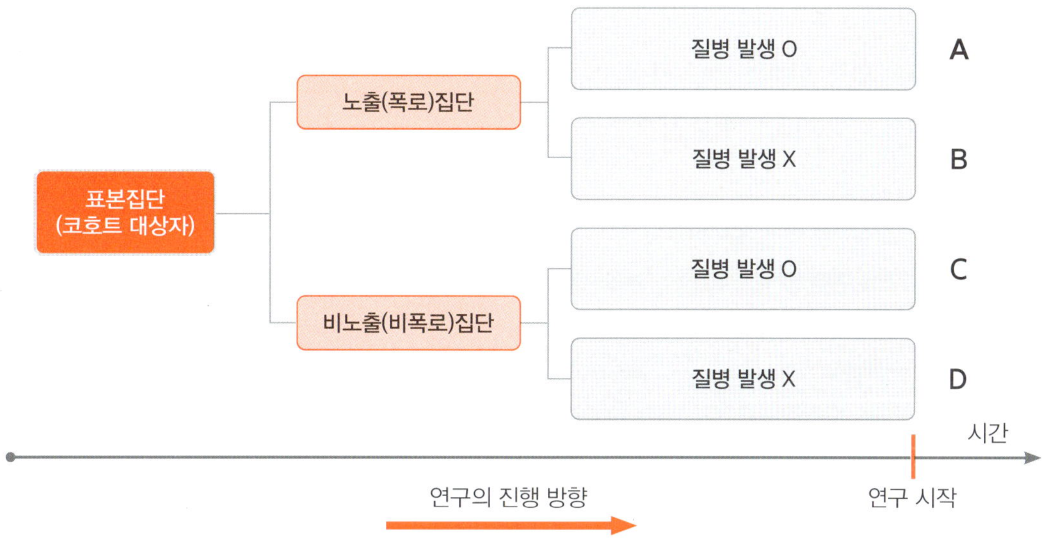

그림 2-8 후향성 코호트 연구

	전향성 코호트 연구	후향성 코호트 연구
정의	현재 시점에서 노출 여부에 따라 대상자를 분류하고, 미래까지 질병 발생을 추적하여 가장 과학적 신뢰성이 높은 관찰연구 설계	과거 자료에서 노출 여부를 확인하고 현재까지의 질병 발생을 확인
활용	공중보건 및 역학 연구에서 매우 중요하고 만성질환, 생활습관병, 환경 및 직업 관련 질병 연구에서 널리 활용	산업보건, 직업병, 환경성 질환, 약물 감시 연구 등에서 매우 유용한 설계
연구 방향	노출 → 질병 (시간순 진행)	노출 → 질병 (기록을 기반으로 소급)
자료 수집	실시간으로 자료를 수집	기존 기록 및 데이터베이스 활용
소요 시간	장기간 소요	비교적 짧음
비용	비용이 많이 듦	비용이 적게 듦
장점	인과관계 명확, 자료의 정확성 높음	시간 절약, 신속한 분석 가능
단점	추적 손실, 시간과 비용 소요	기록 부정확, 정보 누락 위험
예시	• 흡연자와 비흡연자를 추적하여 폐암 발생률 비교 • 고지방식 섭취자와 일반식 섭취자의 심장질환 발생률 비교 • 운동 습관에 따라 제2형 당뇨병 발생 여부를 장기적으로 추적	• 과거 공장 근로자의 기록을 바탕으로 폐암 발생 여부 • 과거 방사선 노출 기록과 현재 백혈병 발병 여부 분석 • 과거 약물처방 데이터와 진단 기록을 분석하여 관련성 확인

분석역학 설계는 질병의 인과관계를 규명하는 핵심 도구로, 연구 목적, 대상, 자료 접근성, 자원 등을 고려하여 적절한 설계를 선택해야 한다.

특히 전향적 코호트 연구는 가장 강력한 인과 추정이 가능하나 시간과 비용의 부담이 크며, 환자-대조군 연구는 신속하고 효율적이나 편향 가능성이 존재한다.

4가지 분석역학 연구 설계의 조사 시점, 방향성, 비교기준, 인과관계 추정, 소요시간 및 비용, 적합 질병, 자료 수집에 관한 비교는 다음과 같다 표 2-7 .

표 2-7 **4가지 분석역학 연구 설계 비교**

구분	단면적 연구	환자-대조군 연구	전향성 코호트 연구	후향성 코호트 연구
조사 시점	현재 시점	현재에서 과거로	현재에서 미래로	과거에서 현재로
시점 방향성	단면	후향적	전향적	후향적
비교 기준	노출/질병 동시	질병 유무 기준	노출 여부 기준	노출 여부 기준
인과관계 추정	어려움	일부 가능	높음	중간
소요 시간/비용	짧음/저비용	중간	길고/고비용	짧음/저비용
적합 질병	유병률 파악	희귀질환	만성질환	직업병, 환경성질환
자료 수집	한번 조사	회상에 의존	직접 추적	기록 활용

3) 실험역학(Experimental epidemiology)

(1) 정의와 개념

실험역학은 연구자가 직접 개입하여 두 집단(실험군과 대조군)에 대한 결과 차이를 비교함으로써, 인과관계를 명확히 검증하는 연구 방법이고 연구자가 직접 변수를 통제하고 개입하는 유일한 역학 연구방식이다. 실험역학의 주요 방법은 실험군과 대조군을 무작위로 배정하는 무작위 대조시험(RCT)과 지역사회 실험이며 신약 투여군과 위약군의 질병 회복률 비교연구, 건강 캠페인 시행 전후의 흡연율 변화 분석이 대표적인 예이다. 실험역학은 무작위 배정(randomization), 대조군 설정(control), 추적 관찰(follow-up) 등이 포함되어야 하며, 인과관계 추정에 가장 높은 수준의 근거를 제공하는 연구 설계로 간주된다 표 2-8 .

표 2-8 실험역학 특성

항목	내용
개입 주체	연구자가 직접 개입하고 통제함
무작위 배정	편향을 줄이기 위해 대상자를 무작위 배정과 실험군과 대조군 구성
결과 측정	사전에 정의된 건강결과(예: 질병 발생률, 회복률 등)를 비교
시간 흐름	개입 후 일정 기간 관찰하여 결과 분석(전향적 특성)
장점	• 인과관계 추정에 가장 강력한 근거 제공 • 무작위 배정과 통제 환경으로 내적 타당도가 높음 • 연구하고자 하는 요인들을 연구자에 의해 조작 가능
단점	• 해가 될 수 있는 노출로 인해 윤리적 문제 발생할 수 있음(예: 흡연 실험) • 현실 적용의 어려움(외적 타당도 낮을 수 있음)
활용	• 주로 사람을 대상으로 실험 가능 • 동물실험을 통해 안정성 확보
윤리성 고려 필요	인간 대상 실험이므로 윤리적 기준 및 동의 절차 필수

(2) 목적

- 개입(약물, 교육)의 효과 평가와 보건사업의 효율성 검증
- 질병 예방 및 건강증진 개입의 효과성 검증
- 특정 치료법, 백신, 교육프로그램, 환경개선 조치 등의 효용성 평가
- 원인과 결과 간 인과관계의 명확한 검증
- 근거기반 보건정책 수립 및 실천적 개입전략 수립

(3) 실험역학 방법

실험역학 방법에는 무작위 추출 할당, 이중 눈가림법, 위약 투약법으로 분류하는 데 이 세가지 방법은 실험역학 특히 무작위 대조시험(RCT)의 내적 타당도(internal validity)를 확보하기 위한 핵심 요소이고 적절하게 설계된 무작위 대조시험은 이들을 조합하여 편향을 최소화하며 인과관계 판단의 근거를 가장 강하게 제공할 수 있다 표 2-9 .

표 2-9 실험역학 방법

구분	무작위 할당	이중 눈가림법	위약 투약법
정의	대상자를 무작위로 집단에 배정	대상자와 연구자 모두 집단을 모름	대조군에게 가짜 약물 제공
주요 목적	집단 간 균형, 편향 제거	편향 최소화, 기대 효과 제거	심리적 효과 통제
실험역학에서 역할	기초 특성 통제, 인과관계 추정 향상	객관적 결과 평가	순수한 개입 효과 확인

① 무작위 추출 할당(Randomization)

무작위 추출 할당은 연구대상자를 무작위로 실험군과 대조군에 배정하는 절차를 말하고 이는 의도적 선택을 배제하여 모든 대상자가 동일한 확률로 각 집단에 속할 기회를 가지도록 하여 선택 편향성(selection bias)을 최소화하는 실험방법이다.

집단 간의 기초 특성(나이, 성별, 건강상태 등)이 균등하게 분포하도록 하며 교란 변수(confounding factor)의 영향을 최소화시키고 통계적 분석의 타당성을 높이는 방법이다.

무작위 추출 할당의 방법에는 컴퓨터 난수표, 무작위 번호표, 무작위 배정 소프트웨어 등 활용하고 개인 단위(randomized controlled trial) 또는 집단 단위(cluster randomized trial)로 시행 가능하다.

② 이중 눈가림법(Double blinding)

이중 눈가림법은 실험에 참여한 대상자와 연구자 모두가 실험군인지 대조군인지 모르게 연구를 진행하는 방법이다.

이는 관찰자 편향(observer bias) 및 대상자 반응 편향(subject bias)을 예방하며 결과 해석에 영향을 미칠 수 있는 주관적 판단 또는 기대 효과를 차단하여 치료 효과에 대한 객관적 평가가 가능하고 위약 효과의 영향을 배제하는 데 목적이 있다.

예시 임상시험에서 대상자에게 신약 또는 위약을 투여하되, 의사와 환자 모두 어떤 약물이 투여되었는지 알지 못하는 연구 설계

③ 위약 투약법(Placebo control)

위약 투약법은 실제 치료 성분이 포함되지 않은 가짜 약물(위약, placebo)을 대조군에게 투여하여, 심리적 효과와 진짜 약물의 효과를 구분하는 방법이다. 이는 실험군의 순수한 약물 또는 개입 효과만을 비교 분석할 수 있도록 돕는 방법이다.

자연 회복, 심리적 기대감, 외부 요인 등에 의한 효과를 통제하고 치료 개입의 실질적 효과 평가가 가능하며 이중 눈가림법과 함께 사용될 때 효과가 극대화되는 방법이다.

4) 이론역학(Theoretical epidemiology)

(1) 정의와 개념

이론역학은 관찰과 실험만으로 해결할 수 없는 역학적 현상을 수학적 모형, 통계적 방법, 컴퓨터 시뮬레이션 등을 활용하여 질병의 발생, 전파, 통제, 예방 전략을 이론적으로 탐구하고 예측하는 연구분야이다.

실제로 질병이 발생하지 않더라도, 모델과 가정에 기반하여 질병의 전개 과정을 가상 시뮬레이션하고, 보건정책의 효과를 이론적으로 예측하는 데 그 목적이 있으며 주로 감염병 유행 예측, 보건 개입의 영향 평가, 위험 요인 간의 상호작용 분석, 보건정책의 시뮬레이션 평가 등에 활용된다.

항목	내용
정의	수학 모델과 시뮬레이션을 활용하여 역학 현상을 이론적으로 분석하고 예측하는 학문
활용 분야	감염병 유행 예측, 정책 효과 시뮬레이션, 건강행태 변화 분석 등
장점	비용·시간 절약, 가상 실험 가능, 복잡한 변수 통합 분석
단점	가정의 오류 가능성, 현실 반영 한계, 결과 해석 어려움
대표 모델	SIR, SEIR, 정책 시나리오 모델, 건강경제모형 등

(2) 목적

- 질병 전파와 유행 양상의 이해 및 예측
- 예방접종, 격리, 건강행위 개입의 전략 효과 비교
- 복잡한 역학 변수 간 상호작용의 수학적 분석
- 보건정책 시행 전 가상 실험을 통한 효과 예측

(3) 특성

- 기반 방식: 수학적 모델(model), 통계 알고리즘, 컴퓨터 시뮬레이션
- 데이터 필요성: 실제 관찰 자료가 아닌 가정된 수치 또는 기존 통계 활용
- 시간적 확장성: 과거, 현재, 미래의 질병 양상 예측 가능
- 적용 대상: 감염병, 만성질환, 건강행태, 정책 개입 등 광범위
- 종합성: 생물학, 수학, 공학, 정책학 등 다학제적 요소 포함

(4) 역학적 요인

이론역학에서 질병의 역학적 요인들은 시간적 요인, 지리적 요인, 생물학적 요인, 사회적 요인 등으로 분류하고 이러한 요인들은 모델의 현실 적합성과 예측 정확도를 높이기 위해 반드시 고려해야 할 중요한 변수들이다.

① 시간적 요인(Temporal factors)

▸ 질병 발생 시기, 유행 시작 시점, 지속 기간, 계절성, 주기성 등

예시 - 인플루엔자의 계절별 유행 패턴
- 백신 도입 후 감소 추세 분석
- 감염병의 유행 곡선 예측

② 지리적 요인(Geographical factors)

▸ 지역별 차이, 인구밀도, 도시/농촌 분포, 지역적 전파 경로 등

예시 - 특정 지역 내 감염 집중도
- 도시와 농촌 간 전파속도 비교
- 국가별 백신 효과 차이 분석

③ 생물학적 요인(Biological factors)

▸ 숙주 요인(나이 성별, 면역력), 병원체 특성(전파력, 독성), 유전적 소인 등

예시 - 고령자의 감염 치명률 증가
- 특정 바이러스 변이의 전파력 증가 효과

④ 사회적 요인(Social factors)

▸ 생활습관, 위생 수준, 문화적 행동, 접촉 양상, 보건정책, 교육 수준 등

예시 - 마스크 착용률에 따른 전파 억제 효과
- 격리정책 시행 여부에 따른 유행 규모 감소

(5) 연구 설계 예시

① 감염병 수학적 모델링

▸ SIR 모형: 감염병을 감수성(S), 감염(I), 회복(R) 세 집단으로 나누고, 시간에 따른 인구 이동을 수식화 그림 2-9 .

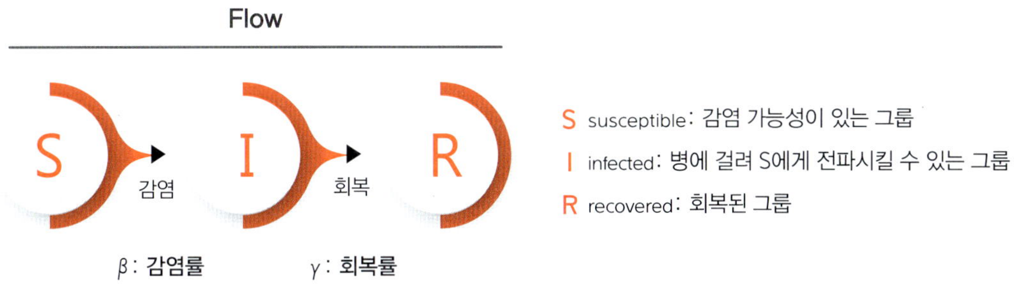

그림 2-9 SIR 모형

예시 백신 접종률 70% 이상일 때 집단면역 달성 여부 예측

② 정책 시뮬레이션 모델

▸ 특정 보건 개입(예 사회적 거리두기, 금연정책, 건강검진 확대 등)이 10년 후 질병 발생률, 의료비 지출, 기대수명 등에 미치는 영향 시뮬레이션

③ 건강행태 변화 예측 모델

▸ 비만 인구 증가율, 고혈압 유병률 변화, 운동 습관 향상 등 다양한 건강지표가 장기적으로 인구집단에 미치는 효과 분석

5) 작전역학(Operational epidemiology)

(1) 정의와 개념

작전역학은 보건의료 현장에서 수집된 역학적 자료를 실제 보건사업에 즉시 적용하고, 보건정책 결정, 자원 배분, 프로그램 개선 등의 공중보건 실천과정에서 문제 해결을 목적으로 수행하는 응용 역학

이다. 즉, 질병의 원인을 규명하거나 이론을 정립하는 데 그치지 않고, 현장에서의 대응, 자원 운영, 전략적 의사결정에 직결되는 실용적 목적을 지닌 역학 분야이다.

작전역학은 공중보건 실천의 효과를 극대화하기 위한 전략적 도구로서, 역학조사 결과를 즉각적인 보건의료 행정과 실무에 반영하는 것을 핵심으로 하며 예방접종, 질병 감시, 감염병 대응, 보건사업 평가, 자원 재배치 등 의사결정과 실행을 위한 실용적, 운영 중심의 역학 활동을 포함한다.

항목	내용
정의	현장에서 수집된 역학 정보를 바탕으로 보건사업을 실무적으로 운영하는 응용 역학
목적	질병 대응, 자원 운영, 정책 결정에 즉시 활용
특성	실용적, 현장중심, 신속성 강조, 정책과 직결
장점	빠른 대응력, 정책 적용성, 자원 효율화
단점	분석 깊이 부족, 통계 오류 우려, 장기 연구 부적합
주요 활용	감염병 대응, 예방접종 전략, 보건사업 실무 개선 등

(2) 목적

- 질병 대응의 신속성 확보: 발생 현장에서의 즉각적 조치와 방역 전략 수립
- 보건사업 운영의 합리화: 사업 우선순위 설정, 자원 배분 최적화
- 의사결정 지원: 정책적 판단을 위한 증거 기반 자료 제공
- 질병 감시 및 조기 경보 체계 강화
- 보건의료 시스템의 민첩성 향상

(3) 특성

- 실제 현장 자료와 보건지표 기반의 의사결정 지원 도구
- 질병감시, 보건사업 평가, 자원 배분 근거로 사용됨
- 현장 실무와 밀접하게 연계된 응용 역학

(4) 연구 설계 및 적용 예시

작전역학은 '문제 해결형 역학'으로, 보건의료 현장에서의 의사결정과 행동을 과학적으로 뒷받침하는 실천적 도구이고 질병 발생 시 즉각적인 현장 적용과 효과적인 대응이 요구되는 상황에서, 작전역학은 공중보건의 '작전 사령부' 역할을 수행하며 국민 건강을 지키는 데 핵심적인 역할을 한다.

적용 영역	설명
감염병 발생 시 신속 역학조사	메르스, 코로나19 등 감염병 발생 시 접촉자 파악, 감염경로 분석, 격리조치 시행 등
예방접종률 향상 대책 수립	지역별 접종률 자료 분석 후, 우선지원 지역 선정 및 집중 홍보
보건소 사업 평가 및 재설계	지역보건 통계를 분석하여 사업의 효과성 판단 및 개선안 마련
병상 자원 재배치	병원 수용능력, 중증도별 분포 등을 분석하여 병상 및 인력 재배치
조기 경보체계 운영	질병감시 자료를 분석하여 이상 징후 발생 시 경보 발령 및 대응 준비

05 역학조사와 역학조사방법

1) 역학조사

(1) 정의와 개념

역학조사는 감염병 또는 특정 건강 문제 발생 시, 그 원인, 감염경로, 전파양상 및 확산 범위 등을 과학적으로 규명하고, 적절한 방역 및 예방조치를 수립하기 위해 실시하는 체계적인 조사 활동을 말한다.

역학조사는 감염병, 환경성 질환, 직업병, 식중독, 군집성 건강 문제 등 다양한 상황에서 수행될 수 있으며, 단순한 감시나 통계적 분석이 아닌 현장 중심의 실질적인 대응 수단으로 작동한다.

역학조사는 질병 발생의 시간적, 지리적, 인구학적 특성을 파악하고, 환자, 접촉자, 위험요인 등을 체계적으로 분석함으로써 공중보건 개입의 과학적 근거를 제공한다.

(2) 목적

- 질병 또는 건강 이상 발생의 원인을 규명
- 전파 경로 및 감염원 확인
- 잠재적 고위험군 또는 추가 감염 가능성 평가
- 적절한 방역 조치 및 예방 전략 수립
- 향후 유사 사례의 재발 방지를 위한 정보 제공

(3) 절차

역학조사는 일반적으로 다음과 같은 단계로 진행한다 표 2-10 .

표 2-10 역학조사 절차

단계	내용
1단계: 문제인지 및 확인	질병 발생 신고, 이상 징후 발견 등으로부터 출발
2단계: 준비 및 자료수집	조사팀 구성 및 자료 준비, 조사 설계 수립, 자료 수집
3단계: 기술적 분석	환자 수 확인, 시간·장소·사람의 분포 및 양상 파악
4단계: 가설 설정	가능성 있는 원인과 전파 경로에 대한 가설 수립
5단계: 가설 검증	설문, 면접, 실험실 검사, 환경조사 등을 통해 가설 검증
6단계: 개입 및 대응조치	격리, 예방접종, 식품 회수 등 즉각적인 보건 개입 수행
7단계: 결과 정리 및 보고	보고서 작성, 정책 반영, 재발 방지 대책 수립

2) 역학조사방법

(1) 기술역학적 방법(Descriptive epidemiology)

- 발생의 규모와 특성을 기술
- 시간(when), 장소(where), 사람(who)에 따라 유행의 특성 파악

(2) 분석역학적 방법(Analytical epidemiology)

- 유행 원인을 노출 요인과 질병 발생 간의 인과관계로 분석
- 환자-대조군 연구, 코호트 연구 등이 포함

(3) 실험 및 환경조사

- 의심 식품, 환경 시료, 물, 대기, 작업장 등의 환경 요인에 대한 검사

(4) 실험실 진단

- 환자 검체를 통해 병원체 확인(예 PCR, 혈청 검사, 배양 검사 등)

(5) 접촉자 추적 및 감염경로 조사

- 밀접 접촉자 파악, 전파망 확인, 2차 감염 여부 조사

3) 역사적 역학조사 대표 사례

(1) 존 스노우(John Snow)의 콜레라 역학조사

① 배경

1854년 영국 런던에서 치명적인 콜레라 유행이 발생하였다. 당시 의학계는 공기 감염설(miasma theory)을 지지하고 있었으며, 질병의 전파 경로에 대한 명확한 이해가 없던 시기였다.

② 조사 방법

- 존 스노우는 런던 소호 지역에서 콜레라 환자들의 주소를 지도에 표시(spot map)하여 시각적으로 분석함
- 환자 대부분이 브로드 가(broad street)의 공공 급수 펌프를 사용했다는 사실을 확인
- 동일 지역에 거주하지만 다른 급수원을 사용하는 사람들은 감염되지 않았음을 발견함
- 펌프 손잡이를 제거하도록 요청하여 이후 유행이 급격히 감소함

③ 주요 결과

- 콜레라의 전파가 공기가 아닌 오염된 식수를 통해 이루어진다는 것을 입증
- 질병 전파 경로의 과학적 추론과 환경조사의 중요성을 제시
- 현대 역학조사의 출발점으로 평가받음

④ 의의

- 지도 사용, 시각화, 환경 요인 분석, 개입 조치 적용 등 현대 역학의 핵심 요소를 모두 포함한 사례
- 역학조사의 상징적인 선구적 업적

(2) 조지 골드버거(Joseph Goldberger)의 펠라그라 역학조사

① 배경

1914년~1927년 미국 남부 빈곤 지역에서 펠라그라(Pellagra)라는 피부병과 신경장애를 동반한 질병이 유행하였다. 당시에는 감염병으로 추정되었으며, 전염을 방지하기 위한 격리 정책이 시행되었다.

② 조사 방법

- 감염설을 배제하고, 식이요법에 주목함

▶ 교도소, 고아원, 병원 등 수용시설에서 펠라그라가 유독 많이 발생하는 이유가 단백질·비타민이 부족한 옥수수 식단 때문임을 확인
▶ 일부 집단에 고기, 우유, 계란 등의 보충 식단을 제공한 후 펠라그라 증상 개선 확인
▶ 직접 영양실험까지 수행하며 비타민 B3(니아신)의 결핍이 원인임을 입증

③ 주요 결과

▶ 펠라그라는 감염병이 아닌 영양결핍 질환임을 증명
▶ 사회경제적 요인과 건강 간의 생활환경 기반 인과관계를 강조
▶ 이후 니아신 보충제를 통해 펠라그라 유행이 종식됨

④ 의의

▶ 비감염성 질환에 대한 역학조사의 중요성을 최초로 제시
▶ 영양역학, 사회역학, 실험적 개입연구의 선구적 사례
▶ 공중보건정책의 방향 전환에 큰 영향을 미침

(3) 돌과 힐(Doll & Hill)의 흡연과 폐암 역학조사

① 배경

1950년~1954년 영국에서 폐암 환자가 급격히 증가하면서 원인을 규명하기 위한 연구가 필요하게 되었다. 당시 흡연과 폐암의 연관성은 확실히 입증되지 않은 상태였다.

② 조사 방법

▶ 환자–대조군 연구(case-control study)를 통해 폐암 환자와 비환자 간의 흡연 이력을 비교
▶ 폐암 환자의 절대다수가 장기 흡연자임을 확인
▶ 이어서 코호트 연구를 실시하여 40,000명 이상의 의사를 흡연 여부에 따라 추적 관찰
▶ 수십 년 간의 추적 결과, 흡연자는 비흡연자에 비해 폐암 발생률과 사망률이 현저히 높음을 입증

③ 주요 결과

▶ 흡연이 폐암의 주요 원인이라는 인과관계를 명확히 밝힘
▶ 오즈비(OR), 상대위험도(RR) 등 현대 분석역학 지표를 활용한 고전적인 연구
▶ 이후 세계적으로 금연 운동과 담배 규제 정책이 확산됨

④ 의의

- 현대 분석역학의 전형적인 모델
- 코호트 연구와 환자-대조군 연구의 연계 활용 사례
- 보건정책과 질병 예방 전략 수립에 직접적 기여

사례	조사자	시대	조사 유형	주요 기여
존 스노우 - 콜레라	John Snow	1854	환경조사, 기술역학	수인성 감염병 전파 규명, 지도 활용
골드버거 - 펠라그라	Joseph Goldberger	1914~1927	실험적 역학, 사회역학	영양결핍 질환의 원인 규명
돌과 힐 - 폐암	Richard Doll & Bradford Hill	1950년대	분석역학 (환자-대조군, 코호트)	흡연과 폐암의 인과관계 입증

4) 현대 역학조사 대표 사례

사례명	조사자(기관)	조사 시기	조사 유형	주요 기여 및 특징
2000년 대구 지하철 식중독 사건	보건복지부, 대구시 보건환경연구원	2000년	기술역학 + 환경조사	초등학생 다수의 설사 증상 발생 → 김밥에서 살모넬라균 검출 → 식중독 역학조사의 전형적 사례
2003년 사스(SARS)	WHO, 홍콩 및 중국 보건당국	2003년	기술역학 + 접촉자 추적조사	광둥성에서 시작된 사스 확산 → 항공기 및 지역사회 전파 경로 추적, 국제격리조치 체계 강화
2015년 대한민국 메르스(MERS)	질병관리본부(KCDC), 민간감염병 전문가팀	2015년	작전역학 + 분석역학	중동 유입 감염자 추적 → 병원 내 감염 경로 분석 → 슈퍼전파자, 병원 간 전파확인, 대응 체계 개편 계기
2020-2022년 코로나19 팬데믹	질병관리청(KDCA), 중앙방역대책본부, WHO	2020~2022년	이론역학 + 작전역학 + 분석역학	실시간 접촉자 추적, R값 분석, 거리두기 정책 효과 평가 → 과학적 정책 근거기반의 종합적 대응체계 구축
노로바이러스 식중독 유행	시·도 보건환경연구원, 질병관리청	연중 반복	환경조사 + 실험실 진단	학교, 연수원 등에서 다수 발생 → 식재료 및 조리환경 검사 후 원인 규명, 빠른 차단 및 재발방지 조치 수행

06 역학 측정방법

역학적 측정이란, 질병 및 건강 상태의 분포와 빈도를 수치로 나타내어 질병 발생 정도, 위험 수준, 관련 요인 등을 정량적으로 분석하기 위한 기초 단계이다.

측정은 질병과 건강 현상의 유병률, 발생률, 위험도, 효과성 등을 비교하고 평가하기 위한 기반이 되고, 역학에서 측정할 때 가장 기본적으로 사용하는 단위는 비(ratio), 비율(proportion), 율(rate)의 세 가지를 사용한다.

항목	비(Ratio)	비율(Proportion)	율(Rate)
정의	두 수의 단순 비교	전체 중 구성비	시간 단위를 고려한 발생 속도
분자·분모 관계	서로 다른 수	분자는 분모의 일부	분자는 분모의 일부 + 시간 포함
시간 요소 포함 여부	없음	있음	있음
예시	성비, 사망자 대 입원자 비	고령자 비율, 유병률	발생률, 이환률, 사망률 등
단위 표현	단순 수치	% 또는 소수	per 1,000명, per 100,000명 등

1) 측정 기본단위

(1) 비(Ratio)

① 정의

비(ratio)는 상대를 비교하는 값이며, 서로 다른 두 수치 간의 관계를 나타낸 것으로, 분자와 분모가 서로 배타적인 값일 때 사용한다.

$$\text{Ratio} = \frac{A}{B}$$

예시 남녀 성비 = 남성 수 / 여성 수, 비교 위험도, 교차비 등

② 특징

▸ 분자와 분모가 반드시 같은 집단일 필요는 없음

▸ 시간 요소를 포함하지 않음

▸ 비교, 구성 비율 해석에 적합

(2) 비율(Proportion)

① 정의

비율(proportion)은 전체 중에서 어떤 부분이 차지하는 비중을 나타내는 것으로, 분모는 전체 집단의 수, 분자는 그 중 일정 특성을 가진 수이다.

$$\text{Proportion} = \frac{\text{특정 조건에 해당하는 수}}{\text{전체 수}} \times 100$$

예시 한 마을에서 65세 이상 고령자의 비율 = 고령자 수 / 총 인구 × 100

② 특징

▸ 분자는 항상 분모에 포함됨

▸ 값은 0~100% 사이

▸ 구성비(고령자 비율), 유병률, 발병률, 치명률 등의 표현에 적합

(3) 율(Rate)

① 정의

율(rate)은 시간을 고려한 발생 빈도로, 분모에 시간 요소가 포함되어 있는 것이 특징이고 즉, 일정기간 동안 어떤 사건이 발생한 속도 또는 발생률을 나타낸다.

$$\text{Rate} = \frac{\text{새롭게 발생한 사건 수}}{\text{위험에 노출된 인구} \times \text{시간}} \times k$$

예시 연간 1,000명당 감기 발생률=(신규 감기 환자 수/연 중간 인구)×1,000

② 특징

- 분모에 시간적 요소 포함
- 역학에서 가장 널리 사용됨(예 발생률, 사망률, 이환률 등)
- 특정 시점이나 기간 동안의 위험성, 건강 상태 추세 평가에 유용

2) 타당도(Validity)

(1) 정의

타당도(validity)란, 어떤 측정 도구나 방법이 실제로 측정하고자 하는 것을 얼마나 정확하게 측정하고 있는가를 나타내는 정도를 의미한다.

즉, 특정 지표나 검사가 참된 건강 상태나 질병 유무를 정확하게 반영하는지 여부를 평가하는 개념이다.

측정에서 타당도는 매우 핵심적인 요소로, 타당하지 않은 결과는 오류를 발생시키고 잘못된 결론을 유도할 수 있으며, 특히 역학에서는 질병의 진단, 스크리닝 검사, 건강지표 해석 등에서 검사의 타당성 평가가 필수적이다.

(2) 분류

타당도는 크게 내용 타당도와 기준 타당도로 구분하는데 역학에서는 주로 기준 타당도 즉 검사 결과가 실제 질병 유무와 일치하는 정도를 정량적으로 평가한다.

① 내용 타당도

내용 타당도(Content validity)는 측정하고자 하는 내용을 얼마나 잘 포괄하고 있는가를 알아보는 것이다.

② 기준 타당도

기준 타당도(Criterion validity)는 측정 결과가 기준 검사(참값)와 얼마나 일치하는가를 알아보는 것이다.

(3) 평가 필요성

질병 조기 발견과 예방을 목적으로 하는 건강검진에서는 타당도가 높은 도구가 필수적이기 때문에

타당도 검사는 아래와 같은 이유로 반드시 필요하다.

- 정확한 진단과 치료 결정
- 질병 유병률 및 발생률의 신뢰성 확보
- 공중보건 정책 및 개입 프로그램의 효과 평가
- 오진으로 인한 사회적·경제적 손실 방지
- 스크리닝 프로그램의 성공적 운영

(4) 타당도 평가지표

타당도를 정량적으로 평가하기 위해 주로 다음의 네 가지 지표가 사용된다.

이는 보통 '검사 결과 vs 실제 질병 유무'를 교차표(2×2 table)로 구성하여 계산된다 표 2-11 .

표 2-11 2×2 교차표 구조

	실제 질병 있음	실제 질병 없음	합계
검사 결과 양성	진양성(TP)	위양성(FP)	TP + FP
검사 결과 음성	위음성(FN)	진음성(TN)	FN + TN
합계	TP + FN	FP + TN	전체

① 민감도(Sensitivity)

질병이 있는 사람 중 검사에서 양성으로 판정된 비율

- 질병을 놓치지 않는 능력
- 조기 발견, 스크리닝 검사에 중요

$$민감도 = \frac{TP}{TP + FN} \times 100$$

② 특이도(Specificity)

질병이 없는 사람 중 검사에서 음성으로 판정된 비율

- 질병이 없을 때 정확히 음성으로 구분하는 능력
- 과잉 진단 방지에 중요

$$특이도 = \frac{TN}{TN + FP} \times 100$$

③ 양성 예측도(Positive predictive value, PPV)

검사 양성자 중 실제로 질병이 있는 비율

▸ 진단검사의 신뢰도 평가 시 중요

$$PPV = \frac{TP}{TP + FP} \times 100$$

④ 음성 예측도(Negative predictive value, NPV)

검사 음성자 중 실제로 질병이 없는 비율

▸ 검사에서 음성이라 판단된 경우의 안심 가능성

$$NPV = \frac{TN}{TN + FN} \times 100$$

⑤ 위양성도(False positive rate, FPR)

질병이 없는 사람 중에서 검사 결과가 '양성'으로 잘못 나타나는 비율을 의미

즉, 건강한 사람을 환자로 오진하는 오류를 나타냄.

▸ 특이도가 낮을수록 위양성도는 높아짐, 특이도↑ ⇒ 위양성도↓

▸ 과잉 진단, 불필요한 치료와 심리적 부담 유발

▸ 질병이 드문 상황에서 특히 주의 필요

$$위양성도(FPR) = \frac{FP}{FP + TN} = 1 - 특이도$$

⑥ 위음성도(False negative rate, FNR)

질병이 있는 사람 중에서 검사 결과가 '음성'으로 잘못 나타나는 비율을 의미

즉, 실제 환자를 놓치는 오류를 나타냄

- 민감도가 낮을수록 위음성도는 높아짐, 민감도↑ ⇒ 위음성도↓
- 조기 발견 실패로 치료 지연 및 전파 확산 가능성 증가
- 감염병 스크리닝, 암 조기검진 등에서 매우 치명적

$$\text{위음성도(FNR)} = \frac{FN}{FN + TP} = 1 - \text{민간도}$$

3) 신뢰도(Reliability)

(1) 정의

신뢰도(Reliability)란, 동일한 측정 대상에 대해 동일한 조건 하에서 반복 측정했을 때 일관된 결과가 나오는 정도, 즉 측정의 일관성과 안정성을 의미한다.

이는 특정 검사나 측정 도구가 오차 없이 일관되게 결과를 산출할 수 있는 능력을 평가하는 척도이고 "같은 사람에게 여러 번 측정했을 때 결과가 비슷하게 나오는가?"를 판단하는 기준이 신뢰도이다.

신뢰도는 측정 결과가 얼마나 재현 가능하고 변동이 적은지를 반영하며, 측정 도구가 얼마나 안정적인가, 측정 방식이 얼마나 일관된가를 나타낸다.

- 신뢰도가 높다는 것은 오차가 작고, 결과가 일관적임을 의미
- 신뢰도가 낮으면 측정값 간 차이가 크고 결과의 반복성이 떨어짐

단, 신뢰도가 높다고 해서 반드시 타당도(정확성)가 높은 것은 아니다.

(2) 필요성

- 측정의 일관성 확보: 반복 측정 시 결과의 변동이 작아야 비교와 평가가 가능함
- 타당도 확보의 전제조건: 신뢰도가 없는 검사나 도구는 타당도 확보도 불가능
- 보건지표의 비교 가능성 확보: 지역 간, 시기 간 통계 비교에 필수
- 정책적 판단의 안정성 확보: 신뢰도 낮은 데이터는 의사결정에 혼란 유발

(3) 신뢰도 평가지표

신뢰도를 수치적으로 평가하는 대표적 지표는 다음과 같다.

① 반복 측정 신뢰도(Test-retest reliability)

▸ 같은 대상에게 같은 도구를 반복 측정했을 때 결과의 일관성

예 혈압 측정기를 하루 간격으로 두 번 사용했을 때 유사한 수치가 나오는가?

② 관찰자 간 신뢰도(Inter-rater reliability)

▸ 서로 다른 측정자가 동일한 대상을 평가했을 때 결과의 일관성

예 두 명의 의사가 같은 엑스레이를 판독했을 때 결과가 유사한가?

③ 내적 일치도(Internal consistency)

▸ 검사 도구 내 문항들이 동일한 개념을 일관되게 측정하고 있는지 평가

▸ 주로 심리검사, 설문지 등에서 활용

▸ 대표 지표: Cronbach's α (크론바흐 알파계수)

④ 카파 계수(Kappa statistic)

▸ 명목형(분류형) 변수의 신뢰도 평가 지표

▸ 관찰자 간 일치 정도를 우연 일치와 구분하여 정량화

▸ 값 범위:

» 0.01~1.00: 거의 완벽한 일치

» 0.61~0.80: 상당한 일치

» 0.41~0.60: 보통 일치

» 0.21~0.40: 낮은 일치

» 0.00 이하: 무의미한 일치

(4) 신뢰도 오차

신뢰도에 영향을 미치는 측정 오차는 다음과 같이 구분된다.

① 무작위 오차(Random error)

▸ 측정 시 발생하는 일시적, 예측 불가능한 오차

▸ 측정값이 위아래로 불규칙하게 흔들리는 현상

▸ 주로 신뢰도를 떨어뜨리는 원인

▸ 반복 측정 시 평균값은 맞을 수 있으나 개별 값은 흔들림

예 전자 체온계의 배터리 상태, 피검자의 일시적 긴장 등

② 체계적 오차(Systematic error)

▸ 일정한 방향으로 일관되게 발생하는 오류

▸ 신뢰도는 높을 수 있으나, 타당도(정확도)는 낮아짐

▸ 주로 도구 자체의 결함 또는 측정 방법의 편향성 때문

예 항상 1도 높게 측정하는 체온계

4) 타당도와 신뢰도 비교

타당도(validity)는 측정값이 참값(실제 상태)을 얼마나 정확히 반영하고 있는가를 나타내는 정도이고 정확성을 의미하며, 신뢰도(reliability)는 동일한 대상을 반복 측정했을 때, 얼마나 일관된 결과를 산출하는가를 나타내는 정도이고 일관성 또는 재현성을 의미한다 표 2-12 .

▸ 신뢰도는 타당도의 필요조건이지만 충분조건은 아님

표 2-12 타당도와 신뢰도 차이 비교

항목	타당도(Validity)	신뢰도(Reliability)
측정 대상	정확성	일관성
목적	참값에 얼마나 가까운가	반복 측정 시 일치하는가
전제조건	신뢰도 확보가 선행되어야 타당도 확보 가능	타당도 없이도 신뢰도는 확보 가능
평가 지표	민감도, 특이도, 예측도 등	반복 측정 신뢰도, 관찰자 간 신뢰도, 카파 계수 등
관련 오류	체계적 오차(systematic error)	무작위 오차(random error)
예시	체온계가 항상 1도 높게 측정 → 타당도 낮음	체온계로 반복 측정 시 동일한 값 → 신뢰도 높음

▸ 타당도와 신뢰도 시각 도식 정리

구분	설명	시각적 예시
높은 타당도 + 높은 신뢰도	정확하고 일관된 측정	모두 중심에 집중
높은 신뢰도 + 낮은 타당도	항상 같은 오차로 틀림	일관되나 중심에서 멀리 있음
낮은 신뢰도 + 높은 타당도	평균은 정확하나 값의 흔들림 큼	중심 주변에 퍼져 있음
낮은 타당도 + 낮은 신뢰도	부정확하고 불일치함	무작위로 흩어져 있음

▸ 신뢰도와 타당도의 관계

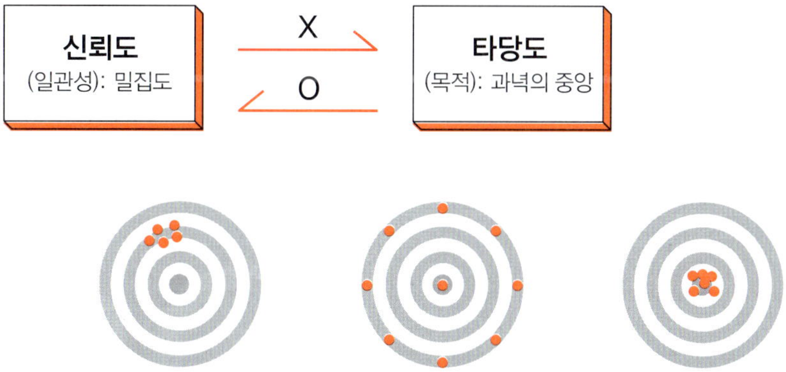

저신뢰 저타당	고신뢰 저타당	저신뢰 고타당	고신뢰 고타당
흩어져서 분포 /과녁의 중앙과 거리가 멀다	신뢰도가 높다고 해서 타당도가 높은 것은 아니다	평균은 정확하나 값의 흔들림이 큰 경우	타당도가 높으면 신뢰도도 높다

5) 질병발생의 위험도 측정

위험도(risk)는 일정한 시간 동안 특정 집단에서 질병이 새롭게 발생할 확률을 말하고 주로 발생률(incidence)을 통해 측정되며, 역학에서는 두 집단 간의 질병 발생 차이를 비교하거나, 특정 요인이 질병에 미치는 영향을 정량적으로 파악하기 위해 비교 지표를 사용하는데 비교위험도와 기여위험도 측정방법이 있다.

(1) 비교위험도(상대 위험도, Relative risk, RR)

비교위험도는 노출군의 질병 발생률과 비노출군의 질병 발생률을 비율로 비교한 것으로, 노출이 질병 발생에 얼마나 영향을 미치는지를 상대적으로 나타내는 지표이고 주로 코호트 연구, 실험역학에서 사용하며 노출 요인의 인과적 연관성 평가에 강력한 지표이다.

$$\text{비교위험도(RR)} = \frac{\text{노출군의 발생률}}{\text{비노출군의 발생률}}$$

▸ 비교위험도 해석 기준

RR 값	해석
RR = 1	노출과 질병 발생 간 관계 없음
RR > 1	노출이 질병 위험을 증가시킴(위험 요인)
RR < 1	노출이 질병 위험을 감소시킴(보호 요인)

예시 흡연자의 폐암 발생률이 80명/1,000명이고 비흡연자의 폐암 발생률이 20명/1,000명일 때

$$RR = \frac{80}{20} = 4.0$$

해석 "흡연자는 비흡연자보다 폐암에 걸릴 위험이 4배 높다"

(2) 기여위험도(귀속위험도, Attributable risk, AR)

기여위험도는 집단 간의 질병 발생에서 특정 위험요인 노출이 기여하는 정도가 얼마인지 알아보고 추가적으로 발생한 부분을 의미한다.

기여위험도(AR) = 노출군 발생률 - 비노출군 발생률

▸ 기여위험도 해석 기준

» 기여위험도는 질병 발생률의 절대적 차이를 나타낸다.

» 예방 가능성 또는 개입의 필요성 판단에 유용하다.

예시 흡연자 발생률 80/1,000명, 비흡연자 발생률 20/1,000명일 경우:

기여위험도 = 80 - 20 = 60명/1,000명

해석 흡연으로 인해 1,000명당 60명은 폐암에 걸리지 않을 수 있음

(3) 비교위험도와 기여위험도 차이 비교

항목	비교(상대)위험도(RR)	귀속(기여)위험도(AR)
의미	노출군과 비노출군 간의 비율 비교	노출로 인해 발생한 추가 위험량
수식	RR = 노출군 발생률 / 비노출군 발생률	AR = 노출군 발생률 – 비노출군 발생률
표현 형태	상대적인 수치(배수, 비율)	절대적인 수치(퍼센트, 수명/명 단위 등)
주요 활용	인과성 평가, 위험 요인 확인	예방효과 평가, 보건사업 우선순위 결정
대표 연구설계	코호트 연구, 실험역학	코호트 연구, 개입 효과 분석

6) 역학조사의 오차와 바이어스

오차(error)란, 역학조사나 연구 결과에서 실제 값(참값)과 측정값 간의 차이를 말하고 오차는 결과의 정확성(타당도)과 일관성(신뢰도)을 해칠 수 있으며, 잘못된 해석이나 공중보건 정책의 오류를 유발할 수 있다.

오차는 크게 무작위 오차와 체계적 오차로 구분한다.

(1) 무작위 오차(Random error)

① 정의

무작위 오차는 통계적으로 예측 불가능하고 방향성이 없는 오차로, 측정이나 표본 추출 과정에서 우연히 발생하는 자연스러운 변동성이다.

② 원인

- 표본 수의 부족(소표본 오류)
- 측정 도구의 민감도 부족
- 관측자의 일시적인 주의력 저하
- 응답자의 일관성 부족 등

③ 영향

- 정확도는 떨어지지만, 일관성은 유지될 수 있음
- 결과의 통계적 유의성이 약해질 수 있음

▸ 표본 크기를 증가시키면 줄일 수 있음

(2) 체계적 오차(Systematic error = Bias)

① 정의

체계적 오차는 연구 과정 전반에 걸쳐 일정한 방향으로 반복적으로 발생하는 오차로, 질병 발생률 또는 노출과의 연관성을 왜곡시켜 실제와는 다른 결론에 이르게 만드는 심각한 오차 유형이고 이러한 오류는 단순한 우연이 아닌 연구 설계, 수행, 해석 과정의 구조적 문제로 발생할 수 있다.

바이어스는 역학조사의 타당성과 신뢰성을 저해하는 가장 위험한 요인 중 하나이며, 그 영향은 단순한 오차보다 훨씬 더 근본적인 오류로 이어질 수 있다.

따라서, 역학연구의 모든 단계에서 바이어스를 사전에 인지하고 예방하는 설계와 조정 전략이 필수적이고 통계적 조정이나 표본 수 증가로는 교정되지 않으며, 연구 설계 단계에서부터 예방하는 것이 가장 중요하다.

② 원인

체계적 오차는 역학조사의 모든 단계(설계, 모집, 측정, 분석)에서 발생할 수 있으며 그 원인은 다음과 같이 분류할 수 있다.

▸ 선택 바이어스: 대상자 선정 단계에서의 오류

원인	설명
표본 선정이 비대표적	모집단을 고르게 반영하지 못하고 특정 특성의 대상자만 포함됨
자발적 참여자 편향	연구에 자발적으로 참여한 사람은 평균적으로 더 건강하거나 건강에 관심이 높을 수 있음
추적 탈락	코호트 연구에서 비율이 높은 follow-up 탈락자가 특정 그룹에 편중될 경우
입원환자만 포함	병원 기반 연구 시 중증 환자가 과다 대표될 가능성

▸ 정보 바이어스: 자료 수집 및 측정 단계에서의 오류

원인	설명
질병/노출 정보의 부정확한 기록	질문 내용이 모호하거나 측정기기의 오류 등
기억(회상) 바이어스	환자가 자신의 질병 원인을 찾으려 하며 과거 노출을 과장되게 회상함
관찰자 편향	연구자가 특정 집단(노출군 등)에 대해 더 엄격하거나 느슨하게 평가하는 경우
이중 눈가림(블라인딩) 미실시	조사자나 참여자가 연구군 분류를 알고 있을 때 기대 효과가 결과에 영향을 줌

▸ 혼란 바이어스: 변수 간 관계 왜곡

원인	설명
혼란변수 미통제	노출과 결과 모두에 영향을 미치는 제3의 변수(confounder)를 통제하지 않은 경우
인과적 경로에 위치한 변수의 잘못된 조정	교란변수가 아닌 중간변수(mediator)를 잘못 조정하면 왜곡 초래

③ 영향

바이어스가 발생하면 연구 결과가 왜곡되어 잘못된 결론에 도달하게 되며, 이는 보건정책, 예방전략, 치료방침 등 실천적 공중보건 결정에 심각한 오류를 야기할 수 있다.

- ▸ 인과관계 과장: 실제보다 노출과 질병 간 연관성이 더 강하게 보이는 경우(양의 바이어스)
- ▸ 인과관계 축소: 실제보다 연관성이 약하게 보이거나, 없는 것처럼 보이는 경우(음의 바이어스)
- ▸ 인과관계의 왜곡된 방향 제시: 위험요인을 보호요인처럼 보이게 하거나, 반대 효과를 나타내게 됨
- ▸ 정책적 판단 오류: 잘못된 근거에 기반하여 자원 배분이나 예방 프로그램 우선 순위 결정에 오류 발생

(3) 오차와 바이어스의 비교 요약표

역학조사에서의 오차는 연구 결과의 신뢰성과 타당성에 중대한 영향을 미치는 요인이다.

무작위 오차는 표본 수나 반복 측정으로 줄일 수 있지만, 바이어스는 연구 설계 단계에서부터 철저히 통제하거나 분석 시 교정이 필요하다 표 2-13 .

따라서 바람직한 역학조사를 위해서는 표본의 대표성 확보, 자료 수집의 표준화, 혼란변수 통제 전략 활용 등이 필수적이다.

표 2-13 오차와 바이어스 비교 요약표

항목	무작위 오차(Random error)	체계적 오차(Systematic error, Bias)
정의	우연에 의한 불규칙한 오차	일정 방향으로 왜곡되는 반복적 오류
원인	표본 수 적음, 측정의 일시적 흔들림	연구 설계, 자료 수집, 분석 오류 등
방향성	없음(무작위)	있음(한쪽으로 치우침)
영향	정확성 저하(신뢰도 문제)	정확성 및 타당도 모두 저하
해결 방법	표본 수 증가, 정밀 측정	설계 단계의 철저한 통제 및 조정

CHAPTER 03

감염병 관리

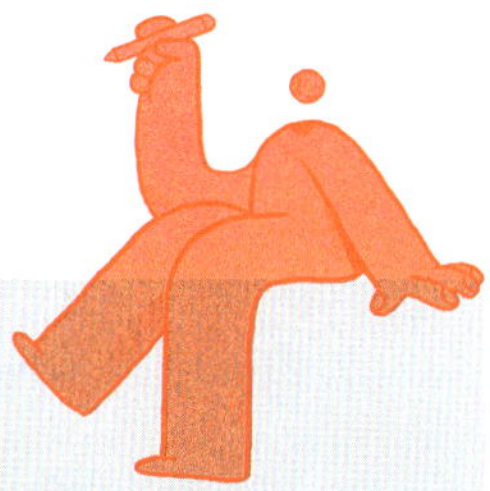

학습목표

1. 감염병 개념에 대해 설명할 수 있다.
2. 감염병 생성과정에서의 6개요소에 대해 설명할 수 있다.
3. 감염병 유행의 유형과 조사에 대해 설명할 수 있다.
4. 감염병 유행의 관리 대책에 대해 설명할 수 있다.
5. 법정감염병에 대해 설명할 수 있다.

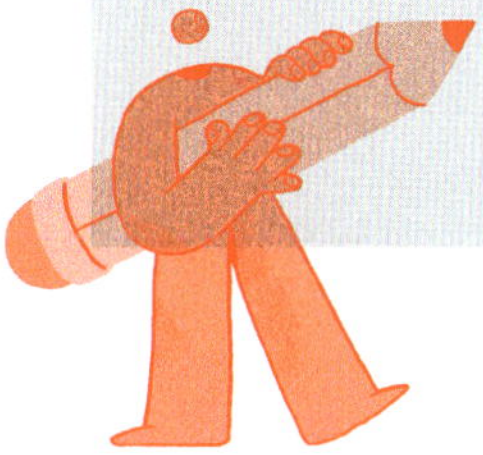

01 감염병 개념

1) 개요

(1) 감염병 정의

감염병(infectious disease)이란, 인체에 병원체(병을 일으킬 수 있는 미생물)가 침입하여 증식함으로써 질병을 유발하거나 전파될 수 있는 질환을 말한다.

병원체는 주로 세균, 바이러스, 진균, 기생충, 프리온 등으로 구성되며, 이들은 직접적 또는 간접적 접촉을 통해 사람 간, 동물 간 또는 환경을 통해 전파된다.

감염병은 다른 사람에게 전파될 수 있다는 특성으로 인해 공중보건상 즉각적인 개입과 관리가 필요한 질환이다.

(2) 감염병 특성

감염병은 병원체(pathogen)가 인체에 침입하여 질병을 유발하며, 전파될 수 있는 성격을 갖는 것이 가장 큰 특징이고 감염병은 다음과 같은 특성을 통해 다른 질병과 구별된다.

① 전염성(Communicability)

- 감염병은 병원체가 사람 간 또는 동물·환경 등을 매개로 전파될 수 있는 질환
- 전염성은 전파력(R_0)이라는 수치로 나타낼 수 있으며, 이는 1명의 감염자가 평균 몇 명에게 전파시키는가를 의미

② 병원체 존재(Presence of a causative agent)

- 감염병은 반드시 특정한 원인 병원체가 존재하며, 이는 세균, 바이러스, 진균, 원충, 기생충, 프리온 등과 같은 미생물이다.

③ 잠복기(Incubation period)

- 감염병에는 병원체가 인체에 침입한 후, 증상이 나타나기 전까지의 잠복기간이 존재
- 이 기간 동안 전파가 가능할 수 있어 방역의 어려움

예시 코로나19의 평균 잠복기 약 5일

④ 유행성과 집단발생 가능성

- 감염병은 개인 단위 발생에 그치지 않고, 특정 환경이나 조건이 충족될 경우 집단 유행(epidemic) 또는 대유행(pandemic)으로 확산 가능성

⑤ 예방 가능성

- 다수의 감염병은 백신 접종, 위생 개선, 격리, 치료제 등을 통해 예방 가능
- 예방 전략이 확립되면 근절 또는 박멸도 가능

예시 천연두(Smallpox)의 박멸

(3) 감염병 전파 경로

감염병은 병원체가 인체로 들어오는 전파 경로에 따라 분류되며, 이는 감염병의 관리 및 방역 전략 수립에 있어서 핵심적 개념이다.

전파 경로의 정확한 이해는 감염병의 예방, 차단, 대응 전략 수립의 핵심 기초이며, 전염 형태에 따라 격리 조치, 위생관리, 예방접종, 매개체 통제 등 맞춤형 방역 활동이 수행되어야 한다.

(4) 감염병 예방 단계

역학과 공중보건에서는 질병 예방을 발병 이전부터 사후 회복까지의 4단계로 구분하는데 감염병 예방 단계도 4단계로 구분하여 예방 전략을 체계적으로 설계하고 실행한다.

① 1차 예방(Primary prevention)

가. 정의

질병이 발생하지 않도록 병원체의 침입과 감염 자체를 방지하는 단계

나. 목적

- 감염의 사슬 차단
- 건강 유지 및 면역력 강화

다. 주요 활동

- 예방접종(예 홍역, B형 간염, 인플루엔자 백신)
- 손 위생, 마스크 착용, 거리두기
- 위생 교육 및 환경 개선
- 모기 방제, 식수 정화

② 2차 예방(Secondary prevention)

가. 정의

이미 병원체에 노출되었거나, 감염 초기에 있는 경우 조기 발견과 조기 치료를 통해 진행을 막는 단계

나. 목적

- 질병 진행 억제
- 전파 차단 및 중증화 방지

다. 주요 활동

- 조기 진단 및 격리
- 선별검사(screening): 코로나19 검사, 결핵 검진 등
- 신속 항바이러스제 투여, 접촉자 검사 및 관리

③ 3차 예방(Tertiary prevention)

가. 정의

질병이 이미 발병한 후 합병증 예방, 후유증 최소화 및 재활을 통해 기능 회복을 도모하는 단계

나. 목적

- 환자의 삶의 질 향상
- 사망률 감소 및 사회복귀 지원

다. 주요 활동

- 적절한 치료, 합병증 예방 관리
- 격리 해제 후 재활치료
- 심리사회적 지원, 감염 후 건강관리

④ 4차 예방(Quaternary prevention)

가. 정의

과잉진단, 과잉치료, 의료 남용 등 불필요하거나 해로운 의료 개입으로부터 보호하는 단계

나. 목적

- 불필요한 의료 중재 방지
- 환자 중심의 신뢰 의료 실현

다. 주요 활동

- 의료 남용 감시, 항생제 오남용 방지
- 심리적 스트레스 최소화, 불필요한 검사·치료 자제
- 의료 윤리 강화, 과잉 의료 경계

2) 역사적 배경

감염병은 인류 역사와 함께 존재해왔으며, 사회 구조, 문명 발달, 과학기술 수준에 따라 유행 양상과 대응 방식이 변화해 왔다.

다음은 주요 시기별 감염병의 역사적 전개이다.

(1) 고대 및 중세: 신의 분노 → 전염병 공포의 시대

- 감염병은 신벌, 악령, 운명 등으로 여겨졌으며, 과학적 이해가 거의 없던 시대
- 페스트(흑사병): 14세기 유럽에서 수천만 명 사망 → 유럽 인구의 약 1/3이 감소
- 문맹률과 위생 수준 저조, 도시 밀집화 등이 유행 확산의 배경이 됨
- 감염병은 종종 사회적 낙인과 종교적 탄압의 원인이 되기도 함

(2) 근대: 세균 발견과 과학적 전환기

- 19세기 후반, 파스퇴르(Louis Pasteur), 코흐(Robert Koch) 등의 연구로 세균설(Germ theory)이 확립됨 → 감염병의 원인으로 병원체가 규명됨
- 백신 개발의 시작: 천연두, 탄저병, 광견병 등에 대한 초기 백신 등장
- 감염병을 과학적으로 이해하고 예방 가능한 질환으로 보기 시작
- 공중보건학, 위생학, 역학의 기틀이 마련됨

(3) 20세기: 백신과 항생제 시대

- 1928년 페니실린 발견(플레밍) 이후 항생제 보급
- 홍역, 결핵, 디프테리아, 소아마비 등 다수의 감염병이 통제 가능해짐
- WHO 설립(1948년), 천연두 박멸(1980년) 등 국제 보건협력이 강화됨
- 백신 예방접종 사업, 상수도 시설, 환경위생 개선 등으로 선진국에서는 감염병이 감소

(4) 21세기: 신종 감염병과 글로벌 위협

- 감염병은 완전히 사라지지 않았으며, 신종·재출현 감염병(emerging and re-emerging infectious diseases)이 등장
- 주요 사례: SARS(2003), 신종 인플루엔자 H1N1(2009), 메르스 MERS(2015), 코로나19 COVID-19 (2019~)
- 글로벌 교류 확대, 도시화, 기후변화, 인수공통감염병 등 다양한 위험 요인 증가
- 감염병의 국경 없는 위협화와 국제 방역 협력의 중요성 대두

02 감염병 생성과정

감염병은 단순한 병원체의 존재만으로 발생하지 않는다. 감염이 이루어지기 위해서는 여러 조건이 순차적으로 충족되어야 하며, 이를 감염의 사슬(chain of infection)이라 부른다. 사슬의 어느 한 고리라도 차단되면 감염은 이루어지지 않는다.

감염의 6단계 고리 즉 감염병 생성과정은 다음과 같다 표 3-1 .

표 3-1 감염의 6단계 고리

단계	설명	3요소
① 병원체(Pathogen)	질병을 유발하는 세균, 바이러스, 진균, 기생충 등	병인
② 감염원(Reservoir)	병원체가 존재하며 증식·유지되는 장소 (예: 사람, 동물, 환경 등)	
③ 탈출문(Portal of Exit)	병원체가 감염원에서 빠져나오는 경로 (예: 기침, 대변, 혈액 등)	숙주
④ 전파 방법(Mode of Transmission)	병원체가 한 숙주에서 다른 숙주로 옮겨가는 방식 (직접, 간접 전파 등)	
⑤ 침입문(Portal of entry)	병원체가 새로운 숙주의 체내로 들어가는 경로 (예: 호흡기, 점막, 상처 등)	
⑥ 감수성 있는 숙주(Susceptible host)	면역력이 낮거나 질병에 취약한 사람 또는 동물	환경

1) 병원체

(1) 병원체 개념

병원체(pathogen)란, 인체나 동물의 조직 내에 침입하여 질병을 유발할 수 있는 생물학적 인자를 말한다.

병원체는 감염병 발생의 근본 원인으로 작용하며, 그 특성에 따라 전파력, 감염력, 병원성, 독성 등이 달라진다.

(2) 병원체 종류와 특성

병원체는 일반적으로 다음의 여섯 가지 범주로 분류되며, 각각은 고유의 형태와 감염 양식을 갖는다.

① 세균(Bacteria)

항목	내용
형태	단세포 생물, 세포벽 존재
생존	대부분 환경 내 독립 생존 가능
치료	항생제 치료 가능
예시 질환	결핵(결핵균), 장티푸스(살모넬라균), 폐렴(폐렴구균), 콜레라(비브리오균)
특징	일부는 독소 생성(보툴리눔, 디프테리아 등), 내성균 문제 발생 가능

② 바이러스(Virus)

항목	내용
형태	유전물질(DNA 또는 RNA) + 단백질 껍질
생존	자체로는 생존·증식 불가, 반드시 숙주세포 필요
치료	항바이러스제 또는 백신 일부 가능(예: HIV, A형 간염)
예시 질환	인플루엔자, 코로나19, 홍역, 간염, 에이즈, 수두
특징	전염성과 돌연변이율이 높으며, 치료보다 예방(백신)이 중요

③ 진균(Fungi)

항목	내용
형태	단세포 또는 다세포 생물, 포자 형성
생존	토양, 피부, 점막 등 다양한 환경에서 생존 가능
치료	항진균제 사용
예시 질환	무좀, 칸디다증, 진균성 폐렴
특징	면역저하자에게 특히 감염 위험 증가(기회감염)

④ 리케치아(Rickettia)

항목	내용
형태	세포내 기생 세균, 그람음성 막대균, 세포벽 존재
생존	숙주 세포 내에서만 생존 가능(독립 생활 불가)
치료	항생제 치료 가능(예: 테트라사이클린, 독시사이클린)
예시 질환	발진티푸스, 발진열, 쯔쯔가무시병(Orientia tsutsugamushi), 록키산홍반열 등
특징	대부분 절지동물(진드기, 벼룩 등) 매개, 인체 감염 시 고열·발진 등 전신 증상 동반

⑤ 원충(Protozoa)

항목	내용
형태	단세포 동물성 생물
전파	물, 음식 또는 절지동물(모기 등)을 통해 감염
치료	항원충제 사용
예시 질환	말라리아, 아메바성 이질, 톡소플라스마증
특징	대부분 열대·아열대에서 유행, 위생 상태와 밀접한 관련

⑥ 기생충(Helminths)

항목	내용
형태	다세포 생물(선충, 흡충, 조충 등)
전파	주로 경구, 피부 침입 또는 숙주 매개
치료	구충제 등 사용
예시 질환	회충증, 요충증, 간흡충증, 촌충증
특징	만성 질환 유발, 영양 흡수 방해, 빈혈과 성장장애 원인 가능

⑦ 클라미디아(Chlamydia)

항목	내용
형태	세포내 기생 세균, 그람음성 구균 또는 간균, 세포벽 존재(하지만 펩티도글리칸 거의 없음)
생존	숙주 세포 내에서만 증식 가능(독립적인 생존 불가)
치료	항생제 치료 가능(예: 독시사이클린, 아지트로마이신 등)
예시 질환	트라코마(결막염), 비뇨생식기 감염(성병), 폐렴(신생아 클라미디아 폐렴) 등
특징	에너지 대사 불완전 → ATP를 숙주로부터 획득, 감염 시 잠복기 길고 증상이 미약할 수 있음

⑧ 프리온(Prion)

항목	내용
형태	단백질로만 구성된 비정상 입자
생존	고온·소독에도 저항성 높음
치료	현재까지 치료 불가
예시 질환	크로이츠펠트-야코프병, 광우병(BSE)
특징	뇌조직 변성 유발, 극히 드물지만 치명률 매우 높음

(3) 병원체의 감염력과의 관계

감염력(infectivity)이란, 병원체가 숙주에 침입하여 감염을 성공적으로 일으킬 수 있는 능력을 말한다 표 3-2 .

표 3-2 병원체별 감염력 비교

병원체	감염력	병원성	독성
홍역 바이러스	매우 높음	매우 높음	중간
코로나19 (SARS-COV-2)	중간~높음	다양	다양
결핵균	중간	중간~높음	중간
광우병 프리온	낮음	낮음	매우 높음
HIV	낮음	높음	높음

병원체의 종류에 따라 감염력은 크게 달라지며, 다음과 같은 개념들과 연계된다.

① 감염력(Infectivity)

감염병을 유발할 수 있는 최초 단계의 능력으로, 병원체가 숙주에 침입하여 감염을 성립시킬 수 있는 능력을 의미한다.

- 감염력이 높을수록 노출만으로도 감염 가능성↑
- 감염되었더라도 반드시 증상이 나타나지는 않음

예시 홍역 바이러스, 노로바이러스 등은 감염력 매우 높음

② 병원성(Pathogenicity)

감염된 숙주에게 질병 증상을 유발하는 능력을 의미한다. 즉, 병원체가 단순히 감염을 일으킬 뿐만 아니라 임상 증상까지 유발하는 비율을 나타낸다.

- 병원성이 높으면 감염된 사람 대부분이 증상 발현
- 낮으면 무증상 감염자 비율이 높음

예시 광우병(프리온) → 감염되면 대부분 증상 발생(병원성↑)

③ 병독성/독성(Virulence)

감염된 숙주에게 얼마나 심각한 질병이나 손상을 유발하는가, 즉 치명률이나 중증도를 결정하는 능력이다.

- 병독성이 높을수록 합병증, 사망 위험이 큼
- 병원성과 병독성은 혼용되기도 하나, 병독성은 보다 질병의 위중함에 초점

예시 에볼라 바이러스 → 감염자 중 사망률 매우 높음(병독성↑)

④ 독소 생성 능력(Toxigenicity)

일부 병원체는 숙주 세포를 직접 공격하지 않더라도, 외독소 또는 내독소를 분비하여 손상을 유발할 수 있다.

- 독소는 감염과는 별개로 조직 손상 및 전신 반응을 유발
- 독소 생성 능력이 높은 병원체는 소량으로도 강력한 질병 유발 가능

예시 보툴리눔균(보툴리눔 독소), 디프테리아균(외독소)

2) 병원소

(1) 병원소 개념

병원소(reservoir)란, 병원체가 자연적으로 존재하면서 생존하고 증식할 수 있는 장소나 대상을 의미하고 병원체가 생존하면서 감염을 유지하고 새로운 숙주로 전파되기 전까지 머무는 장소 또는 생물체이다.

병원소는 감염병 발생과 유행의 지속성에 있어서 근본적인 원천 역할을 하며, 감염병의 예방 및 차단 전략 수립에 있어 매우 핵심적인 요소이다.

병원소는 인간 병원소, 동물 병원소, 토양, 물 등 기타 병원소로 분류한다 그림 3-1.

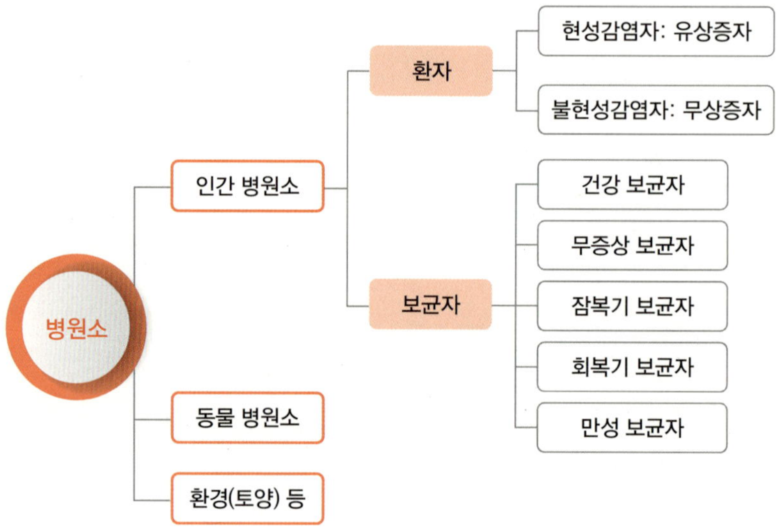

그림 3-1 병원소의 종류

(2) 병원소 특성

- 병원소 내에서 병원체는 활성 상태로 존재하거나, 비활성 상태로 장기 잠복할 수 있음
- 병원소는 감염원(source)과 일치할 수도 있으나 항상 동일하지는 않음(예 콜레라 → 병원소는 수계, 감염원은 오염된 물)
- 병원소를 완전히 제거하지 않으면 감염병은 반복적으로 재출현할 수 있음

(3) 인간 병원소(Human reservoir)

인간 병원소는 병원소로서 환자와 보균자로 구분한다.

① 환자(Case)

병원체에 감염된 감염자이고 임상적으로 증상이 나타난 사람을 의미하며 증상은 발열, 발진, 기침, 구토 등 병원체의 특성에 따라 다양하게 나타나며, 환자는 병원체를 외부로 배출함으로써 감염의 중심 고리가 될 수 있다.

가. 현성 감염자(Symptomatic infection)

현성 감염자는 병원체에 감염된 후 임상적으로 명백한 증상이 발현되어 질병으로 진전된 상태의 감염자를 말하고 병원체를 외부로 배출함으로써 감염원 역할을 하며, 공중보건학적으로는 가장 먼저 진단, 보고, 격리되는 대상이다.

현성 감염자는 은닉 환자, 간과 환자, 전구기 환자, 현성 환자 등이 속한다 표 3-3 .

표 3-3 현성 감염자 종류

구분	정의	인지 여부	전염 가능성	예시
은닉환자	자각은 없지만 증상 있음	개인·사회 모두 인지 못함	있음	결핵, 코로나19 미신고자
간과환자	병원 갔으나 진단 누락	의료진이 인지 못함	있음	진단 지연 환자
전구기 환자	본격 증상 전의 초기 단계	감염병이라 인식 못함	있음(일부는 높음)	초기 감기형 코로나
현성환자	증상이 명확한 상태	환자·의료진 모두 인지	있음	확진된 폐렴, 장티푸스 등

나. 불현성 감염자(Asymptomatic infection)

불현성 감염자는 병원체에 감염되었으나, 감염에 따른 임상 증상이 나타나지 않는 감염자를 의미하고 감염은 되었지만, 질병의 외형적 징후 없이 감염이 진행되며, 특별한 검사 없이는 감염 여부를 알기 어려운 경우가 많다.

무증상 감염자라는 용어와 유사하게 사용하나, 불현성 감염은 반드시 병원체가 체내에서 증식하며 면역반응을 일으킨 상태로 구분된다.

② 보균자(Carrier)

보균자는 병원체에 감염된 이후 임상 증상이 없거나 이미 회복되었음에도 불구하고 병원체를 일정 기간 동안 체내에 보유하면서 외부로 배출하여 전파할 수 있는 사람을 말한다.

보균자는 무증상 상태에서도 병원체의 저장소이자 감염원이 될 수 있어, 감염병 관리와 차단에 있어 은밀한 위협 요인으로 간주된다.

보균자는 건강 보균자, 무증상 보균자, 잠복기 보균자, 회복기 보균자, 만성 보균자 등이 속한다.

가. 건강 보균자(Healthy carrier)

건강 보균자는 감염 사실을 인지하지 못할 정도로 완전 무증상 상태이지만, 병원체를 체내에 지속적으로 보유 및 배출하여 감염 전파 가능성이 존재한다.

건강 보균자는 전염원이 될 수 있기 때문에 가장 문제가 되어 감염병 관리에서 매우 중요하다.

대표적인 질환은 디프테리아, 폴리오, B형 간염, 장티푸스 등이 속한다.

나. 무증상 보균자(Asymptomatic carrier)

무증상 보균자는 감염 상태이지만 증상이 발현되지 않으며, 전염성이 있을 수 있는 은밀한 전파자이고 특히 감염병의 조기 확산기에 큰 역할을 하며, 격리되지 않고 활동함으로써 집단발생의 원인이 되기도 한다.

대표적인 질환은 코로나19 초기 감염자, A형 간염, 풍진, 폴리오, 장티푸스, 세균성이질, 콜레라, 성홍열 등이 속한다.

다. 잠복기 보균자(Incubatory carrier)

잠복기 보균자는 병원체에 노출된 후 아직 증상이 나타나기 전인 잠복기 동안에도 병원체를 외부로 배출하고 조기 차단이 어려우며, 무증상 시기에도 다른 사람에게 전염이 가능한 상태의 사람을 말한다. 즉, 본인은 증상이 없고 감염 사실도 모르는 사이에 전염이 가능한 상태이다.

대표적인 질환은 홍역, 인플루엔자, 디프테리아, 백일해, 유행성이하선염, 폴리오, 바이러스성 간염(A형, B형) 등이 속한다.

라. 회복기 보균자(Convalescent carrier)

회복기 보균자는 감염병에 걸린 후 임상 증상이 소실되었음에도 불구하고, 병원체를 일정 기간 체내에 보유하며 외부로 배출하는 상태의 사람을 말하고 격리 해제 시점 설정, 직장 복귀, 집단시설 출입 제한 등에 있어 매우 중요한 관리 대상이다.

대표적인 질환은 콜레라, 디프테리아, 장티푸스, 파라티푸스, 세균성 이질 등이 속한다.

마. 만성 보균자(Chronic carrier)

만성 보균자는 감염병에 걸린 이후 임상 증상이 사라진 상태에서 일정 기간이 지나도 병원체를 체내에 지속적으로 보유하고 외부로 배출하는 사람을 의미한다. 이러한 상태는 6개월 이상 지속되는 경우를 일반적으로 '만성'으로 분류하며, 일부 질병에서는 수년 혹은 평생 지속되기도 한다.

본인은 무증상이지만 병원체의 장기적인 저장소 역할을 하며 타인에게 전파 가능하다.

대표적인 질환은 장티푸스, B형 간염, C형 간염, 결핵, HIV 등이 속한다.

(4) 동물 병원소(Animal reservoir)

동물 병원소는 병원체가 특정 동물의 체내에 존재하면서 생존하거나 증식하며, 필요에 따라 사람이나 다른 동물에게 전파될 수 있는 자연적 저장소를 의미한다.

동물로부터 사람에게 직접적 또는 간접적으로 전파되는 감염병을 인수공통감염병(Zoonosis)이라 한다.

① 직접 전파형 인수공통감염병

질병명	병원체	주요 동물 병원소	전파 경로
광견병(Rabies)	Rabies virus	개, 박쥐, 너구리 등 포유류	물림(침 속 바이러스)
탄저병(Anthrax)	Bacillus anthracis	소, 양, 염소 등	동물 사체 접촉, 흡입
브루셀라증(Brucellosis)	Brucella spp.	소, 양, 돼지 등	유제품, 체액 접촉
페스트(Plague)	Yersinia pestis	설치류	벼룩 매개 또는 흡입
톡소플라즈마증(Toxoplasmosis)	Toxoplasma gondii	고양이(숙주), 조류	고양이 분변, 오염식품
결핵(우형결핵)	Mycobacterium bovis	소	생우유, 호흡기 접촉

② 매개동물 경유 감염병

질병명	병원체	병원소	매개체	전파 경로
말라리아	Plasmodium spp.	인간(중간숙주)	모기(Anopheles)	모기 흡혈 시 전파
라임병	Borrelia burgdorferi	설치류, 사슴	진드기	진드기 물림
쯔쯔가무시병	Orientia tsutsugamushi	설치류	털진드기	유충 접촉
웨스트나일열	West Nile virus	조류	모기	모기 매개
중증열성혈소판감소증후군(SFTS)	SFTS virus	설치류	진드기	진드기 물림

③ 동물·사람 간 교차 감염 가능성 있는 기타 질환

질병명	병원소	특징
조류 인플루엔자(AI)	닭, 오리, 철새	변종 발생 시 사람에게 감염 가능
중동호흡기증후군(MERS)	낙타	중간숙주로 추정됨
코로나19 (COVID-19)	박쥐(추정), 천산갑(중간숙주 가능성)	사람 간 전파 주가 되었지만 동물 유래

(5) 환경(Environmental reservoir)

병원체가 비생물학적 환경(토양, 물, 음식물, 의료기기 등)에서 장기간 생존하면서 감염을 일으키는 경우이다.

대표적인 질환은 파상풍(토양)이 있으며 콜레라균, 레지오넬라균, 탄저균 포자, 장내 바이러스 등이 있다.

3) 병원소로부터 병원체 탈출(Portal of exit)

(1) 개념

병원소로부터 병원체의 탈출(portal of exit)이란, 병원체가 존재하는 병원소(사람, 동물, 환경 등)로부터 외부 숙주로 전파되기 위해 빠져나오는 출구 또는 경로를 말한다.

병원체가 체외로 배출되지 않으면 다른 숙주로 전파될 수 없으며, 감염병의 연쇄고리(chain of infection)가 중단된다.

(2) 특성

- 병원체는 특정 부위에 집중적으로 존재하고, 그 부위를 통해 탈출하는 경향이 있다.
- 이러한 탈출 경로는 곧 전파 경로와 연결되며, 탈출문을 차단하는 것이 감염병 예방의 핵심 전략 중 하나가 된다.

(3) 병원체 주요 탈출 경로 유형

① 호흡기계 탈출(Respiratory tract exit)

- 호흡기계 탈출은 병원체가 기도(코, 인두, 기관지 등)를 통해 외부로 배출
- 기침, 재채기, 객담배출 시, 말하기 등을 통해 비말(droplets) 또는 에어로졸(aerosols) 형태로 퍼짐
- 전염성이 매우 높고, 공기 전파의 주요 통로

예시 결핵, 코로나19, 홍역, 디프테리아, 인플루엔자, 백일해, 수두, 천연두

② 소화기계 탈출(Gastrointestinal tract exit)

- 병원체가 소화기관(주로 장)을 통해 대변, 구토물 등으로 배출
- 분변-경구(fecal-oral) 경로를 통해 감염 전파
- 위생 상태가 좋지 않은 지역에서 유행 위험이 높음

예시 콜레라, 장티푸스, 세균성이질, A형 간염, 파라티푸스, 폴리오

③ 비뇨생식기계 탈출(Genitourinary tract exit)

- 병원체가 요도, 질, 정액, 질 분비물 등을 통해 배출
- 성 접촉, 출산, 요로 배설을 통해 감염 전파
- 일부는 수직감염(산모 → 태아) 가능

예시 임질, 클라미디아, B형 간염, HIV, 매독, 인유두종바이러스(HPV)

④ 피부 및 상처(Skin and wound exit)

- 병원체가 농양, 피부 궤양, 상처 부위, 피부 삼출액 등을 통해 탈출
- 직접 접촉 또는 간접 오염물 접촉을 통해 전파
- 피부가 손상된 경우 감염의 주요 경로가 됨

예시 탄저병(피부형), 황색포도상구균 감염증, 농가진, 수두

⑤ 기계적 탈출(Mechanical or vector-borne exit)

- 병원체가 피를 통해 외부로 배출되며, 그 과정에서 곤충(모기, 진드기, 벼룩 등) 또는 오염된 주사기, 수혈 등의 기계적 수단을 통해 전달됨
- 직접적인 생리적 배출이 아닌 도구적·매개적 탈출

예시 말라리아(모기), 뎅기열, SFTS, C형 간염(주사기, 수혈), HIV, 열대열 말라리아

4) 전파(Transmission)

감염병은 병원체가 인체로 들어오는 전파 경로에 따라 분류되며, 이는 감염병의 관리 및 방역 전략 수립에 있어서 핵심적 개념이다.

(1) 직접 전파(Direct transmission)

직접 전파는 병원체가 감염원으로부터 감수성이 있는 숙주에게 직접 전달되는 방식이다.

① 접촉 전파

직접 접촉 전파는 성병, 피부병 등과 같은 감염자의 체액, 피부, 점막 등을 통해 병원체가 직접 접촉으로 전파되는 것을 말한다.

- 성병: 에이즈, 임질, 매독
- 피부 병변을 통한 전파: 옴, 포진

② 비말 전파

비말 전파는 기침, 재채기, 말하기 등으로 발생한 큰 비말(5μm 이상)이 1~2m 내 접촉자의 점막에 직접 침입하여 감염되는 전파를 말한다.

예시 인플루엔자, 코로나19, 백일해, 결핵, 홍역, 디프테리아 등 호흡기계 감염병

③ 수직 전파

수직 전파는 감염병이 모체에서 태아로 태반이나 분만을 통해 수직적으로 전파되어 감염되는 방식이다.

예시 선천성 풍진, 선천성 매독, HIV, B형 간염

(2) 간접 전파(Indirect transmission)

간접 전파는 감염원과 숙주 사이에 매개물(매개체 또는 환경)을 통해 전파되어 감염되는 방식이다.

① 공기 전파(Airborne transmission)

- 감염자의 호흡기에서 배출된 작은 입자(비말핵, 〈5μm)가 공기 중에 떠돌다가 감수성 있는 사람에게 흡입됨
- 먼 거리까지 전파하여 감염 가능
- 감염자의 기침, 말하기, 재채기 등으로 전파

예시 결핵, 홍역, 수두

② 매개물 전파(Vehicle-borne transmission)

▸ 물, 음식, 혈액, 의약품, 장난감, 수건 등 오염된 물질을 통해 병원체가 전달됨

예시 콜레라, 장티푸스, A형 간염, 식중독, 수인성 감염병

③ 매개체(절지동물)에 의한 전파(Vector-borne transmission)

병원체가 곤충이나 절지동물 등의 생물학적 매개체를 통해 숙주에게 전달되고 모기, 진드기, 파리, 벼룩, 바퀴벌레 등과 같은 절지동물이 병원체를 전달하며 기계적 전파(표면에 묻은 병원체 전달)와 생물학적 전파(증식하는 경우)로 분류한다.

가. 기계적 전파(Mechanical transmission)

▸ 병원체가 매개체의 몸 표면이나 입부분에 부착되어 단순히 기계적으로 운반되는 방식

▸ 병원체가 매개체 안에서 증식하지 않음

예시 - 파리 발에서 식사 중 음식으로 병원균 전달 → 세균성이질
- 바퀴벌레가 병원성 대장균을 운반

나. 생물학적 전파(Biological transmission)

생물학적 전파는 병원체가 매개체의 체내에서 일정 기간 생존하며, 발달하거나 증식한 후, 감수성 있는 숙주에게 감염을 일으키는 전파 방식이고 병원체의 매개체 내 생리적 변화 과정에 따라 다음과 같이 5가지 유형으로 분류한다.

ⓐ 증식형 전파(Propagative transmission)

» 병원체가 매개체의 체내에서 단순히 수적으로 증식만 함

» 형태적 변화 없이 그대로 다른 숙주에게 전파되는 전파 형태

예시 - 쥐벼룩: 페스트균
- 모기: 뎅기열, 황열
- 이: 발진티푸스, 재귀열
- 벼룩: 발진열

ⓑ **발육형 전파**(Developmental transmission)

» 병원체가 매개체 내에서 형태학적 성숙 또는 발육 단계를 거침

» 증식은 없음

» 주로 기생충에서 관찰됨

예시 말라리아 사상충: 모기 체내에서 유충 발육

ⓒ **발육 증식형 전파**(Cyclo-propagative transmission)

» 병원체가 매개체 내에서 발육(형태 변화)과 증식을 모두 수행

» 형태학적 변화 + 수적 증가

» 비교적 복잡한 생활사를 가진 병원체에 해당

예시 모기: 말라리아 원충, 체체파리: 수면병

ⓓ **배설형 전파**(Cyclo-excretive transmission)

» 병원체가 매개체의 체내에서 증식 또는 발육한 후, 배설물(대변, 타액 등)을 통해 탈출하고, 이를 통해 숙주가 피부 상처, 점막, 눈, 호흡기 등으로 접촉하거나 흡입할 때 감염되는 전파 방식

예시 - 이: 발진티푸스
- 벼룩: 발진열, 페스트
- 쯔쯔가무시병: 털진드기 유충 배설물

ⓔ **경란형 전파**(Transovarial transmission)

» 병원체가 매개체 모체의 난소에서 알로 직접 감염되어, 다음 세대(자손)에게 병원체를 전달함

» 병원체가 매개체 내에서 세대를 넘어 유지됨

예시 - 진드기: SFTS(중증열성혈소판감소증후군)
- 모기: 뎅기열
- 쯔쯔가무시병: 털진드기

(3) 병원 내 감염(Healthcare-associated transmission)

- 병원 환경에서 발생하는 감염으로, 의료 기구, 손 위생 부족, 항생제 내성균 등에 의해 전파됨

예시 메티실린 내성 황색포도알균(MRSA, C. difficile), 카테터 감염

5) 새로운 숙주로의 침입

(1) 개념

새로운 숙주로의 침입(portal of entry)이란, 병원체가 외부 환경이나 감염원(다른 숙주 또는 병원소)으로부터 새로운 숙주의 체내로 들어가는 과정을 의미하며, 감염병 발생의 제5단계에 해당한다.

병원체는 일반적으로 특정 경로로만 침입할 수 있으며, 침입 경로가 병원체의 종류와 감염 방식에 따라 다양하게 나타난다.

(2) 침입 경로의 특성

- 병원체가 올바른 침입 경로를 확보하지 못하면 감염이 성립되지 않음
- 병원체와 숙주의 방어기전이 맞닿는 주요 접점으로, 감염 예방을 위한 차단 방어선(first line of defense)이기도 함

(3) 주요 침입 경로 유형

① 호흡기계 침입(Respiratory tract entry)

병원체가 감염된 비말 또는 공기 중 미립자 형태로 호흡기를 통해 침입하며, 상기도(코, 인후) 또는 하기도(폐)로 진입하여 침입한다 표 3-4.

PART 1 공중보건 총론
PART 2 역학 및 감염병
PART 3 환경보건
PART 4 보건관리

표 3-4 호흡기계 침입 감염병과 병원체

감염병	병원체	병원체 분류
결핵	*Mycobacterium tuberculosis*	● 세균
디프테리아	*Corynebacterium diphtheriae*	● 세균
수막구균성 수막염	*Neisseria meningitidis*	● 세균
성홍열	*Streptococcus pyogenes* (A군 연쇄상구균)	● 세균
백일해	*Bordetella pertussis*	● 세균
한센병	*Mycobacterium leprae*	● 세균
인플루엔자	인플루엔자 바이러스	● 바이러스
홍역	Measles virus	● 바이러스
수두	Varicella-Zoster virus (VZV)	● 바이러스
코로나19	SARS-CoV-2	● 바이러스
유행성이하선염	Mumps virus (*Paramyxoviridae family*)	● 바이러스
두창(천연두)	*Variola virus* (*Poxviridae family*)	● 바이러스
Q열	*Coxiella burnetii*	● 리케치아계열

② 소화기계 침입(Gastrointestinal tract entry)

병원체가 오염된 음식물, 물 또는 손을 통해 입으로 유입되어 위장관을 통해 침입하여 위산 등의 장벽을 견딜 수 있는 병원체만 감염이 가능하다 표 3-5 .

표 3-5 소화기계 침입 감염병과 병원체

감염병명	병원체	병원체 분류
콜레라	*Vibrio cholerae*	● 세균
장티푸스	*Salmonella Typhi*	● 세균
세균성이질	*Shigella spp.*	● 세균
파라티푸스	*Salmonella Paratyphi* A, B, C	● 세균
브루셀라증	*Brucella abortus*, *Brucella melitensis* 등	● 세균
식중독	*Staphylococcus aureus*, *Clostridium perfringens*, *Bacillus cereus*, *Salmonella spp.*, *Vibrio parahaemolyticus* 등	● 세균(세균성 식중독 주요 병원체)
A형 간염	Hepatitis A virus (HAV)	● 바이러스
폴리오	*Poliovirus*	● 바이러스
노로바이러스 감염증	*Norovirus*	● 바이러스

③ 피부 및 상처 침입(Skin & wound entry)

병원체가 물리적으로 손상된 피부나 상처 부위를 통해 침입하며 상처가 없는 경우 피부는 강력한 물리적 방어막 역할을 한다 표 3-6 .

표 3-6 피부 및 상처 침입 감염병과 병원체

감염병명	병원체	병원체 분류
탄저병	*Bacillus anthracis*	● 세균
파상풍	*Clostridium tetani*	● 세균
페스트	*Yersinia pestis*	● 세균
브루셀라증	*Brucella abortus, B. melitensis* 등	● 세균
광견병	*Rabies virus*	● 바이러스
황열	*Yellow fever virus*	● 바이러스
일본뇌염	*Japanese Encephalitis virus (JEV)*	● 바이러스
록키산홍반열	*Rickettsia rickettsii*	● 리케치아
발진티푸스	*Rickettsia prowazekii*	● 리케치아
말라리아	*Plasmodium spp.* (원충)	● 기생충(참고용)

④ 비뇨생식기계 침입(Genitourinary tract entry)

병원체가 요도, 질, 자궁경부 등 성기 점막 또는 요로계를 통해 침입하며, 대부분 성 접촉 또는 도뇨관 삽입 등 의료 행위와 관련되어 발생한다 표 3-7 .

표 3-7 비뇨생식기계 침입 감염병과 병원체

감염병	병원체	병원체 분류
임질	*Neisseria gonorrhoeae*	● 세균
매독	*Treponema pallidum*	● 세균
클라미디아감염증	*Chlamydia trachomatis*	● 세균 (세포 내 기생형)
B형 간염	Hepatitis B virus (HBV)	● 바이러스
C형 간염	Hepatitis C virus (HCV)	● 바이러스
HIV/AIDS	HIV	● 바이러스

⑤ 혈액 또는 주사기 침입(Parenteral route)

병원체가 상처, 주사기, 수혈, 주입 장치 등을 통해 직접 혈류에 침입한다 표 3-8 .

표 3-8 혈액 또는 주사기 침입 감염병과 병원체

감염병명	병원체	병원체 분류
페스트	*Yersinia pestis*	● 세균
HIV/AIDS	HIV	● 바이러스
B형 간염	HBV (*Hepatitis B virus*)	● 바이러스
C형 간염	HCV (*Hepatitis C virus*)	● 바이러스
리프트밸리열	Rift Valley fever virus	● 바이러스
말라리아	*Plasmodium spp.*	● 원충 (참고용)

⑥ 수직 전파 경로(Vertical transmission / placental)

산모로부터 태아에게 병원체가 태반, 산도, 수유를 통해 전달된다 표 3-9 .

표 3-9 수직 전파 경로 감염병과 병원체

감염병명	병원체	병원체 분류
선천성 매독	*Treponema pallidum*	● 세균
선천성 풍진	Rubella virus	● 바이러스
B형 간염	HBV (*Hepatitis B virus*)	● 바이러스
HIV/AIDS	HIV	● 바이러스
선천성 톡소플라스마증	*Toxoplasma gondii*	● 원충 (참고용)

6) 숙주의 감수성과 면역

(1) 숙주의 감수성(Susceptibility of host)

① 정의

감수성(susceptibility)이란, 병원체에 노출되었을 때 감염이 발생할 수 있는 정도, 즉 숙주가 병원체에 감염되기 쉬운 상태를 의미하고 이는 숙주의 생리적, 면역학적, 환경적 요인에 따라 달라진다.

② 감수성에 영향을 주는 요인

동일한 병원체에 노출되더라도 감수성이 있는 사람만 감염되며, 감수성이 없거나 면역이 있는 경우에는 감염이 성립되지 않는다. 감수성에 영향을 주는 요인은 다음과 같다.

- 연령: 유아와 노인은 면역체계가 약하거나 퇴화되어 감수성이 높음
- 영양상태: 단백질, 비타민, 미량원소 결핍은 면역력 저하와 직결
- 기저질환: 암, 당뇨, 만성질환, 면역억제질환 보유 시 감염에 더 취약함
- 면역력 유무: 백신 접종 또는 과거 감염에 의해 획득된 면역이 없는 경우 감수성이 높음
- 생활 습관 및 환경: 밀집 환경, 위생 불량, 스트레스 등은 감염병 감수성 증가 요인

③ 감수성 지수(Susceptibility index)

감수성 지수(susceptibility index)는 특정 감염병에 대해 인구집단 중 감수성(면역이 없는 사람)의 비율을 나타내는 수치로, 집단 내 감염에 취약한 사람의 비율을 의미한다. 따라서 감염병이 유입되었을 때 얼마나 많은 사람이 감염될 수 있는지를 보여주는 지표이다.

$$\text{감수성 지수} = \frac{\text{감수성 있는 사람 수}}{\text{전체 인구}} \times 100$$

예시 전체 인구가 1,000명 중 400명이 면역이 없다면 → 감수성 지수는 40%

④ 감수성 지수와 감염병 역학의 관계

감수성 지수 수준	의미	감염 위험
80~100%	대부분이 감수성 있음	감염병 유입 시 전염 확산 위험 매우 높음
40~79%	일정 부분 면역 형성	산발적 유행 가능성 존재
0~39%	다수가 면역 보유	집단면역 형성, 유행 가능성 낮음

⑤ 감수성 지수와 항체보유율 관계

$$\text{감수성 지수} = 100\% - \text{항체보유율}$$

감수성 지수는 항체보유율(seroprevalence)의 보완 개념으로 사용되고 항체보유율이 70%이면 감수성 지수는 30%이다.

예시 한 지역의 5세 아동 1,000명 중 홍역 항체가 없는 아동이 300명이라면 감수성지수는 30%이고 감염병이 유입되면 3명 중 1명은 감염될 수 있는 상태를 의미함

(2) 저항력

① 정의

저항력(resistance)은 외부에서 침입한 병원체(감염원)에 대해 숙주가 감염을 막거나, 감염되더라도 질병으로 발전하지 않도록 방어하는 생체 능력을 말한다.

즉, 숙주의 생리적·면역학적 방어기전이 병원체에 저항하거나 제거할 수 있는 능력이고 저항력이 높을수록 감염 가능성은 낮아지고 저항력이 낮을수록 감수성이 증가한다.

② 저항력과 감수성, 면역력 용어 비교

용어	정의	감염과의 관계
감수성	감염에 쉽게 노출되는 상태	감염될 가능성 ↑
저항력	감염을 억제하거나 이겨내는 능력	감염될 가능성 ↓
면역력	저항력의 일종으로, 특이적인 병원체에 대항하는 능력	장기적·특이적 보호

③ 저항력에 영향을 주는 요인

- ▸ 생리적 요인: 면역 상태
- ▸ 영양상태: 단백질, 비타민, 무기질 등의 결핍은 저항력 저하 초래
- ▸ 생활습관: 수면 부족, 스트레스, 과로, 흡연·음주 등
- ▸ 기저질환: 당뇨병, 암, 면역결핍질환 등은 방어능력 약화
- ▸ 면역상태: 백신 접종 또는 과거 감염 여부에 따라 저항력 달라짐

④ 저항력의 생물학적 기전

구분	설명	구성 요소
선천적 저항력	태어날 때부터 타고나는 비특이적 방어 기전	피부, 점막, 위산, 대식세포 등
후천적 저항력 (면역력)	감염 또는 예방접종 후에 획득되는 특이적 방어기전	항체, T세포, 기억세포 등

⑤ 저항력 강화 방법

- 균형 잡힌 식생활: 단백질, 비타민, 미량원소 섭취로 면역 세포 기능 강화
- 충분한 수면과 휴식: 자율신경계 안정 및 호르몬 균형 유지
- 예방접종: 특정 병원체에 대한 면역 획득으로 저항력 향상
- 운동과 위생관리: 순환 개선, 스트레스 완화, 감염 노출 최소화

⑥ 감수성과 저항력 비교

항목	감수성(Susceptibility)	저항력(Resistance)
의미	병원체에 감염될 가능성	병원체에 저항하는 능력
상태	면역 없음, 감염되기 쉬움	면역 있음, 감염에 강함
높을수록	감염 위험 ↑	감염 위험 ↓
대표 요인	면역결핍, 영양실조	면역력, 예방접종, 건강상태

(3) 면역(Immunity)

① 정의

면역(immunity)은 외부에서 침입한 병원체(세균, 바이러스, 진균, 기생충 등)나 이물질(독소 등)에 대해 숙주(인체)가 방어하고 질병을 예방하거나 경감시키는 생체 방어 능력을 의미한다.

이는 병원체의 인지, 반응, 제거, 기억의 과정을 통해 이루어지며, 감염병뿐 아니라 암세포, 이식 조직, 자가면역질환 등 다양한 생리적 상황과 관련되어 있다.

② 면역 기능

- 병원체 감염 방어 기능: 세균, 바이러스 등의 감염을 억제하거나 제거
- 기억 능력 기능: 동일한 병원체 재노출 시 신속하고 강한 반응 유도
- 자기/비자기 인식 기능: 자신의 세포와 외부 항원을 구분하여 선택적 반응
- 종양 감시 기능: 비정상 세포(암세포 등)를 인식하고 제거
- 면역조절 기능: 과도한 면역반응을 억제하여 자가면역 방지

③ 면역 분류

면역은 크게 선천면역(비특이적 면역)과 후천면역(특이적 면역)으로 구분한다 그림 3-2 .

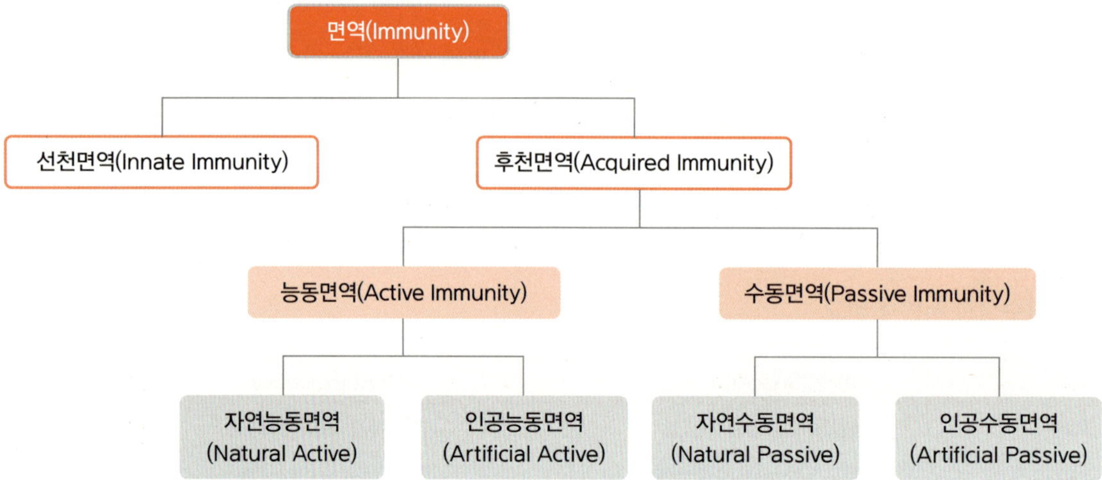

그림 3-2 면역 종류

가. 선천면역(Innate immunity)

선천면역은 출생 시부터 존재하는 자연면역으로 비특이적 방어 시스템. 병원체 종류에 관계없이 빠르게 반응하나, 기억 능력은 없으며 종족 저항성, 인종 저항성, 개인 저항성 등에 따라 형성되는 면역이다.

나. 후천면역(Acquired immunity)

후천면역은 병원체에 노출되어 어떠한 질병에 이환된 후 자연면역이 되거나 예방접종 등에 의해 획득되는 특이적 면역이고 기억세포를 형성하며, 동일 병원체 재노출 시 빠르게 대응이 가능하다.

후천면역은 능동면역과 수동면역으로 구분하고 다시 능동면역은 자연능동면역과 인공능동면역, 수동면역은 자연수동면역과 자연능동면역으로 구분한다.

능동면역(active immunity)은 항원의 침입으로 스스로 항체를 형성하는 면역으로 항체 생성에 시간이 걸리나 지속기간이 길고 기억이 가능한 면역을 말하며 감염 후 면역과 백신접종이 속한다.

수동면역(passive immunity)은 외부로부터 다른 숙주에 의하여 이미 형성된 항체를 직접 제공받아 감염에 대응하는 면역이 형성된 후 면역력을 지니게 되며 즉각 효과 있지만 지속기간이 짧고 기억 형성이 되지 않는 것이 특징이고 모체 항체와 면역글로불린 주사 등이 속한다.

ⓐ **자연능동면역**(Natural active immunity)

자연능동면역은 병원체에 자연 감염된 후 신체가 자체적으로 항체를 생성하여 면역이 형성되고 기억세포가 형성된 후 장기 면역 유지가 가능한 면역이다 표 3-10 .

예시 홍역에 감염된 후 평생 면역 획득

표 3-10 자연능동면역 형성 감염병

면역기간		질병
영구면역 잘되는 감염병	질병 이완 후	두창(천연두), 홍역, 수두, 유행성이하선염, 백일해, 성홍열, 풍진, 발진티푸스, 장티푸스, 페스트, 일본뇌염, 소아마비
	불현성감염 후	일본뇌염, 폴리오, 풍진, 수두
이환되어도 약한 면역만 형성되는 감염병		디프테리아, 파상풍, 인플루엔자, 수막구균성 수막염, 백일해, B형 간염, 세균성 이질
감염면역만 형성되는 감염병		매독, 임질, 말라리아, 트라코마, 결핵, 콜레라, 단독

ⓑ **인공능동면역**(Artificial active immunity)

인공능동면역은 백신 접종을 통해 항원을 인위적으로 주입하여 체내 항체 생성을 유도하고 실제 질병은 발생하지 않고 면역만 획득하며 안전하고 예방적 차원에서 매우 중요한 면역이다.

인공능동면역은 생균백신, 사균백신, 순화독소 등을 사용하여 예방접종으로 형성하는 면역이다 표 3-11 .

예시 B형 간염 백신, MMR 백신, 디프테리아 · 파상풍 백신 등

- 생균백신: 병원성을 약화(attenuation)시킨 살아 있는 병원체를 백신으로 사용하여 실제 감염처럼 면역계를 자극하므로 강력하고 장기적인 면역이 형성됨
- 사균백신: 병원체를 열, 화학물실 등으로 완선히 사멸시킨 뒤 항원성만 남겨 백신으로 이용하여 질병을 일으키지는 않으나, 면역 반응이 생균백신보다 약함
- 순화독소: 세균이 생성하는 독소(toxin)를 화학처리(주로 포르말린)하여 독성은 제거하고, 항원성은 유지한 백신이고 균 자체가 아닌 독소에 대한 면역형성이 주 목적임

표 3-11 인공능동면역

방법	면역 방식	접종 횟수	병원체	예방할 감염병
생균백신 (Live attenuated vaccine)	살아 있으나 병원성 약화된 병원체	적음 (1~2회)	세균	BCG(결핵)
			바이러스	홍역, 볼거리, 풍진(MMR), 수두, 황열, 경구용 폴리오(OPV), 로타바이러스, 생백신형 인플루엔자(LAIV)
사균백신 (Inactivated/killed vaccine)	사멸된 병원체	반복 접종 필요	세균	장티푸스(주사용), 콜레라, 파라티푸스, 유행성출혈열, 광견병, 페스트, 탄저
			바이러스	인플루엔자(불활성화형), 일본뇌염, B형간염, A형간염
순화독소 (Toxoid vaccine)	병원체의 독소성분 (비활성화)	반복 접종 필요	세균	디프테리아, 파상풍, 백일해(DTaP, Tdap 등 복합백신 형태)

ⓒ **자연수동면역**(Natural passive immunity)

자연수동면역은 태반(임신 중)을 통해 모체의 IgG 항체가 태아에게 전달되거나, 모유(출생 후)내 IgA 항체를 통해 획득하는 면역이다.

> **예시** 신생아의 홍역, A형 간염 단기 보호, 모유 수유 중 획득하는 IgA 항체

ⓓ **인공수동면역**(Artificial passive immunity)

인공수동면역은 회복한 환자의 혈청, 면역글로불린이나 항혈청을 인체에 주입하여 일시적으로 질병에 대한 방어력을 유지하는 면역이다.

> **예시** 파상풍 면역글로불린, 광견병 면역글로불린, B형 간염 면역글로불린

03 감염병 유행의 유형과 조사

1) 정의

감염병 유행(epidemic)은 특정 시간과 장소에서 예상되는 수준보다 많은 수의 감염병 환자 발생이 관찰되는 현상을 의미한다.

일반적으로 기준 발병률보다 현저히 높은 발생률을 보일 때 유행으로 간주된다.

2) 감염병 유행의 유형

감염병 유행은 전파 양상, 감염원 노출 방식, 유행곡선의 형태에 따라 여러 가지로 분류된다.

(1) 전파 방식에 따른 분류

① 공통 노출 유행(공통감염형)

▸ 공통 노출 유행은 동일 감염원에 동시에 또는 일시에 노출되어 발생

예시 식중독, 오염된 식수로 인한 집단설사

② 연속 전파 유행(점진감염형)

▸ 사람 간 접촉이나 매개체에 의해 전염이 연속적으로 발생

예시 홍역, 수두, 인플루엔자 등

③ 혼합형 유행

▸ 초기에는 공통 노출, 이후 사람 간 전파로 이어지는 유행

예시 콜레라, A형 간염(음식 → 사람 간)

(2) 발생 시점 및 주기적 특성에 따른 분류

① 단발성 유행(Point source epidemic)

▸ 단일 감염원에 일시 노출되어 짧은 기간 내 환자 발생 집중

예시 특정 식당에서의 식중독 발생

② 지속성 유행(Continuous epidemic)

▸ 오염된 수원 등 지속된 감염원 노출로 일정기간 환자 발생

예시 정수되지 않은 수돗물에 의한 장기 유행

③ 점진성 유행(Propagated epidemic)

▸ 사람-사람 전파로 시간 경과에 따라 발생이 확대

예시 인플루엔자, 홍역

④ 계절적 유행(Seasonal epidemic)

▸ 계절적 요인에 따라 반복적으로 발생

예시 독감(겨울), 장염(여름)

⑤ 주기적 유행(Cyclic epidemic)

▸ 수년 간격으로 되풀이되는 대규모 유행

예시 홍역, 일본뇌염

⑥ 불규칙 유행 (Irregular epidemic)

▸ 예상치 못한 시기와 장소에서 산발적으로 발생

예시 신종 감염병, 해외 유입 감염병 등

3) 감염병 유행의 조사

감염병 유행 시에는 정확한 원인 규명과 확산 방지를 위한 역학조사(epidemiological investigation)가 필수적으로 수행된다.

(1) 조사 목적

▸ 유행 발생의 시작점과 전파경로 확인
▸ 감염원(병원체, 숙주, 환경) 규명
▸ 감염 범위 및 고위험군 파악
▸ 예방 및 방역 대책 수립

(2) 조사 절차

▸ 1단계 유행 여부 확인: 기준 발병률과 비교하여 유행인지 판단
▸ 2단계 환자 정의 설정: 사례정의(case definition) 수립
▸ 3단계 자료 수집: 환자 명단, 시간·장소·사람 정보 수집
▸ 4단계 기초 분석: 기술역학적 분석(시계열, 분포지도 등)
▸ 5단계 가설 수립: 감염원, 전파경로, 노출원 가정 설정
▸ 6단계 가설 검증: 분석역학(예 사례-대조군 연구) 수행
▸ 7단계 방역 조치: 감염원 차단, 격리, 예방접종, 환경개선 등
▸ 8단계 사후 평가: 조치의 효과, 재유행 가능성 평가

(3) 감염병 유행 대응 핵심

전략	설명
조기 인지	환자 발생 패턴 모니터링을 통해 유행 조짐 조기 발견
신속 보고 및 조사	법정감염병 보고체계에 따라 보건당국에 보고
감염원 제거	오염된 식수 차단, 감염자 격리 등
접촉자 관리	노출자 관찰, 검사, 예방적 조치
백신접종	면역 미보유군 대상 긴급 접종

04 감염병 유행의 관리 대책

감염병 유행의 관리 방법으로는 첫째, 전파 예방, 둘째 숙주의 면역증강, 셋째, 환자의 관리 관리대책으로 접근할 수 있다.

1) 전파 예방(Prevention of transmission)

감염병 유행 시 가장 먼저 고려해야 할 사항은 감염원으로부터의 병원체 확산을 차단하는 것이고 이를 수행하기 위해 다음과 같은 조치들이 필요하다.

- 격리(Isolation): 감염병 환자를 일반인과 분리하여 전파를 차단시키기 위해 입원격리 또는 자가격리 포함
- 접촉자 추적 및 관리: 환자와 접촉한 사람들을 추적·감시하여 2차 감염 예방
- 위생관리 강화: 손 씻기, 마스크 착용, 기침 예절 등 개인위생 강화, 공공시설의 소독 및 청결 유지
- 사회적 거리두기: 유행 상황에 따라 모임 제한, 학교·직장 폐쇄 등 시행
- 감염원 차단: 오염된 식품·수돗물 폐기, 위생적 식품 취급 시도, 동물 병원소의 통제
- 매개체 통제: 모기, 진드기, 벼룩 등 매개체 제거를 위한 방역 활동

2) 숙주의 면역증강(Enhancement of host immunity)

숙주의 면역증강에는 감염병에 대한 숙주의 감수성을 줄이고 면역력을 높여 감염을 예방하는 전략이다. 이는 특히 백신접종과 건강증진을 중심으로 이루어진다.

- 예방접종(Vaccination): 가장 효과적인 인공 능동면역 방법. 대상자에게 국가필수예방접종백신을 투여하여 면역 형성 유도 표 3-12.
- 집단면역 형성(Herd immunity): 일정 비율 이상이 면역을 가지면, 비면역자도 간접적으로 보호받음
- 건강관리 및 영양: 영양 불균형, 수면 부족, 스트레스는 면역 저하를 초래함 → 개인 건강상태 개선 유도
- 면역저하자 보호: 면역력이 약한 고위험군(노인, 임산부, 만성질환자 등)에 대한 특별 관리 필요
- 질병정보 제공: 감염병의 예방과 면역력 강화 방법에 대한 교육 및 홍보 강화

표 3-12 예방접종 기준(2024년 기준, 대한민국)

연령	예방접종 항목	접종 횟수
출생 직후	B형 간염 (1차)	1회
1개월	B형 간염 (2차)	1회
2개월	DTaP (1차), IPV (1차), Hib (1차), 폐렴구균(1차), B형간염(3차), 로타바이러스(1차)	다회
4개월	DTaP (2차), IPV (2차), Hib (2차), 폐렴구균(2차), 로타(2차)	다회
6개월	DTaP (3차), IPV (3차), Hib (3차), 폐렴구균(3차), 로타(3차), 인플루엔자(1차)	다회
12~15개월	MMR (1차), 수두, Hib (4차), 폐렴구균(4차), A형 간염(1차)	다회
18개월	A형 간염 (2차), DTaP (4차)	2회
만 4~6세	DTaP (5차), IPV (4차), MMR (2차)	3회
만 11~12세	Tdap 또는 Td (6차), HPV (여학생 대상, 2회 또는 3회)	2~3회

3) 환자의 관리 대책

감염자에 대한 신속한 진단 및 치료, 그리고 적절한 격리 및 보고는 감염병의 유행을 통제하기 위한 핵심 단계이다.

- 신속한 진단: 증상 초기부터 확진까지의 시간을 최소화하여 감염 확산 방지
- 격리 및 입원치료: 감염력이 높은 질환은 전용 병동이나 음압병실 등에서 격리 치료 시행
- 적절한 치료 및 약물 투여: 병원체에 따른 항생제, 항바이러스제 등 투약. 증상 완화 및 회복 촉진
- 환자보고 및 감시체계 연계: 법정감염병의 경우 보건당국에 즉시 보고하여 공공 의료체계 가동
- 사후 추적관리: 퇴원 후 재감염 예방 및 후유증 관찰. 필요한 경우 접촉자 추가 관리

05 법정감염병

1) 정의

법정감염병이란, 「감염병의 예방 및 관리에 관한 법률」에 따라 국가 또는 지자체에 신고가 의무화된 감염병으로, 공공의 건강 보호를 목적으로 감시, 예방, 치료, 방역 등의 법적 관리 대상이 되는 질병을 말한다.

법정감염병은 발생 시 반드시 보건당국(보건소 등)에 신고해야 하며, 감염병의 종류에 따라 격리, 치료, 접촉자 추적, 예방접종 등 다양한 조치가 취해진다.

2) 법정감염병의 분류체계

대한민국의 법정감염병은 2024년 기준으로 총 1~4급으로 구분되며, 이외에도 지정감염병, 생물테러감염병 등이 포함된다.

(1) 제1급 감염병

제1급 감염병은 총 17종이 있으며 즉시 신고, 격리 필요, 치명률 높음, 집단 발생 위험이 큰 감염병이다.

예시 ① 에볼라바이러스병, ② 마버그열, ③ 라싸열, ④ 크리미안콩고출혈열, ⑤ 남아메리카출혈열, ⑥ 리프트밸리열, ⑦ 두창, ⑧ 페스트, ⑨ 탄저, ⑩ 보툴리눔독소증, ⑪ 야토병, ⑫ 신종감염병증후군, ⑬ 중증급성호흡기증후군(SARS), ⑭ 중동호흡기증후군(MERS), ⑮ 동물인플루엔자 인체감염증, ⑯ 신종인플루엔자, ⑰ 디프테리아

(2) 제2급 감염병

제2급 감염병은 총 21종이 있고 발생 또는 유행시 24시간 이내에 신고해야 하며, 격리가 필요한 감염병이다.

> 예시 ① 결핵, ② 수두, ③ 홍역, ④ 콜레라, ⑤ 장티푸스, ⑥ 파라티푸스, ⑦ 세균성이질, ⑧ 장출혈성대장균감염증, ⑨ A형간염, ⑩ 백일해, ⑪ 유행성이하선염, ⑫ 풍진, ⑬ 폴리오, ⑭ 수막구균 감염증, ⑮ b형헤모필루스인플루엔자, ⑯ 폐렴구균 감염증, ⑰ 한센병, ⑱ 성홍열, ⑲ 반코마이신내성황색포도알균(VRSA)감염증, ⑳ 카바페넴내성장내세균속균종(CRE) 감염증, ㉑ E형간염

(3) 제3급 감염병

제3급 감염병은 총 28종이 있고 발생을 계속 감시할 필요가 있어 24시간 이내에 신고해야 하는 감염병이다.

> 예시 ① 파상풍, ② B형간염, ③ 일본뇌염, ④ C형간염, ⑤ 말라리아, ⑥ 레지오넬라증, ⑦ 비브리오패혈증, ⑧ 발진티푸스, ⑨ 발진열, ⑩ 쯔쯔가무시증, ⑪ 렙토스피라증, ⑫ 브루셀라증, ⑬ 공수병, ⑭ 신증후군출혈열, ⑮ 후천성면역결핍증(AIDS), ⑯ 크로이츠펠트-야콥병(CJD) 및 변종크로이 츠펠트-야콥병(vCJD), ⑰ 황열, ⑱ 뎅기열, ⑲ 큐열(Q熱), ⑳ 웨스트나일열, ㉑ 라임병, ㉒ 진드기매개뇌염, ㉓ 유비저, ㉔ 치쿤구니야열, ㉕ 중증열성혈소판감소증후군(SFTS), ㉖ 지카바이러스 감염증, ㉗ 엠폭스, ㉘ 매독

(4) 제4급 감염병

제4급 감염병은 총 23종이고 유행 여부를 조사하기 위해 표본감시 활동이 필요한 감염병이다.

> 예시 ① 인플루엔자, ② 매독, ③ 회충증, ④ 편충증, ⑤ 요충증, ⑥ 간흡충증, ⑦ 폐흡충증, ⑧ 장흡충증, ⑨ 수족구병, ⑩ 임질, ⑪ 클라미디아감염증, ⑫ 연성하감, ⑬ 성기단순포진, ⑭ 첨규콘딜롬, ⑮ 반코마이신내 성장알균(VRE) 감염증, ⑯ 메티실린내성황색포도알균(MRSA) 감염증, ⑰ 다제내성녹농균(MRPA) 감염증, ⑱ 다제내성아시네토박터바우마니균(MRAB) 감염증, ⑲ 장관감염증, ⑳ 급성호흡기감염증, ㉑ 해외유입기생 충감염증, ㉒ 엔테로바이러스감염증, ㉓ 사람유두종바이러스 감염증

(5) 기생충 감염병

기생충 감염병은 총 7종이고 기생충에 감염되어 발생하는 질환으로, 주로 소화기계를 통해 전파되는 감염병이다.

예시 ① 회충증, ② 편충증, ③ 요충증, ④ 간흡충증, ⑤ 폐흡충증, ⑥ 장흡충증, ⑦ 해외유입기생충감염증

(6) 세계보건기구 감시대상 감염병

세계보건기구 감시대상 감염병은 총 9종이고 세계보건기구(WHO)가 국제 공중보건 비상사태에 대비하여 감시 대상으로 지정한 감염병을 말한다.

예시 ① 두창, ② 폴리오, ③ 신종인플루엔자, ④ 중증급성호흡기증후군(SARS), ⑤ 콜레라, ⑥ 폐렴형 페스트, ⑦ 황열, ⑧ 바이러스성 출혈열, ⑨ 웨스트나일열

(7) 생물테러 감염병

생물테러 감염병은 총 8종이고 고의적 또는 테러 목적 등으로 이용될 수 있는 병원체에 의해 발생하는 감염병을 말한다.

예시 ① 탄저, ② 보툴리눔독소증, ③ 페스트, ④ 마버그열, ⑤ 에볼라바이러스병, ⑥ 라싸열, ⑦ 두창, ⑧ 야토병

(8) 성매개감염병

성매개감염병은 총 7종이고 성적 접촉을 통해 주로 전파되는 감염병이다.

예시 ① 매독, ② 임질, ③ 클라미디아 감염증, ④ 연성하감, ⑤ 성기단순포진, ⑥ 첨규콘딜롬,⑦ 사람유두종바이러스 감염증

(9) 인수공통감염병

인수공통감염병은 총 11종이고 동물과 사람 사이에서 공통적으로 전파되는 감염병을 말한다.

> **예시** ① 장출혈성대장균감염증, ② 일본뇌염, ③ 브루셀라증, ④ 탄저, ⑤ 공수병, ⑥ 동물인플루엔자 인체감염증, ⑦ 중증급성호흡기증후군(SARS), ⑧ 변종크로이츠펠트-야콥병(vCJD), ⑨ 큐열, ⑩ 결핵, ⑪ 중증열성혈소판 감소증후군(SFTS)

(10) 의료관련감염병

의료관련감염병은 총 6종이고 병원, 요양병원 등 의료기관 내에서 환자가 치료를 받는 과정 중 발생하는 감염병을 말한다.

> **예시** ① 반코마이신내성황색포도알균(VRSA) 감염증, ② 반코마이신내성장알균(VRE) 감염증, ③ 메티실린내성황색포도알균(MRSA) 감염증, ④ 다제내성녹농균(MRPA) 감염, ⑤ 다제내성아시네토박터바우마니균(MRAB) 감염증, ⑥ 카바페넴내성장내세균속균종(CRE) 감염증

(11) 입원치료 감염병

입원치료 감염병은 총 13종이고 질병의 중증도, 전염성, 법적 관리 기준 등에 따라 보건당국이 지정한 감염병으로, 진단 즉시 입원 치료와 격리가 필요한 감염병을 말한다.

> **예시** ① 결핵, ② 홍역, ③ 콜레라, ④ 장티푸스, ⑤ 파라티푸스, ⑥ 세균성이질, ⑦ 장출혈성대장균감염증, ⑧ A형 간염, ⑨ 폴리오, ⑩ 수막구균 감염증, ⑪ 성홍열, ⑫ 코로나바이러스감염증-19, ⑬ 원숭이두창

3) 법종감염병 발생신고 및 보고체계

(1) 법정감염병 신고의 정의

법정감염병 신고란, 「감염병의 예방 및 관리에 관한 법률」에 따라 감염병이 발생하거나 의심될 경우, 지정된 보건의료인 및 기관이 보건당국에 해당 사실을 보고하는 공적 의무행위를 말한다.

신속하고 정확한 신고는 감염병 확산 차단과 방역 전략 수립의 근간이 된다.

(2) 신고 주체

보건의료 관련 종사자 및 기관은 감염병을 진단하거나 인지한 경우 의무적으로 신고해야 한다.

신고 의무자	주요 대상
의사, 치과의사, 한의사	감염병 환자 또는 의심환자를 진단한 경우
약사	조제 또는 의약품 사용 과정에서 감염병을 인지한 경우
병원장, 약국개설자	감염병 발생 사실을 알게 된 경우
검사기관 종사자	실험실에서 병원체를 확인한 경우
기타	보건소장, 지자체장 등 관할 공무원

(3) 신고 대상 및 시기

감염병의 급수(1~4급)에 따라 신고 시기가 다르며, 긴급도와 전파 가능성에 따라 구분된다.

감염병 급수	신고 시기	주요 예시
제1급	즉시 신고(최대한 빠르게)	콜레라, 페스트, 에볼라, MERS, 탄저 등
제2급	진단일로부터 24시간 이내	결핵, 수두, A형간염, 풍진, 백일해 등
제3급	진단일로부터 24시간 이내	B형간염, 말라리아, 성홍열, C형간염 등
제4급	표본감시 기간 중 정기 보고	인플루엔자, 수족구병, 노로바이러스 등

(4) 신고 방법

방법	내용
전산 보고	질병관리청 감염병 웹 신고 시스템(KDCA NNDSS) 사용
서면 제출	지정된 서식에 따라 보건소에 직접 제출
☎ 전화 또는 팩스	긴급하거나 시스템 사용 불가 시 활용
실험실 보고	확진검사 결과 확인 즉시 실험기관에서 보고

(5) 보고 체계 및 흐름도

❶ 보건의료기관 → 관할 보건소

❷ 보건소 → 시·군·구청 및 시·도청

❸ 시·도청 → 질병관리청(KDCA)

❹ 질병관리청 → WHO, 외국 보건기구 등 국제 보고(필요 시)

CHAPTER 04

급성과 만성감염병 및 기생충

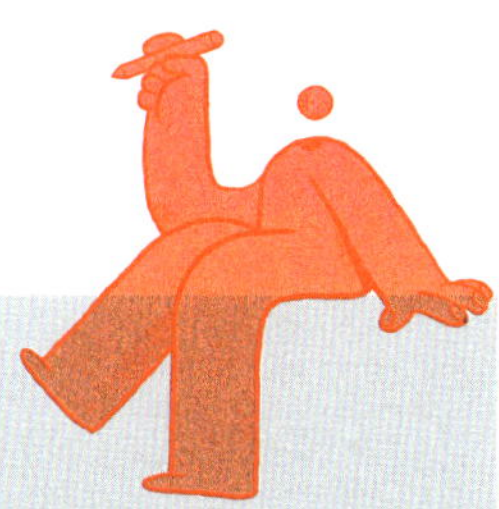

학습목표

1. 급성감염병에 대해 설명할 수 있다.
2. 만성감염병에 대해 설명할 수 있다.
3. 기생충에 대해 설명할 수 있다.

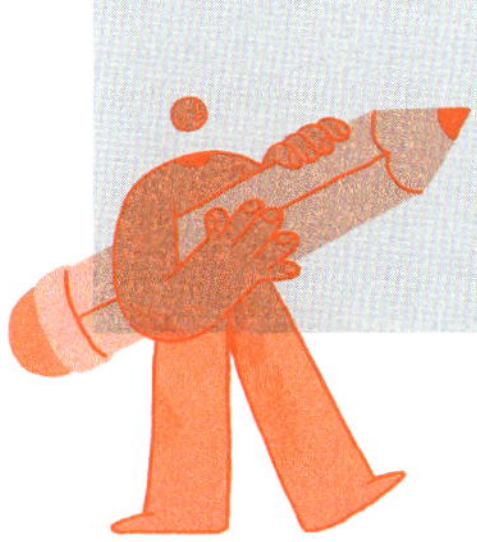

01 급성감염병

감염병은 병원체가 인체에 침입하여 질병을 일으키는 것으로, 병의 진행 속도와 지속 기간에 따라 크게 급성 감염병과 만성 감염병으로 구분할 수 있다 표 4-1 .

표 4-1 예방접종 기준 (2024년 기준, 대한민국)

항목	급성 감염병	만성 감염병
발병 속도	빠름(수일~수주)	느림(수개월~수년)
병원체 지속 여부	일시적	장기 지속
전형적 증상	고열, 설사, 기침, 발진 등	무증상~만성 피로, 간기능 저하 등
전파기간	짧음	길거나 반복
예시	독감, 수두, 콜레라	결핵, B형 간염, HIV/AIDS
회복 가능성	치료 또는 자연회복 용이	치료 장기화, 일부는 완치 어려움

1) 정의

급성 감염병은 병원체가 체내에 침입한 후 짧은 잠복기를 거쳐 급격하게 증상이 나타나고 비교적 단기간 내에 회복 또는 사망으로 경과되는 감염병을 말한다.

보통 수일에서 수주 이내에 증상이 나타나며, 대부분 감염 후 단기간 내에 병원체가 제거된다.

2) 특성

- 발병 속도: 빠르며 갑작스럽게 시작됨
- 병원체 지속: 체내에 장기 잔존하지 않음
- 증상: 발열, 통증, 발진, 구토 등 급성 반응이 두드러짐
- 경과: 수일~수주 내 회복 또는 합병증 발생
- 전파 위험: 회복 후에도 다시 감염 가능성 있음

3) 소화기계 감염병

소화기계 감염병은 주로 오염된 음식물이나 물을 통해 병원체가 경구로 체내에 침입하여 발생하는 감염병이다.

(1) 장티푸스(Typhoid fever)

장티푸스는 제2급 감염병에 속하며 살모넬라 타이피(Salmonella Typhi)균에 의한 전신성 발열성 질환으로, 증상이 서서히 시작되고 열, 복통, 변비 또는 설사 등의 증상이 나타나며 아동기와 젊은 성인에게 잘 발생한다.

❶ 병원체: 살모넬라 타이피(Salmonella Typhi)

❷ 병원소 및 감염원: 병원소는 환자와 보균자, 감염원은 환자와 보균자의 대변과 소변

❸ 전파 경로: 감염자의 오염된 음식물이나 물을 섭취함으로써 경구로 감염되고 잠복기는 7~21일(1~3주)

❹ 감수성 및 면역성: 모든 연령층이 감수성을 가지고 전반적으로 높으며, 감염 후 회복되면 장기간 면역이 형성됨

❺ 예방대책:

» 안전한 식수와 위생적인 음식물 섭취

» 철저한 손 씻기 등 개인위생 관리

» 환자 및 보균자 조기 발견과 치료

» 예방접종 및 보건교육 실시

(2) 콜레라(Cholera)

콜레라는 제2급 감염병에 속하며 비브리오 콜레라(Vibrio cholerae)균에 의한 급성 수양성 설사 질환으로, 심한 탈수와 전해질 불균형을 초래하는 감염병이다.

❶ 병원체: 비브리오 콜레라(Vibrio cholerae)

❷ 병원소 및 감염원: 병원소는 환자와 보균자, 감염원은 환자와 보균자의 대변과 구토물

❸ 전파 경로: 감염자의 병원체가 오염된 물이나 음식을 섭취하여 경구로 감염되고 잠복기는 1~5일

❹ 감수성 및 면역성: 모든 연령층이 감수성을 가지며, 감염 후 면역은 비교적 단기간 지속

❺ 예방대책:

» 깨끗한 식수 공급과 위생적인 환경 조성

» 개인위생 철저, 특히 식사 전 손 씻기

» 환자 격리 및 배설물의 철저한 처리

» 예방접종 시행

(3) 세균성 이질(Bacillary dysentery)

세균성이질은 제2급 감염병에 속하며 그람음성균으로 시겔라(Shigella)균에 의한 급성 장염으로, 혈액과 점액, 농이 섞인 설사 및 대변, 복통, 발열 등의 증상을 보이는 급성 세균성 감염병이다.

1. 병원체: 시겔라(Shigella)균
2. 병원소 및 감염원: 병원소는 환자와 보균자, 감염원은 환자와 보균자의 대변
3. 전파 경로: 감염자의 병원체가 오염된 손, 물이나 음식물을 통해 경구로 감염되고 잠복기는 1~3일
4. 감수성 및 면역성: 모든 연령층이 감수성을 가지나 성인보다 소아에서 높으며, 감염 후 면역은 일시적
5. 예방대책:
   - 개인위생 철저, 특히 손 씻기 습관화
   - 음식물의 위생적인 관리와 조리
   - 환자 격리 및 배설물의 위생적 처리

(4) 폴리오(Poliomyelitis)

폴리오는 제2급 감염병에 속하며 폴리오바이러스에 의해 발생하는 급성 바이러스성 질환으로, 대부분은 무증상이지만 일부에서 마비성 소아마비를 유발하고 주로 영유아 및 어린이에게 발생하는 감염병이다.

1. 병원체: Poliovirus (1, 2, 3형), 1형 폴리오 바이러스가 마비형 소아마비임
2. 병원소 및 감염원: 병원소는 환자와 무증상 보균자, 감염원은 환자와 무증상 보균자의 대변과 호흡기계 분비물
3. 전파 경로: 감염자의 병원체가 음식물을 통해 경구로 침입하여 감염되고 잠복기는 7~21일
4. 감수성 및 면역성: 감수성은 모든 연령층에 존재하나, 주로 영유아가 고위험군이고 감염 또는 백신 접종 후 영구면역 획득 가능
5. 예방대책:
   - 위생 개선: 손 씻기, 안전한 식수
   - 감염자 격리 및 감시체계 운영
   - 예방접종이 가장 좋은 방법: 주사용 불활성화 백신(IPV, 현재 주로 사용) 생후 2개월부터 2개월 간격으로 3회 접종 실시

(5) 파라티푸스(Paratyphoid fever)

파라티푸스는 제2급 감염병에 속하고 살모넬라 파라티피(Salmonella Paratyphi)균에 의한 전신성 발열성 질환으로, 장티푸스와 유사하나 증상이 경미한 편이며 임상적으로 식중독과 구별하기 힘든 감염병이다.

❶ 병원체: 살모넬라 파라티피(Salmonella Paratyphi)
❷ 병원소 및 감염원: 병원소는 환자와 보균자, 감염원은 감염자의 대변과 소변
❸ 전파 경로: 감염자의 배설물에 의해 오염된 음식물이나 물을 섭취하여 경구로 침입하여 감염되고 잠복기는 1~10일
❹ 감수성 및 면역성: 모든 연령층이 감수성을 가지며, 감염 후 면역은 비교적 단기간 지속
❺ 예방대책:
- » 안전한 식수와 위생적인 음식물 섭취
- » 철저한 손 씻기 등 개인위생 관리
- » 환자 및 보균자 조기 발견과 치료

(6) A형 간염(Hepatitis A)

유행성 간염인 A형 간염은 제2급 감염병에 속하고 A형 간염 바이러스(HAV)에 의한 급성 간염으로, 발열, 피로감, 황달, 오심, 복통, 메스꺼움, 식욕부진 등의 증상을 보이는 감염병이다.

❶ 병원체: A형 간염 바이러스(HAV)
❷ 병원소 및 감염원: 병원소는 환자, 감염원은 감염자의 대변
❸ 전파 경로: 감염자의 배설물에 의해 오염된 음식물이나 물을 섭취하여 경구로 침입하여 감염되고 잠복기는 15~50일(약 4주)
❹ 감수성 및 면역성: A형 간염 바이러스(HAV)에 노출된 적이 없는 모든 사람은 감수성을 가지고 있으며 특히 청소년기와 유소년층에서 감수성이 높고 A형 간염 백신 2회 접종으로도 장기적 면역(20년 이상) 형성 및 한 번 감염되면 평생 면역이 형성됨
❺ 예방대책:
- » 식사 전·배변 후 손 씻기 등 개인 위생관리가 가장 중요
- » 끓인 물 섭취, 조개류 등은 충분히 가열 조리 후 섭취
- » 안전한 상수도 공급, 오수 및 분뇨 위생 처리 강화 등 환경위생 개선
- » 접촉자 예방조치 및 A형 간염 백신 2회 예방접종

(7) 장출혈성 대장균 감염증(EHEC, Enterohemorrhagic E. coli infection)

장출혈성 대장균 감염증은 제2급 감염병에 속하고 장출혈성 대장균(EHEC)은 독소(Shiga toxin)를 생산하는 병원성 대장균으로, 심한 복통과 혈변을 동반한 급성 장염을 유발하며, 일부 환자는 용혈성 요독 증후군(HUS)으로 진행할 수 있는 감염병이다.

❶ 병원체: E. coli O157:H7 등 장출혈성 대장균

❷ 병원소 및 감염원: 병원소는 환자와 보균자, 감염원은 감염자의 분변에 오염된 물 또는 음식물

❸ 전파 경로: 감염자의 배설물에 의해 오염된 물, 음식물을 섭취하여 경구로 침입하여 감염되고 잠복기는 2~8일

❹ 감수성 및 면역성: 모든 연령에서 감수성이 있으나, 소아 및 고령자에서 중증이환 위험이 높으며 감염 후 면역 지속은 불명확함

❺ 예방대책:

» 손 씻기, 교차 오염 방지(도마, 칼 구분)

» 육류는 생식을 자제하고 충분히 익혀 섭취

» 물은 반드시 끓여 먹고 비가열 우유 섭취 금지

4) 호흡기계 감염병

호흡기계 감염병은 병원체가 호흡기를 통해 인체에 침입하여 발생하는 질환으로, 주로 공기 중 비말이나 에어로졸을 통해 전파된다. 이러한 감염병은 전염성이 높아 개인위생과 공공위생 관리가 중요하다.

(1) 디프테리아(Diphtheria)

디프테리아는 제1급 감염병에 속하고 디프테리아 막대균(Corynebacterium diphtheriae)에 의해 발생하는 급성 세균성 호흡기계 감염병으로, 주로 인두, 편도, 후두에 위막을 형성하며 호흡곤란을 유발할 수 있고, 독소에 의해 심근염, 신경계 손상 등 전신적인 합병증이 발생할 수 있는 치명적인 감염병이다. 예방접종으로 대부분 예방이 가능하나, 미접종 시 감염 위험이 높아진다.

❶ 병원체: 디프테리아 막대균(Corynebacterium diphtheriae)

❷ 병원소 및 감염원: 병원소는 환자와 보균자, 감염원은 감염자와 보균자의 콧물 등의 호흡기 분비물

❸ 전파 경로: 감염자의 비말 전파(기침, 재채기 등) 및 직접 접촉에 의해 감염되고 잠복기는 2~10일

❹ 감수성 및 면역성: 모든 연령층이 감수성을 가지며, 선천성 면역은 생후 6개월 간이고 백신접종으로 면역획득 가능

❺ 예방대책:

» DTaP 백신(디프테리아, 파상풍, 백일해 혼합백신) 정기 예방접종

» 개인위생 철저

» 환자 격리 및 소독, 접촉자 관리

(2) 백일해(Pertussis)

백일해는 제2급 감염병에 속하고 백일해균(Bordetella pertussis)이라는 세균에 의해 발생하는 호흡기계 감염병으로, 특징적인 발작성 기침과 "흡!"하고 숨을 들이마시는 백일(百日)에 걸친 만성 기침 증상이 나타나는 것이 특징이며 주로 5세 이하의 소아에서 많이 발생하는 비말 감염병이다.

❶ 병원체: 백일해균(Bordetella pertussis)으로, 그람음성균

❷ 병원소 및 감염원: 병원소는 환자와 보균자, 감염원은 감염자의 호흡기 분비물

❸ 전파 경로: 감염자의 비말 전파(기침, 재채기 등) 및 직접 접촉에 의해 감염되고 잠복기는 7~21일

❹ 감수성 및 면역성: 모든 연령층이 감수성을 가지며, 백신접종으로 면역획득 가능하지만 시간이 지나면 면역이 감소하여 재접종 필요

❺ 예방대책:

» DTaP 백신 정기 접종 및 필요 시 추가 접종

» 개인위생 철저

» 환자 격리 및 접촉자에 대한 예방적 항생제 투여 고려

(3) 홍역(Measles)

홍역은 제2급 감염병에 속하고 홍역 바이러스(Measles virus)에 의해 유발되는 고열, 기침, 결막염, 콧물 등의 전구기 증상과 함께 얼굴에서 몸통으로 퍼지는 발진 그리고 입안의 코플릭 반점(Koplik's spot)이 특징적으로 나타나는 급성 발진성 바이러스 감염병이다.

감염력이 매우 강하고 면역력이 낮은 영유아에서 폐렴, 뇌염 등 합병증의 위험이 높으며, MMR 백신 접종으로 효과적인 예방이 가능하다.

❶ 병원체: 홍역 바이러스(Measles virus)

❷ 병원소 및 감염원: 병원소는 환자와 보균자, 감염원은 감염자의 호흡기 분비물

❸ 전파 경로: 감염자의 비말 전파(기침, 재채기 등), 공기 전파 및 직접 접촉 전파로 감염되고 잠복기는 10~12일

❹ 감수성 및 면역성: 선천성 면역은 없고 백신 미접종자는 감수성이 높으며, 감염 또는 백신접종 후 장기 또는 영구면역 형성

❺ 예방대책:

» MMR 백신(홍역, 유행성이하선염, 풍진 혼합백신) 정기 예방접종

» 개인위생 철저

» 환자 격리 및 접촉자 관리

(4) 유행성이하선염(Mumps, 볼거리)

유행성이하선염은 제2급 감염병이고 유행성이하선염 바이러스(Mumps virus)에 의해 발생하는 바이러스성 감염병으로, 귀 아래쪽 이하선이 붓고 통증이 나타나는 것이 주요 증상이다.

감염자의 타액을 통해 전파되며, 드물게 고환염, 난소염, 무균성 뇌수막염 등의 합병증이 발생할 수 있으며 MMR 백신 접종을 통해 예방이 가능한 감염병이다.

❶ 병원체: 유행성이하선염 바이러스(Mumps virus)

❷ 병원소 및 감염원: 병원소는 환자와 보균자, 감염원은 감염자의 호흡기 분비물

❸ 전파 경로: 감염자의 비말 전파(기침, 재채기 등) 및 직접 접촉에 의해 감염되고 잠복기는 16~25일(약 2~4주)

❹ 감수성 및 면역성: 백신 미접종자는 감수성이 높으며, 감염 또는 백신접종 후 장기 및 영구면역 형성

❺ 예방대책:

» MMR 백신 정기 접종

» 감염자에 오염된 물건 소독 필요

» 환자 격리 및 접촉자 관리

» 개인위생 철저

(5) 풍진(Rubella)

풍진은 제2급 감염병이고 풍진 바이러스(Rubella virus)에 의해 발생하는 전염성 바이러스 질환으로, 경미한 발열과 발진, 림프절 종대 등을 동반하며 비교적 가벼운 증상으로 경과하는 경우가 많다.

임신 초기에 감염될 경우 태아에게 선천성 풍진증후군(CRS, 기형, 청각장애 등)을 일으킬 수 있어 가임기 여성의 면역상태 확인 및 예방접종이 특히 중요하다.

1. 병원체: 풍진 바이러스(Rubella virus)
2. 병원소 및 감염원: 병원소는 환자와 보균자, 감염원은 감염자의 호흡기 분비물
3. 전파 경로: 감염자의 비말 전파(기침, 재채기 등) 및 직접 접촉에 의해 감염되고 잠복기는 14~18일(약 3주)
4. 감수성 및 면역성: 백신 미접종자는 감수성이 높으며, 감염 또는 백신접종 후 장기 및 영구면역 형성
5. 예방대책:
   - MMR 백신 정기 예방접종이 가장 효과적인 방법
   - 가임기 여성은 임신 전 면역 상태 확인 및 필요 시 예방접종
   - 개인위생 철저
   - 환자 격리 및 접촉자 관리

(6) 성홍열(Scarlet fever)

성홍열은 제2급 감염병이고 A군 사슬알균(Streptococcus pyogenes)에 의한 급성 발진성 세균성 질환으로, 급성 인두염이나 편도염과 함께 전신성 붉은 발진이 특징적으로 나타나는 감염병이다.

대개 소아에서 발병하며, 고열, 인후통, 혀의 변화(딸기혀), 얼굴의 붉은 홍조, 전신성 미세 발진 등이 동반되고 전염력이 있으며 비말 전파를 통해 전염되므로 집단생활 시설(유치원, 초등학교 등)에서의 유행 가능성이 높다.

적절한 항생제 치료로 예후는 양호하며, 조기 치료 시 합병증 발생률을 낮출 수 있다.

1. 병원체: A군 사슬알균(Streptococcus pyogenes)
2. 병원소 및 감염원: 병원소는 환자와 보균자, 감염원은 감염자의 호흡기 분비물
3. 전파 경로: 감염자의 비말 전파(기침, 재채기 등) 및 직접 접촉에 의해 감염되고 잠복기는 1~7일(평균 3일)

❹ 감수성 및 면역성: 주로 소아에서 발생하며, 감염 후 면역이 형성되나 다른 혈청형에 의한 재감염 가능

❺ 예방대책:

» 손 씻기 등 개인위생 철저

» 환자 격리 및 환자와의 밀접 접촉 피하기

» 조기진단과 적절한 항생제 치료로 합병증 예방

» 감염자가 사용한 물건 소독하기

(7) 수두(Varicella)

수두는 제2급 감염병이고 수두-대상포진 바이러스(Varicella-zoster virus, VZV)에 의해 발생하는 급성 전염성 바이러스 질환으로, 전신에 물집이 동반된 발진이 나타나는 것이 특징이다.

주로 소아에서 발생하지만, 성인 감염 시 증상이 더 심하며 폐렴 등 합병증 위험도 크고 회복 후에는 바이러스가 신경절에 잠복해 있다가 대상포진으로 재활성화될 수 있으며 예방접종으로 대부분 예방이 가능한 감염병이다.

❶ 병원체: 수두-대상포진 바이러스(Varicella-zoster virus)

❷ 병원소 및 감염원: 병원소는 환자와 보균자, 감염원은 감염자의 호흡기 분비물 및 피부병변

❸ 전파 경로: 감염자의 비말 전파(기침, 재채기 등), 공기 전파 및 직접 접촉에 의해 감염되고 잠복기는 10~16일

❹ 감수성 및 면역성: 백신 미접종자는 감수성이 높으며, 감염 또는 백신접종 후 장기 및 영구면역 형성

❺ 예방대책:

» 수두-대상포진 바이러스(Varicella-zoster virus)에 대한 생백신 예방접종
  기초접종: 생후 12~15개월 사이 1회 접종, 필요시 2차 접종

» 환자 격리 및 접촉자 관리

» 환자가 사용한 물건(수건, 의류 등) 소독 등 개인위생 및 감염 예방

» 기침 예절, 손 씻기 생활화

(8) 인플루엔자(Influenza)

인플루엔자는 제4급 감염병이고 인플루엔자 바이러스(Influenza virus)에 의해 발생하며 고열, 근육통, 두통, 기침, 인후통, 피로감 등 전신 증상을 동반하는 급성 호흡기 감염병이다.

전파력이 매우 높아 겨울철 유행성 감염병으로 나타나며, 특히 고령자, 만성질환자, 임산부, 영유아에서 합병증 및 사망 위험이 증가하고 매년 바이러스 유형의 변이에 따라 백신이 개량되며, 정기적인 예방접종이 중요한 질환이다.

❶ 병원체: 인플루엔자 바이러스 A, B, C형(주로 A형이 유행)

❷ 병원소 및 감염원: 병원소는 환자와 보균자, 감염원은 감염자의 호흡기 분비물

❸ 전파 경로: 감염자의 기침, 재채기 등을 통한 비말 전파 및 오염된 손이나 물건을 통한 직접 접촉 전파로 감염되고 잠복기는 1~4일(평균 2일)

❹ 감수성 및 면역성: 모든 연령층이 감수성을 가지며, 백신접종으로 면역획득 가능하나 바이러스 변이에 따라 매년 접종 필요

❺ 예방대책:
- 매년 인플루엔자 백신 접종
- 손 씻기, 기침 예절 준수 등 개인위생 철저
- 유행 시기에는 사람이 많은 장소 방문 자제

(9) 중증급성호흡기증후군(Severe acute respiratory syndrome, SARS)

중증급성호흡기증후군은 제1급 감염병이고 사스 코로나바이러스(SARS-CoV)에 의해 유발되는 신종 감염병으로, 2002~2003년 사이 중국과 홍콩을 중심으로 전 세계적으로 유행한 감염병이다.

증상으로는 고열, 마른기침, 호흡곤란, 폐렴 등을 유발하며, 일부에서는 치명적인 호흡부전으로 사망에 이르기도 하고 주된 전파 경로는 비말 전파, 직접 접촉, 의료기관 내 감염이며, 신속한 격리와 감시체계 강화가 방역의 핵심이다.

❶ 병원체: SARS-CoV (코로나바이러스의 일종)

❷ 병원소 및 감염원: 병원소는 환자와 보균자, 감염원은 감염자의 호흡기 분비물

❸ 전파 경로: 감염자의 비말 전파(기침, 재채기 등) 및 직접 접촉, 오염된 물체를 통한 간접 전파 가능하고 잠복기는 2~10일

❹ 감수성 및 면역성: 모든 연령층이 높은 감수성을 가지며, 감염 후 면역 형성 여부는 불확실

❺ 예방대책:

» 손 씻기, 기침 예절 등 개인위생 철저

» 감염 지역 방문 자제 및 여행력 확인

» 의심 증상 시 신속한 격리와 의료기관 방문

(10) 수막구균 감염증(Meningococcal infection)

수막구균 감염증은 제4급 감염병이고 수막염균(Neisseria meningitidis)에 의해 유발되는 급성 세균성 감염병으로, 수막염, 패혈증, 뇌막염 등의 형태로 나타날 수 있다.

감염은 갑작스럽게 고열, 두통, 구토, 경부강직 등 중추신경계 증상을 보이며, 패혈증의 경우 급속히 진행되어 사망률이 높은 중증 감염병이다.

주로 비말 전파를 통해 감염되며, 군대, 기숙사 등 밀집 환경에서 집단 발생 위험이 높고 백신 접종과 밀접 접촉자에 대한 예방적 항생제 투여가 권장된다.

❶ 병원체: 수막염균(Neisseria meningitidis)

❷ 병원소 및 감염원: 병원소는 환자와 보균자, 감염원은 감염자의 호흡기 분비물

❸ 전파 경로: 감염자의 비말 전파(기침, 재채기 등) 및 밀접 접촉으로 감염되고 잠복기는 2~4일

❹ 감수성 및 면역성: 모든 연령층이 높은 감수성을 가지며, 백신접종으로 면역 획득 가능

❺ 예방대책:

» 수막구균 백신 접종

» 밀집된 환경에서의 개인위생 관리

» 환자와 밀접 접촉한 경우 예방적 항생제 투여 고려

5) 절지동물 매개 감염병

절지동물 매개 감염병은 모기, 진드기, 벼룩, 이 등과 같은 절지동물이 병원체를 사람에게 전파하여 발생하는 질환을 의미하고, 이러한 감염병은 기후변화, 생태학적 변화, 여행 및 이주 증가 등으로 인해 발생 빈도가 증가하고 있으며, 공중보건 측면에서 중요한 문제로 대두되고 있다.

(1) 페스트(Plague)

페스트는 제1급 감염병이고 예르시니아 페스티스(Yersinia pestis)에 의해 발생하는 급성 열성 질환으로, 벼룩에 의해 전파되며 흑사병이라고도 하고, 검역 감염병으로 규정하는 질환이다.

❶ 병원체: 예르시니아 페스티스(Yersinia pestis) 그람음성균

❷ 병원소 및 감염원: 병원소는 야생설치류, 특히 쥐(벼룩), 환자이고 감염원은 벼룩을 통해 사람에게 전파

❸ 전파 경로: 감염된 설치류의 벼룩이 사람을 물 때 전파되며, 드물게 호흡기를 통해 사람 간 전파도 가능하고 잠복기는 2~6일

❹ 감수성 및 면역성: 회복 후 면역이 형성되지만, 백신접종을 통해 예방 가능

❺ 예방대책:

» 설치류 및 벼룩 방제: 설치류 및 벼룩의 서식지 제거, 살충제 사용 등

» 개인 보호: 감염 지역 방문 시 긴 옷 착용, 기피제 사용 등

» 예방접종: 고위험군 대상 백신 접종

(2) 말라리아(Malaria)

말라리아는 제3급 감염병이고 말라리아 속 원충((Plasmodium)에 의해 발생하는 급성 열성 질환으로, 주로 모기에 의해 전파되는 감염병이다.

❶ 병원체: 말라리아 소 원충(Plasmodium)

❷ 병원소 및 감염원: 병원소는 환자와 보균자, 감염원은 감염자의 혈액

❸ 전파 경로: 암컷 Anopheles 모기가 감염된 사람의 혈액을 흡혈한 후, 다른 사람을 물 때 원충이 전파되고 잠복기는 보통 7~30일

❹ 감수성 및 면역성: 감염 후 부분적인 면역이 형성될 수 있으나, 재감염이 가능

❺ 예방대책:

» 모기 방제: 모기 서식지 제거, 살충제 사용 등

» 개인 보호: 방충망 사용, 긴 옷 착용, 방충제 사용

» 예방약 복용: 말라리아 유행 지역 방문 시 예방약 복용

(3) 발진티푸스(Epidemic Typhus)

발진티푸스는 제3급 감염병이고 리케차(Rickettsia prowazekii)에 의해 발생하는 급성 발열성 리케차 감염증으로, 주로 전신성 발진, 고열, 두통 등을 특징으로 하며, 이(louse)에 의해 전파된다.

과거 전쟁이나 재난 시기에 집단 유행한 대표적인 절지동물 매개 감염병이다.

❶ 병원체: 리케차(Rickettsia prowazekii)

❷ 병원소 및 감염원: 병원소는 환자, 감염원은 감염자와 이를 통해 감염된 인체

❸ 전파 경로: 몸니(body louse)가 흡혈한 후 배설한 감염 분변이 피부 상처나 점막을 통해 전파되고 잠복기는 약 7~14일

❹ 감수성 및 면역성: 모든 연령층이 감수성을 가지며, 감염 후에는 장기 면역 또는 영구면역 형성

❺ 예방대책:

- 개인위생 유지, 몸니 발생 시 의복과 침구 세탁, 소독 철저
- 전염병 발생 지역 방문 시 접촉 피하기, 군부대 · 재난지역 등 밀집생활 환경 개선
- 고위험군 대상 사균백신 접종(과거 존재, 현재 제한적 사용)

(4) 일본뇌염(Japanese Encephalitis)

일본뇌염은 제3급 감염병으로 일본뇌염 바이러스에 의해 발생하는 급성 바이러스성 뇌염으로, 모기에 의해 전파되며 고열과 두통, 오심, 구토 증상이 나타나는 감염병이다.

❶ 병원체: 일본뇌염 바이러스(Japanese encephalitis B virus)

❷ 병원소 및 감염원: 병원소는 돼지, 감염원은 야생 조류 등이 바이러스를 보유하며 모기를 통해 사람에게 전파

❸ 전파 경로: Culex 모기가 감염된 동물의 혈액을 흡혈한 후 사람을 물 때 전파되고 감염되며 잠복기는 5~15일

❹ 감수성 및 면역성: 어린이가 감수성이 높고 감염 후에는 장기 면역 또는 영구 면역 형성

❺ 예방대책:

- 예방접종: 권장 일정에 따라 사균 백신접종
- 모기 방제 및 개인 보호: 모기 방제 및 개인 보호 조치

(5) 쯔쯔가무시병(Tsutsugamushi disease)

쯔쯔가무시병은 제3급 감염병이고 리케치아성 병원체(Orientia tsutsugamushi)에 의해 발생하는 급성 열성 질환으로, 유충 진드기(털진드기 유충)에 물린 부위에서 가피(검은 딱지)가 형성되며, 전신성 고열과 피부발진, 임파선 종창이 특징인 감염병이다.

❶ 병원체: 리케치아성 병원체(Orientia tsutsugamushi)

❷ 병원소 및 감염원: 병원소는 들쥐 및 털진드기, 감염원은 진드기 유충이 병원체를 매개하여 사람에게 전파

❸ 전파 경로: 털진드기 유충에 물림으로 인한 생물학적 전파하고 잠복기 약 6~21일(평균 10~12일)

❹ 감수성 및 면역성: 감염 후 혈청형에 따라 일시적인 면역 형성, 재감염 가능

❺ 예방대책:

- » 진드기 유충이 많이 서식하는 지역(풀숲, 논두렁)에서 활동 시 긴 옷, 장갑, 양말 착용
- » 풀밭에 앉거나 눕지 않기, 작업 후 목욕 및 옷 세탁
- » 야외활동 후 가피 유무 확인, 조기 증상 발생 시 즉시 진료

(6) 신증후군출혈열(Hemorrhagic fever with renal syndrome, HFRS)

신증후군출혈열은 제3급 감염병이고 한탄바이러스(Hantaan virus) 등 한타바이러스군(Hantavirus)에 의해 발생하는 급성 열성 바이러스성 감염병으로, 증상으로는 고열, 출혈 경향, 신부전이 나타나는 것이 특징이며 주로 설치류의 배설물을 통해 사람에게 전파되며, 자연계 감염병으로 분류된다.

❶ 병원체: 한탄바이러스(Hantaan virus), 서울바이러스 등

❷ 병원소 및 감염원: 병원소는 야생설치류인 등줄쥐, 감염원은 등줄쥐, 집쥐 등 설치류의 배설물, 타액, 분변

❸ 전파 경로: 감염된 설치류의 배설물이 건조되면서 공기 중에 부유된 분진을 흡입함으로써 감염되고 잠복기는 약 7~30일(보통 2~4주)

❹ 감수성 및 면역성: 모든 연령층이 감수성을 가지며, 감염 후에는 장기 면역 또는 영구면역 형성

❺ 예방대책:

- » 설치류 접근 차단(곡물 보관 시 밀폐, 청결 유지)
- » 감염지역 야외활동 시 장갑, 마스크 착용
- » 고위험군 내상 한탄백신(하뚜빅신) 접종 권장
- » 야영, 농사 등 작업 전후 손씻기, 작업복 따로 세탁

(7) 중증열성혈소판감소증후군(Severe fever with thrombocytopenia syndrome, SFTS)

중증 열성 혈소판감소 증후군은 제3급 감염병이고 SFTS 바이러스(SFTSV)에 의해 발생하는 신종 바이러스성 인수공통 감염병으로, 고열, 위장관 증상, 혈소판 감소, 백혈구 감소 등을 특징으로 하며, 진드기 물림 또는 감염자 체액 접촉 등을 통해 전파되는 감염병이다.

치명률이 높으며 아직 특이적인 치료제가 없어 예방이 매우 중요한 질환이다.

❶ 병원체: FTS 바이러스(Phlebovirus 속, Bunyaviridae과에 속함)

❷ 병원소 및 감염원: 병원소는 작은소참진드기(주 매개체), 감염원은 감염된 진드기에 물린 야생동물, 반려동물(개, 고양이 등), 감염자의 혈액, 체액

❸ 전파 경로: 주로 작은소참진드기의 생물학적 전파, 드물게 감염된 동물의 체액 접촉, 감염된 사람의 혈액 접촉으로도 전파 가능하며 잠복기는 6~14일

❹ 감수성 및 면역성: 모든 연령층이 감수성을 가지나, 고령자와 면역저하자에서 중증 이환과 사망 위험이 높고 감염 후 면역은 형성되나 지속 기간 및 재감염 가능성은 불확실

❺ 예방대책:

» 풀밭·야산 방문 자제 및 풀밭에서 앉거나 눕지 않기, 옷 단단히 여미기

» 야외활동 시 긴 옷 착용, 기피제 사용, 피부 노출 최소화

» 야외활동 후 목욕 및 옷 세탁 철저

» 애완동물 진드기 제거 및 위생 관리 철저

6) 동물매개 감염병(인수공통 감염병, Zoonosis)

동물매개 감염병은 동물과 인간 사이에 상호 전파되는 병원체에 의해 발생하는 감염병을 의미하고, 이러한 질병은 다양한 경로로 전파되며, 인간과 동물 모두에게 영향을 미칠 수 있다.

(1) 탄저병(Anthrax)

탄저병은 제1급 감염병이고 탄저균(Bacillus anthracis)이라는 그람양성 포자형성 세균에 의해 발생하는 급성 인수공통감염병이다. 임상적으로는 피부형, 폐형(흡입형), 장형 탄저로 구분되며, 특히 흡입형 탄저는 치명률이 매우 높고 탄저균은 높은 생존력을 가진 포자를 형성하여 생물테러 병원체로도 분류된다.

❶ 병원체: 탄저균(Bacillus anthracis)

❷ 병원소 및 감염원: 병원소는 초식동물(소, 양, 말 등), 감염원은 감염된 동물의 조직, 혈액, 배설물 등

❸ 전파 경로: 감염된 동물의 조직이나 오염된 물질과의 직접적인 피부 접촉, 탄저균 포자가 포함된 공기의 흡입, 오염된 육류의 섭취를 통해 인간에게 전파되고 잠복기는 1~7일

❹ 감수성 및 면역성: 모든 연령층이 감수성을 가지며, 감염 후 일부 면역이 형성될 수 있으나 완전하지 않음

❺ 예방대책:

» 감염된 동물과의 접촉 회피

» 동물 백신접종 실시

» 오염된 지역에서의 보호 장비 착용

» 의심되는 증상 발생 시 즉각적인 의료 조치

(2) 공수병(Rabies)

공수병은 제3급 감염병으로 Lyssavirus 속의 Rabies virus에 의해 발생하는 치명적인 바이러스성 신경계 감염병이고 중추신경계를 따라 뇌로 전파되어 급성 뇌염 증상을 유발한다.

발병 후에는 사망률이 거의 100%에 이르는 불치병이며, 유일한 예방책은 노출 전·후 예방접종과 신속한 상처 소독이다.

❶ 병원체: 공수병 바이러스(Lyssavirus)

❷ 병원소 및 감염원: 병원소는 개, 박쥐, 너구리, 오소리 등 다양한 포유동물, 감염원은 감염된 동물의 타액

❸ 전파 경로: 감염된 동물에 물려 타액이 점막에 접촉된 경우와 긁힌 상처를 통해 전파되고 잠복기는 약 1년

❹ 감수성 및 면역성: 모든 포유동물이 감수성을 가지며, 감염 후 발병 시 치명적이고 예방접종을 통해 면역획득 가능

❺ 예방대책:

» 반려동물 및 가축에 대한 정기적인 예방접종

» 야생동물과의 불필요한 접촉 회피

» 동물에 물렸을 경우 즉시 상처 세척 및 의료기관 방문

» 고위험군에 대한 사전 예방접종 실시

(3) 렙토스피라증(Leptospirosis)

렙토스피라증은 제3급 감염병이고 렙토스피라(Leptospira) 속의 나선형 세균에 의해 유발되는 전 세계적인 인수공통 세균성 감염병이다. 감염 시 발열, 근육통, 출혈, 황달, 신장 손상 등 다양한 증상이 나타날 수 있으며, 특히 수해 지역, 논밭, 고인 물에서 작업하는 농업인과 야외활동자에서 위험이 높은 질환이다.

❶ 병원체: 렙토스피라(Leptospira) 속 세균

❷ 병원소 및 감염원: 병원소는 들쥐 등 설치류, 감염원은 감염된 동물의 배설물양

❸ 전파 경로: 오염된 물이나 토양과의 피부 상처를 통한 직접 접촉과 눈, 코, 입 등의 점막을 통해 감염되고 잠복기는 약12일

❹ 감수성 및 면역성: 모든 연령층이 감수성을 가지며, 감염 후 혈청형 특이적인 면역 형성

❺ 예방대책:

» 오염 가능성이 있는 물에서의 작업 시 보호 장비 착용

» 상처가 있는 경우 물 접촉 피하기

» 설치류 구제 및 서식지 제거

» 개인 위생 철저히 유지

(4) 브루셀라증(Brucellosis)

브루셀라증은 제3급 감염병이고 브루셀라(Brucella) 속의 세균에 의해 발생하는 만성적 경향을 띠는 인수공통 세균성 감염병이다. 감염 시 발열, 식욕부진, 근육통, 발한 등의 비특이적 증상이 나타나며, 치료가 지연될 경우 만성화 또는 합병증이 발생할 수 있고, 특히 축산업 종사자, 수의사, 도축장 근로자 등 고위험군에서 발생률이 높다.

❶ 병원체: 브루셀라(Brucella) 속 세균

❷ 병원소 및 감염원: 병원소는 소, 염소, 양, 돼지 등 가축, 감염원은 감염된 동물의 체액(분비물, 태반, 유제품 등)

❸ 전파 경로: 감염된 동물의 조직이나 체액과의 직접 피부 접촉, 비살균 유제품이나 오염된 식품의 섭취, 오염된 에어로졸의 흡입에 의해 전파되고 잠복기는 5일~2개월

❹ 감수성 및 면역성: 모든 연령층이 감수성을 가지며, 감염 후 면역이 형성되지만 재감염이 가능

❺ 예방대책:

» 비살균 유제품 섭취 자제

» 동물 취급 시 보호 장비 착용

» 동물 백신접종 실시

» 감염 동물의 격리 및 적절한 처분

(5) 큐열(Q fever)

큐열은 제3급 감염병이고 콕시엘라 번에티균(Coxiella burnetii)이라는 세균에 의해 발생하는 전염성이 매우 강한 인수공통 세균성 질환이다. 임상적으로는 무증상부터 고열, 두통, 간염, 폐렴 등 다양한 양상을 나타내며, 일부는 만성화되어 심내막염 등으로 진행될 수 있다.

가장 흔한 전파 경로는 공기 전파이며, 소규모 농장이나 도축장 등에서 발생 위험이 높다.

❶ 병원체: 콕시엘라 번에티균(Coxiella burnetii)

❷ 병원소 및 감염원: 병원소는 소, 양, 염소 등, 감염원은 감염된 동물의 분만 시 배출되는 체액, 태반, 우유 등 배설물

❸ 전파 경로: 감염된 동물의 조직이나 체액과의 직접 피부 접촉, 비살균 유제품이나 오염된 식품의 섭취, 오염된 에어로졸의 흡입에 의해 전파되고 잠복기는 2~3주

❹ 감수성 및 면역성: 모든 연령층이 감수성을 가지며, 감염 후 면역이 형성되지만 완전하지 않을 수 있음

❺ 예방대책:

» 비살균 유제품 섭취 자제

» 동물 분만 시 보호 장비 착용

» 축사 환경 위생 관리 철저

» 감염 동물의 적절한 관리 및 처분

02 만성감염병

1) 정의

만성 감염병은 병원체에 감염된 이후 오랜 시간 동안(수개월~수년 이상) 병원체가 체내에 존재하며, 서서히 증상이 진행되거나 무증상 상태가 지속되는 감염병을 말한다.

잠복 감염, 지속 감염, 활성/비활성의 반복 형태를 가질 수 있다.

2) 특성

- 발병 속도: 천천히, 수개월~수년 후 증상 발현 가능
- 병원체 지속: 체내 장기 잔존 또는 지속 복제
- 증상: 초기에는 무증상이거나 경미, 서서히 진행
- 경과: 증상 완화와 재발이 반복되기도 함
- 전파 위험: 장기간 전파원으로 작용 가능(예 보균자)

3) 만성감염병 종류

(1) 결핵(Tuberculosis)

결핵은 제2급 감염병에 속하고 결핵 마이코박테리아(Mycobacterium tuberculosis)에 의해 발생하는 만성 감염병으로, 주로 폐를 침범하여 폐결핵으로 나타나지만 림프절, 뼈, 신장 등 다른 장기에도 전이가 가능한 감염병이다.

호흡기를 통해 비말핵(airborne droplet nuclei)으로 전파되며, 증상은 만성 기침, 혈담, 체중 감소, 야간 발한 등이 대표적이다.

잠복결핵감염(LTBI) 상태에서 면역이 약해지면 활동성 결핵으로 진행될 수 있고 현재도 세계적으로 중요한 공중보건 문제 중 하나로, 조기진단 및 완전한 치료가 핵심이다.

❶ 병원체: 결핵 마이코박테리아(Mycobacterium tuberculosis)

❷ 병원소 및 감염원: 병원소는 환자와 보균자, 감염원은 활동성 결핵 환자의 호흡기 분비물

❸ 전파 경로: 감염자의 기침, 재채기를 통한 공기 중 비말핵 전파로 감염되고 잠복기는 약 4~12주(약 3개월 이내)이고 잠복기에는 전염성이 없음

❹ 감수성 및 면역성: 면역력이 저하된 사람에서 발병 위험이 높으며, BCG 접종으로 일부 예방 가능하고 결핵이 감염되었더라도 즉시 증상이 나타나지 않고 잠복결핵감염(LTBI) 상태일 수 있고 면역력이 저하되면 수년 후에도 활동성 결핵으로 진행 가능

❺ 예방대책:

» BCG 예방접종 실시

» 조기 발견과 완전한 치료로 전파 차단 및 중증화 예방

» 적절한 환기와 실내 환경 관리

» 환자와의 밀접 접촉 시 마스크 착용 등 개인 보호구 사용

(2) 한센병(Leprosy)

한센병은 제2급 감염병이고 나병균(Mycobacterium leprae)에 의해 발생하는 만성 감염병으로, 피부, 말초신경, 점막 등을 주로 침범하는 질환이다.

감염 초기에는 피부 병변이 경미하거나 통증, 감각 이상 등으로 나타날 수 있으나, 치료되지 않을 경우 신체 변형과 장애로 이어질 수 있다.

전염력이 매우 낮고 대부분의 사람들은 자연 면역을 갖고 있어 발병하지 않으며, 조기 진단 및 적절한 항생제 복합요법(MDT, 다약제 치료)으로 완치가 가능한 감염병이다.

현재는 사회적 낙인을 줄이기 위한 편견 해소와 조기 치료 홍보가 중요시되고 있다.

❶ 병원체: 나병균(Mycobacterium leprae)

❷ 병원소 및 감염원: 병원소는 환자, 감염원은 감염자의 분비물 또는 배설물

❸ 전파 경로: 감염자의 분비물이나 배설물 등에 오염된 물건을 통해 간접전파 및 피부, 상처, 점막 등 사람과 사람간의 직접 전파로 감염되고 잠복기는 평균 5년

❹ 감수성 및 면역성: 감수성은 일반적으로 약한 편이고 대부분의 사람들은 자연면역을 가지며 감염되더라도 발병하지 않는 경우가 많음

❺ 예방대책:

» 장기간 밀접 접촉한 가족 또는 동거인은 정기적인 검진 권장

» 환자에 대한 조기 치료 및 상처 부위의 위생관리 철저

» 손 씻기, 기초 위생 등 개인 위생 관리

» 올바른 이해를 돕기 위한 대중 교육과 홍보가 필수적

(3) 성병(성매개감염병, Sexually transmitted infections, STIs)

성병은 주로 성적 접촉을 통해 전파되는 감염성 질환이고 세균, 바이러스, 원충 등 다양한 병원체에 의해 발생하며, 대표적인 성병으로는 매독, 임질, 연성하감 등이 있다.

❖ 매독(Syphilis)

매독은 제4급 감염병이고 나선형 세균(Treponema pallidum)에 의해 발생하는 만성적이고 전신적인 성매개 감염병이며 주로 성적 접촉을 통해 전파되는 성병이다.

드물게는 모체로부터 태아에게 수직 감염, 감염된 혈액의 수혈 등을 통해서도 감염될 수 있다.

매독은 진행 단계에 따라 1기, 2기, 3기(잠복기 포함)로 구분되며, 치료받지 않을 경우 심혈관계, 중추신경계 등 여러 기관에 심각한 손상을 유발할 수 있다.

임신부가 감염된 경우에는 선천성 매독이 발생할 수 있으므로 산전 관리가 매우 중요하다.

❶ 병원체: 나선형 세균(Treponema pallidum)

❷ 병원소 및 감염원: 병원소는 환자, 감염원은 감염자의 분비물, 혈액 등

❸ 전파 경로: 주로 성접촉, 모체로부터 태반을 통해 태아로의 수직감염, 혈액에 의한 직접 전파로 감염되고 잠복기는 약 3주(10~90일)

❹ 감수성 및 면역성: 감수성은 전반적으로 높고 감염 후 자연면역은 형성되지 않으며, 재감염 가능성 있음

❺ 예방대책:

» 안전한 성생활 실천(콘돔 사용 등)

» 성병 의심 시 조기 검사 및 치료

» 임신부의 매독혈청 검사 실시 및 치료로 태아 감염 예방

❖ 임질(Gonorrhea)

임질은 임질 그람음성 쌍구균(Neisseria gonorrhoeae)이라는 그람음성 쌍구균에 의해 발생하는 급성 세균성 성병으로, 남성과 여성 모두에서 생식기 감염을 주로 유발하며, 성접촉을 통해 감염된다. 여성의 경우 무증상인 경우가 많아 골반염, 불임, 자궁외임신 등 합병증으로 진행되기 쉬우며, 남성은 배뇨

통, 요도 분비물 등의 증상이 흔하다.

반복 감염 가능성이 높으며, 최근에는 항생제 내성 증가가 전 세계적으로 우려되고 있다.

❶ 병원체: 임질 그람음성 쌍구균(Neisseria gonorrhoeae)
❷ 병원소 및 감염원: 병원소는 환자, 감염원은 감염자의 생식기 분비물 등
❸ 전파 경로: 성접촉, 출산 시 산모로부터 신생아에게 감염되고 잠복기는 1~5일
❹ 감수성 및 면역성: 전반적으로 감수성은 높고 자연면역 형성되지 않으며, 재감염 가능성 높음
❺ 예방대책:
  » 성관계 시 콘돔 사용
  » 다수의 성 파트너 지양
  » 증상 발생 시 즉시 의료기관 방문하여 검사 및 치료

❖ 연성하감(Chancroid)

연성하감은 연성하감균(Haemophilus ducreyi)이라는 그람음성 간균에 의해 발생하는 성매개성 궤양성 감염병으로, 감염부위(주로 외음부, 음경 등)에 고통을 동반한 궤양이 형성되는 것이 특징이다.

임질이나 매독과는 달리 궤양이 통증을 동반하고 경계가 불규칙하며 출혈이 쉬운 점이 임상적으로 구분점이 된다. 주로 성매매 집단에서 유행하며, 국내에서는 드물지만 개발도상국에서는 여전히 보고되는 질환이다.

감염이 국소 림프절로 전파되어 화농성 림프절염(하감성 림프절염)을 일으킬 수 있다.

❶ 병원체: 연성하감균(Haemophilus ducreyi) 그람음성 간균
❷ 병원소 및 감염원: 병원소는 환자, 감염원은 감염자의 병변 분비물
❸ 전파 경로: 직접적인 성접촉으로 감염되고 잠복기는 4~7일
❹ 감수성 및 면역성: 자연면역 형성되지 않으며, 재감염 가능성 있음
❺ 예방대책:
  » 안전한 성생활 실천
  » 성병 의심 증상 시 즉시 검사 및 치료
  » 성 파트너와 함께 치료하여 재감염 방지

(4) 후천성 면역결핍증(Acquired immune deficiency syndrome, AIDS)

후천성 면역결핍증은 제3급 감염병이고 인간면역결핍바이러스(HIV) 감염에 의해 발생하는 질환으로, HIV에 감염된 후 시간이 경과함에 따라 면역세포가 점진적으로 파괴되어 각종 기회감염과 암에 취약해지는 상태를 말한다.

발병 후에는 특별한 치료 없이 자연 치유되지 않지만, 지속적인 항레트로바이러스치료(ART)를 통해 삶의 질과 생존율을 크게 향상시킬 수 있다.

❶ 병원체: 인간면역결핍바이러스(HIV)

❷ 병원소 및 감염원: 병원소는 환자 또는 보균자, 감염원은 감염자의 혈액, 정액, 질 분비물, 모유 등

❸ 전파 경로: 성접촉, 오염된 혈액 또는 혈액 제제 투여, 주사기 공동 사용, 모자간 수직감염으로 전파되고 잠복기는 수 년에서 수십 년까지 다양

❹ 감수성 및 면역성: 모든 연령층이 감수성을 가지며, 감염 시 면역 체계가 점진적으로 손상되어 다양한 감염병 및 암 발생 위험 증가

❺ 예방대책:

- » 안전한 성생활 실천 (콘돔 사용 등)
- » 일회용 주사기 사용 및 주사기 공유 금지
- » 임신부의 경우 조기 검사 및 치료로 수직 감염 예방
- » 정기적인 HIV 검사와 조기 치료

(5) B형 간염(Hepatitis B)

B형 간염은 제3급 감염병이고 B형 간염 바이러스(HBV)에 의해 발생하는 바이러스성 간염으로, 전 세계적으로 널리 퍼져 있는 만성 감염성 질환이다.

B형 간염은 국가예방접종사업을 통해 예방백신이 개발·보급되어 있는 대표적인 감염병이다.

❶ 병원체: B형 간염 바이러스(HBV)

❷ 병원소 및 감염원: 병원소는 환자 또는 보균자, 감염원은 감염자의 혈액, 체액

❸ 전파 경로: 감염자의 혈액 또는 체액을 통한 직접 접촉(오염된 면도날, 주사바늘, 침, 칫솔 등), 성접촉, 수직 감염(모자 간 전파) 등을 통해 전파되고 잠복기는 약 1~6개월

❹ 감수성 및 면역성: 미접종자는 감수성이 높으며, 감염 후 일부는 만성화되어 간경변이나 간암으로 진행할 수 있음

❺ 예방대책:

» B형 간염 예방접종 실시

» 일회용 주사기 사용 등 의료기기 위생 관리

» 안전한 성생활 실천

» 혈액 및 체액과의 직접 접촉 회피

(6) C형 간염(Hepatitis C)

C형 간염은 제3급 감염병이고 C형 간염 바이러스(HCV)에 의해 유발되는 혈액 매개성 바이러스성 간염으로, 대부분 감염 초기에는 증상이 없으나, 감염자의 상당수가 만성 간염으로 진행될 수 있는 특징을 가진다.

만성화된 경우 간경변, 간암으로 발전할 가능성이 높아, 조기 진단 및 치료가 매우 중요하며 예방백신은 없으나, 최근에는 완치율이 높은 경구용 항바이러스제(DAA)가 개발되어 치료 효과가 매우 향상되었다.

❶ 병원체: C형 간염 바이러스 (HCV)

❷ 병원소 및 감염원: 병원소는 환자 또는 보균자, 감염원은 감염자의 혈액

❸ 전파 경로: 감염자의 오염된 주사기 또는 의료기구를 통한 혈액 접촉, 수혈 또는 장기 이식, 성 접촉 등으로 전파되고 잠복기는 약 2주~6개월

❹ 감수성 및 면역성: 모든 연령층이 감수성을 가지며, 감염자의 상당수가 만성화되어 간경변이나 간암으로 진행할 수 있음

❺ 예방대책:

» 일회용 주사기 사용 등 의료기기 위생 관리

» 안전한 성생활 실천

» 혈액 검사 등을 통한 조기 발견 및 치료

» 현재 예방백신은 없으므로 감염 예방에 주의 필요

03 기생충

1) 기생충류

(1) 기생충 개요

기생충(parasite)은 자신의 생존과 증식을 위하여 다른 생물체(숙주, host)에 의존하여 살아가는 생물체를 말한다.

기생충은 숙주로부터 영양분을 획득하며, 숙주의 건강에 해를 끼치거나 질병을 유발할 수 있다.

기생관계는 기생자(parasite)와 숙주(host) 간의 생물학적 상호작용을 의미하며, 기생충은 인체 또는 동물의 특정 조직이나 장기에 기생하면서 면역 반응, 조직 손상, 영양결핍 등의 병리적 변화를 일으킨다.

기생충질환은 인체 건강에 직접적인 해를 줄 뿐 아니라, 만성적인 건강장애 및 영양불균형을 초래할 수 있다.

(2) 기생충 분류

기생충은 생물학적 형태, 생활사, 감염 경로 및 숙주 종류 등에 따라 다양하게 분류될 수 있으며, 이러한 분류는 기생충의 진단, 치료, 예방 및 방역 전략 수립에 있어 중요한 기초정보가 된다.

① 생물형태학적 분류

기생충은 형태와 생물학적 특성에 따라 크게 다음의 세 가지 군으로 분류된다 표 4-2 .

표 4-2 생물형태학적 형태에 따른 분류

분류	세부 분류	대표 기생충	주요 특징	기생부위
원충류(Protozoa)	단생포 생물	아메바, 말라리아 원충, 람블편모충	현미경으로만 관찰 가능하며, 세포기관을 가짐	혈액, 장, 간, 뇌 등
선충류(Nematoda)	선형동물	회충, 편충, 요충, 사상충	실처럼 생긴 장형 기생충, 구충류로 구성	위장관, 림프, 피부 등
편형동물	흡충류(Trematoda)	간흡충, 폐흡충	납작하고 분절된 형태	간, 폐, 장, 뇌 등
	조충류(Cestoda)	유구조충, 무구조충	조충은 분절이 뚜렷하며, 흡충은 무분절	

② 감염경로 및 매개물에 따른 분류

기생충은 감염경로 및 매개물에 따른 분류를 네 가지로 분류한다 표 4-3 .

표 4-3 감염경로 및 매개물에 따른 분류

분류	대표 기생충	설명
토양 매개형	회충, 편충, 요충	오염된 토양 또는 손을 통해 감염
수인성(물매개형)	람블편모충, 와포자충	오염된 식수, 물 접촉 통해 감염
식품 매개형	간흡충(민물고기), 폐흡충(가재), 조충(소, 돼지고기)	생고기, 생선, 생간 등 섭취 시 감염
곤충 매개형	말라리아 원충(모기), 사상충	모기, 파리 등을 통한 매개 감염

(3) 기생충질환의 발생원인과 특성

① 발생 원인

- 위생 환경 열악: 개인 및 환경 위생 관리 부족, 상하수도 미정비
- 식습관: 날 음식 섭취(생선, 생간, 육회 등), 전통적인 조리 방식
- 농·축산업 환경: 분변 비료 사용, 가축과의 접촉
- 기후 환경 변화: 따뜻하고 습한 지역에서 기생충의 생존 및 활동 증가
- 국제화 및 교통 발달: 감염지역 여행자 및 이주민 증가로 인한 유입

② 특성

- 만성 경과: 급성기보다는 만성적인 증상(복통, 설사, 체중감소 등)
- 무증상 감염 빈도 높음: 경증 감염 시 자각 증상 없음
- 빈혈, 영양실조 유발: 철분 흡수 방해, 장 흡수장애 등
- 재감염 가능성 높음: 치료 후에도 환경 개선 없으면 재감염 반복
- 사회적 낙인: 특히 일부 열대지역에서 전염병으로 인한 사회경제적 부담 유발

(4) 기생충질환의 예방과 대책

① 개인위생 관리

- 손 씻기 철저, 조리기구 및 식재료 위생 유지
- 날고기, 날생선 섭취 자제 또는 충분한 가열 조리
- 생채소, 생과일 섭취 전 깨끗이 세척

② 환경위생 개선

- 정화된 상수도 사용, 위생적인 화장실 이용
- 분변 비료 사용 금지 및 축산물 위생 관리
- 곤충 및 중간숙주 방제(모기, 달팽이, 민물고기 등)

③ 정기적인 검사 및 구충

- 고위험군(어린이, 농업 종사자 등)에 대한 정기 기생충 검사
- 유행 지역에서는 연 1~2회 정기 구충제 복용(예 알벤다졸 등)

④ 보건교육 및 홍보

- 학교 및 지역사회 중심의 식품위생 및 기생충 예방 교육
- 대중매체 활용한 캠페인: "생선은 익혀 먹기", "손 씻기는 예방의 시작" 등

⑤ 법적·행정적 조치

- 국가 차원의 기생충 감시체계 운영
- 특정 기생충 감염에 대한 법정감염병 지정 및 관리
- 감염병 예방 및 관리법에 의거한 보고 및 조사체계 운영

2) 선충류

선충류(Nematoda)는 선형동물문에 속하는 다세포 원생동물의 일종으로, 원통형(body is cylindrical)이며 외형상 실과 같은 형태를 가지는 것이 특징이다.

피부는 두꺼운 큐티클로 덮여 있어 외부 환경에 강하며, 대부분은 체강(pseudocoelome)을 가지며 소화기관이 완비되어 있다.

선충류는 직접 생활사 또는 간접 생활사를 가지며, 주로 사람이나 동물의 장관, 폐, 간, 근육 등 다양한 부위에 기생하고 토양, 오염된 식수, 손, 음식물 등을 통해 인체에 침입하며, 감염 시 영양흡수 장애, 빈혈, 복통 등의 증상을 유발할 수 있다.

(1) 회충(Ascaris lumbricoides)

회충은 인체에 가장 흔히 감염되는 장내 선충류 중 하나로, 회충란에 오염된 음식물이나 손을 통해 경구로 감염되며, 성충은 주로 소장 내에 기생한다.

감염 시 대부분은 무증상이지만, 다량 감염 시 복통, 영양장애, 장폐색 등을 유발할 수 있다.

회충은 직접생활사를 가지며, 분변을 통해 외부로 배출된 회충란은 토양에서 일정 기간 발육 후 감염력을 가지게 된다.

❶ 병원체: 회충(Ascaris lumbricoides)

❷ 기생 부위: 감염자, 돼지, 개, 고양이

❸ 감염경로: 회충란에 오염된 음식물 또는 손을 통해 경구 감염, 잠복기는 2개월

❹ 증상: 대부분 무증상이지만, 복통, 구역, 영양흡수 장애, 드물게 장폐색 가능

❺ 예방 대책:

- » 손 씻기 생활화
- » 채소 및 과일 철저히 세척 후 섭취
- » 정기적인 구충제 복용
- » 위생적인 식생활, 보건교육 실시

(2) 편충(Trichuris trichiura)

편충은 대장(특히 맹장 부위)에 기생하는 선형 기생충으로, 편충란이 포함된 흙 또는 채소를 통해 감염된다.

성충은 장벽에 머리를 박고 기생하며, 만성적인 설사, 복통, 직장탈출(특히 소아) 등을 유발할 수 있다.

감염은 대개 경도의 빈혈 및 성장 장애를 유발할 수 있으며, 환경 위생과 밀접한 관련이 있다.

❶ 병원체: 편충(Trichuris trichiura)

❷ 기생 부위: 대장(주로 맹장)

❸ 감염경로: 편충란에 오염된 흙 또는 음식 섭취, 잠복기는 약 2~3개월

❹ 증상: 복통, 설사, 직장탈출(중증 감염 시), 빈혈

❺ 예방 대책:

- » 토양 위생관리

» 개인위생 철저(손 씻기, 흙 묻은 채소 섭취 주의)

» 정기적인 구충제 복용

» 위생적인 식생활, 보건교육 실시

(3) 요충(Enterobius vermicularis)

요충은 어린이들에게 흔한 장내 선충 감염으로, 감염된 손, 옷, 침구 등을 통해 요충란이 구강으로 들어가 감염된다.

성충은 주로 대장 및 항문 주위에 기생하며, 야간에 암컷 요충이 항문 주위에 알을 산란하기 때문에 심한 가려움증과 수면 장애를 유발할 수 있다.

자가감염과 가족 간 감염이 반복되기 쉬워 가족 단위 치료와 위생관리가 중요하다.

❶ 병원체: 요충(Enterobius vermicularis)

❷ 기생 부위: 대장, 항문 주위

❸ 감염경로: 요충란이 손이나 물건을 통해 구강으로 재감염되는 자가감염 경로, 잠복기는 2~6주

❹ 증상: 항문 주위 가려움, 불면증, 소아 집중력 저하

❺ 예방대책:

» 개인위생 철저: 손톱 단정히 관리, 손 자주 씻기

» 내복·침구류 열탕 소독

» 가족 모두 동시 치료 필요

» 정기적인 구충제 복용

(4) 십이지장충(Ancylostoma duodenale, Necator americanus)

십이지장충은 유충이 피부를 통해 인체에 침입하는 특이한 감염 형태를 가지는 선충류로, 발바닥을 통해 유충이 피부를 뚫고 들어와 체내를 순환한 후 소장에 기생하며 정착하여 성충이 된다.

감염 시 철결핍성 빈혈, 피로감, 성장장애 등을 유발하며, 심할 경우 치명적일 수 있다.

인분 비료의 사용이나 위생 환경이 나쁜 지역에서 주로 유행하며, 예방을 위해서는 맨발 보행을 피하고, 토양 위생을 철저히 관리하는 것이 필요하다.

❶ 병원체: 십이지장구충(Ancylostoma duodenale), 아메리카구충(Necator americanus)

❷ 기생 부위: 소장

❸ 감염경로: 유충이 피부(주로 발바닥)를 통해 침입, 4~8주

❹ 증상: 철결핍성 빈혈, 피로, 체중 감소, 복통

❺ 예방 대책:

» 맨발로 흙 위 걷지 않기

» 위생적인 분뇨 처리 및 개인위생 철저

» 정기적 구충제 복용

» 장화나 장갑 등의 피부보호 장비 착용

(5) 아니사키스(Anisakiasis)

아니사키스는 고래회충이라고도 불리는 선충류의 유충으로, 주로 감염된 해산물(고등어, 오징어, 명태 등)을 익히지 않고 생식할 경우 인체에 감염된다.

감염 시 급성 복통, 구토, 메스꺼움 등 급성 위장관 증상을 일으키며, 위벽 또는 장벽에 유충이 침투할 경우 염증이나 천공 위험도 존재한다.

아니사키스증은 생선 생식 문화와 밀접한 관련이 있으며, 예방을 위해서는 충분한 가열 또는 급속 냉동 처리 후 섭취해야 한다.

❶ 병원체: 고래회충 유충(Anisakis spp.)

❷ 기생 부위: 위장관(특히 위)

❸ 감염경로: 감염된 해산 어류(오징어, 고등어, 명태 등) 생식, 잠복기는 수 시간~수일(섭취 후 급성 위통 발생)

❹ 증상: 급성 복통, 구토, 장벽 천공 가능성, 알레르기 반응

❺ 예방 대책:

» 생선은 생식을 피하고 반드시 익혀 섭취

» −20℃ 이하에서 24시간 이상 냉동 보관 후 섭취

» 위내시경으로 유충 제거 가능

3) 흡충류(Trematoda)

흡충류는 편형동물문(Platyhelminthes)에 속하는 기생충으로, 체형이 납작하고 주로 1~2쌍의 흡반(입흡반과 복흡반)을 가지는 것이 특징이다.

대부분의 흡충류는 간접생활사를 가지며, 생활사 중에 달팽이(연체동물)를 제1 중간숙주로 하고, 어류나 갑각류 등을 제2 중간숙주로 삼아 최종숙주인 사람이나 동물의 체내에서 성충으로 성장한다.

흡충은 주로 간, 폐, 장 등 특정 장기에 기생하며, 감염 시 기생 부위에 따라 다양한 증상과 병리적 손상을 유발한다.

인체 감염은 대부분 충란이 포함된 중간숙주(생선, 갑각류 등)를 생식할 때 발생한다.

(1) 간흡충(Clonorchis sinensis)

간흡충은 우리나라에서 매우 흔한 식품매개 기생충으로, 간 및 담도계에 기생하는 흡충류이다.

사람은 감염된 민물고기의 생식(회, 생간 등)을 통해 감염되며, 감염 시 담관염, 담석증, 간염, 담관암 등을 유발할 수 있다.

❶ 병원체: 간흡충(Clonorchis sinensis)

❷ 병원소: 사람, 개, 고양이, 돼지 등

❸ 감염경로: 충란이 배설물을 통해 수중 환경에 도달하여 달팽이(제1중간숙주)가 충란을 섭취하여 민물고기(제2중간숙주)에 부착되어 피낭유충으로 발육된 후 사람이 민물고기를 생식하여 감염되고 담도계에 정착함

❹ 증상: 초기에는 무증상이거나 경미한 복부 불쾌감, 소화불량, 만성 감염시에는 담관염, 담즙정체, 간비대, 황달, 드물게 담관암(담도암)

❺ 예방 대책:

- 민물고기(붕어, 참붕어, 피라미 등) 날로 먹지 않기
- 생선류는 70℃ 이상에서 충분히 익혀 섭취
- 위생적인 분변 처리 및 중간숙주 방제
- 정기적인 검사 및 구충제(프라지콴텔) 복용

(2) 폐흡충(Paragonimus westermani)

폐흡충은 주로 폐에 기생하여 만성 호흡기 증상을 일으키는 흡충류로, 우리나라를 포함한 동남아시아 지역에 분포한다.

감염은 감염된 갑각류(가재, 게 등)를 날것 또는 불완전하게 익혀 먹을 때 발생하고 폐 이외에도 복강, 중추신경계, 피부 등에서 이소성 기생을 하는 경우도 있다.

❶ 병원체: 폐흡충(Paragonimus westermani)

❷ 병원소: 감염된 사람, 개, 고양이 등, 일부 야생동물(족제비, 너구리 등)

❸ 감염경로: 충란이 배설물과 함께 수중으로 방출하여 달팽이(제1중간숙주)에서 유충 발달한 후 게나 가재(제2중간숙주)의 근육에 피낭유충으로 존재, 사람이 가재·게 생식 시 감염 → 폐에 이르러 성충으로 성장

❹ 증상: 만성 기침, 혈담, 흉통, 폐렴과 유사한 증상, 이소성 감염 시 복통, 경련, 중추신경계 이상 가능, 가슴 X선검사에서 폐결핵과 유사한 음영이 나타남

❺ 예방 대책:

» 게, 가재 등 갑각류 충분히 익혀 섭취

» 자연산 갑각류 회 또는 구이는 피할 것

» 중간숙주(게, 달팽이)와의 접촉 방지

» 감염 의심 시 진단 및 항흡충제 치료(프라지콴텔)

4) 조충류(Cestoda)

조충류는 편형동물문(Platyhelminthes)에 속하는 기생충으로, 체형이 편평하고 길쭉하며, 체절(segmented body)로 구성되어 있다.

조충은 일반적으로 두부(scolex), 목(neck), 체절(proglottid)로 나뉘며, 두부에는 흡반이나 갈고리가 있어 숙주의 장벽에 부착할 수 있다.

조충은 대부분 간접생활사를 가지며, 중간숙주(동물)에서 유충기, 사람의 장에서 성충으로 기생한다.

사람은 주로 감염된 고기(소고기, 돼지고기)를 충분히 익히지 않고 섭취함으로써 감염되고 성충은 주로 소장에 기생하며, 감염 시 소화기 증상, 영양흡수 장애 등을 유발할 수 있다.

(1) 유구조충(Taenia solium)

유구조충은 돼지고기를 통해 감염되는 조충으로, 사람은 중간숙주인 돼지의 근육에 존재하는 유충(낭미충, cysticercus)을 섭취함으로써 소장에서 성충이 된다.

또한, 드물게는 사람 자체가 유충의 중간숙주 역할을 하여 뇌, 눈, 근육 등에 낭미충증(Cysticercosis)이 생길 수 있다.

❶ 병원체: 유구조충(Taenia solium)

❷ 기생 부위: 주로 소장(성충), 간혹 뇌·근육 등(유충 감염 시)

❸ 감염경로: 감염된 돼지고기의 낭미충 섭취 시 성충 감염, 인분 오염 등을 통해 충란 섭취 시 유충 감염(자가감염 포함)

❹ 증상:

» 성충 감염: 소화불량, 식욕부진, 체중감소

» 유충 감염(낭미충증): 뇌낭미충증 → 두통, 발작, 신경학적 증상 가능

❺ 예방 대책:

» 돼지고기 완전 익혀 섭취(70℃ 이상)

» 손 씻기 및 위생적인 화장실 이용

» 인분 비료 사용 금지

» 유충 감염 예방을 위해 충란에 의한 자가감염 주의

(2) 무구조충(Taenia saginata)

무구조충은 소고기를 통해 감염되는 조충으로, 사람은 감염된 소고기의 근육에 존재하는 유충(낭미충)을 섭취함으로써 감염된다.

유구조충과 달리 충란을 섭취하더라도 사람은 유충에 감염되지 않으며, 오직 성충만을 유발한다.

❶ 병원체: 무구조충(Taenia saginata)

❷ 기생 부위: 소장(성충)

❸ 감염경로: 유충이 있는 소고기를 덜 익혀 먹을 경우 감염, 인체 내에서 유충은 성충으로 자라며, 충란은 체외 배출

❹ 증상:

» 대부분 무증상이거나 경미한 소화기 증상

» 항문에서 체절이 자발적으로 빠져나오며 불쾌감 유발

❺ 예방 대책:

» 소고기 익혀 먹기(70℃ 이상)

» 도축장 및 육류 유통 단계에서 위생 검사 철저

» 분변 오염 방지, 공중위생 관리

5) 원충류(Protozoa)

원충류는 단세포의 진핵생물로, 스스로 영양분을 섭취하고 활동하는 능력을 가진 자율적 생명체이고 일반적으로 현미경으로만 관찰이 가능하며, 운동성, 포식성, 증식 능력을 지닌다.

원충류는 직접생활사 또는 간접생활사를 가지며, 사람을 포함한 동물의 장관, 혈액, 비뇨생식기, 간, 뇌 등 다양한 부위에 감염되어 기생할 수 있다.

원충 감염은 주로 오염된 물·음식물, 체액 접촉, 성접촉, 곤충 매개 등에 의해 발생하며, 급성 또는 만성 감염, 설사, 기생성 출혈, 비뇨기 감염, 중추신경계 증상 등을 유발할 수 있다.

(1) 이질아메바증(Amebic dysentery)

이질아메바증은 Entamoeba histolytica라는 장내 원충에 의해 유발되는 감염 질환으로, 주로 대장 점막에 기생하며 궤양성 병변을 형성하고 출혈성 설사를 일으킨다.

심한 경우에는 간, 폐, 뇌 등으로 침범하여 이소성 감염(아메바성 간농양 등)을 유발할 수 있다.

❶ 병원체: 히스톨리티카 아메바(Entamoeba histolytica)

❷ 기생 부위: 주로 대장 점막, 심하면 간·폐·뇌 등

❸ 감염경로: 감염자의 분변에서 배출된 낭포(cyst)를 포함한 오염된 음식물 및 식수 섭취, 위생 불량 환경에서 구강-분변 경로로 전파

❹ 증상:

» 급성 설사, 점액·혈액을 동반한 이질

» 복통, 발열, 탈수, 체중감소

» 간농양 발생 시 우상복부 통증, 간비대, 발열 등

❺ 예방 대책:

» 깨끗한 물, 위생적인 음식물 섭취

» 손 씻기 철저, 위생적인 화장실 사용

» 오염 가능성이 있는 지역에서는 식수 끓여 마시기

» 감염자 조기 진단 및 치료 (메트로니다졸 등)

(2) 질 트리코모나스증(Trichomoniasis)

질 트리코모나스증은 Trichomonas vaginalis라는 원충에 의해 발생하는 비뇨생식기 감염병으로, 성접촉을 통해 전파되며, 여성에서는 질염, 남성에서는 요도염 등의 증상을 유발한다.

감염자는 무증상인 경우도 있으나, 치료하지 않을 경우 만성화되거나 재발 위험이 높고 성병의 일종으로 분류되며, 성병 예방 교육의 일환으로 관리가 필요하다.

❶ 병원체: 트리코모나스 원충(Trichomonas vaginalis)

❷ 기생 부위: 여성은 질, 자궁경부, 남성은 요도, 전립선, 정낭 등

❸ 감염경로: 성적 접촉(남성 → 여성, 여성 → 남성 모두 가능), 드물게는 공용 수건, 속옷 등 매개 가능

❹ 증상:

- 여성: 질 분비물 증가, 황록색 악취, 가려움, 작열감
- 남성: 무증상 또는 요도 가려움, 배뇨통, 분비물

❺ 예방 대책:

- 콘돔 사용 등 안전한 성생활 실천
- 감염 시 성 파트너 동시 치료 필수
- 개인 위생용품 개별 사용
- 정기적인 산부인과·비뇨기과 검진 권장

3

환경보건

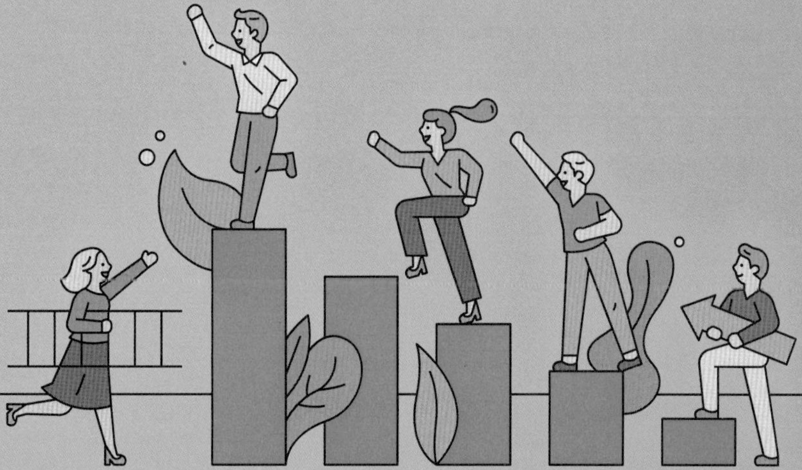

CHAPTER 05

환경위생

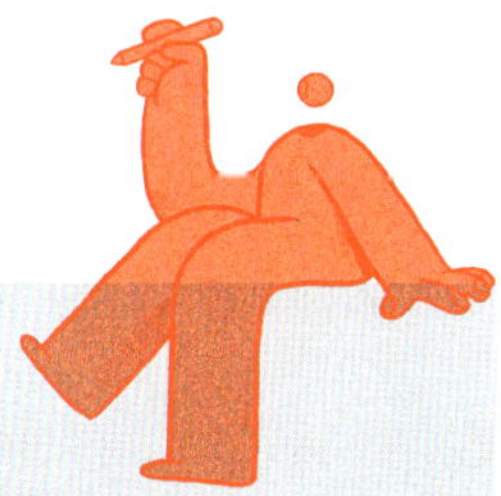

학습목표

1. 환경위생의 개념을 설명할 수 있다.
2. 기후와 온열인자의 특성을 설명할 수 있다.
3. 온열 요소가 인체에 미치는 작용을 설명할 수 있다.
4. 일광이 건강에 미치는 영향을 설명할 수 있다.
5. 공기의 위생적 관리 방법을 설명할 수 있다.
6. 물의 위생적 중요성을 설명할 수 있다.
7. 하수처리의 목적과 방법을 설명할 수 있다.
8. 분뇨 및 폐기물 처리 방법을 설명할 수 있다.
9. 주택의 위생적 조건을 설명할 수 있다.
10. 의복과 건강의 관계를 설명할 수 있다.
11. 위생해충 및 설치류 방제법을 설명할 수 있다.
12. 소독과 멸균의 차이 및 방법을 설명할 수 있다.

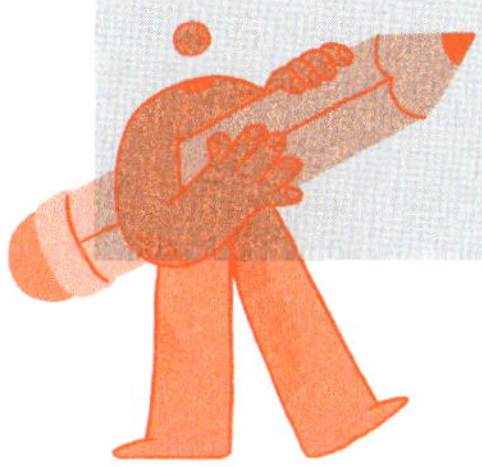

01 환경위생의 개념

1) 환경위생(Environmental sanitation)의 정의

환경위생은 인간의 건강에 유해한 영향을 주거나 줄 가능성이 있는 모든 물리적 환경요소를 인위적으로 조절하고 관리함으로써, 질병을 예방하고 건강을 유지·증진시키는 것을 목적으로 하는 공중보건의 핵심 분야이다.

세계보건기구(WHO) 환경위생전문위원회(ECES)에서는 "환경위생이란 인간의 생존과 건강에 해를 끼치거나 끼칠 수 있는 모든 물리적 생활환경 요소를 통제하는 것이다"라고 정의하고 있으며, 이는 환경위생이 단순한 실천 활동을 넘어 환경과 건강의 복합적 관계를 다루는 과학적이고 조직적인 학문임을 의미한다.

따라서 오늘날의 환경위생학은 인간과 환경의 상호관계를 기반으로 질병을 예방하고 쾌적한 생활환경을 조성함으로써 건강 증진은 물론 사회적 효율성과 삶의 질 향상을 동시에 추구하는 포괄적 공중보건 접근이라고 할 수 있다 그림 5-1 .

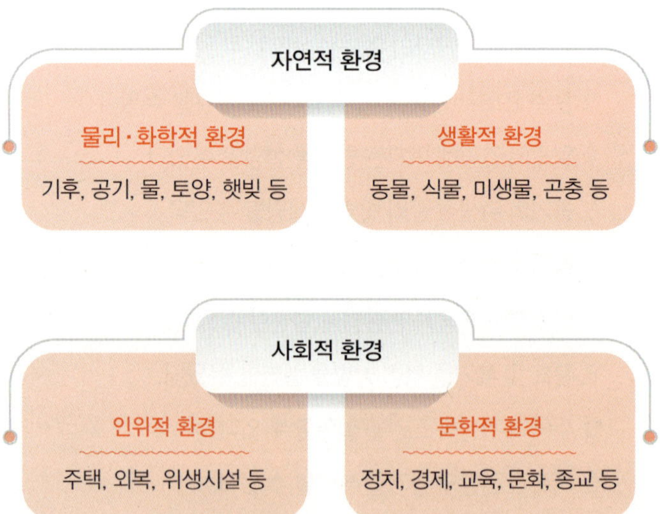

그림 5-1 환경의 분류

2) 환경위생과 환경보건

환경위생은 인간의 건강에 직접적 또는 간접적으로 영향을 미치는 물리적, 화학적, 생물학적 환경요인으로부터 위해를 예방하고 쾌적한 생활환경을 조성하기 위한 활동을 말한다. 이에 반해 환경보건은 환경오염과 같은 환경요인이 인체 건강에 미치는 영향을 평가하고 관리하는 보다 포괄적 개념으로, 환경위생을 포함하여 건강영향평가, 환경정책 수립 및 관리까지 아우른다. 즉, 환경위생이 오염 방지 및 관리 중심의 예방적 차원이라면, 환경보건은 인간의 건강 보호를 목표로 하는 보다 통합적이고 체계적인 접근을 의미한다. 오늘날에는 기후변화, 대기오염, 수질오염, 화학물질 노출 등 다양한 환경 문제가 대두되면서, 환경위생과 환경보건의 중요성은 더욱 강조되고 있다.

3) 환경보건 영역

환경보건의 영역은 인간 건강에 영향을 미치는 다양한 환경 요인을 관리하고 건강 피해를 예방하기 위한 모든 활동을 포함한다. 주요 영역으로는 대기오염, 수질오염, 토양오염, 소음·진동 관리, 폐기물 관리, 생활화학제품 및 유해물질 안전관리, 실내공기질 관리, 기후변화와 건강 영향 대응, 환경성 질환 예방 및 관리 등이 있다. 또한 건강영향평가, 환경보건 정책 수립, 환경 감시와 위험평가 활동도 포함되며, 이는 환경 위해 요인을 최소화하고 쾌적하고 건강한 생활환경을 조성하는 것을 목표로 한다. 최근에는 기후변화, 미세먼지, 유해화학물질 문제 등으로 인해 환경보건의 중요성이 더욱 부각되고 있으며, 통합적이고 예방적인 접근이 강조되고 있다.

4) 환경 공중보건 사업

환경 공중보건 사업은 국민의 건강을 보호하고 질병을 예방하기 위해 생활환경의 물리적, 화학적, 생물학적 유해요소를 관리·개선하는 조직적 활동을 말한다. 주요 사업 영역에는 상수도 공급과 수질 관리, 하수 및 폐기물 처리, 대기오염 관리, 식품위생 및 주거위생 관리, 해충 및 쥐 방제, 소독·멸균 활동, 작업환경 관리, 소음 및 진동 관리, 방사선 안전관리, 기후변화 대응 등이 포함된다. 또한 국민 건강에 영향을 미칠 수 있는 환경 위해요인에 대해 환경감시, 건강영향평가, 환경성 질환 예방 등의 활동을 수행한다. 환경 공중보건 사업은 예방적 차원에서 환경위생을 유지·관리하는 것뿐만 아니라, 지속가능한 건강 환경 조성과 환경보건 정책 수립을 통한 건강권 보호를 목표로 한다.

02 기후와 온열인자

1) 기후(Climate)

(1) 기후의 개념

기후란 지구를 둘러싸고 있는 대기(大氣)의 종합적인 상태로, 특정 지역에서 장기간에 걸쳐 반복적으로 나타나는 대기현상의 평균적 경향을 말한다. 기후는 지상 약 11km 이내의 대류권에서 주로 형성되며, 해당 지역의 지리적 조건(위도, 고도, 지형, 해류 등)에 따라 독특한 기후 특성이 나타난다.

기후는 일시적이고 순간적인 '기상(weather)'과 구분되며, 기상은 맑음, 비, 구름, 바람 등의 단기적인 대기 상태를 의미한다. 이와 관련된 용어로는 하루 동안의 종합적인 기상 현상을 의미하는 '일기(日氣)', 특정 시점과 장소의 기상 상태를 뜻하는 '천기(天氣)' 등이 있다.

(2) 기후 유형과 기후대

기후는 일반적으로 지구의 위도, 해류, 해발고도, 지형 등에 따라 다양한 형태로 나타나며, 다음과 같이 구분할 수 있다.

① 기후 유형의 분류

구분	특징	대표 지역	보건 관련 특성
열대기후	연중 고온, 강수량 많음	동남아, 아프리카 적도	열사병, 감염병(말라리아, 뎅기열 등) 위험↑
건조기후	강수량 매우 적고 건조	사하라 사막, 중동	탈수, 호흡기질환, 식수 부족 문제
온대기후	사계절 뚜렷, 인구 밀집 지역	한국, 일본, 유럽	계절성 질환(독감 등), 기후 변화 민감
냉대기후	겨울이 길고 매우 추움	러시아, 북유럽	저체온증, 동상, 난방 관련 사고 ↑
한대기후	대부분 영하, 얼음과 눈	그린란드, 남극	거주 인구 적음, 생존·의료 접근성 낮음

② 쾨펜(Köppen)의 기후대 분류

기후를 과학적으로 분류하는 대표적인 방법은 독일의 기후학자 쾨펜(Wladimir Köppen)이 제시한 기후대(Köppen climate classification) 체계이다. 이 분류는 식생, 기온, 강수량 기준에 따라 다음과 같이 나뉜다 그림 5-2.

기호	기후대	특징
A	열대기후	월 평균 기온 18℃ 이상, 강수량 많음
B	건조기후	강수량이 증발산량보다 적음
C	온대기후	온화한 겨울, 월평균 0~18℃ 사이
D	냉대기후	추운 겨울, 월평균 0℃ 이하
E	한대기후	모든 달 평균 기온 10˚℃ 미만
(*H*)	고산기후	해발고도에 따라 별도 분류 가능

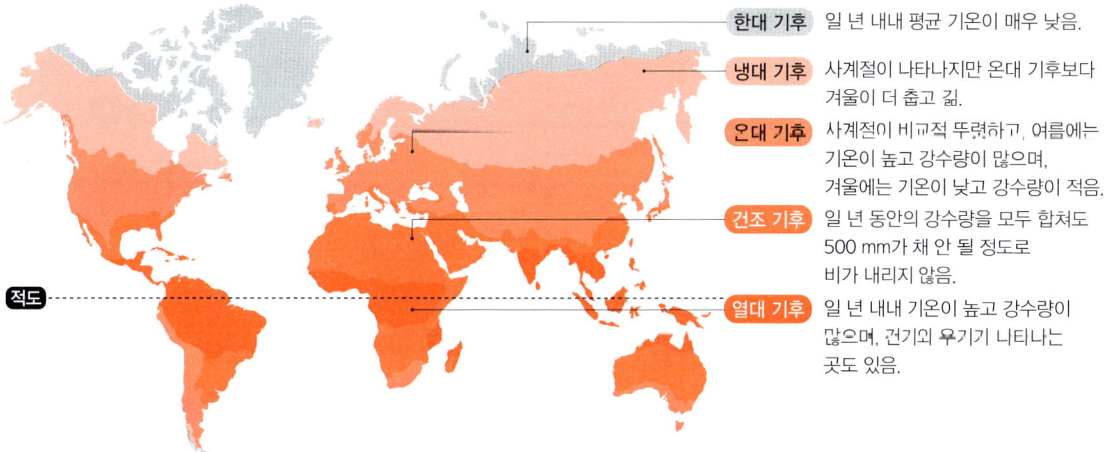

그림 5-2 위도에 따른 기후대

(3) 기후와 보건

기후는 인간의 건강에 직·간접적인 영향을 미치는 주요 환경요인으로, 고온, 한랭, 습도, 강수량, 일조량, 기압 등의 변화가 신체 생리기능과 질병 발생에 큰 영향을 준다. 고온은 열사병, 열탈진 등의 온열질환 발생을 증가시키며, 한랭은 저체온증, 심혈관계 질환 악화를 초래할 수 있다. 또한 기후 변화는 감염병의 유행 양상에 영향을 미쳐 모기매개 질병, 수인성 질병 등이 증가할 수 있으며, 농업, 식량안보, 대기질 악화 등을 통해 간접적으로도 건강에 악영향을 미친다. 최근에는 지구온난화, 이상기후, 기후재난의 빈도 증가로 인해 기후와 보건 간의 연계성이 더욱 주목받고 있으며, 이에 따라 기후변화에 대한 보건 대응전략과 예방적 관리가 중요한 과제로 부각되고 있다.

2) 온열인자

(1) 기온(Air temperature)

① 기온의 정의

기온이란 대기 중 공기의 온도, 즉 공기 입자의 평균 운동 에너지 수준을 의미한다. 이는 인간이 느끼는 더위 또는 추위의 가장 기본적인 기준이 되는 요소이며, 온열조건 중 가장 직관적인 환경요소이다.

② 기온의 측정

기온은 일반적으로 섭씨(℃) 또는 화씨(°F)로 측정되며, 기상관측소에서 일정한 조건(1.5~2m 높이, 그늘진 위치)에서 측정된 수치를 공식 기온으로 사용한다.

일상생활에서 사용되는 기온은 대개 기상청의 일최고기온, 일최저기온, 일평균기온 등을 말한다.

(2) 기습(Air humidity)

① 기습의 정의

기습이란 대기 중에 포함된 수증기의 양, 즉 공기의 습도를 의미한다. 이는 공기가 수분을 포함하고 있는 정도를 나타내며, 인간의 체온조절 및 쾌적감에 큰 영향을 미친다.

② 기습의 종류

기습은 측정 방식에 따라 다양한 지표로 나타낼 수 있으며, 상대습도가 가장 널리 사용된다.

용어	정의	설명
절대습도	$1m^3$의 공기 중 수증기의 실제 양(g/m^2)	수분 함유량 그 자체
포화습도	특정 온도에서 공기가 포함할 수 있는 수분의 최대치	온도가 높을수록 포화습도도 증가
상대습도(%)	현재 수증기량 ÷ 포화수증기량 × 100	체감에 가장 밀접한 지표
특정부피습도	공기 1kg 중 수증기 g 수치	대기과학에서 사용됨

(3) 기류(Air movement)

기류는 대기 중 공기의 이동을 의미하며, 주로 기온과 기압의 차이에 의해 발생한다. 이러한 공기의 흐름은 인체의 체온 조절, 실내 환기, 신진대사 촉진 등 다양한 보건학적 측면에서 중요한 역할을 한다.

① 기류의 강도와 분류

무풍(無風): 풍속이 0.1 m/sec 이하로, 공기의 흐름이 거의 느껴지지 않는 상태

- 불감기류(不感氣流): 풍속이 0.5 m/sec 이하로, 의복 내부에서 느껴지는 미세한 기류로 '의복기류'라고도 한다.
- 쾌감기류(快感氣流): 실내에서는 풍속이 0.2~0.3 m/sec, 실외에서는 약 1.0 m/sec로, 인체에 쾌적하게 느껴지는 기류

② 기류의 측정 방법

기류의 측정은 환경에 따라 적절한 도구를 사용하여 이루어진다.

- 실내 기류 측정: 주로 카타온도계(Kata thermometer)를 사용하여 측정
- 실외 기류 측정: 풍차속도계, 아네모메타, 피토트튜브를 활용하여 측정

(4) 복사열(Radiation heat)

복사열은 태양광선이나 난로, 가열된 벽면 등에서 나오는 적외선 형태의 열에너지로, 공기 중을 매개로 하지 않고 직접적으로 인체에 열을 전달한다. 실외에서는 수로 태양으로부터, 실내에서는 복사열을 내는 물체로부터 영향을 받으며, 실제 기온보다 높은 체감온도를 유발한다. 복사열의 강도는 거리의 제곱에 반비례해 감소하며, 주변 물체의 온도가 기온과 비슷하거나 일정 거리 이상 떨어져 있으면 영향은 미미하다. 복사열의 측정에는 Vernon이 고안한 흑구온도계(Globe thermometer)가 사용된다.

03 온열요소의 작용

1) 쾌감대(Comfort zone)

쾌감대란 인간이 계절에 맞는 의복을 입고 있을 때, 기온·기습·기류의 상호작용 속에서 대다수가 쾌적하다고 느끼는 온열환경의 범위를 말한다. 일반적으로 무풍 상태에서 기온 17~18℃, 상대습도 60~65%일 때 쾌감을 가장 잘 느끼며, 이 범위는 계절, 작업량, 의복 상태, 개인차에 따라 달라질 수 있다. 이 가운데에서 인간이 가장 이상적인 온열감을 느끼는 특정 조합의 온도·습도·기류 조건을 쾌감점(comfort point)이라 하며, 이는 활동 강도에 따라 달라진다. 예를 들어 안정 시에는 습구온도 16℃, 기류 0.65~0.75 m/sec, 중노동 시에는 습구온도 14℃, 기류 약 1 m/sec에서 쾌감점이 형성된다. 이러한 쾌감대와 쾌감점의 개념은 체온조절, 작업 효율, 건강 관리에 있어 매우 중요한 환경지표로 활용된다 그림 5-3.

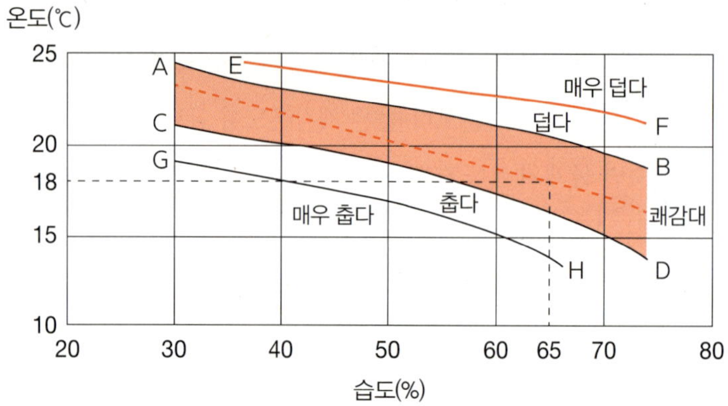

그림 5-3 실내에서 쾌감대의 온도와 습도의 관계

2) 감각온도(Effective temperature)

감각온도란 기온, 습도, 기류의 세 가지 온열요소가 종합적으로 작용하여 인체가 실제로 느끼는 체감온도를 의미하며, 이는 포화습도(100%)와 무풍(0 m/sec) 상태에서 동일한 온열감을 주는 기온을 기준으로 산정된다. 특히 여름철 최적 감각온도는 21.7℃, 겨울철은 18.9℃로 나타났는데, 겨울철에 더 낮은 온도에서도 쾌적함을 느끼는 것은 계절에 따른 생리적 순응(기후 순응) 때문으로 해석된다. 감각온도는 냉난방 설계, 작업장 안전관리, 건강 보호 등 다양한 공중보건 분야에서 유용하게 활용되는 지표이다.

3) 불쾌지수(Discomfort Index, DI)

불쾌지수란 기온과 습도 또는 습구온도의 조합을 통해 사람이 느끼는 온열적 불쾌감의 정도를 수치화한 지표로, 1959년 6월 미국 기상국이 일기예보에 처음 도입한 이후 전 세계적으로 널리 사용되고 있다. 불쾌지수는 주로 실내 환경에 적용되는 한계가 있으나, 열쾌적성 평가와 폭염 대응 등에 유용하게 활용된다. 일반적으로 불쾌지수 70 이상이면 약 10%가 불쾌감을 느끼고, 75 이상은 50%, 80 이상은 거의 모든 사람이 불쾌감을 느끼며, 85 이상은 견디기 어려운 수준에 도달하게 된다.

불쾌지수(DI) = (건구온도 ℃+ 습구온도 ℃) × 0.72(기온 습구온도) + 40.6
(건구온도 ℉ + 습구온도 ℉) × 0.4 + 14

4) 냉각력(Cooling power)

냉각력이란 기온, 기습이 낮고 기류가 클 때 인체로부터 열이 방출되는 능력, 즉 주위 환경이 인체의 체열을 빼앗는 힘을 말한다. 이는 열환경의 시원함 정도를 평가하는 지표로, 기온·습도·기류가 종합적으로 작용하는 결과로 나타난다. 냉각력은 알코올을 이용한 카타온도계를 활용하여 측정된다. 냉각력이 높을수록 인체의 열 발산이 촉진되나, 과도하면 저체온증, 동상 등 냉해 위험이 커질 수 있으며, 냉각력이 낮을 경우에는 체열 축적으로 인한 열사병 위험이 증가한다.

5) 체온조절(Thermoregulation)

(1) 정상체온

정상체온이란 인체가 생리적 기능을 정상적으로 유지하기 위한 기본적인 내적 온도로, 일반적으로 섭씨 36.5℃에서 37.5℃범위가 정상으로 간주한다. 체온은 측정 부위(구강, 직장, 겨드랑이, 고막 등)에 따라 다소 차이를 보이며, 직장온도는 구강보다 약 0.30.5℃ 높고, 겨드랑이는 구강보다 0.30.5℃ 낮다. 또한 시간대(일주기 리듬), 연령, 성별, 활동량, 스트레스, 호르몬 변화 등에 따라 체온은 자연스럽게 변동할 수 있으며, 일반적으로 아침보다 오후가 약간 높고, 여성은 배란기 전후에 체온이 상승하는 경향이 있다. 체온은 인체 항상성(homeostasis)의 핵심 지표로, 감염, 염증, 외상, 탈수 등 다양한 건강 상태의 변화를 반영하며, 38℃ 이상은 발열, 35℃ 이하로 떨어지면 저체온으로 간주하여 적극적인 보건학적 개입이 필요하다.

(2) 체열생산 및 방산

체열생산과 방산은 인체의 체온을 일정하게 유지하기 위한 생리적 항상성 조절 기전으로, 체열은 주로 뼈대근육(59.5%)에서 가장 많이 생성되며, 그 외에 간장(21.9%), 신장(4.4%), 심장(3.6%), 호흡(2.8%) 등의 대사 활동을 통해 생성된다. 이렇게 생성된 열은 다양한 경로를 통해 외부로 방산되는데, 그 중 피부를 통한 복사 및 전도(70.3%)가 가장 큰 비중을 차지하며, 이어서 피부의 증발(14.5%), 허파꽈리(폐포)를 통한 증발(7.2%), 호흡 시 손실(3.5%), 소변·대변을 통한 손실(1.8%) 순으로 나타난다. 체열의 생산과 방산이 균형을 이루면 정상체온이 유지되어 생리적 항상성(homeostasis)이 유지되지만, 환경 변화나 질병, 수분 부족 등으로 이 균형이 깨질 경우 발열, 저체온증, 열사병 등 다양한 열 관련 이상반응이 발생할 수 있다.

(3) 최적온도(지적온도, Optimal temperature)

최적온도란 인체의 체온조절에 가장 적절한 열환경을 의미하며, 인체가 생리적 반응(예 발한, 떨림 등)을 최소한으로 유지하면서 쾌적감, 효율성, 건강을 동시에 확보할 수 있는 상태를 말한다. 최적온도는 그 목적에 따라 주관적, 생산적, 생리적 세 가지로 구분된다. 주관적 최적온도는 개인이 감각적으로 가장 쾌적하게 느끼는 온도이며, 생산적 최적온도는 작업이나 학습 시 생산성과 집중력이 가장 높은 온도, 생리적 최적온도는 신체 에너지 소모가 가장 적고 생리적 기능이 가장 안정적으로 유지되는 온도를 뜻한다.

일반적으로 거실의 최적온도는 18±2℃, 침실의 최적온도는 15±1℃, 병실은 21±2℃ 정도로 제시된다.

04 일광과 건강

일광은 태양에서 일어나는 열핵반응(thermonuclear reaction)에 의해 방출되는 태양복사선으로, 인체에 다양한 생리적 영향을 미친다. 태양광선은 적외선 52%, 가시광선 34%, 자외선 5% 정도로 이루어져 있다. 이러한 태양광선은 신진대사 촉진, 발육·성장, 살균 작용 등 여러 유익한 효과를 가지며, 특히 자외선 B는 피부에서 비타민 D 합성을 유도해 골 건강과 면역력 향상에 기여한다. 또한 일광은 생체리듬 조절, 우울증 완화, 정서적 안정감에도 긍정적인 영향을 미친다. 그러나 과도한 자외선 노출은 피부 화상, 광노화, 백내장, 피부암 등의 유해작용을 일으킬 수 있어 주의가 필요하다.

1) 자외선(Ultraviolet, UV)

자외선은 태양복사선 중 가시광선보다 파장이 짧고, 적외선보다 에너지가 큰 전자기파로, 파장에 따라 UV-A(320~400nm), UV-B(280~320nm), UV-C(100~280nm)로 나뉜다. 자외선은 공중보건 측면에서 긍정적 작용과 부정적 작용을 동시에 가지는 양면적 환경 요인이다. UV-B는 피부에서 비타민 D 합성을 유도하여 골다공증 예방, 면역력 증신, 암 예방 등에 기여하며, 일정 수준의 자외선은 세균·바이러스의 살균 작용과 건선 등 피부질환 치료에도 활용된다. 그러나 자외선에 과도하게 노출되면 일광화상, 광노화(피부 노화), 기미·주근깨 등 색소질환, 장기적으로는 피부암 발생 위험을 높이며, UV-A는 피부 깊은 층까지 침투하여 콜라겐을 파괴하고, 백내장 등 안질환의 원인이 되기도 한다. 특히 UV-C는 가장 강력하지만 대부분 오존층에서 차단되며, 인공 살균용으로 활용된다. 자외선은 적절한 수준에서는 건강에 유익하지만, 과다 노출 시에는 중대한 건강위해 요인이 되므로, 시간·강도·노출 부위에 따른 조절과 보호가 필요하다.

2) 가시광선(Visible ray)

가시광선은 파장 400~750nm(4,000~7,500Å) 범위의 빛으로, 눈의 망막을 자극하여 색상과 명암을 인식하게 하는 전자기파이다. 이는 일상생활에서 시각 기능의 핵심 요소일 뿐 아니라, 정신기능에도 영향을 미친다. 예를 들어 적색은 온감, 청색은 냉감, 검은색은 압박감을 유도하는 등의 심리적 반응을 유발한다. 또한 가시광선은 조도의 적정 여부에 따라 눈 건강과 작업 능률에 영향을 주는데, 조명이 부족할 경우 시력 저하, 눈의 피로, 근시, 안구진탕증, 집중력 저하 등이 발생하며, 반대로 조명이 과도할 경우 눈부심, 시야 협착, 망막변성, 두통, 암순응 장애, 심한 경우 실명까지도 유발할 수 있다. 따라서 가시광선은 눈의 기능 유지 뿐만 아니라, 생리적 안정과 정신적 효율성에도 영향을 미치는 필수적인 빛의 요소이며, 적정한 조명 환경 유지와 광원 관리가 중요하다.

3) 적외선(Infrared ray)

적외선은 파장 780nm(7,800Å) 이상의 광선으로, 열을 전달하는 특성이 강해 열선이라고도 불리며, 근적외선(750~3,000nm), 중적외선(3,000~30,000nm), 원적외선(30,000nm 이상)으로 구분된다. 적외선은 고열 물체에서 나오는 복사열의 주 성분으로, 인체에 조사되면 조직 온도를 상승시키고, 피부 홍반 유도, 국소 혈관 확장, 혈액순환 촉진, 진통 효과, 뇌 온도 상승 등 긍정적인 생리 작용을 유도하여 물리치료, 통증 완화, 온열요법 등에 유익하게 사용된다. 그러나 과도한 노출은 일사병, 두통, 열경련, 화상 등 온열 질환을 유발할 수 있으며, 특히 용접공, 유리공, 제철소 근로자 등 적외선 노출이 많은 직업군에서는 백내장, 각막염 등 안구 질환의 위험이 높다. 따라서 적외선은 의학적·생리적으로 유용한 에너지원이면서도, 장시간 노출 시 보건학적 관리가 요구되는 열복사 자극원이다.

05 공기와 건강

1) 공기의 개요

공기란 지상에서부터 약 1,000km 상공까지 형성된 대기층을 구성하는 혼합기체로, 주로 대기권의 하층부인 대류권(약 해발 11km 이내)에 대부분 존재한다. 공기의 조성은 비교적 일정하며, 질소(N_2)가 약 78%, 산소(O_2) 약 21%, 그 외에 아르곤(Ar), 네온(Ne), 헬륨(He), 메탄(CH_4), 크립톤(Kr), 수소(H_2), 산화질소(N_2O), 크세논(Xe) 등의 미량가스로 구성된다 표 5-1 . 공기는 인간 생존에 필수적인 공기, 물, 음식물 중 가장 우선되는 요소로, 성인은 하루에 약 13kℓ의 공기를 흡입하며, 공기 없이 단 5분도 생존이 어려울 만큼 생명 유지에 결정적이다. 공기는 호흡작용을 통한 산소 공급, 체온 조절, 소리의 전달, 연소와 에너지 대사 유지 등 다양한 생리적 기능을 담당하며, 동시에 먼지, 미생물, 오염물질을 포함할 수 있어 공기 질의 청정도는 건강과 직결된다. 따라서 공기는 단순한 자연환경 요소를 넘어서, 공중보건학에서 가장 기본적이고 필수적인 생존 환경 요소로 관리되어야 한다.

표 5-1 정상 공기의 화학적 성분 공기의 조성(건조공기 기준)

성분	화학기호	체적백분율(%)
질소	N_2	약 78.08%
산소	O_2	약 20.95%
아르곤	Ar	약 0.93%
이산화탄소	CO_2	약 0.03~0.04%
네온	Ne	0.0018%
헬륨	He	0.0005%
메탄	CH_4	0.0002%
크립톤	Kr	0.0001%
수소	H2	0.00005%
산화실소	N_2O	0.00003%
크세논	Xe	0.000009%

2) 공기의 자정작용(Self purification of air)

공기의 자정작용이란 공기 중에 포함된 오염물질이나 불순물이 자연적으로 제거되면서, 대기 조성이 일정하게 유지되는 현상을 말한다. 인간의 호흡과 물질의 연소로 인해 이산화탄소(CO_2)는 증가하고 산소(O_2)는 감소하지만, 자연계는 이를 조절하는 다양한 정화 기능을 갖고 있다. 주요 자정작용에는 다음과 같은 다섯 가지가 있다.

❶ 희석작용 – 대기 중 오염물질이 넓은 공간으로 퍼져 농도가 낮아짐

❷ 세정작용 – 강우나 강설에 의해 수용성 가스와 분진이 씻겨 나감

❸ 산화작용 – 산소(O_2), 오존(O_3), 과산화수소(H_2O_2) 등 산화제가 오염물질을 화학적으로 분해

❹ 살균작용 – 자외선(UV)에 의한 공기 중 세균 및 병원체 제거

❺ 탄소동화작용 – 녹색식물의 광합성을 통해 이산화탄소(CO_2)를 흡수하고 산소(O_2)를 방출

3) 호흡(Respiration)

호흡은 인간이 생명을 유지하기 위해 외부 공기 중 산소(O_2)를 흡입하고, 체내에서 생성된 이산화탄소(CO_2)와 수증기를 배출하는 생리적 작용으로, 들숨(inspiration)와 날숨(expiration) 과정이 주기적·반복적으로 이루어진다. 이 작용은 폐의 말단 구조인 폐포(alveoli)에서 일어나며, 공기 중 기체 성분의 분압 차이에 의해 산소는 혈액으로, 이산화탄소는 폐포 내로 이동한다. 흡입된 산소는 혈액 내 헤모글로빈(Hb)과 결합하여 산화헤모글로빈(HbO_2) 형태로 온몸의 조직과 세포로 운반되고, 조직세포에서 발생한 이산화탄소는 혈액을 통해 폐로 되돌아와 날숨 시 배출된다. 이처럼 호흡은 기체 교환을 통해 세포의 대사를 가능하게 하는 핵심 생명현상이며, 산소 공급이 중단되면 몇 분 내에 생명이 위협받을 수 있다.

4) 산소(Oxygen, O_2)

산소는 인간을 포함한 모든 생물의 생명유지에 필수적인 기체로, 대기 중 약 21%의 농도로 존재하며, 일반적으로 15~27% 범위 내에서 변동된다. 성인 기준으로 안정 시 하루 약 12~13kℓ의 공기를 호흡한다. 산소는 폐에서 흡수되어 헤모글로빈(Hb)과 결합한 HbO_2 형태로 온몸 조직에 공급되고, 세포 내 산화작용을 통해 에너지를 생성한다. 그러나 산소 농도가 낮아지면 저산소증(hypoxia)이 발생하며,

14% 이하에서는 생리적 기능 저하, 10% 이하에서는 호흡곤란, 7% 이하에서는 의식상실과 질식 위험, 4% 이하에서는 1분 이내 사망에 이를 수 있다. 반대로 고농도 산소나 고압 산소 환경에서는 산소중독(oxygen poisoning)이 발생하여 폐 손상, 중추신경계 이상 등을 유발할 수 있다.

5) 이산화탄소(Carbon dioxide, CO_2)

이산화탄소는 대기 중 약 0.03%를 차지하는 무색·무취의 약산성 비독성 가스로, 호흡작용의 대사산물이며, 소화제나 청량음료 등에도 이용된다. 성인은 안정 시 호기 중 약 4%의 이산화탄소를 배출하며, 시간당 약 20L의 CO_2를 방출하게 된다. 일반적으로 실내 공기질의 오염 상태를 평가하는 지표로 사용되며, 공중보건학적 허용기준(서한량)은 0.1%(1,000ppm)이다. 실내 이산화탄소 농도가 3% 이상이 되면 불쾌감, 5% 이상에서는 호흡중추가 자극되어 과호흡 유발, 7% 이상이면 호흡곤란, 10% 이상일 경우 의식상실 및 사망에 이를 수 있다. 또한 CO_2는 대표적인 온실가스로, 농도가 증가할수록 지구온난화와 기후변화의 주요 원인이 되며, 이는 장기적으로 생태계 및 인간 건강에 위협을 가하는 요소이다. 따라서 이산화탄소는 인체 생리와 환경 건강 모두에 밀접한 영향을 미치는 중요 가스로서, 실내 환기, 도시 대기 관리, 온실가스 감축 등 전방위적 공중보건적 접근이 필요하다.

6) 일산화탄소(Carbon monoxide, CO)

일산화탄소는 무색, 무취, 무미, 무자극성의 기체상 맹독성 물질로, 탄소를 포함한 물질이 불완전연소될 때 발생한다. 공기보다 가벼운 이 기체는 인체에 흡입되면, 혈액 내 산소운반체인 헤모글로빈(Hb)과 산소보다 약 200~300배(평균 250배) 강하게 결합하여 카르복시헤모글로빈(COHb)을 형성하고, 산소 운반과 세포 호흡을 방해함으로써 산소 결핍성 중독(저산소증)을 유발한다. 흡입 공기 중 일산화탄소 농도가 0.05~0.1% 이상이면 중독 증상이 나타나며, 1시간 기준 허용치는 0.04%(400ppm), 8시간 기준 서한량은 0.01%(100ppm)이다. 혈중 COHb 농도에 따라 증상이 달라지며, 10% 미만은 무증상, 10~20%는 경증 두통, 20~40%는 심한 두통·구토, 40~50%는 시야장애, 50~60%는 경련·의식혼미, 60~70% 이상에서는 호흡곤란과 사망에 이를 수 있다.

7) 질소(Nitrogen, N_2)

질소는 대기 중 약 78.1%를 차지하는 대표적인 불활성 기체로, 정상 기압에서는 인체에 직접적인 생리적 영향을 주지 않는 무해한 기체이다. 하지만 고기압 환경에서는 생리적 변화가 발생할 수 있으며, 특히 4기압 이상에서 중추신경계에 마취 작용, 10기압 이상에서는 의식상실 및 사망에 이를 수 있다. 이러한 현상은 주로 잠수 작업, 잠함 작업, 고압 챔버 작업 등에서 나타나며, 고압 상태에서 혈액 속에 용해된 질소가 급격한 감압 시 기체 상태로 변하면서 기포를 형성하게 되는데, 이 기포가 모세혈관을 막고 혈전처럼 작용하여 관절통, 어지럼증, 마비, 호흡곤란 등을 일으킨다. 이러한 증상을 감압병(decompression sickness) 또는 잠함병(caisson disease)이라 하며, 중증일 경우 고압산소 치료가 필요하다.

8) 오존(Ozone, O_3)

오존은 대기 중에서는 주로 성층권(지상 약 20~30km 상공)에 오존층을 형성하고 있다. 오존층은 태양에서 방출되는 강한 자외선 중 UV-C를 거의 완전히 차단 및 UV-B의 대부분을 흡수하여, 지표면 생명체를 유해 자외선과 방사선으로부터 보호하는 천연 방패 역할을 한다. 이로 인해 피부암, 백내장, 면역억제 등의 자외선 피해를 감소시키고, 지구 생태계를 안정화시킨다. 그러나 오존이 지표면 근처(대류권)에서 생성되면 자동차 배기가스나 산업 오염물질과 반응하여 광화학 스모그의 주원인으로 작용, 호흡기 자극, 눈의 통증, 기침, 천식 악화 등 인체에 유해한 오염물질로 전환된다.

9) 실내공기 오염(Indoor air pollution)

실내공기 오염은 밀폐된 공간에서 사람의 활동, 건축자재, 환기 부족 등의 원인으로 공기 조성이 변화하여, 다양한 생리적·심리적 이상 증상을 유발하는 현상이다.

① 군집독(Crowd poisoning)

군집독은 좁은 실내에 많은 사람이 밀집된 상태에서 공기 중 이산화탄소(CO_2), 일산화탄소(CO), 체취, 고온·고습, 무풍 상태 등이 복합 작용하여 현기증, 구토, 식욕저하, 피로감 등을 유발하는데, 이러한 증상은 대부분 '환기 부족'에 기인하므로, 가장 효과적이고 핵심적인 예방책은 주기적이고 적절한 환기이다. 특히 냉·난방 기기를 사용하는 계절에는 창문을 닫고 생활하기 쉬워, 환기의 중요성이 더욱 커진다.

② 빌딩증후군(Sick building syndrome)

빌딩증후군은 주로 밀폐된 건물 내부에서 생활하거나 근무하는 사람들이 특별한 질환 진단 없이 다양한 신체적 불편감을 호소하는 현상을 말한다. 주요 증상으로는 두통, 눈·코·목의 자극감, 피로감, 피부 가려움증, 집중력 저하, 호흡기계 이상 등이 있으며, 증상은 건물 내부에 있을 때 심해지고 건물 밖으로 나오면 호전되는 경향을 보인다. 원인으로는 환기 불량, 휘발성 유기화합물(VOCs), 실내 먼지, 곰팡이, 건축자재나 사무기기에서 방출되는 화학물질 등이 있으며, 건물 관리 및 환기 개선, 오염원 제거가 주요 예방 대책이다.

③ 새집증후군(New house syndrome)

새집증후군은 새로 건축하거나 리모델링한 주택, 사무실 등에서 발생하는 증후군으로, 건축자재, 벽지, 접착제, 바닥재 등에서 방출되는 포름알데히드, 톨루엔, 벤젠 등의 휘발성 유기화합물(VOCs)과 기타 유해물질에 의해 유발된다. 주요 증상은 두통, 눈과 코의 자극, 피부 트러블, 알레르기 반응, 호흡기 질환 등이며, 특히 어린이, 노약자, 알레르기 질환자는 더욱 민감하게 반응할 수 있다. 예방을 위해서는 신축 또는 리모델링 후 충분한 환기, 저휘발성 자재 사용, 공기정화장치 설치 등이 필요하며, 정부 차원에서도 건축자재 유해물질 방출 기준을 강화하고 있다.

06 물과 건강

1) 물의 개요

물은 인체와 환경에 없어서는 안 될 생명의 기본 요소로, 인간의 생명을 유지하는데 있어서 공기 다음으로 중요한 요소이다. 인체의 약 60~70%를 구성하며, 영양소의 운반, 체온 조절, 노폐물 배출, 생화학적 반응 매개 등 생리적으로 필수적인 역할을 한다. 특히 성인은 하루 약 2~2.5리터의 수분을 섭취해야 생명 유지가 가능하며, 수분 결핍 시 탈수, 전해질 불균형, 생리기능 저하 등이 초래된다. 공중보건학적으로 물은 단순한 생리적 자원을 넘어, 위생, 질병 예방, 환경 관리의 핵심 자원이며, 특히 수인성 감염병 예방과 안전한 식수 공급, 하수 처리 및 수질 관리는 지역사회 건강의 기초이다.

(1) 물의 자정작용(Self-purification)

물의 자정작용이란 유입된 오염물질이 자연적인 물리적, 화학적, 생물학적 과정을 통해 점차 분해·제거되어 수질이 스스로 회복되는 현상을 말한다. 물리적 작용으로는 오염물의 희석작용과 침전작용이 있으며, 화학적 작용으로는 산소 공급에 의한 유기물 분해, 산화작용, 태양 자외선에 의한 살균 작용이 이루어진다. 생물학적 작용으로는 물속의 미생물이 유기물을 분해하거나, 수중생물이 세균 등을 식균(食菌)하는 정화작용이 포함된다. 이러한 자정작용은 일정 범위 내의 오염은 자연적으로 회복할 수 있게 해주지만, 오염 부하가 자정 능력을 초과하면 수질이 심각하게 악화될 수 있다.

(2) 물의 특성

- 가장 좋은 용매로, 다양한 물질을 잘 용해시킨다.
- 강한 이온화 작용과 높은 이온 용해성을 지닌다.
- 가시광선 및 장파장 자외선을 투과하는 성질이 있다.
- 기화열과 용해열이 커서, 열 조절 및 체온 유지에 효과적이다.
- 액체 상태에서 밀도가 가장 크며, 안정적인 상태를 유지한다.
- 표면장력이 강해 모세관 현상 등이 잘 일어난다.
- 열 저장 능력이 뛰어나 기온 변화를 완충하는 기능을 한다.

(3) 물의 중요성

물은 모든 생명체의 생리적 기능을 수행하는 데 필수적인 요소로, 인간의 경우 체중의 약 60~70%가 물로 구성되어 있다. 이 중 약 40%는 세포 내, 20%는 조직액, 5%는 혈액 내에 존재하며, 물은 영양소의 운반, 체온 조절, 노폐물 배출, 세포 대사 반응의 매개체로서 핵심적인 역할을 한다. 성인은 하루에 약 2~2.5리터의 물을 섭취해야 정상적인 생리기능을 유지할 수 있으며, 체내 수분이 10%만 부족해져도 탈수 증상, 혈액농축, 열조절 장애 등의 생리적 이상이 나타나고, 20% 이상 부족하면 생명까지 위협받을 수 있다. 따라서 물은 단순한 식품이 아닌 생명 유지의 필수 자원이며, 공중보건적 측면에서 안전하고 지속적인 수자원 공급과 수질 관리가 매우 중요하다.

2) 물의 보건상 문제

(1) 수인성 질병 문제

수인성 질병이란 병원체에 오염된 물을 통해 전파되는 감염병으로, 대표적으로 콜레라, 장티푸스, 파라티푸스, 세균성 이질, A형 유행성 간염 등이 있다. 이들 질병은 대부분 병원성 미생물(세균, 바이러스, 기생충 등)이 위생 관리가 부실한 수도, 지하수, 오염된 음용수를 통해 인체에 침입하면서 발생하며, 특히 개발도상국, 재난 지역, 대규모 집단생활시설에서 집단 발생 위험이 높다. 1926년 독일 하노버시에서는 오염된 수도로 인해 장티푸스 발생 이전에 10배에 달하는 원인불명의 발열과 설사 증상이 확산되었고, 이는 '수도열(Hannover fever, water fever)'로 불리며 대장균 등 잡균에 의한 수인성 건강장애로 해석된다. 또한 1900년대 초 미국 메사추세츠주 로렌스시에서는 수도에 여과 시설을 설치한 이후 장티푸스 발병률과 전체 사망률이 함께 감소하였는데, 이를 '밀스-라인케(Mills-Reincke) 현상'이라 하며, 수질 개선이 특정 질병뿐 아니라 전체 건강 수준 향상에 기여함을 보여주는 대표적 사례이다.

(2) 수인성 감염병 특징

- 집단적 또는 폭발적으로 발생하는 경향이 있다.
- 유행지역과 오염된 음료수 사용지역이 일치한다.
- 잠복기가 비교적 길며, 치명률과 2차 감염률은 낮은 편이다.
- 성별, 연령, 직업 등에 관계없이 고르게 발생한다.
- 계절에 관계없이 발생 가능하지만, 여름철에 특히 많이 발생한다.

(3) 대책

- 오염된 물과 음식물의 철저한 관리 및 섭취 금지
- 환자 및 보균자 조기 발견 → 격리 및 적절한 소독 실시
- 파리·쥐 등 위생 해충과 병원 매개체의 구제
- 정화조 및 화장실의 위생적 구조 개선과 정기적 관리
- 상수도 및 하수도의 위생적 공급과 처리체계 유지
- 생활환경 및 식품위생 수준의 전반적 향상
- 장티푸스 등 대상 질환에 대한 예방접종의 적절한 시행

(4) 중금속 및 유해 유기물질

공단지역 및 산업 폐수로부터 유출되는 대표적인 중금속 및 유해물질에는 납(Pb), 수은(Hg), 질산은($AgNO_3$), 카드뮴(Cd), 구리(Cu), 비소(As), 철(Fe), 아연(Zn), 유기인계 농약(P), 페놀(Phenol) 등이 있다. 이들 물질은 주로 도금, 금속 가공, 배터리 및 전선 제조, 석유화학, 농약 산업 등에서 배출되며, 수은은 미나마타병, 카드뮴은 이타이이타이병의 원인으로 대표되는 환경성 공해병과도 깊은 관련이 있다.

(5) 수중 불소와 치아의 영향

우리나라에서는 먹는 물 속 불소(Fluoride)의 기준을 1.5mg/L 이하로 규정하고 있으며, 이는 국민 구강건강 보호와 안전한 수질 관리를 위한 공중보건 기준이다. 불소는 적정 농도(1.5mg/L 이하)에서는 치아 우식증(충치) 예방 효과가 있으나, 2~3mg/L 이상의 고농도 불소수를 장기간 음용할 경우에는 치아 표면에 불규칙한 흰색 또는 갈색·흑색 반점이 나타나는 반상치를 유발할 수 있다.

3) 먹는 물의 수질관리

먹는 물이란 일반적으로 사람이 음용하거나 음식물 조리에 사용하는 물로, 자연 상태 그대로의 지하수, 샘물, 해양심층수 뿐만 아니라 정수 처리된 수돗물, 먹는 샘물, 먹는 해양심층수 등을 포함한다. 우리나라는 「먹는 물 수질기준 및 검사 등에 관한 규칙(환경부령, 2018.12.26 개정)」을 통해 먹는 물의 수질기준, 검사 항목, 검사 주기, 생산·유통·관리 기준 등을 명시하고 있으며, 안전한 음용수 공급을 위한 국가 차원의 법적·기술적 관리 체계를 운영하고 있다.

(1) 미생물

① 일반세균

- 1mL 중 100CFU 이하일 것.
- 직접 인체에 해로운 것은 아니지만, 미생물 오염의 지표로 사용

② 대장균

- 100mL 중 검출되지 않아야 함
- 시험관법, 막여과법, 효소발색법 등이 사용되며, 검출방법이 간단하고 정확하기 때문에 수질오염의 지표로 중요
- 먹는 샘물의 경우 완전시험(3단계)까지 실시

③ 분원성 연쇄상구순, 녹농균, 살모넬라, 쉬겔라

- 250mL 중에서 검출되지 않아야 함.
- 해당 기준은 샘물, 먹는 샘물, 염지하수, 먹는 염지하수, 먹는 해양심층수에만 적용

④ 아황산환원 염기성 포자형성균

- 50mL 중에서 검출되지 않아야 함.
- 적용 대상은 샘물, 먹는 샘물, 염지하수, 먹는 염지하수, 해양심층수 등

⑤ 여시니아균

- 2L 중에서 검출되지 않아야 함.
- 먹는 물 공동시설(공공 우물 등)에서만 적용

(2) 건강상 유해영향 무기물질에 관한 기준

① 암모니아성 실소

- 수질 오염 여부를 추정하는 지표성 물질
- 검출 시, 최근 분변성 유기물질로 오염되었음을 의미함

② 질산성 질소

- 유기성 오염의 정도를 간접적으로 나타냄

- 특히 영유아에게는 청색증(cyanosis)을 유발할 수 있어 민감한 지표
- 기준: 10mg/L 이하일 것

(3) 심미적 영향물질에 관한 기준

① 냄새와 맛

- 소독에 의한 냄새·맛 외의 불쾌한 냄새나 맛이 있어서는 안 됨

② 색도 및 탁도

- 동물 배설물, 하수, 산업폐수 등으로 인한 착색은 위생적 문제 발생 가능
- 기준: 5도 이하
- 무기물, 유기물, 점토, 금속 산화물 등 부유물에 의해 발생
- 기준: 1NTU 이하(NTU: Nephelometric Turbidity Unit)

③ 경도

- 물 속 칼슘·마그네슘 이온 농도를 의미하며, 급격한 수치 변화는 물맛이나 세정력에 영향을 줌.
- 정해진 허용 기준은 없으나, 300mg/L 이하가 권장

④ 과망간산칼륨($KMnO_4$) 소비량

- 물 속 유기물의 산화 소모량을 나타내며, 소비량이 많을수록 수중의 유기물을 간접적으로 추정할 수 있다.
- 기준: 일반적으로 10mg/L 이하 권장

⑤ 수소이온농도 (pH)

- 수질의 산도·알칼리도 지표로, 부식성 또는 세균 번식에 영향
- 기준: 5.8 ~ 8.5 범위 내

(4) 심미적 영향물질에 관한 기준

먹는 물의 안전성과 위생 확보를 위해 소독제, 특히 염소(Cl_2)가 널리 사용되지만, 소독 후 물속에 남아 있는 잔류염소(residual chlorine)는 적정 농도를 유지해야 병원성 미생물 재오염을 방지하면서도

인체에 해를 주지 않도록 관리되어야 한다. 우리나라 먹는 물 수질기준에서는 유리잔류염소가 4.0mg/L 이하일 것을 규정하고 있으며, 이는 세계보건기구(WHO)나 미국 환경보호청(EPA) 기준과 유사한 수준이다. 잔류염소가 부족하면 소독 효과가 불충분해 수인성 질병 전파 위험이 커지고, 과다할 경우 소독부산물 생성 증가, 점막 자극, 맛과 냄새 문제를 유발할 수 있다. 소독 부산물로는 트리할로메탄(THMs), 할로아세트산(HAAs) 등이 있으며, 이들 물질은 장기간 노출 시 발암 가능성 등 건강 위해가 제기되므로, 염소 소독 시 잔류염소 농도 조절과 부산물 생성 억제가 동시에 고려되어야 한다.

(5) 방사능 오염물질에 관한 기준

- 세슘(Cs-137): 4.0 mBq/L 이하
- 스트론튬(Sr-90): 3.0 mBq/L 이하
- 삼중수소(트리튬, H-3: 6.0 Bq/L 이하

4) 먹는 물의 검사주기와 검사항목

① 정수장에서의 검사

- 매일 검사: 탁도, 잔류염소 등 기본 수질 항목
- 월 1회 이상: 일반 세균, 대장균, 암모니아성 질소 등
- 반기 또는 연 1회 이상: 중금속류, 농약류, 유기물 등 건강상 유해물질

② 수도꼭지(가정용 수돗물)에서의 검사

- 연 1회 이상 정기검사
- 민원 발생 시 수시 검사 가능
- 교육시설, 병원, 어린이집 등은 우선관리 대상

검사 분야(항목 수)	검사항목 및 규제기준
미생물(6)	• 일반세균: 1mL 중 100CFU(Colony Forming Unit)를 넘지 아니할 것 • 총대장균군: 100mL에서 검출되지 아니할 것 • 대장균, 분원성 대장균군: 100mL에서 검출되지 아니할 것 • 분원성 연쇄상구균·녹농균·살모넬라와 쉬겔라: 250mL에서 검출되지 아니할 것 • 아황산 환원 혐기성 포자 형성균: 50mL에서 검출되지 아니할 것 • 여시니아균: 2L에서 검출되지 아니할 것

검사 분야(항목 수)	검사항목 및 규제기준
건강에 해로운 무기물질(14)	• 납: 0.01㎎/L를 넘지 아니할 것 • 불소: 1.5㎎/L(샘물·먹는샘물 및 염지하수·먹는 염지하수의 경우에는 2.0㎎/L)를 넘지 아니할 것 • 비소: 0.01㎎/L(샘물·염지하수의 경우에는 0.05㎎/L)를 넘지 아니할 것 • 셀레늄: 0.01㎎/L(염지하수의 경우에는 0.05㎎/L)를 넘지 아니할 것 • 수은: 0.001㎎/L를 넘지 아니할 것 • 시안: 0.01㎎/L를 넘지 아니할 것 • 크롬: 0.05㎎/L를 넘지 아니할 것 • 암모니아성 질소: 0.5㎎/L를 넘지 아니할 것 • 질산성 질소: 10㎎/L를 넘지 아니할 것 • 카드뮴: 0.005㎎/L를 넘지 아니할 것 • 붕소: 1.0㎎/L를 넘지 아니할 것 • 브롬산염: 0.01㎎/L를 넘지 아니할 것 • 스트론튬: 4mg/L를 넘지 아니할 것 • 우라늄: 30㎍/L를 넘지 않을 것[수돗물
건강상 해로운 유기물질(17)	• 페놀: 0.005㎎/L를 넘지 아니할 것 • 다이아지논: 0.02㎎/L를 넘지 아니할 것 • 파라티온: 0.06㎎/L를 넘지 아니할 것 • 페니트로티온: 0.04㎎/L를 넘지 아니할 것 • 카바릴: 0.07㎎/L를 넘지 아니할 것 • 트리클로로에탄: 0.1㎎/L를 넘지 아니할 것 • 테트라클로로에틸렌: 0.01㎎/L를 넘지 아니할 것 • 트리클로로에틸렌: 0.03㎎/L를 넘지 아니할 것 • 디클로로메탄: 0.02㎎/L를 넘지 아니할 것 • 벤젠: 0.01㎎/L를 넘지 아니할 것 • 톨루엔: 0.7㎎/L를 넘지 아니할 것 • 에틸벤젠: 0.3㎎/L를 넘지 아니할 것 • 크실렌: 0.5㎎/L를 넘지 아니할 것 • 디클로로에틸렌: 0.03㎎/L를 넘지 아니할 것 • 사염화탄소: 0.002㎎/L를 넘지 아니할 것 • 디브로모 클로로프로판: 0.003㎎/L를 넘지 아니할 것 • 다이옥산: 0.05㎎/L를 넘지 아니할 것
소독제 및 소독부산물(11)	• 잔류염소: 4.0㎎/L를 넘지 아니할 것 • 총트리할로메탄: 0.1㎎/L를 넘지 아니할 것 • 클로로포름: 0.08㎎/L를 넘지 아니할 것 • 브로모디클로로메탄: 0.03㎎/L를 넘지 아니할 것 • 디브로모클로로메탄: 0.1㎎/L를 넘지 아니할 것 • 클로랄하이드레이트: 0.03㎎/L를 넘지 아니할 것 • 디브로모아세토니트릴: 0.1㎎/L를 넘지 아니할 것 • 디클로로아세토니트릴: 0.09㎎/L를 넘지 아니할 것 • 트리클로로아세토니트릴: 0.004㎎/L를 넘지 아니할 것 • 할로아세틱에시드: 0.1㎎/L를 넘지 아니할 것 • 포름알데히드: 0.5㎎/L를 넘지 아니할 것

검사 분야(항목 수)	검사항목 및 규제기준
심리적 영향 물질(15)	• 경도(硬度): 1,000㎎/L(수돗물의 경우 300㎎/L, 먹는 염지하수 및 먹는 해양 심층의 경우 1,200㎎/L)를 넘지 아니할 것 • 과망간산칼륨 소비량: 10㎎/L를 넘지 아니할 것 • 냄새와 맛은 소독으로 인한 냄새와 맛 이외의 냄새와 맛이 있어서는 안 될 것 • 동: 1㎎/L를 넘지 아니할 것 • 색도: 5도를 넘지 아니할 것 • 세제(음이온 계면활성제): 0.5㎎/L를 넘지 아니할 것 • 수소이온 농도: pH 5.8 이상 pH 8.5 이하이여야 할 것 • 아연: 3㎎/L를 넘지 아니할 것 • 염소이온: 250㎎/L를 넘지 아니할 것 • 증발잔류물: 수돗물의 경우에는 500㎎/L, 먹는 염지하수 및 먹는 해양심층수의 경우에는 미네랄 등 무해성분을 제외한 증발잔류물이 500㎎/L를 넘지 아니할 것 • 철: 0.3㎎/L를 넘지 아니할 것 • 망간: 0.3㎎/L(수돗물의 경우 0.05㎎/L)를 넘지 아니할 것 • 탁도: 1NTU(Nephelometric Turbidity Unit)를 넘지 아니할 것 • 황산이온: 200㎎/L를 넘지 아니할 것 • 알루미늄: 0.2㎎/L를 넘지 아니할 것
방사능에 관한 기준(3)	• 세슘(Cs-137): 4.0mBq/L를 넘지 아니할 것 • 스트론튬(Sr-90): 3.0mBq/L를 넘지 아니할 것 • 삼중수소: 6.0Bq/L를 넘지 아니할 것

5) 먹는 물의 생산과정

(1) 수원

상수도에서 사용하는 수원은 주로 담수를 원수로 하며, 일반적으로 천수, 지표수, 지하수, 복류수 등으로 구분된다.

① 천수

천수는 비나 눈 등 대기에서 내리는 물을 말하며, 대기 중의 상태에 따라 수질이 크게 영향을 받는다. 대기오염이 심할 경우 매연, 분진, 세균 등 다양한 오염물질이 포함될 수 있어 위생적인 측면에서 취약하다. 집수 시설이 필요하고 수량이 불안정하여 주된 수원으로 사용되기 어렵지만, 지하수나 지표수를 얻기 힘든 지역에서는 보조 수원으로 활용되기도 한다.

② 지표수

지표수는 하천, 호수, 저수지 등 지표면에 고여 있는 물을 의미하며, 우리나라 상수도에서 가장 널리 사용되는 수원이다. 수량 확보가 용이하고, 용존산소가 풍부하여 수처리 과정에서 유리한 면이 있지만, 외부 노출로 인해 미생물 번식이 쉽고 생활하수, 산업폐수 등으로부터 오염되기 쉬운 단점이 있다. 따라서 정수처리를 철저히 해야 안전한 음용수가 된다.

③ 지하수

지하수는 지표로부터 스며든 물이 지하 암석층에 저장된 형태로, 일반적으로 유기물이나 미생물 오염이 적고 탁도도 낮아 수질이 비교적 안정적인 수원이다. 그러나 암반을 통과하며 칼슘, 마그네슘 등의 무기물이 녹아 들어가기 때문에 경도가 높은 경향이 있고, 용존 염류가 많다. 농촌이나 도서산간 지역에서 주요 수원으로 이용되며, 공업용수나 비상용수로도 활용된다.

④ 복류수

복류수는 하천수와 지하수 사이에서 상호 교환되며 흐르는 물로, 하천 인근의 지하수면에서 발견된다. 지하수처럼 땅속을 흐르지만 지표수의 성질을 함께 지니고 있어 수질은 지표수와 비슷하되, 일반적으로 탁도는 더 낮은 것이 특징이다. 수량이 안정적이고 오염 가능성이 상대적으로 낮아 양호한 수원으로 평가되며, 일부 지방 상수도에서 사용되고 있다.

⑤ 해수

해수는 바다에서 얻는 물로, 특히 심층 해수는 수온이 낮고 안정적이며 미생물 오염이 적은 장점이 있다. 그러나 염분과 용해된 무기물이 매우 많아 직접 음용할 수는 없으며, 담수화(탈염) 과정을 거쳐야 한다. 해수는 일반적으로 공업용수나 최근에는 먹는 해양심층수 제품의 원료로도 활용되며, 대체 수자원으로 주목받고 있다.

(2) 상수도

상수도 공급은 취수, 도수, 정수, 송수, 배수, 급수의 여섯 단계를 거쳐 이루어진다. 먼저 취수는 수원에서 필요한 양의 원수를 끌어오는 과정으로, 주로 하천, 호수, 지하수 등이 이용된다. 이후 도수 단계에서는 취수한 물을 정수장으로 이송하고, 정수장에서는 침전, 여과, 소독 등의 처리를 통해 깨끗한 물로 만든다. 이 정수는 송수관을 통해 배수지로 운반되며, 배수지에서는 적절한 수압을 유지한 채로 배수관망을 통해 각 지역에 분배된다. 마지막으로 급수 단계에서는 가정, 학교, 병원 등 수용가의 수도꼭지까지 직접 물을 공급함으로써 안전한 음용수를 제공하게 된다 그림 5-4 .

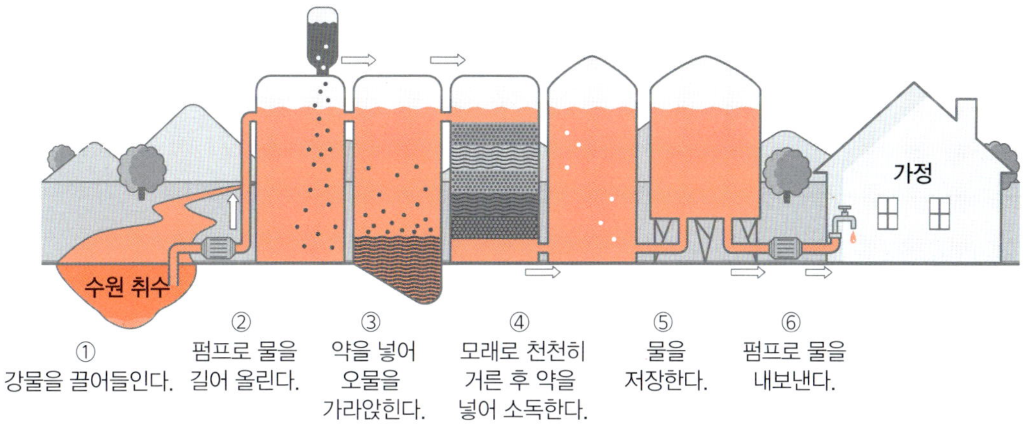

그림 5-4 수돗물이 가정에 이르기까지

(3) 정수법

정수처리는 일반적으로 침전, 여과, 소독의 순서로 이루어지며, 침전법에는 보통 침전법과 약품 침전법이 있고, 여과법은 완속사여과법과 급속사여과법으로 구분된다.

① 침전(Sedimentation)

가. 보통 침전법(Ordinary sedimentation)

보통 침전법은 침전지 내에서 유속을 느리게 하거나 거의 정지 상태로 유지함으로써, 물 속에 포함된 부유물질이 중력에 의해 자연스럽게 가라앉도록 하는 정수 처리 방법이다. 이 방법을 통해 물보다 비중이 큰 입자성 물질이 침전되면서 색도, 탁도, 세균 수가 감소하게 된다. 일반적으로 연중 최고 탁도가 30도 이하인 원수에 적합하며, 침전지의 처리 용량은 1일 8시간 기준, 체류시간은 8~24시간으로 설정한다. 또한 유효 수심은 3~4m, 유속은 30cm/초 이하로 유지하는 것이 효과적인 처리 조건으로 권장된다. 보통 침전법은 간단하고 경제적이지만, 고탁도 원수 처리에는 한계가 있어 약품 침전법과 병행되기도 한다.

나. 약품 침전법(Medicine sedimentation)

약품침전법은 물에 응집제를 주입하여 불용성의 침전물(floc)을 형성함으로써, 부유물질, 색도, 탁도, 세균 등을 효과적으로 제거하는 정수 처리 방법이다. 이 과정은 일반적으로 약품 주입 및 혼화 → 플록 형성 → 침전의 3단계로 구성된다. 주요 응집제로는 황산반토[황산알루미늄, $Al_2(SO_4)_3$], 염화제이철($FeCl_3$), 황산제이철[$Fe_2(SO_4)_3$], 황산제일철($FeSO_4$), 알루미늄산소다 등이 사용된다. 침전효율을 높이기 위해서는 침강면적을 넓게 확보하고, 유량을 줄이며, 침전지의 흐름을 직선으로 유지하는 것이 중요하다. 이때 침전지의 길이와 폭 비율은 3~8:1이 적당하며, 보통 15m 내외가 바람직하다. 또한 고속응집침전지는 기존 플록을 기반으로 새로운 플록을 빠르게 형성하여 응집효율을 높이는 방식으로, 장방형 침전지보다 약 2~3배 높은 수면적 부하율을 가지는 것이 특징이다.

② 여과(Filtration)

가. 완속사 여과법(Slow sand filtration)

완속사여과법은 1829년 영국 런던의 템즈강(Thames River) 물을 정수 처리하는 데 처음 사용되어 '영국식 여과법'이라고도 불린다. 이 방법은 모래층을 통해 원수를 천천히 침투시키며 여과하는 방식으로, 상층에는 60~90cm의 고운 모래, 중간층에는 굵은 모래와 자갈(각각 10~15cm), 하층에는 20~30cm의 둥근 돌을 깔아 구성한다. 여과속도는 하루 3m 정도이며, 1회 사용 가능 기간은 약 1~2개월이다. 여과가 진행되면 모래층 상부에 세균, 조류, 부유물 등이 모여 생물막(vital layer) 또는 여과막(dirt layer)이 형성되어 실제 여과 작용의 핵심 역할을 한다. 이 막이 두꺼워지면 여과 효율이 떨어지기 때문에, 표면을 긁어내는 작업이 필요하며, 이를 위한 예비 여과지 확보도 필요하다 그림 5-5 .

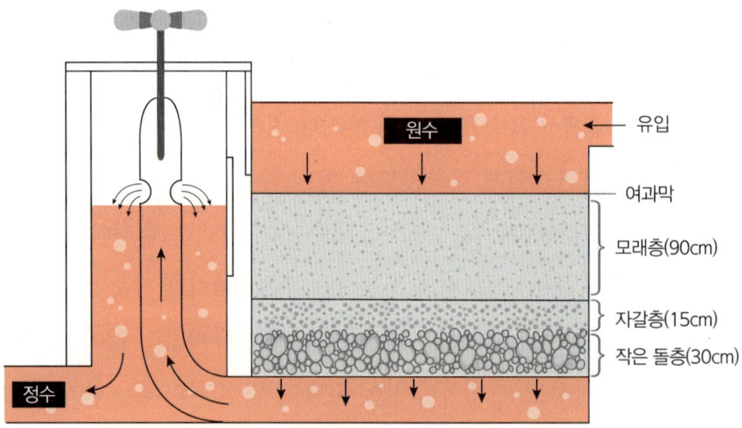

그림 5-5 완속사 여과법

나. 급속사 여과법(Rapid sand filtration)

급속사여과법은 1872년 미국에서 처음 도입되어 '미국식 여과법'이라고도 하며, 우리나라에서는 1995년 이후 대부분의 정수장에서 채택하고 있다. 이 방식은 약품 침전 처리를 거친 물을 중력 또는 압력을 이용해 여과하는 방식으로, 여과속도는 120~150m/day로 완속사여과법보다 약 40배 빠르며, 대량의 수돗물을 처리하는 데 적합하다. 여과층은 입자 크기 0.450.7mm의 굵은 모래(두께 60~70cm)를 사용하며, 그 아래에는 자갈층을 위에서 아래로 점차 굵어지게 깔아 모래의 침입을 방지한다. 급속사여과지는 여과막이 빠르게 형성되므로, 보통 하루 1회 압축공기와 물을 사용한 역류세척(backwashing)을 통해 여과지를 재생시켜야 한다. 또한 탁도, 색도, 조류, 철분 농도가 높은 원수 처리에 효과적이며, 대도시나 한랭지 등에서 많이 사용된다. 여과 기능은 모래층 자체보다 여과막에 의존하기 때문에, 역세척 관리가 매우 중요하다 그림 5-6 .

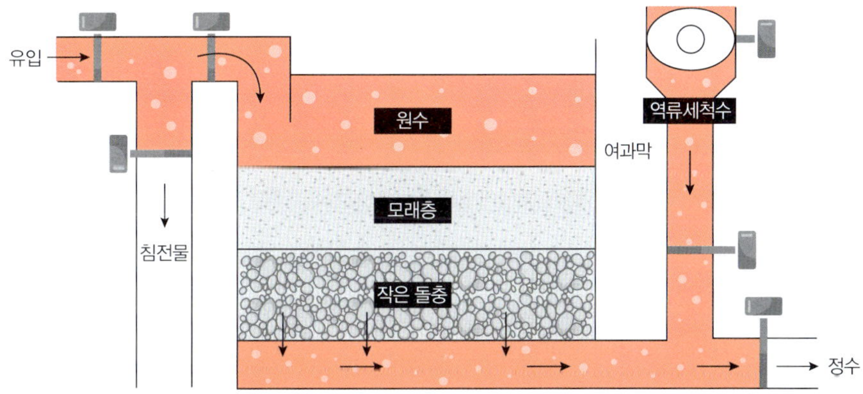

그림 5-6 급속사 여과법

다. 여과법 비교

구분	완속사여과법	급속사여과법
침전법	보통침전법	약품침전법
생물막(여과막) 제거법	사면 대치법	역류 세척법
여과속도	3m(6~7m)/일	120m/일
1회 사용일수	20~60일(1~2개월)	12시간~2일(1일)
탁도, 색도가 높을 때	불리하다	좋다
이끼류가 발생하기 쉬운 장소	불리하다	좋다
수면이 동결되기 쉬운 장소	불리하다	좋다
소요 면적	광대한 면적이 필요	좁은 면적에도 가능
건설비용	많다	적다
경상비	적다	많다
세균 제거율	98~99%	95~99%

③ 소독(Disinfection)

소독은 병원성 미생물의 감염력을 제거하거나 사멸시켜, 수인성 감염병 예방과 공공위생 향상을 목적으로 수행되는 위생 관리 행위이다. 수돗물 소독은 물 속 병원균 제거, 방류수 안전성 확보, 전염병 예방을 위한 핵심 과정이며, 크게 물리적 방법과 화학적 방법으로 나뉜다. 일반적으로는 염소 소독법이 가장 널리 사용되며, 이는 지속적인 살균 효과, 경제성, 잔류소독 능력 등에서 우수하다. 그 외에도 오존 소독법은 소독력이 강하고 부산물 생성이 적지만 유지비가 높고, 자외선 소독법은 환경에 무해하나 잔류소독 효과가 없어 보완소독이 필요하다. 따라서 소독법은 물의 특성, 정수장 규모, 관리 여건 등을 고려해 적절하게 선택되어야 한다.

가. 염소소독의 종류와 기준

염소 소독은 가장 널리 사용되는 수돗물 살균 방법으로, 「먹는 물의 수질기준 및 검사 등에 관한 규칙」에서는 마시는 물의 유리잔류염소 농도를 0.2mg/L 이상으로 규정하고 있으며, 병원성 미생물에 오염되었거나 오염 우려가 있는 경우에는 0.4mg/L 이상을 유지하도록 한다. 일반 상수도에서는 액화염소나 이산화염소가 주로 사용되고, 공동급수시설에서는 표백분[$Ca(OCl)_2$]이 활용된다. 염소 소독은 소독력과 지속성이 뛰어나 수인성 감염병 예방에 효과적이며, 잔류염소를 통해 배관 내 2차 오염 방지도 가능하지만, 소독 부산물 발생 가능성으로 인해 정확한 농도 조절과 관리가 필요하다.

나. 염소소독의 장점 및 단점

- 장점: 강력한 소독력, 지속적 소독 효과(잔류염소), 경제적이고 사용이 간편
- 단점: 강한 냄새, 유기물이 많은 원수에 염소를 사용하면 트리할로메탄(Trihalomethane; THM)을 생성할 수 있다.

다. 염소소독의 원리

수돗물 소독에 사용되는 염소는 강한 산화력을 가진 소독제로, 주로 액화염소(Cl_2)를 사용한다. 이는 섭씨 0도, 4기압에서 압축하여 액체 상태로 만든 것이며, 물에 주입되면 다음과 같이 가수분해 반응을 일으킨다:

$$Cl_2 + H_2O \rightleftarrows HCl + HOCl\text{(차아염소산)}$$

차아염소산(HOCl)은 다시 이온화되어:

$$HOCl \rightleftarrows H^{+} + OCl^{-}(\text{차아염소산이온})$$

이 과정은 pH에 따라 반응 방향이 달라지며, pH 4 이하에서는 주로 HOCl 형태, pH 7 이상에서는 OCl^{-} 형태로 존재하게 된다.

살균력은 HOCl이 OCl^{-}보다 훨씬 강력하며, 실제 살균 작용은 이들 산화제에서 방출되는 활성 산소(oxidizing oxygen)에 의해 이루어진다.

라. 잔류염소의 작용

잔류염소란 소독 후 물속에 남아 병원성 미생물의 2차 오염을 방지하는 역할을 하는 소독 성분으로, 유리잔류염소와 결합잔류염소로 구분된다. 유리잔류염소는 염소가 물에 녹아 생성된 치아염소산(HOCl) 또는 차아염소산이온(OCl^{-}) 형태로 존재하며, 살균력이 강하고 작용 속도가 빠르기 때문에 일반적인 수돗물에서는 0.2mg/L 이상 유지하는 것이 원칙이다. 반면, 물속에 암모니아 화합물이 존재할 경우 염소는 이를 만나 모노클로라민(NH_2Cl)과 다이클로라민($NHCl_2$) 등의 클로라민 화합물을 생성하게 되며, 이를 결합잔류염소라 한다. 이 형태는 살균 작용이 느리고 효율이 낮기 때문에 0.4mg/L 이상의 농도 유지가 필요하다 그림 5-7 .

마. 불연속점 염소처리

불연속점 염소처리법은 수돗물 소독 시 물속에 암모니아성 화합물이 존재할 때 나타나는 염소의 작용 특성을 활용한 처리 방법이다. 염소를 점차 증가시키며 주입하면 처음에는 염소가 암모니아와 결합하여 결합잔류염소(클로라민)가 형성되고, 이에 따라 잔류염소 농도가 증가한다. 그러나 일정량을 초과하면 염소가 클로라민을 분해하고 질소 화합물을 산화시키는 단계에 이르면서 잔류염소 농도가 급격히 감소한다. 이처럼 잔류염소가 최저치에 도달하는 지점을 '불연속점'이라고 하며, 이 지점을 지나 염수를 더 주입하면 유리자류염소가 증가하게 된다. 불연속점 이상으로 염소를 주입하여 유리잔류염소가 확보되도록 처리하는 방식을 불연속점 염소처리법이라 하며, 이는 병원균 제거 및 2차 오염 방지에 효과적인 소독법이다. 다만, 과잉염소처리로 인해 수돗물에 잔류염소가 과도하게 남을 경우, 활성탄, 아황산가스, 아황산나트륨 등을 이용해 탈염소(탈염소화) 처리를 해야 한다.

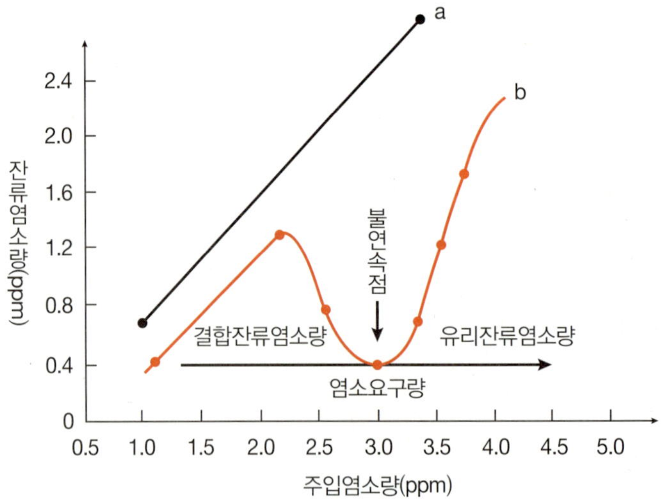

그림 5-7 잔류염소곡선

바. 미생물 부활현상

미생물 부활현상은 염소로 소독된 수돗물에서 세균 수가 일시적으로 거의 0에 가까워졌다가, 시간이 경과한 뒤 오히려 소독 이전보다 세균이 증가하는 현상을 말한다. 이 현상은 염소소독의 효과가 일시적일 수 있음을 보여주는 중요한 사례로, 크게 세 가지 기전으로 설명된다. 첫째, 염소소독으로 세균을 포식하던 식균생물이 모두 제거되면, 남아 있던 세균이 천적의 부재로 증식할 수 있다. 둘째, 염소에 의해 조류가 사멸되면, 그 사체가 세균의 영양원이 되어 오히려 세균이 증가하게 된다. 셋째, 일부 아포(포자) 형성균이 염소처리 후에도 살아남아, 염소가 사라진 뒤에는 아포가 다시 발아하여 증식할 수 있다. 이러한 부활현상은 소독 후에도 미생물 관리의 중요성을 시사하며, 잔류염소 유지와 정기적인 수질 검사의 필요성을 강조하는 사례로 간주된다.

(4) 특수정수법

① 경수 연화법

경수(hard water)란 물속에 칼슘(Ca^{2+}), 마그네슘(Mg^{2+}), 철(Fe), 망간(Mn), 구리(Cu) 등 다가 금속 이온이 많이 포함된 물을 말하며, 이러한 이온은 비누와 반응해 거품이 잘 나지 않고 찌꺼기가 남는 특징이 있다. 경도는 물속에 포함된 무기물이 탄산염, 황산염 등의 형태로 존재할 때 형성되며, 이 중 중탄산칼슘[$Ca(HCO_3)_2$], 중탄산마그네슘[$Mg(HCO_3)_2$] 등의 물질은 가열 시 이산화탄소를 방출하며 석출되기 때문에 일시경수라고 하며, 끓여도 경도가 줄지 않는 물은 영구경수라고 한다. 경수의 연화는 이러한 경도 유발 이온을 제거하여 물을 부드럽게 만드는 과정을 말하며, 대표적인 방법으로는 석회소

다법(lime-soda process)과 제올라이트(zeolite) 이온교환법이 사용된다. 석회소다법은 탄산칼슘을 생성시켜 침전시키고, 제올라이트법은 나트륨 이온과 경도 이온을 교환하여 연수를 만드는 방식이다.

② 철 및 망간 제거법

철(Fe)과 망간(Mn)은 물속에서 일정 농도를 초과하면 맛, 색, 냄새 등에 영향을 주고, 식품 조리, 세탁, 음용에 부적합하게 되므로 반드시 제거해야 한다. 일반적으로 철은 0.3mg/L, 망간은 0.05mg/L 이상일 경우 처리 대상이 된다. 철 제거는 주로 폭기(aeration)를 통해 이루어지며, 이 과정에서 용해성 철(Fe^{2+})이 산화되어 수산화제이철($Fe(OH)_3$)로 변해 침전되고, 이를 여과하여 제거한다. 반면, 망간 제거는 철에 비해 더 어려우며, 단순 폭기로는 충분한 산화가 되지 않기 때문에 과망간산칼륨($KMnO_4$)을 이용한 산화법, 응집법, 접촉여과법(망간 제올라이트법), 또는 양이온 교환수지법과 같은 전문적인 물리·화학적 처리가 필요하다. 망간은 특히 고농도일 경우 수돗물의 검은 얼룩, 관 부식, 불쾌한 맛 등의 문제를 유발할 수 있어 정수 처리 시 철보다 더 정밀한 관리가 요구된다.

③ 조류 제거법

조류(Algae)는 물속에서 식물성 플랑크톤으로 광합성을 통해 증식하며, 특히 수원지에서 대량 발생할 경우 여과막 형성 속도를 증가시켜 정수 처리 효율을 저하시키는 원인이 된다. 조류 자체는 인체에 직접적인 위해는 적지만, 냄새 유발, 여과지 폐색, 소독제 소비 증가, 정수 생산량 저하 등의 문제를 유발하므로 수원지 단계에서의 사전 제거가 중요하다. 조류 제거를 위해 주로 황산동($CuSO_4 \cdot 5H_2O$) 또는 염소(Cl_2)를 사용하며, 허용 주입 농도는 0.6~1.2mg/L가 적당하다고 권장된다. 황산동은 조류 세포의 단백질과 결합해 세포 파괴 및 생장 억제 작용을 하며, 염소는 산화 작용으로 세포벽을 손상시켜 사멸시키는 방식이다. 다만, 사용 시 수생 생태계에 미치는 영향과 잔류물 관리에도 주의가 필요하다.

④ 불소 주입법

불소 주입법은 수돗물에 적정량의 불소를 인위적으로 주입하여 치아우식증(충치)을 예방하는 수돗물 처리 방법이다. 불소가 자연적으로 없는 물을 장기간 섭취할 경우, 특히 치아가 형성되는 어린 시기에는 우식치가 생길 위험이 높아지며, 이를 예방하기 위해 불소가 함유된 수돗물을 공급하면 충치 발생률이 60~65%까지 감소하는 효과가 있다.

하지만, 불소 농도가 과도할 경우 치아 표면에 백색 또는 갈색 반점이 생기는 반상치의 원인이 될 수 있으므로, 불소 주입은 적정 농도 조절이 매우 중요하다. 우리나라에서는 불소농도 기준을 0.6~1.5mg/L로 정하고 있으며, 이는 지역의 기후, 수돗물 소비량, 자연 불소 함유량 등을 고려해 조절된다.

(5) 수영장 및 공중목욕탕 위생

① 수영장의 수질기준

수영장은 천연수영장과 인공수영장으로 구분되며, 다수가 공동으로 이용하는 공간인 만큼 소화기계 질병, 안과 질환, 이비인후과 질환, 피부질환 등 감염병의 전파원이 될 수 있어 위생적 관리가 매우 중요하다. 수질관리를 위해서는 청결한 수영복 착용을 유도하고, 입욕 한계 인원은 1인당 2.5m^2 이하로 제한하는 것이 권장된다. 또한, 「체육시설의 설치·이용에 관한 법률」에 따르면 수영장 욕조수는 1일 3회 이상 여과기 통과를 의무화하고 있으며, 잔류염소 농도는 0.4~1.0mg/L, pH는 6.5~8.5, 탁도는 1 NTU 이하, 대장균군은 100mL당 불검출, 과망간산칼륨 소비량은 12mg/L 이하로 유지해야 한다.

② 공중목욕탕의 수질기준

공중목욕탕은 신체 청결과 위생을 목적으로 이용되는 공공시설이지만, 다수가 함께 이용하는 특성상 성병, 피부병, 트리코모나스성 질염, 그리고 대장균이나 일반세균 등에 의한 감염 위험이 존재한다. 이러한 위생상의 문제를 방지하고자 「공중위생관리법」에서는 목욕탕에서 사용하는 원수와 욕조수에 대해 별도의 수질기준을 규정하고 있다. 먼저, 원수는 색도 5도 이하, pH 5.8~8.6, 탁도 1NTU 이하, 과망간산칼륨 소비량 10mg/L 이하, 그리고 총대장균군은 100mL 중에서 검출되지 않아야 한다. 한편, 욕조수의 경우는 탁도 1.6NTU 이하를 유지해야 하며, 단 허가된 입욕제를 사용한 경우 그로 인해 발생한 탁도는 제외된다. 또한, 과망간산칼륨 소비량은 25mg/L 이하, 대장균군은 1mL 중 1개를 초과하여 검출되지 않아야 한다. 이러한 기준은 수인성 감염 예방 및 위생적 환경 유지를 위한 최소한의 규제로, 정기적인 수질검사와 목욕장 내 환경관리가 함께 이루어져야 한다.

③ 온천수의 수질기준

온천이란 지하로부터 용출되는 수온 25℃ 이상의 온수로, 그 수질과 성분이 「온천법 시행령」에서 정한 기준에 적합한 경우를 말한다. 다수의 이용자가 공동으로 사용하는 온천목욕장은 위생적 관리가 필수적이며, 이를 위해 온천수의 수질기준이 「온천법」에 따라 정해져 있다. 원수에 대해서는 총대장균군 검사를 실시하며, 100mL 중에서 검출되지 않아야 한다. 검사는 환경부장관이 정하는 「먹는 물 수질공정시험기준」에 따라 시행된다. 한편, 욕조수의 경우는 1mL 중에서 총대장균군이 1개를 초과하여 검출되어서는 안 되며, 검사는 「수질오염공정시험기준」 중 평판집락시험법(plate count method)에 따라 실시한다. 이와 같은 기준은 온천욕을 통한 수인성 감염 예방과 이용자의 건강 보호를 위한 법적 최소기준으로, 정기적인 수질검사와 철저한 욕조수 관리가 반드시 병행되어야 한다.

07 하수처리

하수란 가정에서 발생하는 생활하수, 산업체의 산업폐수, 빗물 등의 천수, 지하로 스며든 지하수 등이 혼합된 물을 말하며, 적절히 처리되지 않고 방류될 경우 수인성 전염병의 확산, 수질오염, 악취 발생, 수생 생물의 파괴 등 다양한 보건학적, 환경학적 문제를 야기한다. 이러한 하수를 안전하게 처리하기 위해서는 물리학적, 화학적, 생물학적 처리 방법을 병행한 종합적인 하수처리 시스템이 필요하다.

물리학적 처리는 스크린, 침사지, 침전지 등을 이용하여 부유물질을 제거하는 초기 단계이고, 화학적 처리는 응집제나 산화제를 이용하여 미세입자나 용해성 물질을 제거하는 방법이다. 생물학적 처리는 미생물의 작용을 통해 유기물질을 분해하는 방식으로, 하수 속 유기오염물의 제거에 가장 중요한 역할을 한다. 실제 하수처리시설에서는 이러한 여러 방법을 조합하여 단계적으로 처리하고 있으며, 이를 통해 공공수역으로의 안전한 방류 또는 재이용수로의 활용이 가능해진다.

1) 하수도의 분류

하수도는 하수를 운반하는 방식에 따라 크게 합류식, 분류식, 혼합식 하수도로 분류된다 그림 5-8, 표 5-2.

첫째, 합류식 하수도는 생활하수, 산업하수 등 사용수와 강우 시 유입되는 천수(빗물, 눈, 우박 등)를 하나의 관거로 함께 운반하여 하수종말처리장으로 보내는 방식으로, 설치와 관리가 간편하다는 장점이 있으나 폭우 시 하수의 처리용량을 초과하여 미처리 오수가 방류될 우려가 있다.

둘째, 분류식 하수도는 생활하수 및 공장하수 등 오염된 사용수만 하수종말처리장으로 보내고, 천수는 별도의 관을 통해 공공수역(하천 등)으로 직접 배출하는 방식으로, 수질오염 방지에 효과적이나 초기 설치비용이 많이 드는 단점이 있다.

셋째, 혼합식 하수도는 사용수와 일부 천수를 함께 운반하는 방식으로, 합류식과 분류식의 절충형에 해당한다. 이러한 하수도의 분류는 지역의 환경 여건, 도시 구조, 비용 등을 고려하여 결정되며, 적절한 하수도 시스템의 구축은 공중보건 향상과 수질오염 예방에 핵심적인 역할을 한다.

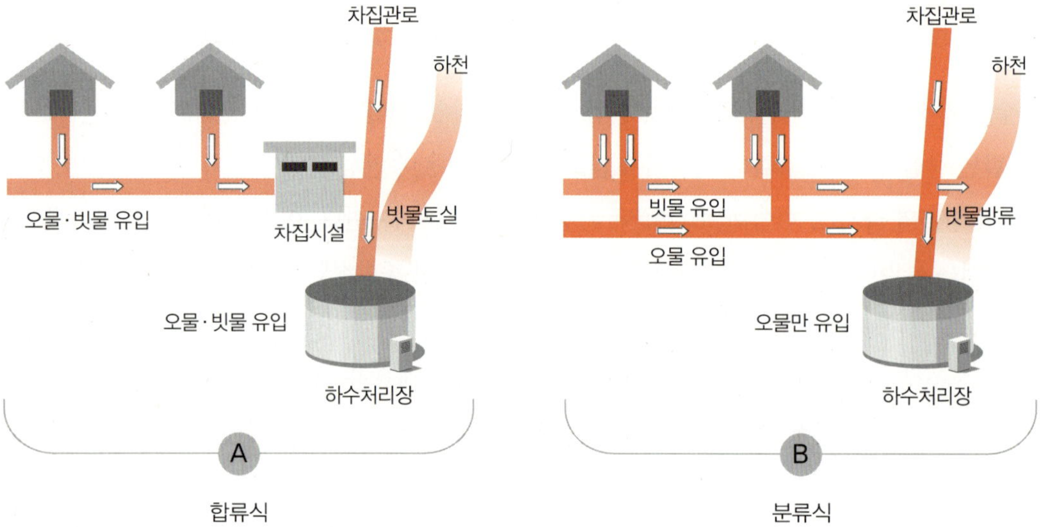

그림 5-8 하수도의 구조

표 5-2 합류식 및 분류식 하수처리의 장단점

분류	장점	단점
합류식	• 건설비가 적게 듦 • 비가 오면 하수관이 자연 청소됨 • 하수관이 크기 때문에 수리·검사·청소가 용이함 • 빗물에 의해 하수가 희석되어 하수처리가 용이함	• 우기에 하수량 증가로 범람 우려 • 천수를 별도로 이용할 수 없음 • 하수량 증가로 처리비용 상승 • 건기에는 하수가 부패하여 악취 발생
분류식	• 천수를 별도로 이용 가능 • 범람 위험이 적음 • 환경보건 측면에서 유리함	• 건설비가 많이 듦 • 검사나 보수가 어려움 • 환기 곤란으로 폭발 위험 있음

2) 하수처리방법

하수처리는 예비처리 → 본처리 → 오니처리의 단계로 진행되며, 물리적·화학적·생물학적 방법을 통해 오염물질을 제거하는 과정이다 그림 5-9 .

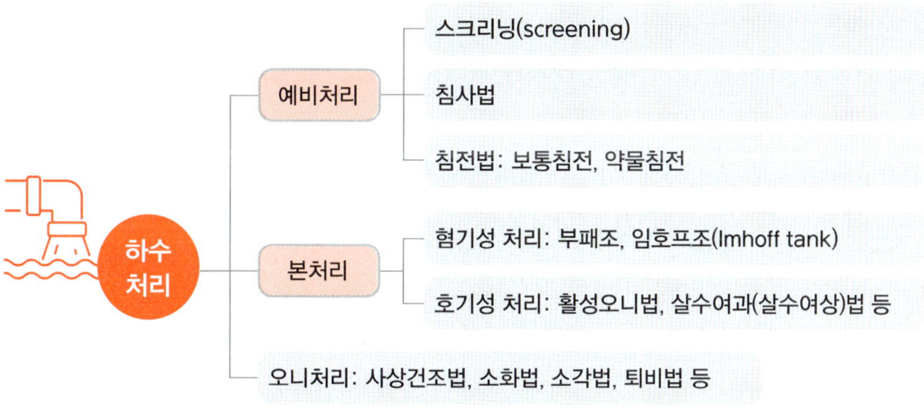

그림 5-9 하수처리 과정

(1) 예비처리

하수의 예비처리는 본격적인 정화과정에 앞서 물리적·화학적 방법으로 비교적 큰 오염물질을 제거하여 후속 처리의 부담을 줄이는 과정이다. 이 단계에서는 먼저 스크린을 통해 나무, 비닐, 천 조각 등 큰 부유물과 고형물을 제거하고, 이어 침사지 에서 하수의 유속을 느리게 하여 모래, 자갈 등의 무거운 입자를 침전시킨다. 이후 침전지 에서는 보다 가벼운 부유물질을 침전시키며, 부상 처리를 통해 기름이나 기포에 부착된 입자 등 비중이 작은 오염물질은 표면으로 떠오르게 하여 제거한다. 이어지는 여과 과정에서는 미세한 입자를 필터링하고, 중화 단계에서는 산성 또는 알칼리성 하수를 화학약품으로 중성화시켜 이후 생물학적 처리에 적합한 조건을 만든다. 마지막으로, 응집 처리에서는 황산알루미늄, 소석회 등의 약품을 투입하여 미세한 입자들이 큰 덩어리로 뭉쳐 쉽게 침전되도록 한다. 이처럼 예비처리는 하수처리 전반의 효율성과 안정성을 높이는 핵심 기초 단계로 간주된다.

(2) 본처리

하수의 본처리는 미생물의 작용을 이용하여 하수 속 유기물질을 제거하는 생물학적 처리 단계로, 호기성 분해처리와 혐기성 분해처리 방식이 있으며, 하수정화의 핵심 과정이다.

① 호기성 분해처리(Aerobic disposal)

호기성 분해처리는 공기 중 산소를 공급하여 호기성 미생물이 하수 속 유기물을 분해하도록 하는 생물학적 처리 방법으로, 대표적으로 활성오니법과 살수여상법이 있으며, 그 외에도 접촉여상법, 산화지법, 관개법 등이 있다.

가. 활성오니법(Activated sludge process)

활성오니법은 1913년 영국에서 개발되어 1916년 미국에서 실용화된 대표적인 호기성 생물학적 하수처리법으로, 하수에 활성오니(미생물이 풍부한 슬러지)를 투입하고 산소를 공급하여 호기성균의 활동을 촉진시킴으로써 유기물을 분해하고 BOD(생화학적 산소요구량)를 낮추는 방식이다. 일반적으로 하수량의 약 25%에 해당하는 활성오니를 폭기조에 주입한 뒤, 산기판법(difuser method) 또는 기계적 교반법(mechanical agitation method)을 통해 공기를 불어넣고 혼합·휘저어 유기물을 산화시킨다. 이 과정에서 하수 속의 콜로이드상 물질과 용해된 오염물질이 미생물 덩어리인 활성오니에 흡착되거나 침전되어 정화된다. 처리 후 남은 활성오니는 일부를 다시 본 처리 단계로 반송(recycle)하고, 나머지는 폐기(sludge disposal)된다. 이 방법은 처리 효율이 높고, 면적을 적게 차지하며, 악취와 해충 발생이 적어 살수여상법에 비해 환경 위생적으로도 유리한 장점이 있다 그림 5-10 .

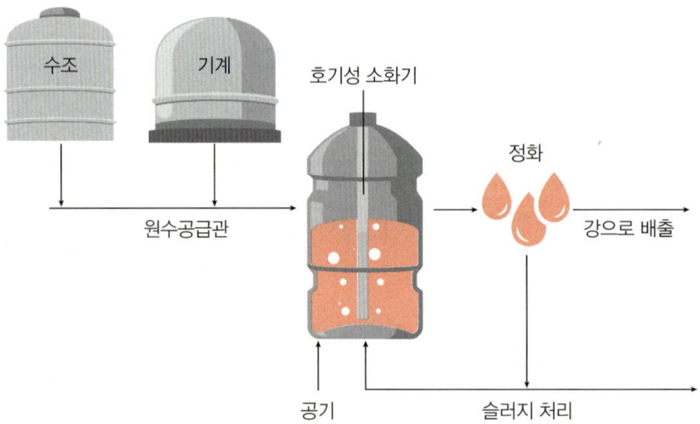

그림 5-10 활성오니법

나. 살수여상법(Trickling filter process)

살수여상법은 1893년 영국에서 처음 개발된 호기성 생물학적 하수처리법으로, 폐수를 미생물막이 형성된 자갈, 돌 등 여재(filter material) 위에 살수(spraying)하여, 폐수가 여재 사이를 흐르며 표면의 미생물과 접촉하게 하고, 이 과정에서 유기오염물질이 분해되도록 하는 방식이다. 이 방법은 주로 도시하수의 2차 처리에 사용되며, 구조가 간단하고 슬러지 발생량이 적고 유지비가 저렴하다는 장점이 있다. 또한, 자연통풍에 의해 산소가 공급되므로 동력 소모가 적고 운전관리가 용이하다. 반면, 시설면적이 넓게 필요하고, 기온이 낮은 지역에서는 처리효율이 감소하며, 악취나 해충(파리, 모기)의 발생 가능성이 높고, 폰딩(ponding) 현상 등으로 인한 여재 표면의 막힘 문제가 생길 수 있어 주의가 필요하다. 살수여상법은 구조가 단순하면서도 효율적인 방식이지만, 설치 환경에 따라 장단점을 고려하여 적용되어야 한다 그림 5-11 .

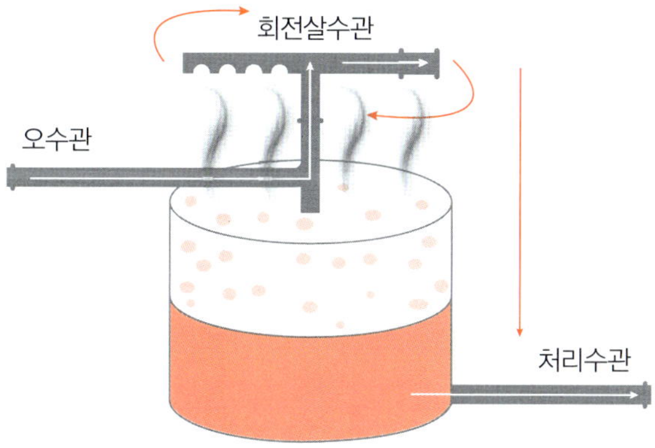

그림 5-11 살수여상법

다. 산화지법(Oxidation pond process)

산화지법은 생물학적 폐수처리 방식 중 하나로, 폐수를 인공 연못이나 호수와 유사한 산화지(oxidation pond)에 저장하여, 생물학적·화학적·물리적 자정작용을 통해 오염물질을 제거하는 방법이다. 주로 소규모 도시나 농촌 지역에서 사용되며, 생화학적 산소요구량(BOD)의 제거율은 약 70~80%에 달한다. 산화지의 종류는 산소공급력, 혼합정도, 체류시간, 온도 등에 따라 호기성 산화지, 임의성 산화지, 포기(曝氣) 산화지로 구분된다. 이 방법은 초기 투자비와 유지비가 적고 운전이 간단하며, 자연적인 정화과정을 이용해 처리비용이 낮고 방류조절이 용이한 장점이 있다. 그러나 넓은 부지 면적이 필요하고, 체류시간이 길어 처리효율이 낮으며, 악취 발생 가능성이 있어 도심보다는 공간적 여유가 있는 지역에 적합하다.

라. 관개법(Irrigation field process)

관개법은 하수처리의 한 방식으로, 하수를 밭이나 초지 등 토양층으로 유도하여 처리하는 방법이다. 이 과정에서 하수는 토양 속 미생물과 토양 입자에 의해 생물학적, 물리화학적 정화작용을 받아 정화되며, 이후 지하로 침투된 물을 집수하여 처리하거나 자연적으로 확산되도록 한다. 관개법은 처리비용이 낮고, 토양 개량과 농작물 재배에 재이용할 수 있는 장점이 있으나, 넓은 면적과 적절한 토양조건이 필요하며, 지하수 오염 방지 및 위생적 관리가 중요하다. 주로 농촌 지역이나 중소규모 하수처리에 활용된다.

② 혐기성 분해처리(Anaerobic disposal)

혐기성 분해처리는 산소가 없는 무산소 상태에서 혐기성균이 증식하여 유기오염물을 분해하는 하수처리 방법이다. 이 과정에서 탄소계 물질은 이산화탄소(CO_2), 메탄(CH_4), 유기산으로, 단백질과 같은 질소계 물질은 아미노산으로, 황화물은 황화수소(H_2S)나 메르캅탄(mercaptan) 등의 화합물로 분해된다. 최종 생성물 중 일부는 용해도가 낮아 기체 상태로 전환되어 악취의 원인이 되기도 한다. 혐기성 분해는 에너지 소비가 적고 슬러지 감량에 효과적이나, 처리 속도가 느리고 가스 발생에 따른 위생·악취 문제가 발생할 수 있다. 대표적인 혐기성 처리 시설로는 부패조(septic tank)와 임호프조(Imhoff tank)가 있으며, 소규모 시설이나 유기물 농도가 높은 하수의 1차 처리에 주로 사용된다.

가. 부패조(Septic tank)

부패조는 오수(생활하수 등)를 처리하기 위해 지하에 매설된 밀폐형 탱크로, 하수가 유입되면 내부에서 부유물과 부사(scum)가 자연적으로 분리되고, 산소가 없는 상태에서 혐기성균에 의해 유기물이 분해되는 구조를 갖는다. 이 과정에서 이산화탄소, 메탄가스 등의 분해 부산물이 발생하며, 탱크 상부에 부사를 뚫고 올라오는 메탄가스는 불쾌한 악취를 유발할 수 있는 단점이 있다. 부패조는 소규모 시설이나 농촌 지역에서 사용되며, 설치와 관리가 비교적 간편하지만, 정기적인 청소 및 유지관리가 필요하다.

나. 임호프조(Imhoff tank; two stroy tank)

임호프조는 독일의 칼 임호프(Karl Imhoff)가 1906년에 고안한 혐기성 하수처리조로, 하나의 탱크를 상·하 2층 구조로 설계하여 상층에서는 하수의 침전작용, 하층에서는 슬러지(오니)의 혐기성 소화작용이 일어나도록 만든 장치이다. 이중 구조로 되어 있어 침전된 오니가 상층의 하수와 직접 섞이지 않고 하층에서 분해되기 때문에 위생적인 면에서 부패조보다 개선된 형태로, 소규모 하수처리장이나 공동주택 단지 등에서 활용되어 왔다. 그러나 처리효율이 낮고 부지 면적이 많이 소요되며, 최근에는 활성오니법이나 살수여상법 같은 고효율 처리 방식이 보편화됨에 따라 현재는 거의 사용되지 않는 추세이다 그림 5-12 .

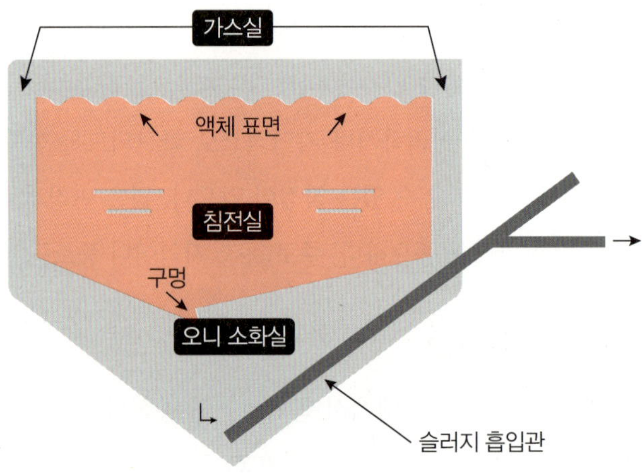

그림 5-12 임호프조

③ 오니(찌꺼기) 처리

오니처리는 하수처리 과정 중 침전·분리된 고형물질(슬러지, 찌꺼기)를 적절히 처리하여 위생적이고 환경에 무해하게 만드는 과정이다. 처리된 오니는 그대로 배출할 수 없기 때문에, 먼저 농축을 통해 부피를 줄이고, 이어 소화를 통해 유기물을 안정화시키며, 이후 탈수, 건조, 소각 등의 단계를 거쳐 최종적으로 처리한다. 오니의 최종 처리 방법에는 육상투기, 해상투기, 소각, 퇴비화, 사상 건조법, 혐기성 또는 호기성 소화법 등이 있으며, 지역 여건과 오염도, 경제성 등을 고려해 적절한 방식이 선택된다. 오니처리는 악취 및 병원균 제거, 부피감소, 재이용 가능성 확보 등 위생적·환경적 목적을 동시에 달성하는 데 중요한 역할을 한다.

가. 사상건조법

사상건조법은 하수처리 과정에서 발생한 오니(슬러지)를 모래층 위에 펼쳐 자연 건조시키는 방법으로, 가장 오래되고 단순한 오니 처리 방식 중 하나이다. 이 방법은 햇빛과 바람을 이용해 수분을 증발시키고, 동시에 모래층을 통한 물리적 여과로 수분을 배출하여 슬러지를 건조시킨다. 건조된 오니는 이후 수거하여 퇴비나 매립 등으로 활용할 수 있다. 설비가 간단하고 비용이 저렴하다는 장점이 있지만, 건조 시간(수일~수주)이 길고, 악취 및 해충 발생, 넓은 부지가 필요하다는 단점도 있어, 소규모 하수처리시설이나 기후 조건이 양호한 지역에서 주로 활용된다.

나. 소화법

소화법은 하수처리 과정에서 발생한 슬러지(오니)를 소화조(소화 탱크)에 넣고, 혐기성 조건 하에서 미생물의 부패 작용을 유도하여 슬러지 내 유기물을 분해·안정화시키는 처리 방법이다. 이 과정에서 병원성 미생물도 함께 사멸되며, 처리된 오니는 수분이 줄고 부패성이 낮아져 위생적으로 안전한 상태가 된다. 이후 건조 과정을 거쳐 퇴비로 활용하거나 해양·육상에 투기할 수 있으며, 위생적이고 처리 효율이 높아 진보된 슬러지 처리법으로 간주된다. 특히 슬러지 감량, 악취 감소, 에너지 자원화(예 메탄가스 발생) 등의 장점도 있어 환경보건 측면에서도 유익한 처리 방식이다.

(3) 하수 오염 측정기준

하수 오염은 생물화학적 산소요구량(BOD), 화학적 산소요구량(COD), 용존산소량(DO) 등의 수치를 통해 오염 정도를 정량적으로 평가할 수 있다.

① 용존산소량(Dissolved Oxygen, DO)

용존산소량(DO)은 하천이나 호수 등의 수중에 녹아 있는 산소의 양을 의미하며, 수질 오염 정도를 판단하는 중요한 지표이다. 일반적으로 맑은 강물에는 7~10ppm의 산소가 포함되어 있으며, 수중에 유기물이 많아지면 미생물의 분해 작용으로 산소가 소비되어 DO 수치가 낮아지게 된다. 또한 DO는 수온이 높거나 기압이 낮을수록 감소하며, DO가 낮을수록 수질 오염이 심각함을 의미한다. 따라서 DO 측정은 수중 생물의 생존 가능성 및 수질 상태 평가에 있어 핵심적인 역할을 한다.

② 생물화학적 산소요구량(Biochemical Oxygen Demand, BOD)

생물화학적 산소요구량(BOD)은 물속에 있는 호기성 미생물이 유기물을 산화·분해하는 데 소비하는 산소의 양을 의미하며, 수중 유기물의 양을 간접적으로 나타내는 수질오염의 대표 지표이다. 미생물의 분해 과정 중 용존산소량(DO)의 감소량을 측정함으로써 BOD를 산정하며, 이 수치가 높을수록 유기물이 많고 오염이 심한 물로 간주된다. 일반적으로 BOD가 5ppm 이하이면 수질이 양호한 편이며, 10ppm을 초과할 경우 5급수 이상의 매우 오염된 물로 악취를 동반할 수 있다. 따라서 BOD는 하수나 공공수역의 수질 관리 및 오염평가에 필수적인 지표로 활용된다.

③ 화학적 산소요구량(Chemical Oxygen Demand, COD)

화학적 산소요구량(COD)은 물속에 존재하는 유기물질을 화학적 산화제로 분해하는 데 필요한 산소의 양을 의미하며, 수질 오염 정도를 평가하는 주요 지표 중 하나이다. COD는 생물 작용이 아닌 화학 반응을 통해 유기물 농도를 간접적으로 측정하는 방법으로, 특히 공장폐수나 환경 기준의 수질 평가에 자주 사용된다. 일반적으로 100℃에서 과망간산칼륨($KMnO_4$)을 산화제로 사용한 산소소비량 측정법이 공식적인 측정 방법으로 채택된다. COD 값이 높을수록 유기물 오염이 심하고, 값이 작을수록 수질이 양호함을 의미한다. BOD와 함께 COD는 수질오염의 정량적 평가에 중요한 기준이 된다.

④ 부유물질(Suspended Solids, SS)

부유물질은 하수나 수중에 포함된 지름 0.5㎛~2mm 이하의, 물에 녹지 않고 떠다니는 고형물질을 말하며, 수질 오염 정도를 나타내는 지표로 사용된다. 이 물질은 주로 유기물과 무기물로 구성되어 있으며, 수중에 존재할 경우 탁도를 증가시켜 시각적인 수질 저하를 초래하고, 용존산소(DO)를 감소시켜 수중 생물의 생존에 악영향을 미친다. 특히 유기성 부유물질은 분해 과정 중 어류의 아가미를 막아 폐사시키거나, 빛의 투과를 방해하여 수중 식물의 광합성을 저해함으로써 수생 생태계의 악화를 초래할 수 있다. 따라서 부유물질의 양은 수질관리에서 중요한 관리 대상이다.

08 분뇨 및 폐기물 처리

1) 분뇨 처리

분뇨는 수거식 화장실에서 수거되거나 개인하수처리시설의 청소과정에서 발생하는 액체 또는 고체 상태의 오염물질로, 공중위생과 환경 보호를 위해 반드시 적절한 처리가 필요하다. 분뇨 처리는 이러한 오염물질을 물리적, 화학적, 생물학적 방법을 통해 정화하는 과정을 말하며, 악취 제거, 병원성 미생물의 사멸, 유기물 분해, 수분 제거 등을 목표로 한다.

(1) 분뇨와 질병

우리나라는 과거 분뇨를 농업용 비료로 활용해온 풍습으로 인해 위생적인 처리 없이 인분을 재사용하면서 각종 세균성 및 기생충성 감염병에 노출되는 환경에 놓여 있었다. 이러한 분변오염은 특히 장티푸스, 콜레라, 세균성 이질 등의 세균성 질환과, 회충, 구충, 요충, 조충, 아메바성 이질과 같은 기생충성 질환의 전파 경로로 작용하였다.

(2) 분변처리시설 유형

분변 처리는 공중위생 향상과 감염병 예방을 위해 위생적으로 처리되어야 하며, 방법에 따라 흡취식 처리법과 수세식 처리법으로 구분된다. 흡취식 처리법은 분뇨 분리식 화장실이나 메탄가스 발생식 화장실을 사용하는 방식으로, 분뇨를 저장 후 흡입하여 별도로 처리한다. 반면, 수세식 처리법은 물을 이용해 분뇨를 하수도로 배출하는 방식으로, 가장 위생적이고 안전하며 도시에서 널리 사용된다. 이에는 하수처리장을 통한 직접 처리 방식인 수세식 화장실과, 정화조를 이용한 수조 화장실이 포함되며, 특히 수조 화장실은 부패조, 예비여과조, 산화조, 소독조로 구성된 정화조를 통해 분뇨를 1차적으로 정화한 후 처리하는 방식으로 우리나라에서 가장 일반적으로 사용되고 있다.

(3) 분뇨 처리방법

분뇨 처리방법은 위생적이고 환경친화적인 방식으로 다양하게 시행되며, 일반적으로는 하수도에 합류시켜 하수종말처리장에서 처리하거나, 정화조를 거쳐 부분 정화 후 방류, 또는 수거된 분뇨를 분뇨처리장에서 처리하는 방법 등이 있다. 그 외에도 처리방식에 따라 ❶ 비료법(퇴비화하여 농업에 활용),

❷ 소화처리법(혐기성 또는 호기성 소화조에서 분해), ❸ 해양투기법(지정 해역에 방류하는 방식, 현재는 금지 추세), ❹ 화학적 처리법(소독약품을 이용한 처리), ❺ 습식산화법(산화제를 사용한 액상 분뇨의 정화) 등이 있으며, 지역 여건과 처리 목적, 위생 기준에 따라 적절한 방법이 선택된다.

① 비료법

비료법은 분뇨를 직접 경작지로 운반해 저류장에 저장한 후, 충분히 부숙(썩힘)시켜 비료로 활용하는 처리 방법으로, 퇴비화 과정을 통해 유기성 자원으로 재이용하는 방식이다.

② 소화처리법

소화처리법은 분뇨를 침전조에 일정량 저류시킨 후, 투입조의 여과장치를 통해 고형물을 제거하고 이를 건조·소각하여 처리하는 방법이다. 처리 과정 중 찌꺼기가 많이 생성되므로 이를 분쇄하는 장치가 필요하며, 혐기성 분해 과정에서 이산화탄소, 메탄가스, 수소, 암모니아 등의 가스가 발생되어 연료 등으로 활용될 수 있다. 이 방법은 에너지 회수가 가능하다는 장점이 있으나, 악취 발생과 함께 호기성 처리보다 처리 속도가 느리다는 단점을 가진다.

③ 해양투기법

해양투기법은 폐기물이나 분뇨 등의 오염물질을 바다에 직접 배출(투기)하여 처리하는 방법으로, 과거에는 분뇨 처리의 한 방식으로 널리 사용되었다. 그러나 이 방법은 해양 생태계 파괴, 해양 오염 및 수산자원에 대한 악영향 등 심각한 환경 문제를 야기할 수 있어, 1972년 체결된 런던협약(London Convention)을 통해 국제적으로 해양투기가 금지되었다. 우리나라를 포함한 대부분의 국가는 현재 해양투기 금지 정책을 시행하고 있으며, 보다 친환경적이고 지속 가능한 육상처리 방식으로 전환하고 있다.

④ 화학적 처리법

화학적 처리법은 소화처리법의 단점인 넓은 공간, 긴 처리 시간, 높은 비용을 보완하기 위해 고안된 방법으로, 화학약품을 활용하여 분뇨를 정화하는 방식이다. 처리 과정은 예비처리(소화처리와 유사)를 시작으로, 본처리 단계에서 황산철 등 응집제를 사용해 고형물과 유기물을 응집·침전시키고, 종말처리 후에는 실수여과법 등 생물학적 처리를 추가하여 불완전한 유기물 제거를 보완한다. 마지막으로 소독을 거쳐 안전하게 방류하며, 처리 효율이 높고 시간 단축이 가능하지만 약품 비용 및 부반응에 의한 2차 오염 가능성도 고려해야 한다.

⑤ 습식산화법

습식산화법은 고압(70~80기압), 고온(200~250℃)의 조건에서 충분한 산소를 공급하여 분뇨나 오염 물질을 연소시키는 처리 방법이다. 이 방식은 병원성 미생물을 완전히 사멸시킬 수 있어 매우 위생적이며, 먼지나 쓰레기 등의 2차 폐기물 발생이 거의 없어 청결한 처리 방식으로 평가된다. 그러나 고압 상태에서의 작업이 필수적이므로 안전 관리가 매우 중요하며, 설비와 운영에 대한 전문성이 요구된다. 주로 고도 처리나 감염성 폐기물의 위생적 처리에 활용된다.

2) 폐기물 처리

폐기물이란 사람의 생활이나 사업 활동에서 필요하지 않게 되어 버려지는 물질로서, 『폐기물관리법』에 따르면 쓰레기, 연소재, 오니, 폐유, 폐산, 폐알칼리, 동물의 사체 등이 포함된다. 이러한 폐기물은 환경오염을 방지하고 국민의 건강을 보호하기 위해 적정하게 분리·수거·운반·재활용·처리되어야 하며, 법령에 따라 생활폐기물, 사업장폐기물, 지정폐기물, 의료폐기물로 분류된다.

(1) 폐기물 분류

1. 생활폐기물

   가정, 사무실, 상점 등 일상생활에서 배출되는 폐기물

   예 음식물 쓰레기, 종이류, 플라스틱, 유리병 등

   ☑ 주로 지방자치단체가 처리 책임을 가진다.

2. 사업장폐기물

   사업장에서 배출되는 폐기물로, 생활계 폐기물과 유사하나 사업 활동과 관련된 폐기물

   ☑ 사업자가 직접 수거 · 운반하거나 위탁 처리해야 함

3. 지정폐기물

   특정한 유해물질이 포함되거나, 폭발성 · 감염성 등 특별한 관리가 필요한 폐기물

   예 폐유, 폐산, 폐알칼리, 유독물질 포함 폐기물 등

   ☑ 환경부 장관이 고시한 종류에 해당

4. 의료폐기물

   병원, 진료소, 실험실 등에서 발생하며 감염 우려가 있는 폐기물

   예 주사바늘, 혈액 묻은 거즈, 병리조직 등

   ☑ 전용 용기에 포장하고 소각 등으로 안전하게 처리해야 함

(2) 쓰레기 분류

1. 주개(Garbage)

   부엌에서 나오는 동 · 식물성 유기물

   예 음식물 찌꺼기, 채소껍질, 생선 부산물 등

   ☑ 분해가 빠르고 악취가 심해 위생적 처리 필요

2. 잡개(Rubbish)

   진개(dust) 및 가연성 · 불연성 폐기물의 혼합물

   가연성: 종이, 나무, 천, 고무 등

   불연성: 유리, 도자기, 금속류 등

   ☑ 생활 쓰레기의 대부분이 포함됨

3. 재(Ash)

   석탄, 장작 등의 연료 연소 후 남은 재

   ☑ 과거 난방용 연료 사용량이 많을 때 많이 발생

4. 가로진개(Street Refuse)

   도로에서 발생하는 먼지, 낙엽, 종이, 흙 등의 쓰레기

   ☑ 청소 차량이나 인력으로 수거

5. 공장진개(Industrial Refuse)

   공장에서 생산활동 중 발생하는 폐기물

   예 폐포장재, 폐자재, 분진 등

   ☑ 일부는 산업폐기물로 분류되어 별도 관리 필요

6. 시장진개(Market Refuse)

   재래시장 등에서 발생하는 유기성 쓰레기

   채소, 과일 껍질, 포장재 등

   ☑ 부패하기 쉬워 빠른 수거 및 처리 필수

7. 동물 사체(Dead Animals)

   도로나 농가 등에서 발생하는 가축 및 소형 동물의 사체

   ☑ 병원성 미생물 오염 위험이 있으므로 위생적 처리 필요

(3) 쓰레기 처리방법

① 투기법(Waste dumping method)

투기법은 폐기물을 특별한 위생 처리 없이 정해진 장소에 단순히 버리는 가장 오래된 처리 방법으로, 비용이 적게 들고 기술이 필요하지 않다는 장점이 있다. 그러나 악취, 해충 증식, 지하수 및 토양 오염, 미관 훼손 등의 심각한 환경 문제를 유발할 수 있어, 현대에는 비위생적인 투기법은 폐기물관리법에 따라 금지되고 대부분 위생적 매립법이나 소각법 등으로 대체되고 있다.

② 위생적 매립법(Sanitary landfill method)

위생적 매립법은 폐기물을 일정한 지지대나 산골짜기 등에 층층이 쌓아 올린 뒤, 흙으로 덮어 밀폐시키는 방식의 폐기물 처리 방법이다. 이 방법은 쓰레기의 부패에 따른 악취, 파리·쥐 등 해충의 발생을 방지하고, 토양 및 수질 오염을 최소화하기 위해 철저한 관리가 필요하다. 매립에는 불연성 폐기물이나 잡개 등의 제3류 진개가 적합하며, 음식물 쓰레기(주개)만 단독 매립 시에는 심한 악취와 해충 발생 우려가 있다.

매립 경사는 약 30도가 바람직하고, 매립층은 1~2m 이하로 하여 통기성을 유지해야 하며, 매립 후에는 최소 20cm 이상의 흙으로 덮고, 최종 복토는 0.6~1m 이상이 이상적이다. 또한 매립시는 주거지에서 떨어진 장소를 선택하고, 악취, 수질오염, 해충 발생 등을 방지할 수 있도록 설계되어야 한다.

현대의 위생적 매립법은 차수막, 침출수 처리 시설, 가스 통풍구 설치 등을 통해 보다 체계적이고 친환경적으로 운영되고 있다.

③ 소각법(Incineration method)

소각법은 폐기물을 직접 연소시켜 부피를 줄이고 병원성 미생물을 사멸시켜 위생적으로 처리하는 방법으로, 가장 위생적인 폐기물 처리 방식 중 하나이다. 다만, 화재 위험성과 함께 대기오염(연기, 유해가스 발생)의 우려가 있어 적절한 관리 및 오염방지 장치가 필요하다.

가. 현지 소각법

현지 소각법은 폐기물이 발생한 장소에서 간이 소각장이나 야외 공간을 이용하여 직접 소각하는 방법으로, 주로 시골 지역이나 소규모 시설에서 사용된다. 이 방법은 운반이 필요 없고 즉시 처리 가능하다는 장점이 있으나, 연소가 불완전해 악취나 연기 발생이 많고, 화재의 위험성이 높은 것이 단점이다. 또한, 적절한 관리가 부족하면 환경오염 및 주민 피해를 유발할 수 있어 현재는 점차 사용이 줄고 있다.

나. 소각로 소각법

소각로 소각법은 전문적인 소각 시설에서 고온(800~1,200℃)으로 폐기물을 완전 연소시키는 방법으로, 도시 지역, 병원, 산업체 등에서 광범위하게 활용된다. 이 방법은 병원성 미생물의 완전 제거, 폐기물의 부피 및 중량 대폭 감소, 에너지 회수 가능 등 위생적이고 효율적인 장점을 지닌다. 하지만 시설 설치 및 운영비가 높고, 연소 과정에서 나오는 유해가스나 미세먼지로 인한 대기오염 우려가 있어 소각 후 대기오염 방지시설의 설치가 필수적이다. 이 때문에 최근에는 고도 처리 기술을 갖춘 친환경 소각시설이 확대되고 있다.

④ 퇴비화법(Composting method)

퇴비화법은 유기성 폐기물(진개 등)을 미생물의 발효작용을 이용해 분해·안정화시켜 비료로 재활용하는 처리 방법이다. 전통적으로는 4~5개월 이상의 장기간 발효를 통해 퇴비로 활용했으나, 최근에는 고속퇴비화 시설의 도입으로 2~3일 내에 양질의 비료를 생산할 수 있게 되었다. 퇴비화 과정에서는 60~70℃의 고온이 발생하여 병원성 미생물이나 기생충의 알 등을 효과적으로 사멸시킬 수 있어 위생적 처리와 자원 재활용이 동시에 가능하다. 이 방법은 농업용 유기질 비료 생산에도 활용되며, 폐기물의 자원화와 환경보전에 기여하는 친환경적인 폐기물 처리 방식으로 주목받고 있다.

⑤ 재활용법(Recycling method)

재활용법은 폐기물을 단순히 처리하는 것을 넘어, 폐기물의 양을 줄이고 자원으로 재활용함으로써 처리 비용을 절감하고 환경오염을 예방하는 친환경적인 처리 방법이다. 특히 폐기물 중 재사용 가능한 자원(종이, 유리, 금속, 플라스틱 등)을 분리수거하여 다시 활용함으로써 자원 절약 및 에너지 회수에 크게 기여한다.

09 주택 보건

주택보건은 주택이 단순한 거주 공간을 넘어 인간의 건강과 삶의 질을 지키는 중요한 환경 요소임을 의미한다. 주택은 비, 바람, 추위, 더위와 같은 자연적 요인과 도난, 파괴 등 사회적 침해로부터 보호하는 기본적인 역할을 하며, 휴식, 수면, 가정생활, 가족관계 유지 등 인간다운 삶의 공간으로 기능한다.

주택은 각 지역의 환경, 민족성, 문화적 특성에 따라 다양하지만, 보건학적 관점에서는 인간의 건강한 생활을 위해 다음과 같은 4대 조건(건강성, 안정성, 기능성, 쾌적성)을 충족해야 한다.

① 건강성

▸ 통풍, 채광, 위생 설비 등을 통해 거주자의 건강을 해치지 않아야 한다.

② 안전성

▸ 화재, 붕괴, 감전 등 각종 사고로부터 거주자를 보호할 수 있어야 한다.

③ 기능성

▸ 일상생활에 필요한 활동이 원활히 이루어질 수 있도록 기능적으로 설계되어야 한다.

④ 쾌적성

▸ 온습도, 조명, 소음 차단 등 환경 요소가 쾌적하게 유지되어야 한다.

1) 주택의 보건학적 조건

(1) 대지

주택을 건립할 때의 대지 조건은 생활의 편의성과 함께 건강과 위생에 중대한 영향을 미치기 때문에, 다양한 환경적 요소들이 종합적으로 고려되어야 한다.

① 환경적 조건

▸ 대지가 한적하고 교통이 편리하며, 공해나 소음 등 유해 환경 요인이 없는 위생적인 장소여야 하며, 주거생활에 적합한 쾌적함을 갖추고 있어야 한다.

② 지형 조건

▶ 건조하고 물 빠짐이 좋은 침투성 지형이 적합하며, 유기물 오염이 없는 지역이어야 하고, 햇볕을 잘 받을 수 있도록 남향 또는 남동향, 남서향(100도 이내)의 방향이 바람직하다.

③ 지질 조건

▶ 지반이 단단하고 물의 침투성이 좋으며, 유기물로 오염되지 않고, 매립된 토양(진개 매립지)이 아닌 천연지반이 적합하다.

④ 지하수위 조건

▶ 1.5~3m 정도의 안정된 수위가 이상적이며, 이는 양질의 지하수를 확보하고, 동시에 하수 배출 및 침수 방지에 유리하기 때문이다.

(2) 구조

주택의 구조는 해당 지역의 기후, 풍습, 생활 습관에 적합해야 하며, 동시에 편리성, 위생성, 경제성, 기능성을 고려하여 설계되어야 한다. 특히 거실의 크기, 방의 배치, 환기, 조명, 채광, 난방 등은 주거의 쾌적성 및 건강과 직결되기 때문에 세심한 고려가 필요하다.

① 지붕

▶ 방수, 방열, 방한 기능을 갖추어야 하며, 특히 태양열 차단(방서)과 보온(방한)에 있어 매우 중요한 역할을 한다.

② 외벽

▶ 방음, 방서, 방한, 방화, 방습 등의 기능을 갖추어야 하며, 내벽은 실의 구획뿐만 아니라 실내의 채광, 환기, 보온, 습도 조절 및 방음 기능을 수행하여 거주자의 건강과 생활의 질을 높인다.

③ 마루

▶ 지면과의 간격을 최소 45cm 이상 두고, 바닥 아래 통풍이 잘 되도록 설계하여 습기와 곰팡이 발생을 방지해야 한다.

④ 거실의 천장 높이

▶ 과도하게 높을 경우 난방 손실, 너무 낮으면 여름철 열기가 축적되므로, 일반적으로 바닥에서 천장

까지의 높이는 약 210cm가 적당하다.

⑤ 거실 및 방의 배치

▸ 생활 효율성과 건강 유지를 위한 중요한 요소로, 거실, 침실, 어린이 방은 햇볕이 잘 드는 남향, 화장실이나 부엌 등은 북향으로 배치하는 것이 이상적이다.

(3) 환기(Ventilation)

① 자연환기(Natural ventilation)

자연환기는 기계적 장치를 사용하지 않고, 실내외의 온도 차나 기압 차에 의해 공기가 자발적으로 이동하면서 환기가 이루어지는 방식이다.

첫 번째 원리는 온도 차에 의한 환기(중력 환기)로, 이는 실내외 온도 차로 인해 생기는 공기 밀도 및 압력 차에 의해 공기의 흐름이 발생한다. 실내 온도가 외기보다 높으면 실내 공기의 밀도가 낮아지면서 상승하고, 이로 인해 상부 개구부를 통해 공기가 배출되며, 동시에 하부 개구부를 통해 외부의 차가운 공기가 유입되어 자연스럽게 환기가 이루어진다. 이때 실내외 압력 차가 0이 되는 중성대가 형성되며, 고층건물에서는 굴뚝효과로 인해 엘리베이터실이나 계단실을 따라 강한 기류가 형성되기도 한다.

두 번째 원리는 풍압 차에 의한 환기(풍력 환기)로, 바람이 건물 외부에 압력을 가하면 바람이 닿는 면은 대기압보다 높은 정압이, 반대편은 낮은 부압이 형성되어 압력 차에 의한 공기의 흐름이 생긴다. 이로 인해 바람이 건물 외벽의 개구부를 통과하며 실내를 거쳐 반대편으로 빠져나가게 되는데, 바람이 강할수록 이 압력 차가 커지고 환기량도 증가하게 된다. 자연환기는 에너지 소비를 줄이고 실내공기 질을 개선할 수 있는 효과적인 방법으로, 실내의 쾌적한 환경 유지를 위해 건축 설계 시 중요한 요소로 고려된다.

② 인공환기(Artificial ventilation)

인공환기란 자연환기가 어렵거나 불충분한 공간에서 기계적 장치나 동력을 이용해 실내 공기를 외부 공기와 강제로 교환하는 방식의 환기 방법이다. 주로 대형 강당, 공장, 극장, 선박, 탄광, 실험실 등과 같이 많은 인원이 모이거나 밀폐된 공간에서 실내 공기질을 유지하기 위해 활용된다. 이를 공력환기라고도 하며, 인공환기는 특정 환기 목적과 공간 특성에 맞춰 여러 방식으로 실시된다.

대표적인 방법으로는 공기조정법(Carrier식), 배기(흡인식) 환기법, 송기식 환기법, 평형식 환기법 등이 있으며, 이 외에도 지붕이나 천장을 이용한 자연환기를 보조적으로 사용하는 옥배환기법도 포함된다. 인공환기를 시행할 때는 몇 가지 주의사항이 필요하다. 공기의 교환은 신속히 이루어져야 하며,

유입된 공기는 온도와 습도 면에서 생리적으로 쾌적한 상태여야 한다. 또한 실내 공기가 전체적으로 고르게 분포되어야 하며, 신선한 외부 공기로 충분히 대체되어야 한다. 특히 작업 환경에서는 기온이 10℃ 이하일 때, 근로자가 1m/sec 이상의 강한 기류에 직접 노출되지 않도록 해야 하며, 이는 작업자의 건강과 효율적인 작업 환경 유지에 필수적이다.

(4) 채광과 조명

채광과 조명은 주택의 위생과 쾌적한 생활환경을 조성하는 데 매우 중요한 요소로, 인체 건강, 정신적 안정, 시력 보호, 작업 능률 향상, 에너지 효율 등 다양한 측면에 영향을 미친다.

채광은 자연광, 즉 햇빛을 실내로 끌어들이는 것을 말하며, 이는 실내의 밝기를 조절할 뿐만 아니라 비타민 D 합성 촉진, 병원균 억제, 생체 리듬 유지 등 건강에 긍정적인 영향을 준다. 특히 충분한 일조는 정서적 안정과 계절성 우울증 예방에도 효과적이다.

조명은 자연광이 부족하거나 야간에 인공 광원을 사용해 실내를 밝히는 방법으로, 적절한 조명은 산업 능률을 높이고 눈의 피로를 줄이며, 공간의 기능성을 향상시킨다. 반면, 조명이 부족하거나 과하면 시력 저하, 두통, 작업 능률 저하를 유발할 수 있다.

따라서 채광과 조명은 단순히 시각적 편의를 넘어서 주거환경의 위생적, 기능적, 정서적 측면을 개선하는 핵심 요소로 간주되며, 실내 설계 시 충분한 고려가 필요하다 그림 5-13 .

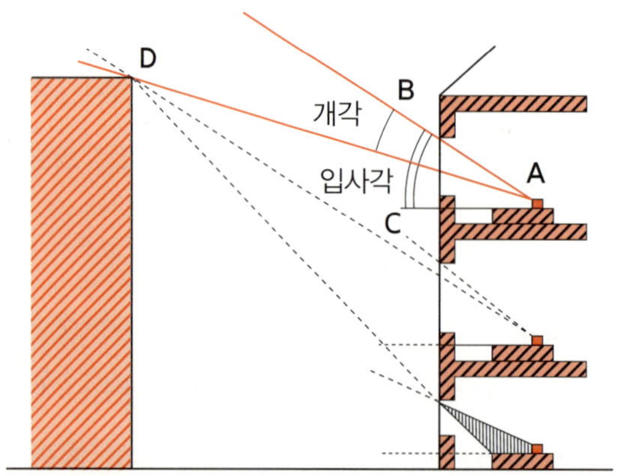

그림 5-13 차광물이 존재할 때 각층의 개각 및 입사각

① 자연조명

자연조명은 태양광을 이용해 실내를 밝히는 방법으로, 위생적이고 경제적인 조명 방식이다. 자연조명은 실내 환경의 밝기와 쾌적성을 높이고, 에너지 소비를 줄이며, 신체 건강과 심리적 안정에도 긍정적인

영향을 준다. 자연조명을 효과적으로 확보하기 위해서는 주택 설계 시 몇 가지 조건을 고려해야 한다.

가. 창의 방향

주택은 일반적으로 남향이 가장 이상적이며, 거실과 방은 남향 창을 두는 것이 좋다. 남향 창은 여름에는 일조량이 가장 적고 겨울에는 가장 많아 계절에 따라 적절한 햇빛을 받을 수 있다. 작업실처럼 균등한 조명이 필요한 공간은 북향 창이 유리하다. 주택의 일일 일조량은 최소 4시간 이상이 되어야 한다.

나. 창의 면적

창의 크기는 방바닥 면적의 1/7~1/5 정도가 적당하며, 세로로 긴 창이 같은 면적이라도 조도를 균등하게 하여 더 효율적이다.

다. 거실의 안쪽 길이

거실의 깊이는 창틀 상단부터 바닥까지의 높이의 1.5배 이하가 되어야 채광이 깊숙이 들어갈 수 있다.

라. 개각과 입사각

실내로 들어오는 빛의 각도를 의미하며, 개각은 40~50도, 입사각은 28도 이상이 이상적이다. 이 각도가 클수록 실내가 밝아진다.

마. 벽과 천장의 색상

실내의 밝기는 벽과 천장의 색상에 따라 달라진다. 색상의 반사율은 흰색(70~80%), 황색(55~65%), 담녹색(40~65%), 회색(15~55%), 진녹색(10~20%)으로 밝은 색일수록 자연광의 반사를 높여 조명효과를 증대시킨다.

② 인공조명

인공조명은 자연광이 부족한 야간이나 실내에서 인공적인 광원을 이용하여 밝기를 조절하는 조명 방식으로, 현대 주거환경과 산업 활동에서 필수적인 요소이다. 주로 전기를 이용한 조명이 가장 널리 사용되며 위생적이고 효율적인 조명 수단이다.

가. 조명의 종류

▸ 직접조명

» 광원에서 직접 작업면으로 빛이 도달하는 방식으로 조명효율이 높고 경제적이다. 그러나 눈부심과 강한 음영이 생겨 불쾌감을 유발할 수 있다.

▸ 간접조명

» 빛을 반사면에 반사시켜 부드럽게 퍼지게 하는 방식으로, 눈부심이 없고 분위기가 온화하지만 조명효율이 낮고 설치와 유지비가 많이 든다.

▸ 반간접조명

» 직접조명과 간접조명의 절충형으로, 약간의 직접광과 대부분의 간접광을 혼합하여 눈의 피로를 줄이고 작업 효율을 높이는 가장 효과적인 방식이다 그림 5-14 .

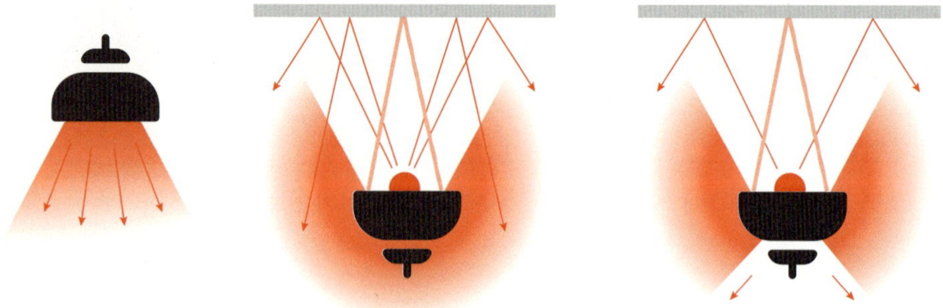

그림 5-14 조명 방법

나. 적정조명의 조도

작업능률 향상, 눈의 보호, 재해 예방 등을 위해 작업 공간에 맞는 적정 조도가 필요하며 단위는 Lux(룩스)를 사용한다.

장소	표준조도(Lux)
초정밀 작업장	750~1,500
정밀 작업장	300~600
일반 작업장 또는 거친 작업실	150~300
백화점(지하층)	100~200
이·미용실, 양장점, 시계점, 재봉실, 제도실	100~200
도서관, 사무실, 교실 등 학습 및 업무 공간	80~120
백화점(지상층)	80~120
대합실, 실내 체육관, 천장 높은 강당	30~80

③ 인공조명 시 고려사항

- 조도는 충분하고 균일해야 하며, 일정하게 유지되어야 한다.
- 광색은 자연광(주광색)에 가깝고 유해가스를 발생하지 않아야 한다.
- 열 발생이 적고 폭발이나 화재 위험이 없어야 한다.
- 취급이 간편하고 경제적이어야 하며, 조명 방향은 왼쪽 위에서 비추는 것이 좋다.

④ 부적절한 조명의 건강 영향

조도 부족은 가성근시, 안구 피로, 백내장, 작업능률 저하를 유발할 수 있다.

섬광(glare)은 안정피로와 안구진탕증을 초래할 수 있으며, 조명 불량은 장기적으로 시력에 악영향을 줄 수 있다.

(5) 실내온도 조절

실내 온도조절은 인간의 생리적 쾌적감과 건강을 유지하는 데 매우 중요한 요소로, 지역, 계절, 순응 정도 및 개인차에 따라 그 기준이 달라질 수 있다. 일반적으로 의복만으로 조절 가능한 체온 조절 범위는 10~26℃이다.

적정 실내 온도는 18±2℃, 침실의 적정 온도는 15±1℃가 이상적이며, 실내 공기의 상하 온도 차는 2~3℃ 이상을 넘지 않도록 해야 한다. 특히 머리와 발 간의 온도 차가 클 경우 불쾌감을 유발할 수 있으므로 주의가 필요하다. 병실의 적정 온도는 일반적으로 21±2℃ 정도가 가장 적절하다고 권장된다. 또한 실내 습도는 40~70% 범위가 적정하며, 실내외의 온도 차는 5℃ 이내로 유지하는 것이 바람직하다.

10 의복과 건강

의복은 천이나 가죽 등으로 만들어 몸을 가리고 보호하는 물건으로, 인간이 자연환경으로부터 신체를 보호하고 체온을 조절하며 사회적 역할을 수행하는 데 중요한 기능을 한다. 의복은 단순한 신체 피복이 아니라, 체표와 의복 사이의 공기층을 포함하는 공간 전체를 의미하며, 이 공간은 인체의 열 조절과 쾌적감에 영향을 준다. 적절한 의복은 기온, 습도, 기류 등의 환경 조건에 대응하여 체온을 유지하고 건강을 증진시키는 역할을 하지만, 부적절한 의복은 체온조절에 방해가 되어 저체온증이나 열사병과 같은 건강 문제를 유발할 수 있다. 또한 혈액순환, 호흡, 피부 건강 등에도 영향을 미치므로 기능성, 통기성, 보온성 등의 특성을 고려한 의복 선택이 중요하다.

1) 의복의 목적

의복의 목적은 크게 신체 보호, 체온 조절, 사회적 기능으로 나눌 수 있다. 첫째, 의복은 방한과 방서의 기능을 통해 기온 변화에 따른 체온을 조절하고, 외부의 오염된 환경으로부터 신체를 청결하게 유지하며 피부를 보호하는 역할을 한다. 둘째, 물리적 자극이나 사고, 감염 등의 위해 요소로부터 신체를 방어하고 외상을 예방하는 보호 기능을 수행한다. 셋째, 의복은 교복, 군복, 체육복 등과 같이 사회적 역할이나 소속을 나타내는 상징적 의미가 있으며, 미적 만족감과 자기표현의 수단으로 작용하기도 한다. 이러한 의복의 목적을 충족하기 위해서는 피부에 자극이 없고, 통기성과 보온성이 좋으며, 온습도 및 기류 변화에 잘 대응할 수 있는 위생적 조건을 갖춘 소재가 사용되어야 한다.

2) 의복 기후

의복 기후란 의복과 체표 사이에 형성되는 한정된 공간의 기후 상태로, 신체의 체온 조절 및 쾌적감에 중요한 영향을 미친다. 일반적으로 인간은 의복을 통해 외부 기온이 10~26℃ 범위일 때 체온을 조절할 수 있으며, 의복 내부의 기온이 30℃ 이하일 경우 냉감을, 34℃ 이상일 경우 더운감을 느낀다. 안정 상태에서 쾌적한 의복 기후 조건은 기온 32±1℃, 습도 50±10%, 기류 0.1m/sec 이하이며, 이러한 조건이 유지될 때 인체는 쾌감을 느끼고 생리적으로 안정된 상태를 유지할 수 있다.

3) 의복의 방한력

의복의 방한력은 옷감이 공기를 머금는 성질인 함기성에 크게 의존하며, 이 공기층이 열의 전도를 억제함으로써 체온을 유지하는 데 중요한 역할을 한다. 함기성이 높은 재료일수록 열전도율은 낮고 보온성은 뛰어나다. 예를 들어, 모피는 약 98%, 모직은 90%, 무명은 70~80%, 마직은 50% 정도의 함기량을 가지며, 각 재료의 열전도율은 동물 털 6.1, 견물직 19.2, 마직 29.5로 나타난다(공기의 열전도율을 100으로 기준). 의복의 방한력은 클로(CLO)라는 단위로 측정되며, 이는 기온 21℃, 기습 50%, 기류 10m/sec 조건에서 피부온도 33℃를 유지할 수 있는 의복의 보온력을 1CLO로 정의한다. 나체 상태(0CLO)에서는 약 30℃의 외기온이 적정하고, 1CLO 의복을 착용했을 때는 약 9℃의 외기온에 대응할 수 있으며, 2CLO 의복을 입었을 경우 적정 외기온은 약 12℃로 계산된다. 의복별 방한력은 방한복 4CLO, 방한화 2.5CLO, 방한장갑 2CLO, 보통 작업복은 1CLO 정도이다. 이러한 수치는 기온 외에도 기류, 습도 등의 환경 조건에 따라 달라질 수 있으며, 적절한 CLO 수준의 의복을 착용하는 것은 쾌적한 체온 유지를 위해 필수적이다.

4) 의복의 건강과 관련된 사항

의복은 신체 보호뿐만 아니라 건강 유지에 중요한 역할을 하므로 적절한 조건을 갖추어야 한다. 우선 의복의 중량은 신체 활동에 지장을 주지 않도록 가벼워야 하며, 여름철에는 남성 3~4kg, 여성 2~3kg, 겨울철에는 남성 6~7kg, 여성 5~6kg 정도가 적당하다. 또한, 넥타이나 코르셋 등 과도한 의복압은 혈액순환이나 신체 기능에 장애를 줄 수 있으므로 피해야 한다. 보온을 위해 너무 두껍게 입는 후착의는 오히려 체열 방산과 신진대사에 악영향을 줄 수 있어 적절한 두께로 입는 중착의가 바람직하다. 더불어, 오염된 의복은 병원미생물 증식의 원인이 될 수 있으므로 청결을 유지하고 위생적으로 관리하는 것이 중요하다.

11 위생해충과 쥐

1) 위생해충의 정의

위생해충은 인간이나 동물에게 직접적으로 해를 입히거나 간접적으로 질병을 매개하는 곤충과 해로운 절지동물들을 의미한다. 대표적인 유생해충에는 모기, 벼룩, 이, 빈대, 파리, 바퀴벌레, 개미, 독나방, 하늘소붙이, 가뢰 등이 있으며, 이들은 흡혈을 통해 전염병을 옮기거나 불쾌감을 주고 생활 환경을 위생적으로 악화시킨다.

또한, 쥐는 대표적인 설치류 해충으로 각종 질병을 전파할 뿐 아니라 식품, 생활용품을 오염시키고 주거 공간을 파괴하는 등 인간 생활에 심각한 위협이 된다.

2) 위생해충의 피해

① 직접적인 피해

위생해충은 인간에게 다양한 직접적인 피해를 유발한다. 대표적으로 곤충에 물리거나 찔려 생기는 기계적 외상과 그로 인한 2차 감염, 독성물질 주입으로 인한 염증과 알레르기 반응, 모기나 벼룩 등의 흡혈 곤충에 의한 영양 손실이 있다. 또한 일부 해충은 체내에 기생하거나, 피부염 및 알레르기 반응을 유발하고, 수면 방해 등 일상생활의 불편을 초래하기도 한다.

② 간접적인 피해

위생해충으로 인한 간접적인 피해는 주로 해충이 질병을 전파하는 과정에서 발생한다. 파리나 바퀴벌레처럼 병원균을 단순히 운반하는 기계적 전파와, 모기나 진드기처럼 해충의 체내에서 병원체가 증식하거나 변이를 거쳐 감염을 일으키는 생물학적 전파가 대표적이다.

3) 구충 구서의 일반적 원칙

구충·구서의 일반적인 원칙은 위생해충을 효율적이고 능률적으로 구제하기 위한 기본 방침으로, 다음과 같다. 첫째, 해충의 발생원과 서식처를 근본적으로 제거하는 것이 가장 중요하며, 둘째, 해충이 확산되기 전에 발생 초기 단계에서 구제 작업을 실시해야 한다. 셋째, 구제하려는 해충의 생태와 습성을 정확히 파악한 후 적절한 방법을 적용해야 하며, 넷째, 광범위한 지역을 대상으로 동시에 구제 작업을 수행하여 재발을 방지하고 효과를 극대화해야 한다.

4) 위생해충의 구제방법

위생해충의 일반적인 구제 방법은 크게 네 가지로 나눌 수 있다.

① 환경적 방법

▸ 가장 근본적인 구제 방식으로, 해충의 발생원과 서식처를 제거하여 번식을 막는 방법이다.

② 물리적 방법

▸ 유문(방충망) 설치, 트랩(덫), 끈끈이 테이프 등을 활용해 해충의 출입을 차단하거나 직접 포획하는 방식이다.

③ 화학적 방법

▸ 속효성 또는 잔효성 살충제를 분무하여 해충을 살충하거나 기피시키는 방식으로, 효과가 빠르고 넓은 지역에 적용 가능하다.

④ 생물학적 방법

▸ 천적을 이용하거나 불임 수벌레를 방사하여 해충의 번식을 억제하는 방식으로, 생태계에 미치는 영향을 최소화할 수 있는 친환경적 접근이다.

12 소독과 멸균

소독과 멸균은 병원미생물의 제거나 무력화를 통한 감염 예방을 목적으로 하는 위생관리의 핵심 개념이다. 소독(disinfection)은 병원성 미생물을 죽이거나 활동하지 못하게 하여 감염을 방지하는 과정을 말하며, 소독력의 강도는 멸균(sterilization) > 소독(disinfection) > 방부(antisepsis)의 순서로 구분된다.

1) 소독, 멸균 방부의 개념

(1) 소독(Disinfection)

소독이란 미생물의 생존 환경이나 생명 현상을 크게 변화시키는 조작을 통해 병원성 미생물의 생활력을 파괴하거나 사멸시켜 감염 및 증식 능력을 제거하는 과정을 말한다. 이는 감염병의 예방을 위해 필수적인 조치로, 물리적·화학적 방법 등을 통해 병원미생물을 제거하거나 비활성화시켜 인체에 해로운 영향을 방지하는 데 목적이 있다. 소독은 완전한 멸균과는 달리 일부 미생물의 포자는 남을 수 있지만, 대부분의 병원체를 제거함으로써 공중보건상 중요한 위생조치로 간주된다.

(2) 멸균(Sterilization)

멸균은 강한 살균력을 이용하여 포자를 포함한 모든 형태의 미생물을 완전히 사멸 또는 제거하여 무균 상태를 만드는 과정을 말한다. 이는 세균, 바이러스, 곰팡이, 포자 등 생존 가능한 모든 미생물을 제거함으로써 완전한 무균 환경을 조성하는 가장 강력한 위생조치이며, 의료기기, 수술도구, 주사기 등의 멸균에 필수적으로 적용된다. 멸균은 소독과 달리 미생물의 생존 가능성을 완전히 차단하는 점에서 감염 예방의 최상위 방법이다.

(3) 방부(Preservation)

방부란 미생물의 발육과 생활작용을 억제하여 증식 및 성장을 저지함으로써 부패나 발효를 방지하는 조작을 말한다. 즉, 미생물을 완전히 제거하거나 죽이지는 않지만, 그 활동을 억제하여 식품이나 약품 등의 품질과 안전성을 일정 기간 유지할 수 있도록 하는 위생 조치이다. 방부는 보존제를 사용하는 화학적 방법뿐 아니라, 저온보관, 건조, 산도 조절 등의 물리적 방법으로도 이루어질 수 있다.

2) 물리적 소독법(Physical disinfection)

(1) 열처리 소독법(Heat disinfection)

① 건열 멸균법(Dry heat sterilization)

가. 화염 멸균법(Flaming sterilization)

화염멸균법은 고온의 불꽃에 기구를 직접 접촉시켜 병원성 미생물 및 포자를 순간적으로 사멸시키는 물리적 멸균법이다. 주로 세균배양 시 사용하는 도말침, 백금선, 시험관의 입구 등에 적용되며, 간편하고 신속한 멸균이 가능하다. 내열성 금속기구에 적합하나, 가연성 물질에는 사용할 수 없다는 제한이 있다.

나. 소각법(Incineration)

소각법은 병원체를 직접 불꽃에 태워 제거하는 가장 강력한 멸균법으로, 포자를 형성하는 균까지 완전히 사멸시킬 수 있는 효과적인 방법이다. 법정 감염병으로 인해 사망한 가축이나 오염된 물품, 폐기물 등을 처리할 때 주로 사용되며, 병원성 미생물의 확산을 원천적으로 차단할 수 있다. 강한 고열을 이용하므로 대상 물질의 재사용은 불가능하지만, 감염 위험이 높은 경우 가장 확실한 멸균 수단으로 적용된다.

다. 건열 멸균법(Dry heat sterilization)

건열 멸균법은 고온의 건조한 열을 이용하여 미생물을 사멸시키는 방법으로, 주로 건열멸균기(dry oven)를 사용하여 170℃에서 1~2시간 동안 멸균을 실시한다. 이 방법은 유리기구, 금속류, 주사기, 자기류 등과 같이 고온에 견디는 내열성 기구의 멸균에 적합하다. 건열은 세포 내 단백질을 산화시키고 세포막을 파괴하여 미생물을 사멸시키므로, 습열멸균에 비해 시간이 오래 걸리지만, 부식 우려가 적어 습기에 민감한 기구의 멸균에 효과적이다.

② 습열 소독법

가. 자비 멸균법(Boiling method)

자비소독법은 끓는 물(100℃)을 이용하여 병원체를 사멸시키는 물리적 소독법 중 하나로, 비교적 간단하고 실용적인 방법이다. 대부분의 병원체는 62~65℃에서 30분, 또는 100℃에서 수 분 내에 사멸되므로 효과적인 소독이 가능하다. 그러나 포자를 형성하는 세균(예 파상풍균, 탄저균 등)은 100℃에서도 생존할 수 있어 완전한 멸균은 불가능하다. 자비소독의 소독력을 향상시키기 위해 석탄산(5%)이나 크레졸(3%) 등을 함께 첨가하기도 하며, 이는 소독의 강도를 높이는 데 효과적이다. 일반적으로 의료기구나 식기류, 의류 등의 일상 소독에 사용되며, 간편하고 비용이 적게 드는 장점이 있다.

나. 고압 증기멸균법(Autoclave)

고압증기멸균법은 포자형성균의 멸균에 가장 효과적인 방법으로 널리 인정받고 있으며, 실험실, 병원, 제약업계 등에서 가장 많이 사용되는 멸균법이다. 이 방법은 고압멸균기(autoclave)를 사용하여 포화 수증기를 일정한 압력과 온도에서 가해 멸균하는 방식으로, 일반적으로 115.5℃(0.7kg/cm^2)에서 30분, 121.5℃(1.05kg/cm^2)에서 20분, 126℃(1.4kg/cm^2)에서 15분간 처리한다. 습열의 뛰어난 침투력과 살균력 덕분에 고온에서도 생존 가능한 포자까지 완전히 사멸할 수 있으며, 유리기구, 거즈, 고무제품, 약액 등 열과 습기에 견디는 물품의 멸균에 적합하다.

다. 간헐 멸균법(Intermittent sterilization)

간헐멸균법은 아포(포자)를 형성하는 미생물을 멸균하기 위해 사용하는 방법으로, 증기만으로는 포자를 완전히 사멸할 수 없기 때문에 고안된 반복 가열 방식의 멸균법이다. 이 방법에서는 Koch 멸균기를 이용하여 100℃의 유통증기로 하루에 한 번씩 30~60분간 가열하는 과정을 3일 연속으로 반복한다. 첫 번째 가열로 생육 가능한 미생물을 사멸시키고, 이후 실온(약 20℃)에서 보관하면 남아있는 포자가 발아한다. 이후 재가열을 통해 새로 발아한 미생물을 제거하며, 이 과정을 3회 반복함으로써 최종적으로 포자까지도 모두 멸균할 수 있다. 간헐멸균법은 고온에 견디기 어려운 배지나 백신 등의 멸균에 적합하다.

라. 저온 소독법(Pasteurization)

저온소독법은 결핵균, 소 유산균, 살모넬라균 등 포자를 형성하지 않는 세균을 멸균하기 위한 방법으로, 상대적으로 낮은 온도에서 일정 시간 가열하여 병원성 미생물을 제거하고 식품의 품질을 보존하는 데 효과적이다. 주로 식품 위생에서 사용되며, 대표적으로 우유는 63℃에서 30분간 가열하여 소독하며, 아이스크림 원료는 80℃에서 30분, 건조 과실은 72℃에서 30분, 포도주는 55℃에서 10분간 처리한다. 이 방법은 고온 가열로 인한 식품의 성분 변화를 최소화하면서도 비포자성 병원균을 효과적으로 제거할 수 있는 안전하고 위생적인 멸균 방식이다.

마. 초고온 순간 멸균법(Ultra-high temperature sterilization)

초고온순간 멸균법은 멸균 처리 시간을 단축하고 식품의 영양소 파괴를 최소화하기 위해 고안된 방법으로, 주로 우유나 음료와 같은 액체 식품에 적용된다. 이 방법은 135℃의 고온에서 0.75~2초간 순간적으로 가열하여 병원성 미생물과 대부분의 부패균을 멸살시키며, 멸균 후 즉시 급속 냉각시켜 미생물 재오염을 방지한다. 제품의 저장성과 안전성을 높이면서도 풍미와 영양을 보존할 수 있는 장점이 있어 상온 보관이 가능한 멸균 우유 등에서 널리 사용된다.

(2) 무가열 멸균법(Non-thermal sterilization)

① 자외선 멸균법(Ultraviolet sterilization)

자외선 멸균법은 주로 260~280nm(2,600~2,800Å) 파장의 자외선을 사용하는 방법으로, 미생물의 DNA를 파괴하여 세포분열과 증식을 억제시키는 살균 작용을 한다. 이 방법은 침투력이 낮아 표면에 직접 조사되는 부분에만 효과가 있으므로, 공기나 물, 식품, 기구, 용기 등 표면적 멸균을 목적으로 하는 경우에 적합하다. 무균실, 수술실, 제약실과 같은 위생 환경이 중요한 장소에서 주로 사용되며, 인체에 직접 노출되지 않도록 주의가 필요하다.

② 초음파 멸균법(Ultrasonic sterilization)

초음파 멸균법은 8,800Hz 이상의 음파를 이용하여 미생물을 파괴하는 방법이다. 특히 20,000Hz 이상의 고주파 진동은 액체 내에서 강력한 교반작용(cavitation)을 유발하여 세포벽을 파괴하고, 세균이나 바이러스 등의 미생물에 대한 살균작용을 나타낸다. 주로 실험기구, 의료기기, 치과용 기구 등 정밀한 물품의 세정과 함께 살균 목적으로 사용되며, 물리적 손상이 적고 화학약품을 사용하지 않는다는 장점이 있다.

③ 저주파 멸균법(Low-frequency sterilization)

저주파 멸균법은 저주파 전류를 이용하여 미생물의 세포막에 전기적 자극을 가함으로써 균체 내에 함유된 염화나트륨(NaCl) 이온을 유리시켜 살균 작용을 유도하는 방법이다. 전기자극으로 인한 이온 농도 변화와 전기적 교란은 세포막의 투과성을 변화시켜 세포 내 항상성을 붕괴시키고, 결과적으로 세포의 기능을 마비시키거나 사멸시킨다. 이 방법은 화학약품 사용 없이 살균이 가능하며, 열에 민감한 물질이나 기구의 멸균에 활용될 수 있다.

④ 방사선 멸균법(Radiation sterilization)

방사선 멸균법은 코발트60이나 세슘137과 같은 방사성 동위원소에서 방출되는 투과력이 강한 감마선(γ-ray)을 이용하여 미생물을 멸균하는 방법이다. 이 방식은 포장된 상태의 식품, 약품, 의료기구 등에도 적용이 가능하며, 물리적으로 내부까지 침투하여 세포의 DNA를 파괴하고 미생물의 증식을 억제하거나 사멸시키는 효과를 갖는다.

특히 열에 민감하거나 화학약품 처리가 어려운 물품의 멸균에 유용하며, 고온이나 고압이 필요 없어 품질 손상이 적은 장점이 있다. 그러나 방사선의 잔류성, 안전성, 유해성 등에 대한 논란이 여전히 존재하고 있어, 사용 시 엄격한 기준과 관리가 필요하다.

(3) 여과 멸균법(Filtration sterilization)

여과멸균법은 세균 여과기를 이용하여 액체나 기체 속의 미생물을 걸러 제거함으로써 무균 상태의 용액을 얻는 방법이다. 이 방법은 화학적 소독제나 고온을 사용할 수 없는 백신, 혈청, 효소, 항생제 등의 열에 민감한 물질의 멸균에 주로 사용된다.

세균 여과기는 기공의 크기가 0.22μm 이하인 여과지를 사용하여 세균을 물리적으로 제거하며, 바이러스까지 제거하려면 더 미세한 필터가 필요하다. 또한 무균 조작이나 희석법과 함께 사용되어 멸균이나 소독의 효과를 보완할 수 있다. 직접적인 살균은 이루어지지 않지만, 미생물의 통과를 차단하여 무균 조건을 유지할 수 있다는 점에서 널리 활용된다.

3) 화학적 멸균법

(1) 소독약의 구비조건

소독약의 구비조건은 효과적인 살균과 함께 안전하고 실용적인 사용을 위해 다음과 같은 기준을 충족해야 한다.

❶ 살균력이 강해야 하며, 특히 석탄산계수가 높아야 한다.
❷ 금속이나 섬유 등을 부식시키거나 탈색시키지 않아야 하며, 표백성이 없어야 한다.
❸ 물에 잘 녹고, 조직이나 표면에 쉽게 침투할 수 있어야 한다.
❹ 사람과 가축에 대한 독성이 낮고 안전성이 확보되어야 한다.
❺ 가격이 경제적이며, 사용이 간편해야 한다.
❻ 불쾌한 냄새가 없고, 탈취력도 갖추고 있어야 한다.
❼ 생물학적으로 쉽게 분해되어 환경오염을 유발하지 않아야 한다.

(2) 소독약의 살균기전

소독약의 살균기전은 병원미생물을 사멸시키거나 생육을 억제하는 작용 방식에 따라 다음과 같이 분류할 수 있다.

① 산화작용

강한 산화력을 가진 물질이 세포를 파괴하여 살균하며, 대표적으로 염소(Cl_2), 과산화수소(H_2O_2), 과망간산칼륨($KMnO_4$), 오존(O_3) 등이 이에 해당한다.

② 단백질 응고작용

균체 내 단백질을 변성시켜 생명활동을 멈추게 하는 방식으로, 석탄산, 알코올, 크레졸, 포르말린, 승홍(염화수은) 등이 해당된다.

③ 효소 불활성화 작용

세균의 생존에 필수적인 효소를 비활성화시켜 사멸시키는 방식으로, 알코올, 석탄산, 역성비누, 중금속염 등이 작용한다.

④ 가수분해작용

세균의 구조를 구성하는 성분을 분해함으로써 세포를 파괴하는 방식으로, 강산, 강알칼리, 열탕수 등이 포함된다.

⑤ 탈수작용

수분을 빼앗아 세균의 생존을 불가능하게 만드는 방식으로, 식염, 설탕, 포르말린, 알코올이 대표적이다.

⑥ 중금속염 형성작용

중금속 이온이 세포 내 단백질과 결합하여 기능을 정지시키는 작용으로, 승홍(염화수은), 머큐로크롬, 질산은 등이 있다.

(3) 소독약의 종류별 특성 표 5-3

① 석탄산(Phenol)

3~5% 수용액으로 사용되며, 종양성 질환 예방과 세균 소독 효과가 있다. 단백질 응고, 세포 용해, 효소계 단백질 변성, 지질층 용해를 통해 살균 작용을 나타낸다. 주의할 점은 피부 자극성과 장기 사용 시 독성이 있다는 것이다.

항목	내용
농도 및 사용법	3~5% 수용액 사용, 종양성 질환 예방 및 세균 소독
살균기전 및 특징	단백질 응고, 세포 용해, 효소 단백질 변성, 지질층 용해로 살균 작용
주의점 / 단점	피부 자극성 강함, 장기 사용 시 독성 문제

② 크레졸(Cresol)

3% 크레졸 수용액으로 사용된다. 석탄산보다 강한 살균력을 가지고 있으며, 주로 외과적 소독과 분변 소독에 적합하다. 하지만 원액을 그대로 사용할 경우 피부에 자극을 줄 수 있다.

항목	내용
농도 및 사용법	3% 크레졸 수용액 사용
살균기전 및 특징	석탄산보다 강한 살균력, 외과적 소독 및 분변 소독에 적합
주의점 / 단점	원액 사용 시 피부 자극 가능

③ 승홍(Mercury bichloride)

1:1000 희석액으로 사용되며, 단백질과 결합해 독성을 나타낸다. 강력한 살균력을 가지고 있어 과거 널리 사용되었으나, 현재는 독성과 환경오염 문제로 거의 쓰이지 않는다.

항목	내용
농도 및 사용법	1:1000 희석액 사용
살균기전 및 특징	단백질과 결합하여 살균, 강력한 소독 효과
주의점 / 단점	독성 및 환경 오염 문제로 사용 제한

④ 알코올(Alcohol)

70% 농도로 사용되며, 단백질 변성과 지질 용해를 통해 빠른 살균 효과를 나타낸다. 일반적으로 손 소독이나 주사 부위 소독에 활용된다. 하지만 피부 건조를 유발할 수 있다.

항목	내용
농도 및 사용법	70% 농도 사용
살균기전 및 특징	단백질 변성과 지질 용해로 세균·바이러스 살균, 손 소독 및 주사 부위 소독
주의점 / 단점	포자에는 효과 없음, 피부 건조 유발

⑤ 포르말린(Formalin)

1~1.5% 수용액 농도로 사용되며, 강한 살균 및 살포 소독 효과가 있다. 포름알데히드를 포함하고 있어 세포 단백질 변성과 유전물질 손상을 통해 살균 작용을 나타낸다. 장기 노출 시 건강에 유해할 수 있다.

항목	내용
농도 및 사용법	1~1.5% 수용액 사용, 기화 소독제로 이용
살균기전 및 특징	포름알데히드 성분에 의해 단백질 변성 및 살균 작용
주의점 / 단점	자극성 강함, 장기 노출 시 건강 위해 가능성

⑥ 역성비누(Inversed soap)

6배 희석액을 사용하며, 세균의 세포막을 파괴하여 살균 작용을 한다. 인체에는 비교적 안전하지만, 결핵균과 바이러스에 대한 효과는 약하다.

항목	내용
농도 및 사용법	6배 희석액 사용
살균기전 및 특징	계면활성제로 세균 세포막 파괴
주의점 / 단점	결핵균 및 바이러스에 효과 약함

⑦ 머큐로크롬(Merbromin)

2% 용액으로 상처 소독에 사용된다. 비교적 약한 살균력을 가지며, 작은 상처 치료에 이용된다. 현재는 사용 빈도가 낮아졌다.

항목	내용
농도 및 사용법	2% 용액 사용
살균기전 및 특징	약한 살균력, 작은 상처 소독용
주의점 / 단점	현재 사용 빈도 감소

⑧ 생석회(Quicklime)

수분과 반응해 발열하면서 살균 작용을 한다. 주로 오염된 토양이나 가축 폐사체 매몰지 소독에 사용되며, 강력한 물리적 살균 효과를 발휘한다. 하지만 피부나 점막에 닿으면 심한 자극을 유발할 수 있어 취급 시 주의가 필요하다.

항목	내용
농도 및 사용법	수분과 반응하여 발열 살균
살균기전 및 특징	발열에 의해 가축 폐사체 소독
주의점 / 단점	피부 자극 및 화상 위험 있음

⑨ 염소(Cl_2)

0.01~0.02% 희석액 형태로 물을 소독하는 데 사용된다. 염소는 산화작용을 통해 세균을 죽이며, 수돗물과 수영장 소독에 널리 활용된다. 다만, 유기물과 반응해 유해 부산물을 생성할 수 있어 주의가 필요하다.

항목	내용
농도 및 사용법	0.01~0.02% 희석액 사용
살균기전 및 특징	강력한 산화작용, 수돗물·수영장 소독
주의점 / 단점	유기물과 반응 시 유해 부산물 생성 가능

⑩ 약용비누(Germicidal Soap)

살균 성분이 포함된 비누로, 손씻기를 통한 감염 예방에 효과적이다. 주로 피부 표면의 세균 제거에 활용된다.

항목	내용
농도 및 사용법	세정 및 소독용, 그대로 사용
살균기전 및 특징	손씻기를 통한 감염병 예방, 피부 세균 제거
주의점 / 단점	비누 사용 후 피부 건조 가능성

⑪ 과산화수소(H_2O_2)

3% 용액으로 사용되며, 산화작용을 통해 세균과 바이러스를 파괴한다. 특히 혐기성 세균에 효과적이며, 상처 소독에 흔히 사용된다. 고농도 사용 시 점막 자극이 발생할 수 있다.

항목	내용
농도 및 사용법	3% 용액 사용
살균기전 및 특징	산화작용에 의해 세균·바이러스 파괴, 상처 소독
주의점 / 단점	고농도 사용 시 점막 자극 가능

⑫ 과망간산칼륨($KMnO_4$)

0.1% 수용액으로 사용되며, 강한 산화력으로 세균과 곰팡이 등을 소독한다. 피부나 점막 소독, 수질 소독 등에 이용되며, 연한 분홍색 농도로 희석하여 사용한다. 농도가 높으면 조직 손상을 일으킬 수 있다.

항목	내용
농도 및 사용법	0.1% 수용액 사용
살균기전 및 특징	강한 산화력, 피부·점막 소독, 수질 소독
주의점 / 단점	농도 과다 시 조직 손상 가능

표 5-3 소독약의 종류별 특성

소독약	농도 및 사용법	살균기전 및 특성	주의점 / 단점
석탄산(Phenol)	3~5% 수용액 사용, 종양성 질환 예방 및 세균 소독	단백질 응고, 세포 용해, 효소 단백질 변성, 지질층 용해에 의한 살균 작용	피부 자극성 강함, 장기 사용 시 독성 문제
크레졸(Cresol)	3% 크레졸 수용액 사용	석탄산보다 강한 살균력, 외과적 소독 및 분변 소독에 적합	원액 사용 시 피부 자극 가능
승홍 (Mercury bichloride)	1:1000 희석액 사용	단백질과 결합하여 살균, 강력한 소독 효과	독성 및 환경 오염 문제로 사용 제한
알코올(Alcohol)	70% 농도 사용	단백질 변성과 지질 용해로 세균·바이러스 살균, 손 소독·주사 부위 소독	포자에는 효과 없음, 피부 건조 유발
포르말린(Formalin)	1~1.5% 수용액 사용, 기화 소독제로 이용	포름알데히드 성분에 의해 단백질 변성 및 살균 작용	자극성 강함, 장기 노출 시 건강 위해 가능성
역성비누 (Invert Soap)	6배 희석액 사용	계면활성제로 세균 세포막 파괴	결핵균·바이러스에 효과 약함
머큐로크롬 (Merbromin)	2% 용액 사용	약한 살균력, 작은 상처 소독용	현재 사용 빈도 감소
생석회(Quicklime)	수분과 반응하여 발열 살균	토양, 가축 매몰지 등 소독용	취급 시 피부점막 자극 유발
염소(Cl_2)	0.01~0.02% 희석액 사용	강력한 산화작용, 수돗물·수영장 소독	유기물과 반응 시 유해 부산물 생성 가능
약용비누 (Germicidal Soap)	세정 및 소독용, 그대로 사용	손씻기를 통한 감염병 예방, 피부 세균 제거	비누 사용 후 피부 건조 가능성
과산화수소(H_2O_2)	3% 용액 사용	산화작용에 의해 세균·바이러스 파괴, 상처 소독	고농도 사용 시 점막 자극 가능
과망간산칼륨($KMnO_4$)	0.1% 수용액 사용	강한 산화력, 피부·점막 소독, 수질 소독	농도 과다 시 조직 손상 가능

CHAPTER 06

환경보건

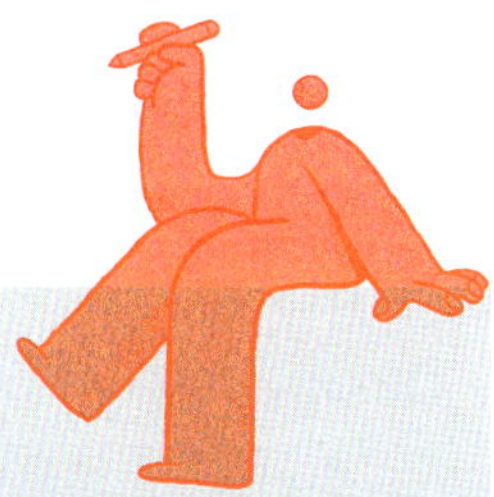

학습목표

1. 환경보전의 개념과 중요성을 이해하고 설명할 수 있다.
2. 환경오염의 원인과 특성을 설명할 수 있다.
3. 대기오염의 주요 물질과 인체 및 환경에 미치는 영향을 설명할 수 있다.
4. 수질오염의 개념과 오염 형태를 이해하고 설명할 수 있다.
5. 소음 및 진동의 발생 원인과 건강 영향을 설명할 수 있다.

01 환경보전

1) 환경보전(Environmental conservation)의 정의

환경보전이란 인간의 건강과 생존, 그리고 생태계의 지속 가능한 유지를 위하여 환경오염을 방지하고, 이미 오염된 환경을 개선하며, 나아가 쾌적한 환경 상태를 유지하고 조성하는 일련의 행위를 말한다. 우리나라「환경정책기본법」제3조에서도 환경보전을 "환경오염으로부터 환경을 보호하고, 오염된 환경을 개선함과 동시에 쾌적한 환경의 상태를 유지·조성하기 위한 행위"로 정의하고 있다. 이는 산업화로 인한 환경파괴, 생물 종의 멸종, 지구온난화, 대기·수질오염, 오존층 감소 등 다양한 글로벌 환경문제를 해결하고자 하는 노력의 일환으로 이해되며, 이에 대한 국제사회의 관심과 협력이 확대되고 있다. 이러한 맥락에서 한국은 바젤협약, 몬트리올 의정서, 생물다양성 보존협약, 기후변화 방지 협약, 런던협약 등 다수의 국제환경협약에 가입하여 환경보전의 국제적 흐름에 동참하고 있다.

2) 국제환경 관련 회의

20세기에 접어들며 산업의 비약적인 발전은 인류에게 물질문명의 혜택을 안겨주었지만, 동시에 지구환경의 악화 문제를 심화시켰다. 이러한 환경 위기를 극복하고자 국제사회는 다양한 환경 관련 회의와 계획을 통해 공동의 노력을 전개해왔다.

(1) 스톡홀름 회의

1972년 스웨덴 스톡홀름에서 개최된 유엔 인간환경회의(UN Conference on the Human Environment)는 인류 역사상 최초의 국제적인 환경회의로, 전 세계에 환경문제의 심각성을 환기시키는 계기가 되었다. 이 회의는 "오직 하나뿐인 지구(The Only One Earth)"라는 슬로건 아래, 인간의 건강과 환경을 보호하기 위한 국제사회의 공동 책임을 강조하였다.

회의 결과로 26개 조항으로 구성된 '인간환경선언(Stockholm Declaration)'이 채택되었으며, 이는 향후 국제 환경정책의 방향을 설정하는 기초가 되었다.

(2) 리우 환경회의

1992년 브라질 리우데자네이루에서 개최된 리우환경회의(지구정상회의)는 1972년 스톡홀름 회의 이후 20주년을 맞아 열린 국제환경정상회의로, 지속 가능한 개발을 중심 의제로 삼아 환경과 개발의 조화를 강조하였다. 이 회의에서는 환경영향평가 제도, 오염자 부담 원칙, 유해물질의 국경이동 금지 등을 담은 '리우환경선언'을 채택하였으며, 지구환경보전과 인류의 지속 가능한 성장을 위한 포괄적 행동계획인 '의제 21(Agenda 21)'도 함께 채택되어 국제적인 환경협력의 이정표가 되었다.

3) 국제환경 협약(International environmental agreements)

국제환경협약은 인간 활동으로 인한 자연자원의 파괴와 오염을 방지하고, 지구 환경을 보호하기 위해 국가 간에 체결되는 양자 또는 다자간의 협약이다. 이러한 협약은 기후변화, 생물다양성 보존, 해양오염, 유해폐기물 관리 등 지구적 환경문제에 대해 각국이 공동으로 책임을 지고 협력하도록 법적 의무와 실천 노력을 규정하고 있다.

연도	협약	협약내용
1971	람사르협약	국제적으로 중요한 습지에 관한 협약
1972	인간환경선언	인간환경선언
1985	비엔나협약	오존층 보호
1987	몬트리올 의정서	오존층 파괴 물질 사용 규제
1992	바젤협약	유해 폐기물의 국가 간의 이동 규제
1992	기후변화방지협약	온실가스 사용 규제
1994	사막화 방지 협약	사막화된 나라에 지원
199	교토의정서	지구온난화를 막기 위한 협약
2002	지속개발가능 회의	빈곤과 환경문제 해결 합의
2009	기후변화방지협약	온실가스배출 규제
2015	파리협정	기후변화체제 수립, 지구 평균 상승온도 섭씨 1.5°C까지 제한 노력

(1) 람사르 협약

람사르협약은 국제적으로 중요한 습지를 보전하기 위한 최초의 지구적 다자간 환경협약으로, 정식 명칭은 '물새 서식처로서 국제적으로 중요한 습지에 관한 협약'이다. 1971년 2월 2일 이란의 람사르(Ramsar)에서 체결되어 1975년 12월 21일 발효되었으며, 단일 생태계인 습지 보호를 목적으로 한 유일한 국제 협약이다. 이후 1982년 파리의정서, 1987년 당사국총회에서 개정되었으며, 2017년 기준 169개국이 가입했다. 우리나라는 1997년 7월 28일에 가입하였다.

(2) 런던 협약

런던협약은 폐기물의 해양 투기로 인한 해양오염을 방지하기 위한 국제협약으로, 정식 명칭은 "폐기물 및 기타 물질의 투기에 의한 해양오염 방지를 위한 협약"이다. 이 협약은 1972년에 채택되어 1975년에 발효되었으며, 해양환경 보호를 위해 국제사회가 해양 투기 행위를 규제하고 통제하는 최초의 국제적인 법적 장치로 평가된다. 우리나라는 이 협약에 1997년에 가입하였으며, 이후 2006년 개정의정서(런던의정서) 채택 이후 점차적으로 해양 투기 전면 금지를 지향하는 방향으로 강화되고 있다.

(3) 비엔나 협약

비엔나 협약은 1985년 오스트리아 비엔나에서 채택된 국제환경협약으로, 오존층 파괴의 원인이 되는 물질에 대한 국제적 감시와 정보 교환을 촉진하고자 제정된 오존층 보호를 위한 최초의 국제 협약이다. 이 협약은 오존층에 영향을 미치는 인간 활동의 과학적, 기술적, 환경적 정보를 공유하고, 오존층 보호를 위한 국제 협력 체계를 마련하는 데 목적이 있다. 법적 구속력은 없지만, 후속 협약인 몬트리올 의정서를 통해 구체적인 규제가 시행되었다. 우리나라는 1992년에 가입하였으며, 이후 오존층 보호를 위한 국제적 노력에 적극 참여하고 있다.

(4) 몬트리올 의정서

몬트리올 의정서는 오존층을 파괴하는 물질, 특히 염화불화탄소(CFCs)의 생산과 사용을 규제하기 위한 국제협약이다. 이 의정서는 1987년 채택되어 1989년 1월 발효되었으며, 비엔나 협약의 실질적인 실행을 위한 후속 협약으로, 오존층 보호를 위한 구체적이고 강제력 있는 조치를 담고 있다. CFC를 포함한 오존층 파괴물질(ODS)의 단계적 감축 및 중장기 폐지를 목표로 하며, 국제 사회의 적극적인 참여로 높은 효과를 거둔 대표적인 환경 협약이다. 우리나라는 1992년 5월 가입하여 의정서의 이행에 동참하고 있다.

(5) 바젤 협약

바젤협약은 국제적으로 문제가 되는 유해 폐기물의 국가 간 이동과 그 처리를 규제하기 위한 국제환경협약이다. 이 협약은 1989년 3월 스위스 바젤에서 채택되었으며, 1992년에 발효되었다. 바젤협약은 유해 폐기물이 환경기준이 낮은 개발도상국으로 무분별하게 수출되는 것을 방지하고, 폐기물의 발생 자체를 줄이며, 환경적으로 건전한 처리를 촉진하는 것을 주요 목적으로 한다. 이를 위해 각국 간 폐기물 수출입 시 사전 동의 절차(Prior Informed Consent, PIC) 제도를 도입하고, 유해 폐기물 목록 및 처리지침 등을 규정하고 있다.

(6) 생물다양성 보존 협약

생물다양성 보존협약은 지구상의 다양한 생물종과 그 서식지를 보호하고 지속 가능한 이용을 도모하기 위한 국제협약으로, 1992년 6월 브라질 리우데자네이루에서 열린 유엔환경개발회의(UNCED)에서 채택되어, 1993년 12월부터 발효되었다.

(7) 기후변화 협약

기후변화협약은 지구온난화와 기상이변의 주요 원인이 인류의 에너지 과소비로 인한 이산화탄소(CO_2) 등 온실가스의 농도 증가라고 규정하고, 이를 해결하기 위한 범지구적 공동 대응의 필요성에 따라 마련된 국제협약이다. 1992년 6월 브라질 리우데자네이루에서 열린 유엔환경개발회의(UNCED)에서 채택되었으며, 1994년 3월부터 발효되었다. 협약의 목적은 대기 중 온실가스 농도를 안정화시켜 지구의 기후계에 대한 인위적 교란을 방지하는 데 있으며, 산업화국과 개발도상국 모두가 참여하는 범세계적인 협약이다. 이후 이 협약을 근간으로 교토의정서(1997), 파리협정(2015) 등 실질적인 감축 목표와 이행 계획들이 이어져 왔다.

(8) 교토 의정서

교토의정서는 기후변화의 주요 원인인 온실가스 배출을 감축하기 위한 구속력 있는 국제협약으로, 1997년 일본 교토에서 채택되어 2005년부터 발효되었다. 이 의정서는 이산화탄소(CO_2), 메탄(CH_4), 아산화질소(N_2O), 수소불화탄소(HFCs), 과불화탄소(PFCs), 육불화황(SF_6) 등 6대 온실가스를 규정하고, 선진국(부속서 I 국가들)에 대해 1990년 대비 평균 5.2% 감축이라는 구속력 있는 감축 목표를 설정하였다.

(9) 스톡홀름 협약

스톡홀름협약은 사람과 환경에 심각한 피해를 주는 잔류성 유기오염물질(POPs)의 생산, 사용, 수출입, 배출 및 폐기를 국제적으로 규제하기 위해 2001년 스웨덴 스톡홀름에서 채택되고, 2004년 발효된 다자간 환경협약이다.

(10) 발리 기후변화 협약

발리 기후변화협약은 2007년 채택된 국제적 기후 대응 계획으로, 교토의정서 이후 온실가스 감축, 기술이전, 재정지원 등을 포함한 '발리 로드맵'을 통해 선진국과 개발도상국 모두의 참여 기반을 마련한 협약이다.

(11) 파리협정

파리협정은 2015년 12월 12일 프랑스 파리에서 채택되어 2016년 발효된 국제기후변화 대응 협약으로, 산업화 이전 대비 지구 평균온도 상승을 2℃ 이하로 억제하고, 1.5℃ 이내로 제한하기 위해 전 세계가 공동 노력할 것을 목표로 한다. 선진국은 온실가스 배출에 대한 더 큰 책임을 지며, 개발도상국의 감축과 적응을 재정적으로 지원하고, 모든 가입국은 자발적인 감축 목표(NDC)를 설정하여 5년마다 이행 성과를 점검하고 상향하도록 규정하였다.

(12) 제26차 유엔기후변화 협약

제26차 유엔기후변화협약 당사국총회(COP26)는 2021년 10월 31일부터 11월 13일까지 영국 글래스고에서 개최되었으며, 파리협정의 실질적인 이행을 위한 중요한 전환점으로 평가된다. 이 회의에서는 산업화 이전 대비 지구 평균온도 상승을 1.5℃ 이내로 제한하기 위한 강력한 온실가스 감축 의지를 재확인하였으며, 석탄발전 단계적 감축(phase-down), 메탄 배출 감축, 산림 파괴 방지, 기후재정 확대 등에 대한 국제적 합의를 도출하였다. 또한, 선진국이 개발도상국에 매년 1천억 달러 규모의 기후재정을 제공하기로 한 약속의 이행을 재강조하면서, 각국은 2030년까지의 국가온실가스감축목표(NDC)를 제출하고 향후 매년 점검할 것을 합의하였다. COP26은 탄소중립 달성과 기후위기 대응의 구체적 실행을 강화하는 계기를 마련한 회의로 평가된다.

(13) 제27차 유엔기후변화 협약

2022년 이집트 샤름엘셰이크, '손실과 피해(Loss and Damage)' 기금 설립에 합의하여 기후변화로 인한 피해를 입은 개발도상국에 대한 지원 강화

(14) 제28차 유엔기후변화 협약

2023년 아랍에미리트 두바이, 재생에너지 발전 용량을 3배로 확대하고 에너지 효율을 2배로 높이자는 서약을 채택하였으며, 국가별 감축 이행 점검 및 기후 적응과 재정 지원에 대한 논의

(15) 제29차 유엔기후변화 협약

2024년 아제르바이잔 바쿠, 2035년 국가 온실가스 감축목표(NDC) 제출을 위한 논의가 진행되었으며, 새로운 기후재원 조성 목표(NCQG) 설정을 위한 작업 프로그램 시작

02 환경오염

1) 환경오염(Environmental pollution)의 정의 및 개념

환경오염이란 인간의 생활 및 산업활동으로 인해 대기, 수질, 토양, 소음, 진동, 방사능 등 환경의 구성요소가 물리적, 화학적, 생물학적으로 변화되어 자연의 자정능력을 초과함으로써 인간과 생물의 건강, 생존, 복지에 해로운 영향을 미치는 상태를 말한다.

이는 산업화, 도시화, 교통의 발달, 인구의 급증 등으로 인해 인위적으로 유해물질이 환경에 과도하게 배출되면서 발생하며, 인간의 건강을 위협하고 생태계의 균형을 파괴한다.

2) 환경오염과 생활방해

환경오염은 인위적인 원인에 의해 공기, 물, 토양 등이 오염되어 일반 대중이나 지역사회 전체 주민의 건강, 재산, 경제적 피해뿐만 아니라 자연환경의 악화를 초래하는 생활방해(nuisance)를 의미한다. 이러한 생활방해는 공해(公害)와 사해(私害)로 구분된다.

(1) 공해

공해란 특정 또는 비특정의 원인에 의해 일반 공중 또는 불특정 다수의 인구집단의 생명, 안전, 재산에 위해를 주고, 공중의 공동 권리 행사를 방해하는 상태를 의미한다. 이는 개인이 아닌 사회 전체 또는 지역사회에 영향을 미치며, 보통 인위적인 환경 파괴나 오염에 기인한다.

공해는 대기오염, 수질오염, 토양오염, 소음·진동, 폐기물, 방사능, 악취 등 다양한 형태로 나타나며, 환경오염은 공해의 대표적인 형태로 간주된다. 공해는 단순한 생활 불편을 넘어서 공중보건에 직접적 피해를 초래하는 사회적 문제로 분류되며, 이에 대한 규제와 공공의 개입이 필수적이다.

(2) 사해

사해란 특정한 원인에 의해 특정 개인이나 비교적 소수의 인구집단에게 생활상의 불편이나 피해를 초래하는 현상을 말한다. 일반적으로 개인적인 공간이나 사적인 생활환경에서 발생하며, 피해 범위가 제한적인 것이 특징이다.

대표적인 예시:

- 이웃 간의 소음 – 층간소음, 악기 연주, 고성방가 등으로 특정 가구에 피해를 주는 경우
- 악취 문제 – 특정 가정이나 소규모 식당, 공방 등에서 발생하는 악취가 이웃에게 불편을 줄 때
- 쓰레기 무단 투기 – 특정인이 공동구역이나 타인의 집 주변에 쓰레기를 버려 발생하는 생활불편
- 주차 문제 – 개인의 차량이 타인의 출입을 방해하거나 사유지를 점유할 때
- 가축 사육 – 도심 내 주택가 등에서 가축을 사육하면서 소음이나 악취로 이웃에게 피해를 주는 경우

3) 환경오염의 종류

환경오염은 인간의 인위적인 활동으로 인해 대기, 수질, 토양 등이 오염되어 인간과 생태계에 부정적인 영향을 미치는 현상으로, 그 종류에는 대기오염, 수질오염, 토양오염, 소음, 진동, 악취, 해양오염, 산업폐기물, 방사선오염, 일조권 방해, 전파방해 등이 포함된다. 이는 공중의 건강과 생활환경을 위협하는 주요한 공해 형태로 분류된다.

4) 환경오염 발생 원인

환경오염의 발생 원인은 산업혁명 이후 인류의 급격한 산업화와 도시화, 인구 증가, 에너지 및 자원 소비의 급증 등으로 인한 인위적인 활동에서 비롯된다. 특히 20세기 후반 이후에는 대기, 수질, 토양 등 자연환경의 자정능력을 초과하는 오염물질의 배출로 인해 환경오염이 심각한 국제 사회 문제로 부각되었다. 이로 인해 지구온난화, 생태계 파괴, 환경 관련 건강문제 등이 확산되면서 환경보전의 중요성이 강조되고 있다.

5) 환경오염 특성

환경오염의 특성은 다음과 같이 정리할 수 있다.

첫째, 오염물질의 다양화로 인해 대기, 수질, 토양, 소음, 방사선 등 다양한 형태의 오염이 복합적으로 나타난다.

둘째, 공장과 인구의 도시 집중화에 따라 오염물질이 특정 지역에 집중적으로 누적되어 지역적 공해 문제가 심화된다.

셋째, 오염원 다발화로 다양한 지역과 다수의 배출원이 동시에 오염물질을 배출하여 관리가 복잡해지고 있다.

넷째, 도시 공해의 광역화로 인해 기존 도시 중심의 오염이 인근 농어촌 지역까지 확산되어, 오염 범위가 점차 넓어지고 있다.

03 대기오염

1) 대기오염(Air pollution)의 정의

세계보건기구(WHO)에 따르면, 대기오염이란 실외 대기 중에 인공적으로 배출된 오염물질이 혼입되어 그 양, 질, 농도, 지속시간 등이 상호작용함으로써, 다수의 지역 주민에게 불쾌감을 주거나 보건상 위해를 끼치고, 인류의 생활과 식물의 생장을 방해하는 상태를 말한다.

2) 대기오염 물질

대기오염물질은 발생원에 따라 자연오염물질(화산, 산불 등 자연현상에서 발생)과 인공오염물질(산업활동, 자동차 배출 등 인위적 원인)로 구분된다. 또한 생성 방식에 따라 배출원에서 직접 배출되는 1차 오염물질(일산화탄소, 질소산화물, 황산화물 등)과, 이들이 대기 중에서 태양에너지나 광화학 반응으로 생성되는 2차 오염물질(오존, PAN 등)로 나뉜다. 이러한 오염물질은 인체 건강뿐만 아니라 광화학 스모그, 산성비, 지구온난화 등 환경에도 심각한 영향을 미친다.

(1) 1차 오염물질(Primary pollutants) 표 6-1

① 입자상 물질(Particulate matter, PM)

가. 분진(Dust)

분진은 대기 중에 떠다니거나 낙하하는 고체 입자상 물질을 의미하며, 입자의 크기에 따라 구분된다. 지름이 10㎛ 이상인 분진은 무거워 중력에 의해 땅으로 떨어지기 때문에 '강하분진'이라 하고, 10㎛ 이하의 분진은 가볍고 공기 중에 장시간 부유하므로 '부유분진'이라 한다.

나. 매연(Soot)

매연은 연료가 불완전 연소할 때 발생하는 1㎛ 이하의 미세한 탄소 입자 중심의 고체상 물질이다. 특히 석탄이나 석유 등의 화석연료를 태울 때 발생하며, 검은색을 띠는 경우가 많다. 입자가 매우 작아 대기 중에 장기간 떠돌며 시야를 흐리게 하고 인체의 호흡기에 침투하여 건강에 해로운 영향을 줄 수 있다.

다. 연무(Mist)

연무는 기체나 증기가 응축되거나 대기 중의 화학반응에 의해 형성된 액체상 입자로, 크기는 보통

2~200㎛에 이른다. 안개와 유사한 형태로 대기 중에 분산되어 존재하며, 대기 중 수분이 많을 때 쉽게 생성된다. 연무는 시야를 흐리게 하고 공기 중 습도와 결합하여 건강과 생활환경에 영향을 줄 수 있다.

라. 훈연(Fume)

훈연은 금속류나 광물질이 고온에서 증발한 후 냉각되어 다시 응축함으로써 형성된 매우 미세한 고체 입자를 말한다. 일반적으로 납, 산화아연, 산화마그네슘 등의 금속 산화물이 포함되며, 산업 공정에서 자주 발생한다. 훈연은 대기 중 장시간 머무르며 호흡기를 자극하고, 일부 금속 훈연은 독성이 강해 산업 현장에서의 노출 관리가 필요하다.

② 가스상 물질(Gaseous pollutants)

대기오염 물질 중 약 90%를 차지하는 기체상 오염물질은 공기 중에서 고체나 액체 상태의 물질이 기체 상태로 전환되어 형성된 것으로, 인간의 건강과 환경에 큰 영향을 미친다. 이들 오염물질은 주로 연료의 연소, 산업 활동, 차량 운행 등 인위적인 원인에 의해 배출되며, 대표적인 물질로는 일산화탄소(CO), 황산화물(SOx), 질소산화물(NOx), 탄화수소(HC) 등이 있다.

가. 일산화탄소(CO)

일산화탄소는 연료가 산소 부족 상태에서 불완전 연소될 때 주로 발생하며, 무색·무취의 맹독성 기체이다. 주요 발생원은 자동차 배출가스, 산업 공정, 주방, 담배연기, 난방기구 등이며, 인체에 흡입될 경우 혈중 헤모글로빈과 결합하여 산소 운반을 방해하고 심하면 질식사로 이어질 수 있다.

나. 질소산화물(NO_X)

질소산화물은 주로 고온의 연소 과정에서 공기 중 질소가 산화되어 생성되며, 자동차, 보일러, 발전소 등이 주요 배출원이다. 무색의 일산화질소(NO)와 주홍색을 띠는 이산화질소(NO_2)가 대표적이며, 이는 오존 형성, 광화학 스모그 발생, 호흡기 자극 등 다양한 대기환경 문제를 유발한다.

다. 황산화물(SO_X)

황산화물은 석탄이나 석유와 같은 화석연료에 포함된 황 성분이 연소 시 산화되어 발생하는 자극성 기체이다. 주로 화력발전소, 제철소, 정유공장 등에서 배출되며, 대기 중 수분과 결합해 황산이 되어 산성비의 주요 원인이 된다. 호흡기를 자극하고 식생에 악영향을 미치는 환경 유해물질이다.

라. 탄화수소(HC)

탄화수소는 휘발유, 유기용매, 산업용 연료 등에서 휘발하거나 증발함으로써 대기 중으로 방출되는 기체상 물질이다. 탄화수소는 단독으로는 큰 위해가 없지만, 질소산화물과 광화학 반응을 일으켜 오존과 퍼옥시아세틸질산(PAN) 등을 생성하여 광화학 스모그를 유발하며 도시 대기오염의 주요 원인이 된다.

마. 이산화탄소(CO_2)

이산화탄소는 무색·무취의 기체로, 연료의 연소나 생물의 호흡 등 다양한 자연적·인위적 활동에서 발생한다. 주요 발생원은 화석연료의 연소(자동차, 발전소, 산업활동 등)이며, 대기 중 농도가 증가하면 온실효과를 유발하여 지구온난화의 주요 원인이 된다. 이산화탄소는 독성이 있는 가스는 아니나, 고농도일 경우 밀폐된 공간에서는 산소 부족 현상을 일으켜 생리적 불쾌감, 두통, 심할 경우 의식상실까지 유발할 수 있다.

바. 불화수소(HF)

불화수소는 자극성과 부식성이 매우 강한 유독성 기체로, 불소 함유 광물의 가공 또는 화학산업 공정(예 반도체, 금속 세척, 유리 식각 등)에서 발생한다. 대기 중에 방출될 경우 식물의 잎에 괴사성 병변을 유발하고, 인체에 흡입되면 눈, 피부, 호흡기에 심한 자극을 준다. 또한 체내 침투 시 혈중 칼슘과 결합하여 저칼슘혈증 및 심부정맥 등 심각한 생리적 장애를 유발할 수 있어 고위험물질로 분류된다.

표 6-1 1차 오염물질 정리표

구분	오염물질	정의 및 특징	주요 영향
입자상 물질	분진	대기 중 부유하는 고체 입자. 10μm 이상은 강하분진, 10μm 이하는 부유분진	호흡기 질환, 시야 저하
	매연	연료 불완전 연소 시 발생하는 1μm 이하 탄소 입자. 검은색	호흡기 침투, 시야 흐림
	연무	기체 응축 또는 화학반응으로 생성된 액체상 입자(2~200μm)	시야 저하, 건강 영향
	훈연	금속 증기가 응축되어 형성된 고체 입자. 납, 산화아연 등 포함	호흡기 자극, 독성 위험
가스상 물질	일산화탄소(CO)	불완전 연소로 발생. 무색·무취 맹독성 기체	혈액 산소운반 방해, 질식 위험
	질소산화물(NOx)	고온 연소 시 생성. NO, NO_2가 주요 성분	오존 생성, 스모그 발생, 호흡기 자극
	황산화물(SOx)	화석연료 연소 시 발생. SO_2 주요 성분	산성비 유발, 호흡기 장애
	탄화수소(HC)	연료, 유기용매 등에서 증발. 단독 위해성은 낮음	광화학 스모그 형성 원인
	이산화탄소(CO_2)	연료 연소와 호흡 등에서 발생하는 무색 무취 기체	온실효과 유발, 지구온난화 촉진
	불화수소(HF)	화학산업 등에서 발생하는 유독성 기체	식물 괴사, 인체 호흡기 및 혈액장애

(2) 2차 오염물질(Secondary pollutants)

2차 오염물질은 대기 중에 배출된 1차 오염물질이 태양광선, 특히 자외선과 반응하거나 열적 조건 하에서 광화학적 또는 열화학적 반응을 통해 새롭게 생성된 오염물질을 말한다. 이들은 대기 중에서 다른 물질과 상호작용하며 인체 건강에 악영향을 끼치고, 식물이나 건축물에도 피해를 줄 수 있다. 대표적인 2차 오염물질로는 스모그, 오존, 알데히드, 질산과산화아세틸류(PAN) 등이 있다 표 6-2 .

① 스모그(Smog)

스모그는 매연(smoke)과 안개(fog)의 합성어로, 주로 도시 대기에서 형성되는 독성 안개현상을 뜻한다. 크게 런던형 스모그와 로스앤젤레스형 스모그로 나뉘며, 전자는 석탄 연료의 연소에 따른 아황산가스(SO_X), 일산화탄소(CO), 입자상 물질에 의해 발생하는 환원형 스모그로 주로 겨울철에 발생하고, 후자는 석유 연소에서 배출된 질소산화물(NOx)과 탄화수소(HC)가 자외선에 반응해 형성되는 산화형 스모그로 여름철 낮 시간대에 많이 발생한다. 각각 기온, 습도, 풍속, 시계(시야거리), 건강영향 등에 따라 특징적으로 구분된다.

항목	런던형	로스엔젤레스형
주된 사용 연료	석탄과 석유계	석유계
주된 성분	SOx, CO, 입자상 물질	NO_2, O_3, CO, 유기물
발생 시 온도	−1~4℃	24~32℃
발생 시 습도	85% 이상	70% 이하
풍속	무풍	5m 이하
가장 발생하기 쉬운 달	12월, 1월	8월, 9월
스모그 형성 시 시계	100m 이하	1.6 ~ 0.8㎞ 이하
반응의 형	열적	광화학적, 열적
화학적 반응	환원	산화
최다 발생 시간	이른 아침	낮
인체에 대한 영향	기침, 가래, 호흡기계 질환	눈의 자극
기온역전	방사형(복사형)	침강형

② 오존(O_3)

오존은 강한 산화력을 지닌 무색의 자극성 기체로, 질소산화물(NOx)과 탄화수소류(HC)가 태양의 자외선에 노출되어 광화학 반응을 통해 생성된다. 높은 오존 농도는 눈, 피부, 호흡기를 자극하고, 농작물에 손상을 주며, 광화학 스모그의 주요 구성 성분으로 작용한다. 특히 여름철 햇볕이 강하고 공기가 정체되는 날에 고농도로 축적된다.

③ 알데히드(Aldehyde)

알데히드는 탄화수소류가 광화학적 산화작용을 거쳐 생성된 자극성 가스상 물질이다. 대표적으로 포름알데히드(formaldehyde)가 있으며, 이 물질은 호흡기 및 눈의 점막을 심하게 자극하고, 기관지염이나 결막염 등 건강장애를 유발할 수 있다. 실내 공기질 문제와도 관련이 깊다.

④ 질산과산화아세틸(Peroxyacetyl nitrate: PAN)

PAN류는 오존과 함께 생성되는 2차 오염물질로, 무색이며 산화성이 강한 자극성 액체다. 눈의 화끈거림, 기도 자극, 두통을 유발하고, 식물의 엽록소 파괴와 성장 저해 등 생태계에도 악영향을 준다. 특히 자동차 배출가스와 밀접한 관련이 있다.

표 6-2 2차 오염물질 정리표

구분	오염물질	정의 및 특징	주요 영향
광화학반응 산물	스모그	매연(smoke)과 안개(fog) 합성어. 런던형(환원형), 로스앤젤레스형(산화형)으로 구분	시야 저하, 호흡기·눈 자극, 건강 악화
	오존(O_3)	NOx와 HC가 자외선에 반응해 생성된 강력 산화성 기체	호흡기 질환, 농작물 피해, 광화학 스모그 주성분
	알데히드	HC의 광화학 산화로 생성된 자극성 가스. 주로 포름알데히드	호흡기, 눈 점막 자극, 기관지염 유발
	질산과산화아세틸(PAN)	오존과 함께 생성되는 산화성 자극성 액체	눈, 기도 자극, 두통, 식물 생장 저해

3) 대기오염 사건

(1) 런던 스모그

런던 스모그 사건은 1952년 12월 영국 런던에서 발생한 대표적인 대기오염 재해로, 석탄 연소에 의한 아황산가스(SO_2), 입자상 물질(매연)과 짙은 안개(fog)가 결합되어 대기 중에 환원형 스모그를 형성하며 수많은 인명 피해를 초래한 사건이다.

당시 기온역전 현상 중 복사성 역전이 발생하여, 지표 부근의 찬 공기층이 따뜻한 공기층 아래에 갇혀 대기 순환이 정체되면서 오염물질이 빠져나가지 못하고 지속적으로 축적되었다. 이에 따라 대기 중 황산화물, 일산화탄소, 매연 등이 높은 농도로 유지되며, 시민의 호흡기계 질환 악화, 폐렴, 기관지염 등이 급증하였고, 공식적으로 약 4,000명 이상, 비공식적으로는 12,000명 이상이 사망한 것으로 추산된다.

(2) 로스엔젤레스 스모그

로스앤젤레스 스모그 사건은 1940년대 중반부터 미국 캘리포니아주 로스앤젤레스에서 본격적으로 보고되기 시작한 대표적인 산화형 스모그(oxidizing smog) 현상으로, 자동차 배기가스 중 질소산화물(NO_X)과 탄화수소(HC)가 햇빛의 자외선과 광화학반응을 일으켜 생성된 오존(O_3), 알데히드, PAN(peroxyacetyl nitrate) 등의 자극성 2차 오염물질로 인해 대기오염이 극심해진 사건이다.

특히 기온역전 중 침강성 역전(sinking inversion) 현상이 자주 발생하는 고기압성 기후 조건과 강한 햇볕, 낮은 습도가 결합되어 스모그가 쉽게 형성되고 장기간 정체되었다. 이에 따라 눈의 통증, 기침, 호흡 곤란, 시야 장애 등 호흡기와 시각계 건강 피해가 광범위하게 발생하였다. 1954년에는 오염이 극심하여 수천 명의 시민이 병원 치료를 받는 등 대규모 환경보건 위기로 번졌다.

(3) 체르노빌 원자력 발전소 사고

체르노빌 원자력 발전소 사고는 1986년 4월 26일 구 소련 우크라이나의 프리피야트 지역에 위치한 체르노빌 원자력 발전소 4호기에서 발생한 세계 최악의 방사능 누출 사고로, 국제원자력사고등급(INES) 기준 최고 단계인 레벨 7의 중대 사고로 분류된다.

사고는 안전 시스템 무력화 및 인재로 인해 발전소 원자로가 폭발하고, 이로 인해 대량의 방사능 물질(방사성 요오드-131, 세슘-137 등)이 대기 중으로 누출되면서 전 유럽 지역에 걸쳐 방사능 낙진이 확산되었다. 사고 당시 발전소 직원과 긴급 구조대원 등 수십 명이 급성 방사선 증후군(ARS)으로 사망했고, 장기적으로 수십만 명의 주민이 갑상선암, 백혈병, 기형 출산 등 심각한 건강 피해를 입은 것으로 보고되었다.

(4) 후쿠시마 제1원자력 발전소 사고

후쿠시마 제1원자력 발전소 사고는 2011년 3월 11일, 일본 동북부 지역을 강타한 규모 9.0의 동일본 대지진과 그에 따른 대형 쓰나미로 인해 발생한 복합 재난성 방사능 누출 사고로, 국제원자력사고등급(INES) 기준 최고 단계인 7단계로 분류된다. 이는 체르노빌 원전 사고와 더불어 세계 최악의 원전 재난 중 하나로 평가된다.

당시 지진과 쓰나미로 인해 후쿠시마현 오쿠마에 위치한 도쿄전력 소속의 제1원전 1~4호기가 전원 공급을 상실하면서 냉각 시스템이 작동하지 않아 원자로가 과열, 결국 수소 폭발 및 방사능 물질 누출이 발생하였다. 이로 인해 방사성 요오드-131, 세슘-134 및 세슘-137 등의 방사성 핵종이 대기, 토양, 해양으로 방출되었고, 광범위한 지역의 방사능 오염을 초래하였다.

사고 직후 인근 지역 주민 약 15만 명 이상이 강제 피난, 일본 정부는 30km 이내를 긴급 대피 구역으로 설정하였다. 수많은 주민이 장기적인 피난 생활을 이어갔으며, 건강상의 영향과 정신적, 사회적 손실이 심각하게 나타났다.

4) 대기환경 기준

(1) 대기 환경기준

대기환경기준은 인간의 건강 보호와 쾌적한 생활환경 유지를 목적으로 설정된 지표로, 국가나 지역의 오염 수준, 자연환경, 사회적 여건에 따라 그 기준에 차이가 있다. 세계보건기구(WHO)의 권고 기준이 있으나, 각국은 자국의 상황에 맞게 자체 기준을 설정한다. 우리나라는 「환경정책기본법 시행령」에 따라 아황산가스, 일산화탄소, 이산화질소, 미세먼지(PM10), 초미세먼지(PM2.5), 오존, 납, 벤젠 등 8가지 대기오염물질에 대해 연간, 일간, 시간별 농도 기준과 측정 방법을 정하여 관리하고 있다 표 6-3 .

표 6-3 대기 환경기준 요약표

오염물질	환경기준	측정방법
아황산가스(SO_2)	연: ≤ 0.02ppm, 24시간: ≤ 0.05ppm, 1시간: ≤ 0.15ppm	자외선형광법
일산화탄소(CO)	8시간: ≤ 9ppm, 1시간: ≤ 25ppm	비분산적외선분석법
이산화질소(NO_2)	연: ≤ 0.03ppm, 24시간: ≤ 0.06ppm, 1시간: ≤ 0.10ppm	화학발광법
미세먼지(PM-10)	연: ≤ 50μg/m3, 24시간: ≤ 100μg/m^3	베타선흡수법
초미세먼지(PM2.5)	연: ≤ 15μg/m3, 24시간: ≤ 35μg/m^3	중량농도법 또는 자동측정법
오존(O_3)	8시간: ≤ 0.06ppm, 1시간: ≤ 0.1ppm	자외선광도법
납(Pb)	연: ≤ 0.5μg/m^3	연자흡광 광도법
벤젠	연: ≤ 5μg/m^3	가스크로마토그래프법

(2) 배출 허용기준

배출허용기준은 환경오염을 유발하는 오염물질이 대기 등으로 배출될 때, 법적으로 허용되는 최대 농도나 양을 말하며, 오염물질 관리 및 규제의 기준선이 된다. 이는 환경규제 입법상의 강제조치의 기준이자, 배출부과금 산정의 근거가 된다. 우리나라에서는 「대기환경보전법 시행규칙」 제15조에 따라 2020년 1월 1일부터 시행 중이며, 배출되는 오염물질을 가스상 물질(예 아황산가스, 질소산화물, 일산화탄소 등)과 입자상 물질(예 먼지, 매연, 납 등)로 구분하여 각각의 배출허용기준을 설정하고 있다. 기준은 배출시설의 종류, 연료 종류, 용량 및 지역 특성 등에 따라 다르게 적용되며, 배출원의 특성에 따른 차등 관리와 실효적 규제를 목표로 하고 있다. 이 기준은 국제 환경 규제 흐름에 부합하도록 주기적으로 강화 및 개정되고 있으며, 최근에는 미세먼지 및 온실가스 저감을 위해 보다 엄격한 규제가 적용되고 있다 그림 6-1 .

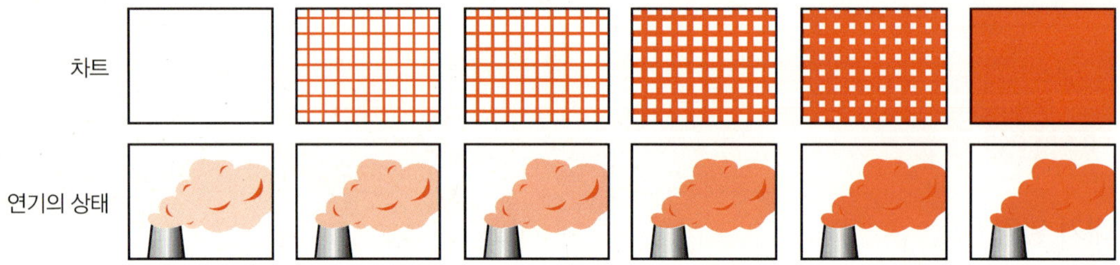

번호	0도	1도	2도	3도	4도	5도
회색비율	100%	80%	60%	40%	20%	0%
매연농도	0%	20%	40%	60%	80%	100%

관찰날짜:
회사명:
회사 주소:
테스트 식별 번호:
방지시설 종류:
작업 공정:
장비 가동 상태:
관찰자 성명:
관찰자 소속 기관:
카메라 제조사, 모델명:

배출원 배치도

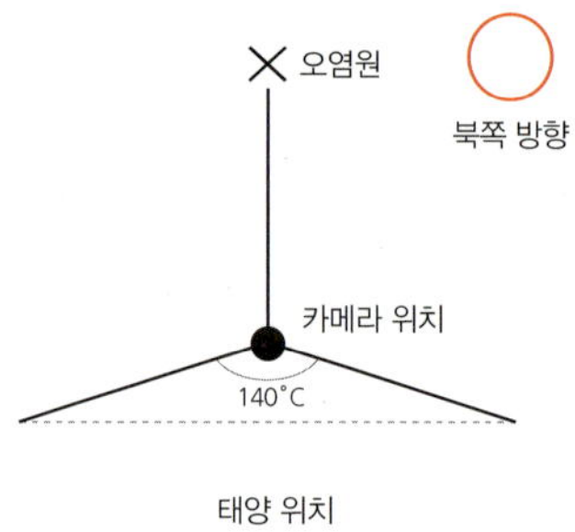

1. 시간	시작시간:	종료시간:
2. 카메라 위치		
굴뚝과 카메라 간의 거리		
카메라와 매연 촬영지점의 관측 각도		
굴뚝 높이		
3. 기상상황		
촬영 시 매연 배경 설명		
풍향		
풍속		
온도		
습도		
기상 상태(ex. 맑음, 흐림 등)		
4. 매연 특성		
색상		
배출 매연의 형태		
5. 촬영 사진 후		
6. 추가 정보		
관찰자 서명:		

그림 6-1 링겔만 비탁도와 불투명도

① 가스상 물질(Gaseous pollutants)

가스상 물질은 대기 중에 기체 상태로 존재하면서 인체 건강과 환경에 위해를 줄 수 있는 대기오염물질로, 산업공정, 연료 연소, 화학물질 취급 과정에서 주로 배출된다. 이들은 독성이 강하고, 일부는 휘발성과 반응성이 높아 공기 중에서 광화학 반응이나 2차 오염물질 형성에 기여하며, 인체에 호흡기 질환, 신경계 손상, 발암 위험 등을 초래할 수 있다. 우리나라에서는 「대기환경보전법 시행규칙」에 따라 암모니아(NH_3), 일산화탄소(CO), 염화수소(HCl), 황산화물(SO_X), 질소산화물(NO_X), 이황화탄소(CS_2), 포름알데히드(HCHO), 황화수소(H_2S), 불소화 합물(Fluorine compounds), 사이안화수소(HCN), 브롬화합물(Bromine compounds), 벤젠(C_6H_6), 페놀화합물(Phenolic compounds), 수은화합물(Mercury compounds), 비소화합물(Arsenic compounds), 염화비닐(C_2H_3Cl), 다이클로로메탄(CH_2Cl_2) 등 총 27종의 가스상 물질을 규정하고 있으며, 이들에 대해 별도의 배출허용기준을 설정하여 관리하고 있다.

② 입자상 물질(Particulate matter, PM)

입자상 물질은 대기 중에 부유하거나 강하되는 고체 또는 액체 형태의 오염물질로, 산업 활동, 연소 과정, 도로 재비산 등에 의해 배출되며, 인체에 흡입되어 호흡기 및 순환기계 질환을 유발할 수 있다. 우리나라에서는 「대기환경보전법 시행규칙」에 따라 먼지, 날림먼지, 매연, 카드뮴화합물, 납화합물, 크롬화합물, 구리화합물, 니켈 및 그 화합물, 아연화합물, 다환방향족탄화수소류(벤조피렌으로서) 등 총 9종의 입자상 물질을 규정하고 있다. 특히 매연은 링겔만 비탁도 2도 이하 또는 불투명도 40% 이하로 기준을 정해 시각적 오염의 정도까지 규제하고 있다. 입자상 물질은 장기간 노출 시 미세먼지(PM10, PM2.5)로 분류되어 폐질환, 심혈관 질환 등의 원인이 되며, 생태계에도 광범위한 영향을 미치므로 엄격한 배출기준과 지속적인 모니터링이 필요하다.

5) 대기오염 현상

대기오염은 단순히 오염물질의 배출만으로 발생하는 것이 아니라, 인구 밀도, 산업시설의 규모, 도시화 수준 등 다양한 인위적 요인과 더불어 기상 조건에 크게 영향을 받는다. 특히 오염물질이 배출된 후의 이동 및 확산은 풍향, 풍속, 기온 등의 기상 요소에 따라 좌우되며, 풍속이 빠르면 오염물질이 빠르게 확산되어 농도가 낮아지고, 풍속이 느리거나 무풍 상태에서는 오염물질이 정체되어 농도가 증가한다. 또한 기온역전 현상과 같은 기상 변화는 오염물질의 상승 확산을 억제하여 대기 중에 오염물질이 고농도로 머무르게 하며, 이러한 기상 조건이 복합적으로 작용할 때 스모그와 같은 대기오염 현상이 발생할 수 있다. 따라서 대기오염의 발생과 악화는 기상 조건과의 밀접한 상관관계를 가진다.

(1) 기온역전(Temperature inversion)

기온역전은 일반적으로 고도가 상승할수록 기온이 낮아지는 대류권의 정상적인 상태와 반대로, 고도가 높아질수록 오히려 기온이 상승하는 현상을 말한다. 이와 같은 상태가 형성된 공기층을 '역전층'이라 하며, 이때 대기의 수직 혼합이 억제되어 대기의 흐름이 정체된다. 그 결과 지표면 근처에 배출된 오염물질이 대기 중으로 확산되지 못하고 지상에 머물게 되어 대기오염 농도가 급격히 증가하게 된다. 기온역전은 주로 야간이나 겨울철, 또는 계곡지형, 도시지역 등에서 자주 발생하며, 도시의 열섬현상과 함께 대기오염을 악화시키는 중요한 기상 요인으로 작용한다.

① 복사성 역전(Radiation inversion)

복사성 역전은 주로 야간에 발생하는 기온역전 현상으로, 대지가 복사냉각을 받아 온도가 급격히 낮아짐에 따라 지표면에 인접한 공기가 상층의 공기보다 더 차가워져 형성된다. 이로 인해 대기 중에 차가운 공기가 아래층에 고이고 따뜻한 공기가 위에 머무르는 역전층이 형성되며, 주로 지상 200m 이하의 낮은 고도에서 발생하여 지표성 역전이라고도 불린다. 복사성 역전은 일몰 후부터 시작되어 일출 직전인 새벽 무렵 가장 강하게 나타나며, 가을과 겨울철에 빈번하게 발생한다. 이 현상은 대기 혼합을 막아 오염물질이 지표 부근에 정체되게 하여 대기오염을 심화시키며, 대표적인 사례로는 1952년 런던 스모그 사건이 있다 그림 6-2 .

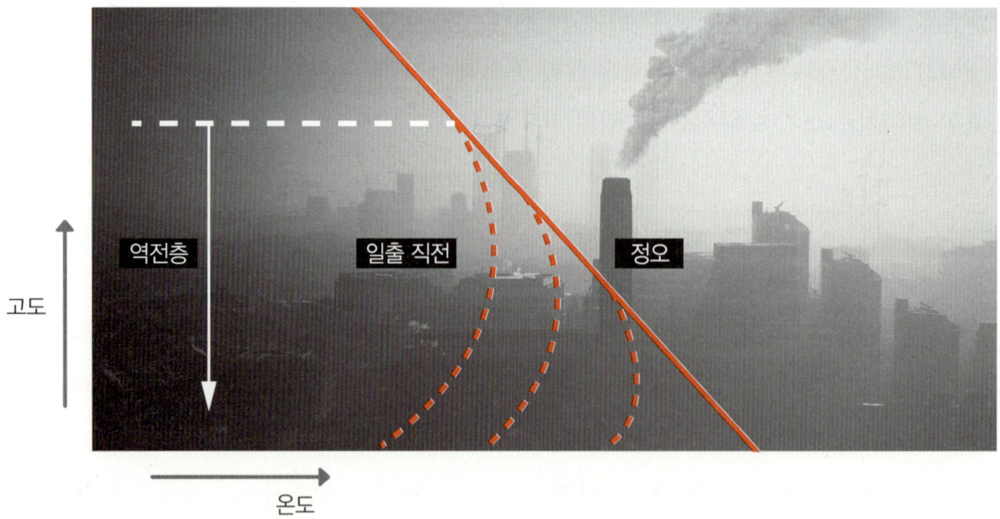

그림 6-2 복사성 역전

② 침강성 역전(Subsidence inversion)

침강성 역전은 고기압의 영향으로 발생하는 기온역전 현상으로, 대기 상층의 공기가 하강하면서 단열 압축되어 따뜻해진 공기층이 형성되고, 이로 인해 하층의 차가운 공기가 상승하지 못하고 정체되면서 발생하는 역전 현상이다. 즉, 고기압 중심부에서 하강기류가 발생하면서 지표면 부근에 따뜻한 공기층이 덮이게 되고, 그 아래 차가운 공기층이 갇히면서 대기의 혼합이 차단되어 오염물질이 지표 부근에 축적된다. 이 현상은 대기 정체와 함께 광화학 스모그 발생의 원인이 되며, 특히 고온건조한 여름철 도심에서 자주 나타난다. 대표적인 사례로는 1954년 미국 로스앤젤레스 스모그 사건이 있으며, 이는 광화학 반응에 의한 산화형 스모그의 전형적인 예로 기록된다 그림 6-3 .

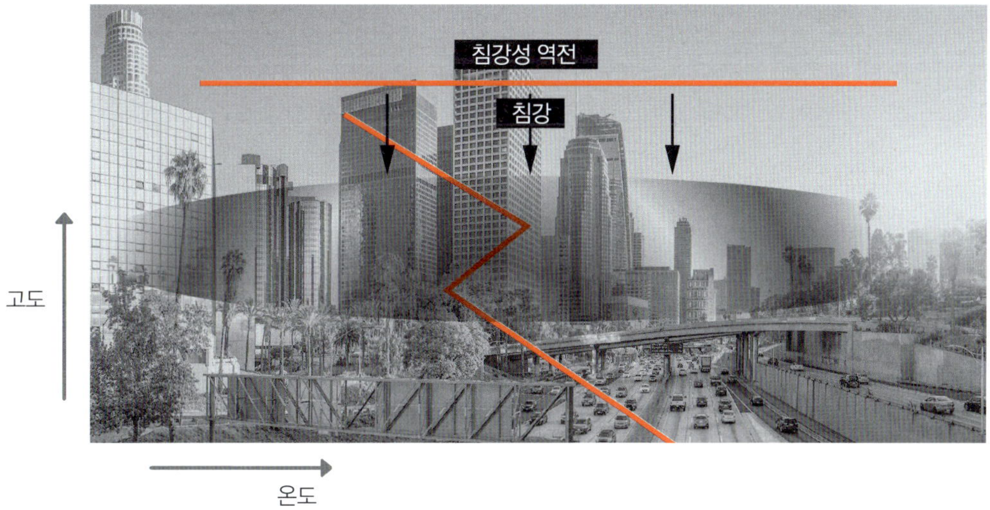

그림 6-3 침강성 역전

③ 전선성 역전(Frontal inversion)

전선성 역전은 한랭전선이나 온난전선이 통과할 때 형성되는 기온역전 현상으로, 서로 다른 성질의 기단이 충돌하면서 생긴다. 한랭전선의 경우 차가운 공기가 따뜻한 공기의 아래로 파고들며 냉기가 난기 하층에 자리 잡아 역전 현상이 발생하고, 온난전선의 경우 따뜻한 공기가 차가운 공기 위로 천천히 미끄러져 올라가면서 상층에 따뜻한 공기가 자리해 기온역전이 형성된다. 이러한 전선성 역전은 대기의 수직혼합을 방해하여 대기오염물질이 하층에 정체되기 쉬운 환경을 만들고, 안개나 스모그 발생의 원인이 되며, 대기오염을 악화시킬 수 있다.

④ 지형성 역전(Topographic inversion)

지형성 역전은 계곡이나 분지와 같은 지형에서 야간의 방사냉각으로 인해 발생한다. 밤이 되면 대지 표면이 냉각되면서 형성된 무거운 냉기(차가운 공기)가 경사면을 따라 아래로 내려와 골짜기 바닥에 고이게 되며, 이로 인해 아래쪽 공기의 온도가 상층보다 낮아지는 기온역전 현상이 일어난다. 특히 계곡, 분지 등에서는 공기의 흐름이 정체되어 대기오염물질이 축적되기 쉬운 환경이 형성된다. 대표적인 사례로는 벨기에의 뮤즈계곡 사건(Meuse Valley Incident)이 있다.

⑤ 해류성 역전(Marine inversion)

해류성 역전은 한류와 난류가 만나는 해안지역에서 발생하는 기온역전이다. 더운 공기가 차가운 해수면 위를 지날 때, 해수면에서 올라오는 냉기로 인해 하층 공기가 급격히 냉각되면서 상층보다 차가워져 기온역전이 생긴다. 이로 인해 해안지역에서는 대기의 상하혼합이 방해받고 해무(海霧) 발생이나 대기오염물질의 정체가 일어날 수 있다. 이 현상은 기상 조건이 안정한 해양성 기후 지역에서 자주 관찰된다.

(2) 기후변화(Climate change)

① 열섬 현상(Urban heat island, UHI)

열섬현상은 도시 지역의 기온이 주변 농촌 지역보다 상대적으로 높게 나타나는 현상으로, 주로 아스팔트, 콘크리트 등의 인공 구조물이 복사열을 저장하고, 자동차, 공장 등의 인공 열 발생에 의해 발생한다. 이로 인해 도심의 공기가 상승하고, 주변의 찬 공기가 유입되면서 지표면에 오염된 공기가 정체되어 '먼지 지붕(dust dome)'이 형성되고 대기오염이 심화된다. 열섬현상은 도시 환경의 기온 불균형, 에너지 소비 증가, 건강 문제 유발 등과 관련된다 그림 6-4 .

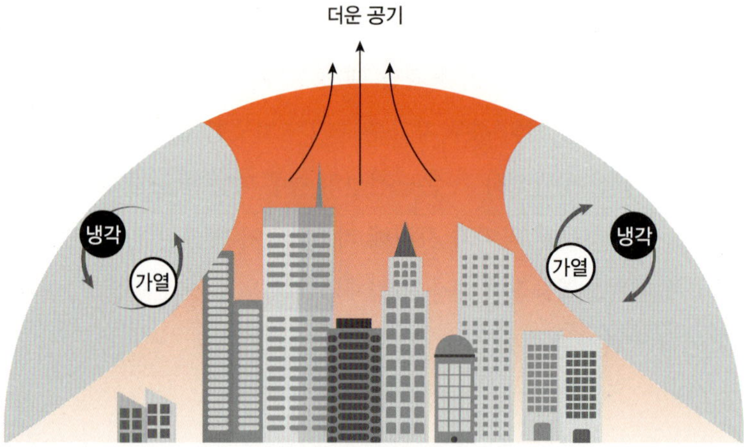

그림 6-4 열섬 현상

② 온실효과(Greenhouse effect)

온실효과는 지구 표면에서 반사된 복사열이 대기 중 온실가스에 의해 우주로 방출되지 못하고 지구에 머물러 기온이 상승하는 현상이다. 대표적인 온실가스로는 이산화탄소(CO_2), 메탄(CH_4), 아산화질소(N_2O), 염화불화탄소(CFCs) 등이 있으며, 이들 물질은 산업화, 화석연료 사용, 농업 활동 등으로 인해 지속적으로 증가하고 있다. 이로 인해 지구 평균기온 상승, 해수면 상승, 기후 이상, 생태계 변화 등의 심각한 문제가 유발된다. 특히 이산화탄소는 온실효과의 주요 원인으로, 이를 줄이기 위한 국제적 감축 노력과 정책이 요구된다 그림 6-5 .

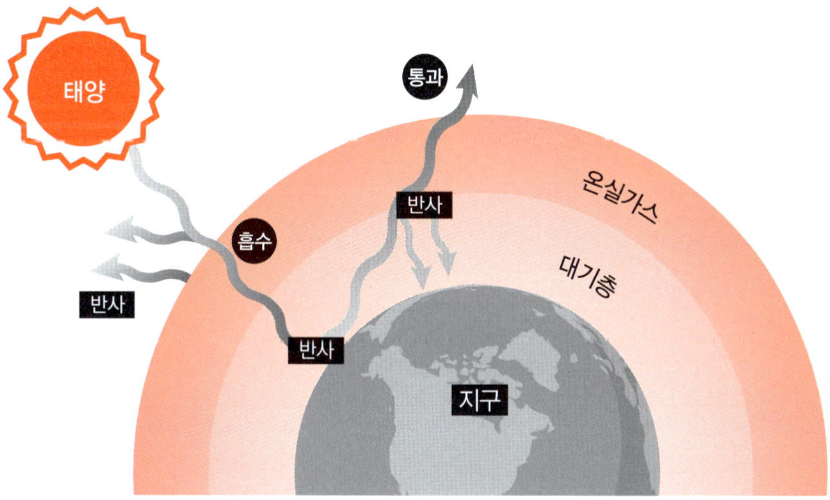

그림 6-5 온실효과

가. 엘니뇨(El Niño) 현상

엘니뇨는 적도 인근 열대 태평양의 해수면 온도가 비정상적으로 상승하는 이상 고온 현상으로, 해수면 온도가 평년보다 섭씨 0.5도 이상 높아지는 상태가 5개월 이상 지속될 때를 말한다. 엘니뇨가 발생하면 무역풍 약화로 인해 동태평양의 따뜻한 해수가 확산되고, 이로 인해 전 세계적으로 폭우, 가뭄, 폭설, 홍수 등 극단적인 기상 이변이 발생할 수 있다.

나. 라니냐(La Niña) 현상

라니냐는 엘니뇨와 반대되는 현상으로, 적도 무역풍이 평년보다 강해져 서태평양의 해수면과 수온이 상승하고, 적도 동태평양에는 찬 해수가 용승되면서 해수면 온도가 평년보다 섭씨 0.5도 이상 낮아지는 상태가 5개월 이상 지속되는 저수온 현상이다. 라니냐는 국지적 폭설, 한파, 가뭄, 홍수 등 다양한 기후 재해를 유발하며, 농업과 수자원, 보건 등 여러 분야에 영향을 미친다.

③ 산성비(Acid rain)

산성비는 각종 공장, 발전소, 자동차 등에서 배출되는 황산화물(SOx), 질소산화물(NOx), 탄소가스(CO_2) 등의 대기오염 물질이 공기 중 수증기와 화학반응을 일으켜 생성된 황산, 질산 등이 포함된 빗물을 말하며, 일반적으로 pH 5.6 미만의 비를 산성비로 정의한다.

산성비는 금속의 부식, 석조 및 콘크리트 건축물의 손상, 농작물 생장 저해, 산림의 황폐화, 토양의 산성화, 수계의 생태계 교란 등을 유발하며, 사람에게도 간접적으로 호흡기 질환 및 피부 자극 등의 건강 문제를 일으킬 수 있다.

6) 대기오염 물질 피해

(1) 인체에 영향을 미치는 피해

대기오염물질이 인체에 미치는 피해는 주로 호흡기계, 시각계, 심리적 건강 등에 영향을 미친다. 대표적인 대기오염물질로는 황산화물(SOx), 질소산화물(NOx), 일산화탄소(CO), 탄화수소(HC) 등이 있으며, 이들은 사람의 건강에 직접적이거나 간접적인 장해를 유발한다.

① 대표적인 대기오염물질

오염물질	주요 발생원	건강 영향
황산화물(SOx)	석탄·벙커C유 연소, 배기가스	만성기관지염, 폐렴, 폐기종, 면역력 저하
질소산화물(NOx)	자동차 배출가스, 고온 연소	기관지염, 폐질환, 폐기종
일산화탄소(CO)	불완전 연소	두통, 현기증, 질식, 중추신경장애
탄화수소(HC)	연료 증발, 자동차 배출가스	점막 자극, 폐 기능 저하, 광화학 스모그 유발

② 기타 대기오염물질

오염물질	건강 영향
황산염(SO_4^{2-})	기관지염, 산성비, 점막 자극
질산염(NO_3^-)	부영양화, 유아 메트헤모글로빈혈증
납(Pb)	신경위축, 사지경련, 신장장애, 중추신경계 손상
카드뮴(Cd)	호흡기 질환, 골연화증, 이타이이타이병
니켈(Ni)	비염, 알레르기, 폐암, 비강암
수은(Hg)	신장장애, 중추신경계 장애(미나마타병)
크롬(Cr)	피부염, 궤양, 기관지염, 피부암
비소(As)	기관지염, 피부암, 폐암
망간(Mn)	폐렴, 비출혈, 중추신경계 손상

(2) 동물 및 식물에 영향을 미치는 피해

동물은 사람의 피해 양상과 비슷하다. 식물에 미치는 영향은 동물에 미치는 영향보다 심각하다.

① 번지(문신)

식물의 잎 표면을 덮어 광합성과 호흡작용을 방해하여 전반적인 생장을 저해한다.

② 오존

식물의 잎끝에 검은 반점이 생기게 하여 조기 낙엽이나 생육 지연을 유발한다.

③ 염소

채소류 등의 잎 색을 변색시키거나 위축되게 하여 수확량과 품질을 저하시키며 외형 손상을 유발한다.

④ 아황산가스, 불화수소, 불소

식물의 잎 조직을 괴사시켜 고사하거나 성장 지연을 초래한다.

⑤ 질산과산화아세틸

식물 잎의 하단을 청동색으로 변하게 하여 광합성 효율을 떨어뜨리고 생육을 지연시킨다.

(3) 경제적 손실

① 건축물 피해

매연, 검댕, 타르 등은 건축물 외벽에 착색을 유발하고, 아황산가스(SO_2)는 대리석, 석회석 등의 부식을 촉진시킴. 불소, 불화수소는 유리, 도자기, 금속 재료의 부식 원인이 된다.

② 금속제품 피해

아황산가스(SO_2), 이산화질소(NO_2), 황화수소(H_2S)는 구리, 니켈, 알루미늄 등 금속의 산화·부식을 가속화시킨다.

③ 가죽제품 피해

아황산가스(SO_2)는 피혁제품을 손상시키며, 오존(O_3)은 고무제품을 산화·노화시켜 균열을 일으킨다.

④ 페인트와 도료의 변색

아황산가스(SO_2)와 황화수소(H_2S)는 페인트나 도장면의 색을 변색 또는 탈색시켜 미관과 기능성을 저하시킨다.

7) 대기오염 방지 대책

대기오염 방지대책은 오염물질의 다양성, 산업의 발달, 지역의 기상 조건과 지형에 따라 그 대응 방식이 달라질 수밖에 없으나, 공통적으로 인체 건강 보호, 자연환경 보존, 경제적 손실 최소화를 목표로 한다. 이를 위해 대기오염 발생원에 대한 직접적인 저감 대책과 공공기관 중심의 체계적인 관리대책이 함께 마련되어야 한다.

04 수질오염

1) 수질오염의 정의와 특성

수질오염이란 도시하수, 생활폐수, 공장폐수, 농약, 분뇨 등의 유입으로 인해 물이 이화학적 또는 생물학적으로 오염되어 자정능력을 상실하는 상태를 말한다. 수질오염의 특성으로는 광역화(대도시·공업도시 주변 하천에서 넓은 지역으로 확산), 다발화(여러 지점에서 오염원이 발생), 다양화(오염물질의 종류가 많음), 누적화(지속적 유입에 따른 축적) 경향이 있다.

2) 수질오염원

수질오염원은 점오염원(point source), 비점오염원(nonpoint source)으로 분류한다.

(1) 점오염원

점오염원은 일정한 배출경로를 통해 물이 유입되는 경우로, 생활하수, 공장폐수, 축산폐수, 도시의 빗물 배수관 등 명확한 배출지점을 가지는 오염원을 말한다. 규제가 용이하다는 특징이 있다.

❶ 생활하수는 가정, 상업지역, 공공기관 등에서 배출되는 폐수로, 수질오염원 중 가장 큰 비중을 차지한다.

❷ 산업폐수는 배출량은 생활하수보다 적지만, 포함된 유해 성분의 농도가 높아 심각한 수질오염을 유발할 수 있으며, 대부분이 호기성 미생물에 의해 분해되지 않는 난분해성 화학물질, 중금속, 유기 화합물 등으로 구성되어 있다.

❸ 농·축산폐수는 농촌 지역에서 주로 발생하며, 가축 분뇨, 농약, 양식장 배설물 및 사체 등 다양한 유기물과 오염원을 포함한다.

(2) 비점오염원

비점오염원에는 불특정 지역에서 강우 등에 의해 유출되는 다양한 오염물질이 포함되며, 주요 항목으로는 토사, 영양물질(질소·인 등), 유기물질, 농약, 중금속 물질, 기름, 그리고 기타 다양한 오염물질이 해당된다. 이러한 물질들은 주로 농경지, 도로, 도시지역, 임야 등에서 유출되어 하천이나 호수의 수질을 악화시키는 주요 원인으로 작용한다.

3) 수질오염의 형태

(1) 유기물 오염

유기물 오염은 생활하수, 축산폐수, 산업폐수 등에서 유입된 탄수화물, 단백질, 지방 등의 유기물이 수중에서 미생물에 의해 분해되며 산소를 소모해 수질을 악화시키는 오염 형태이다. 이로 인해 수중의 용존산소가 감소하여 어류 등 수생 생물의 폐사, 악취 발생, 부영양화, 병원성 미생물 증식 등의 문제가 발생할 수 있다. 오염 정도는 주로 생물학적 산소요구량(BOD)과 화학적 산소요구량(COD)으로 평가하며, 이를 예방하기 위해서는 정화시설 설치, 폐수의 사전 처리, 오염물 배출 기준 강화 등의 관리가 필요하다.

(2) 영양염류 오염

영양염류 오염은 주로 질소와 인 같은 영양소가 생활하수, 농축산 폐수, 비료, 산업폐수 등을 통해 수계로 유입되면서 발생하며, 수중에 과다하게 축적되면 조류 번식이 급격히 증가하는 부영양화 현상을 초래한다. 이로 인해 물의 혼탁, 악취, 용존산소 감소, 어류 폐사, 수생 생태계 파괴 등의 문제가 발생하며, 식수원으로 사용할 경우 건강에도 악영향을 미칠 수 있다.

(3) 중금속 오염

중금속 오염은 수은(Hg), 납(Pb), 카드뮴(Cd), 크롬(Cr), 비소(As) 등과 같은 중금속이 산업폐수, 광산 폐수, 도시하수, 농약 등을 통해 수계에 유입되어 발생하는 수질오염 형태로, 이들 금속은 생물학적으로 분해되지 않고 수중 생태계에 축적되어 먹이사슬을 통해 인체에까지 영향을 미친다. 인체에 축적되면 중추신경계 장애, 신장 손상, 골연화증, 발육 지연, 발암 등의 심각한 건강 문제를 유발할 수 있다.

(4) 미생물 오염

미생물 오염은 병원성 세균, 바이러스, 기생충 등이 오염된 하수, 축산폐수, 분뇨, 동물 사체 등을 통해 수계에 유입되어 발생하는 수질오염 형태로, 사람에게 식중독, 장티푸스, 콜레라, A형 간염, 기생충 감염 등 다양한 수인성 전염병을 유발할 수 있다.

(5) 화학물질 오염

화학물질 오염은 농약, 공장폐수, 석유류, 유기용제, 합성세제 등 다양한 인공 화학물질이 하천이나 호소에 유입되어 발생하는 수질오염 형태로, 수중 생태계에 심각한 독성을 일으키고 인간에게도 간, 신장, 신경계 손상 등 건강 피해를 초래할 수 있다. 이러한 화학물질은 분해가 어렵고 생물농축을 일으키기 쉬워 장기간 환경에 잔류하며, 먹이사슬을 통해 사람에게까지 영향을 미친다.

(6) 방사성 오염

방사성 오염은 원자력 발전소 사고, 핵실험, 의료용 방사성 물질 유출, 산업 활동 등으로 인해 방사성 물질이 하천, 토양, 대기 등에 유입되어 발생하는 오염 형태로, 극미량이라도 인체와 생태계에 치명적인 영향을 미칠 수 있다. 방사성 물질은 반감기가 길어 오랜 기간 동안 환경에 잔류하며, 내부 피폭이나 외부 피폭을 통해 암, 유전적 돌연변이, 생식기능 저하 등의 심각한 건강 문제를 유발할 수 있다.

(7) 물리적 오염

물리적 오염은 주로 토사, 부유물질, 플라스틱, 쓰레기 등 고형 입자가 하천이나 호소에 유입되어 물의 흐름을 방해하거나 수질을 악화시키는 오염 형태를 말한다. 이러한 부유물질은 수질의 탁도를 높여 광합성을 저해하고, 수생 생물의 서식환경을 악화시키며, 침전되면 하천과 호소의 바닥을 오염시켜 생태계 파괴를 초래할 수 있다.

(8) 열오염

열오염은 주로 발전소, 산업체 등에서 냉각수로 사용된 온수가 하천이나 호수에 방류되면서 발생하는 수질오염 형태이다. 수온 상승은 수중 용존산소량을 감소시켜 수생 생물의 생존에 악영향을 미치고, 생태계 균형을 붕괴시킬 수 있다. 특히 고수온은 물고기 등의 대사 활동을 촉진하여 산소 소비를 증가시키고, 민감한 종의 폐사 및 특정 종의 과잉 번식을 초래할 수 있다.

(9) 유류 오염

유류오염은 원유나 석유 제품이 해양, 하천, 토양 등 환경으로 유출되어 발생하는 심각한 형태의 환경오염이다. 해상운송 과정의 사고, 육상 저장시설의 누출, 해상 시추과정의 문제 등 다양한 원인으로 발생하며, 해양 생태계에 치명적인 피해를 초래한다. 유류는 물에 대한 부착성과 확산성이 높아 수면을 덮어 광합성을 방해하고, 용존산소 감소를 초래하여 수중 생물의 생존을 위협한다.

4) 부영양화 및 적조 현상

(1) 부영양화(Eutrophication)

부영양화는 화학 비료, 생활하수, 산업폐수 등의 유입으로 하천이나 호소에 인(P)과 질소(N) 같은 영양염류가 과다 공급되어 발생하는 수질오염 현상이다. 과잉 영양분은 조류와 수생 식물의 급속한 번식을 촉진하여 물빛을 탁하게 하고, 대량 번식 후의 부패 과정에서 심각한 용존산소(DO) 감소를 초래한다. 이로 인해 물고기 등 수생 생물의 집단 폐사와 생태계 교란이 발생하며, 심할 경우 악취와 독성물질 생성까지 이어질 수 있다.

(2) 적조 현상(Red tide)

적조현상은 생활하수, 공장폐수 등으로 유입된 질소(N)와 인(P) 등의 영양염류가 바닷물에 과다 축적되면서 미세한 식물성 플랑크톤이 급격히 번식하여 바닷물이 붉거나 적황색으로 변하는 현상이다. 특히 질소와 인의 농도비가 약 10~15:1일 때 플랑크톤 증식이 활발해져 적조가 쉽게 발생한다. 플랑크톤의 과잉 증식은 독소를 분비하거나 부패 과정에서 용존산소(DO)를 급격히 소모해 어류, 조개류 등 수산생물의 집단 폐사를 유발한다.

5) 수질 환경기준

수질환경기준은 수질오염으로부터 건전한 수생태계를 유지하고, 물의 다양한 이용 목적(생활용수, 농업용수, 공업용수 등)에 적합한 수질을 보전·지속하기 위해 설정된 행정적 정책 목표이다. 우리나라는 「환경정책기본법 시행령」에 따라 하천, 호소, 연안 등 수역별로 구분하고, 용존산소량(DO), 생물화학적 산소요구량(BOD), 부유물질(SS), 총질소(T-N), 총인(T-P) 등 항목별로 세부 수질 및 수생태계 환경기준을 설정하고 있다.

(1) 사람의 건강보호 기준

원소	기준값(mg/L)
1. 카드뮴(Cadmium)	0.005 이하
2. 비소(Arsenic)	0.05 이하
3. 시안(Cyanide)	검출되어서는 안 됨(검출한계 0.01)
4. 수은(Mercury)	검출되어서는 안 됨(검출한계 0.001)
5. 유기인(Organophosphorus compound)	검출되어서는 안 됨(검출한계 0.0005)
6. 폴리크로리네이티드비페닐(Polychlorinated biphenyls)	검출되어서는 안 됨(검출한계 0.0005)
7. 납(Lead)	0.05 이하
8. 크롬(Chromiun)	0.05 이하
9. 음이온계면활성제(ABS)	0.5 이하
11. 사염하탄소(Carbon tetrachloride)	0.004 이하
12. 1,2-디클로로에틸렌(1,2-dichloroethane)	0.03 이하
13. 테트라클로로에틸렌(Tetrachloroethlyene)	0.04 이하
14. 디클로로메탄(Dichloromethane)	0.02 이하
15. 벤젠(Benzene)	0.01 이하
16. 클로로포름(Chloroform)	0.08 이하
17. 디에틸핵실프탈레이트(Bis(2-ethylhexyl)phthalate)	0.008 이하
18. 안티몬(Antimony)	0.02 이하
19. 1,4-다이옥세인(1,4-dioxane)	0.05 이하
20. 포름알데히드(formaldehyde)	0.5 이하
21. 헥사클로로벤젠(Hexachlorobenzene)	0.00004 이하

(2) 하천의 생활환경 기준

등급		상태 (캐릭터)	기준								
			수소이온농도 (pH)	생물화학적 산소요구량 (BOD) (mg/L)	화학적 산소요구량 (COD) (mg/L)	총유기탄소량 (TOC) (mg/L)	부유물질량 (SS) (mg/L)	용존산소량 (DO) (mg/L)	총인 (T-P) (mg/L)	대장균군 (군수/100mL)	
										총대장균군	분원성대장균군
매우 좋음	Ia		6.5~8.5	1 이하	2 이하	2 이하	25 이하	7.5 이상	0.02 이하	50 이하	10 이하
좋음	Ib		6.5~8.5	2 이하	4 이하	3 이하	25 이하	5.0 이상	0.04 이하	500 이하	100 이하
약간 좋음	II		6.5~8.5	3 이하	5 이하	4 이하	25 이하	5.0 이상	0.1 이하	1,000 이하	200 이하
보통	III		6.5~8.5	5 이하	7 이하	5 이하	25 이하	5.0 이상	0.2 이하	5,000 이하	1,000 이하
약간 나쁨	IV		6.0~8.5	8이하	9 이하	6 이하	100 이하	2.0 이상	0.3 이하	–	–
나쁨	V		6.0~8.5	10 이하	11 이하	8 이하	쓰레기 등이 떠 있지 아니할 것	2.0 이상	0.5 이하	–	–
매우 나쁨	VI		–	10 초과	11 초과	8 초과	–	2.0 미만	0.5 초과	–	–

[등급별 수질 및 수생태계 상태]

- 매우 좋음: 용존산소가 풍부하고 오염물질이 없는 청정한 생태계로, 여과·살균 등 간단한 정수처리 후 생활용수로 사용할 수 있다.
- 좋음: 용존산소가 많은 편이며 오염물질이 거의 없는 청정상태에 가까운 생태계로, 여과·침전·살균 등 일반적인 정수처리 후 생활용수로 사용할 수 있다.
- 약간 좋음: 약간의 오염물질은 있으나 용존산소가 풍부한 다소 좋은 생태계로, 여과·침전·살균 등 일반적인 정수처리 후 생활용수 또는 수영용수로 사용할 수 있다.
- 보통: 보통 수준의 오염물질로 인해 용존산소가 소모되는 일반적인 생태계로, 여과·침전·활성탄 투입·살균 등 고도 정수처리 후 생활용수로 이용하거나, 일반적인 정수처리 후 공업용수로 사용할 수 있다.
- 약간 나쁨: 상당량의 오염물질로 인해 용존산소가 소모되는 생태계로, 농업용수로 사용하거나, 여과·침전·활성탄 투입·살균 등 고도 정수처리 후 공업용수로 사용할 수 있다.
- 나쁨: 다량의 오염물질로 인해 용존산소가 크게 소모되는 생태계로, 국민의 일상생활에 불쾌감을 주지는 않지만, 활성탄 투입, 역삼투압 공법 등 특수한 정수처리 후 공업용수로 사용할 수 있다.
- 매우 나쁨: 용존산소가 거의 없는 오염된 물로, 물고기가 살기 어렵다.

※ 용수는 해당 등급보다 낮은 등급의 용도로 사용할 수 있다.

※ 수소이온농도(pH) 등 각 기준항목에 대한 오염도 현황과 용수처리 방법을 종합적으로 검토한 경우, 해당 등급보다 높은 등급의 용도로도 사용할 수 있다.

(3) 호소의 생활환경 기준

등급		상태 (캐릭터)	기준									
			수소이온농도 (pH)	화학적 산소요구량 (COD) (mg/L)	총유기탄소량 (TOC) (mg/L)	부유물질량 (SS) (mg/L)	용존산소량 (DO) (mg/L)	총인 (T-P) (mg/L)	총질소 (T-N) (mg/L)	크로로팔-a (Chl-a) (mg/m2)	대장균군 (군수/100mL) 총대장균군	대장균군 (군수/100mL) 분원성대장균군
매우 좋음	Ia		6.5~8.5	2 이하	2 이하	1 이하	7.5 이상	0.02 이하	0.2 이하	5 이하	50 이하	10 이하
좋음	Ib		6.5~8.5	3 이하	3 이하	5 이하	5.0 이상	0.04 이하	0.3 이하	9 이하	500 이하	100 이하
약간 좋음	II		6.5~8.5	4 이하	4 이하	5 이하	5.0 이상	0.1 이하	0.4 이하	14 이하	1,000 이하	200 이하
보통	III		6.5~8.5	5 이하	5 이하	15 이하	5.0 이상	0.2 이하	0.6 이하	20 이하	5,000 이하	1,000 이하
약간 나쁨	IV		6.0~8.5	8 이하	6 이하	15 이하	2.0 이상	0.3 이하	1.0 이하	35 이하	–	–
나쁨	V		6.0~8.5	10 이하	8 이하	쓰레기 등이 떠 있지 아니할 것	2.0 이상	0.5 이하	1.5 이하	70 이하	–	–
매우 나쁨	VI		–	10 초과	8 초과	–	2.0 미만	0.5 초과	1.5 초과	70 초과	–	–

(4) 해역의 수질 기준

등급	수소이온농도 (pH)	화학적 산소요구량 (COD) (mg/L)	용존산소량 (DO) (mg/L)	부유물질량 (SS) (mg/L)	대장균군수 (MPN/100mL)	노말핵산 추출물질 (유분) (mg/L)	총질소 (T-N) (mg/L)	총인 (T-P) (mg/L)	무기물질 등(mg/L)
I	7.8~8.3	1 이하	포화율 95 이상	10 이하	200 이하	검출되어서는 안 됨	0.05 이하	0.007 이하	6가크롬(Cr+6): 0.05 이하 비소(As): 0.05 이하 카드뮴(Cd): 0.01 이하 납(Pb): 0.1 이하
II	6.5~8.5	2 이하	포화율 95 이상	25 이하	1,000 이하	검출되어서는 안 됨	0.1 이하	0.015 이하	아연(Zn): 0.1 이하 구리(Cu): 0.02 이하 시안(CN), 유기인 수은(HG), (PCB): 검출되어서는 안 됨
III	6.5~8.5	4 이하	포화율 80이상	–	–	–	0.2 이하	0.03 이하	

[비고]

DO(용존산소)를 농도로 표시할 때, 등급 Ⅰ은 6mg/L 이상, 등급 Ⅱ와 등급 Ⅲ은 각각 5mg/L 이상이어야 한다.
등급 Ⅰ은 수산생물의 서식, 양식, 산란에 적합한 수질을 의미한다.
등급 Ⅱ는 해수욕 등 해양에서의 관광 및 여가 활동, 그리고 등급 Ⅰ 외의 수산생물에 적합한 수질을 의미한다.
등급 Ⅲ은 공업용수, 선박 정박 등 기타 용도로 이용되는 수질을 의미한다.

(5) 지하수의 수질 기준

항목	항목	기준		
		생활용수	농업용수	공업용수
일반 오염물질 (4개)	수소이온농도(pH)	5.8~8.5	6.0~8.5	5.0~9.0
	화학적 산소요구량(COD)(mg/L)	6 이하	8 이하	10 이하
	총대장균수(군수/100mL)	5,000 이하	–	–
	질산성질소	20 이하	20 이하	40 이하
	염소이온	250 이하	250 이하	500 이하
특정 유해물질 (15개)	카드뮴	0.01 이하	0.01 이하	0.02 이하
	비소	0.05 이하	0.05 이하	0.1 이하
	시안	0.01 이하	0.01 이하	0.2 이하
	수은	0.001 이하	0.001 이하	0.001 이하
	유기인	0.0005 이하	0.0005 이하	0.0005 이하
	페놀	0.005 이하	0.005 이하	0.01 이하
	납	0.1 이하	0.1 이하	0.2 이하
특정 유해물질 (15개)	6가크롬	0.05 이하	0.05 이하	0.1 이하
	트리클로로에틸렌	0.03 이하	0.03 이하	0.06 이하
	테트라클로로에틸렌	0.01 이하	0.01 이하	0.02 이하
	1.1.1-트리클로로에탄	0.15 이하	0.3 이하	0.5 이하
	벤젠	0.015 이하	–	–
	톨루엔	1 이하	–	–
	에틸벤젠	0.45 이하	–	–
	크실렌	0.75 이하	–	–

[비고]

1. 다음 각 항목 중 어느 하나에 해당하는 경우에는 염소이온 기준을 적용하지 않을 수 있다.
   가. 어업용수인 경우
   나. 지하수의 이용 목적상 염소이온 농도가 인체에 해가 되지 않는 경우
   다. 해수 침입 등으로 인해 일시적으로 염소이온 농도가 증가한 경우
2. 농업용수, 어업용수 및 공업용수가 생활용수로도 이용되는 경우에는 생활용수 수질기준을 적용한다.

6) 수질오염의 영향

(1) 인체에 미치는 영향

수질오염으로 인해 카드뮴에 의한 이타이이타이병, 수은에 의한 미나마타병 등 중독성 질환이 발생할 수 있다. 또한 오염된 어패류나 농작물을 인간이 섭취할 경우, 체내에 유해물질이 축적되어 건강 피해가 발생한다.

(2) 자연 및 생태계에 미치는 영향

유기물질을 포함한 폐수는 수중의 용존산소(DO)를 감소시키고, 부영양화를 촉진하여 물의 자정작용을 저해한다. 이로 인해 수생 생태계가 파괴되고 생물다양성이 감소하게 된다.

(3) 경제적 손실

수질오염은 간접적으로는 물의 이용 가치를 저하시켜 경제적 손실을 초래하고, 직접적으로는 어패류의 중독이나 적조현상으로 인해 수산업에 심각한 피해를 미칠 수 있다. 또한 농작물 고사 및 농작물 재배에 부적합한 토양을 형성하여 농업에도 부정적 영향을 미친다.

7) 수질오염 사건

(1) 미나마타병

항목	주요 내용
발생 시기 및 지역	1953년~1979년, 일본 구마모토현 미나마타 만
원인물질	메틸수은(CH_3Hg)
발생원	치소 화학공장에서 방류된 폐수에 포함된 메틸수은이 수산물을 오염
감염경로	오염된 어패류 섭취
임상 증상	사지 마비, 시야 협착, 언어장애, 청력 및 신경 장애, 운동 실조, 정신장애
환자 수 및 피해	약 1,600명 발병, 300명 이상 사망
특징	수은 중독 대표 사례. 소아 및 태아 영향 입증. 환경보건 역사상 중대한 사건

(2) 이타이이타이병

항목	주요 내용
발생 시기 및 지역	1945년경, 일본 도야마현 진즈강 유역
원인물질	카드뮴(Cd)
발생원	미츠이 아연 제련소 폐수 속 카드뮴이 하천으로 유입, 토양·농작물·수산물 오염
감염경로	오염된 물과 식품의 섭취
임상 증상	골연화증, 심한 요통, 신장기능장애, 사지 통증, 보행 곤란, 전신 피로감
피해 규모	다수 환자 발생(정확한 수 미상), 주로 여성 노인층
특징	최초로 법적 공해병 인정. 만성 카드뮴 중독 사례. '이타이(아파)!'라는 외침에서 병명 유래

(3) 가네미 사건

항목	주요 내용
발생 시기 및 지역	1968년, 일본 후쿠오카현 등
원인물질	폴리염화바이페닐(PCB)
발생원	가네미 식용유 제조업체 미강유 정제과정에서 PCB 오염
감염경로	오염된 미강유 섭취
임상 증상	구토, 식욕부진, 피부 색소침착, 손·발톱 변색, 여드름성 병변, 관절 부종, 피부염, 면역력 저하
피해 규모	닭 50만 마리 폐사, 인체 피해 약 1,788명, 사망자 112명
특징	일본 최초 식품 오염 대규모 질병. 식품 안전성과 산업폐기물 규제 강화 계기

8) 수질오염 방지 대책

수질오염 방지를 위해서는 다음과 같은 다각적인 대책이 필요하다. 첫째, 공공수역의 수질을 보호하기 위해 수질기준과 오염물질 배출기준을 설정하고, 이에 대한 지속적인 지도와 단속을 강화한다. 둘째, 오염물질의 오염도 및 피해 정도를 정기적으로 측정하고, 수질의 변화를 상시 관측하여 관리한다. 셋째, 공업단지나 개발사업 추진 시에는 환경영향평가제도를 의무화하여 오염 예방을 사전에 검토한다. 넷째, 수계별로 오염물질이 하천에 유입되는 총량을 정하여 이를 관리하는 총량규제제도를 도입한다. 마지막으로, 국민 모두가 수질오염의 심각성을 인식하고, 이를 줄이기 위한 계몽활동 및 수질보전 실천운동을 지속적으로 전개해야 한다. 이러한 종합적인 방지대책은 수질환경을 건강하고 지속 가능하게 유지하는 데 필수적이다.

05 소음 및 진동

1) 소음(Noise)

(1) 소음의 정의 및 개념

소음은 일반적으로 원하지 않는 불쾌한 소리로서, 개인의 주관적 인식에 따라 차이가 있을 수 있는 감각적 자극이다. 우리나라 「소음 · 진동관리법(2013.08.13)」에서는 소음을 "기계 · 기구 · 시설 및 기타 물체의 사용이나 사람의 활동에 의해 발생하는 강한 소리"로 정의하고 있다. 소음의 발생원은 크게 인공소음과 자연소음으로 나뉘며, 인공소음에는 교통수단(자동차, 기차 등), 공장, 건설작업, 도시생활 등에서 발생하는 것이 포함되고, 자연소음에는 폭풍, 천둥, 호우 등 자연현상에서 기인한 소리가 포함된다.

(2) 소음의 측정단위와 환경기준

① 소음 측정단위

항목	의미	단위
주파수	소리의 높낮이	Hz
음압	귀에 전달되는 소리의 압력	Pa
음압 레벨	기준음압 대비 소리의 강도	dB SPL
음의 세기	단위 면적당 전달 에너지	W/m^2
음의 세기 레벨	기준세기 대비 강도 레벨	dB
데시벨	소리 강도의 상대적 표현	dB
폰	1kHz 기준 음의 감각적 크기	phon
손	감각적 음의 두 배 단위	sone

② 소음 환경기준

「환경정책기본법」 제10조(환경기준의 설정)에서는 전국을 「국토이용관리법」(도시지역의 경우에는 「도시계획법」)에 따른 지역 구분에 따라 4개 지역으로 나누고, 시간대별로 차등 설정하여 소음의 환경기준을 규정하고 있다.

소음의 환경기준(「환경정책기본법 시행령」 [별표] 〈개정 2019. 7. 2.〉)

대상 지역	적용대상 지역	기준	
		낮(06:00~22:00)	밤(22:00~06:00)
일반 지역	"가" 지역	50	40
	"나" 지역	55	45
	"다" 지역	65	55
	"라" 지역	70	65
도로변 지역	"가" 및 "나" 지역	65	55
	"다" 지역	70	60
	"라" 지역	75	70

[비고]

1. "가" 지역: 녹지지역, 보전관리지역, 농림지역 및 자연환경보전지역, 전용주거지역, 종합병원·학교·공공도서관의 부지경계로부터 50m 이내의 지역
2. "나" 지역: 생산관리지역, 일반주거지역 및 준주거지역
3. "다" 지역: 상업지역 및 계획관리지역, 준공업지역
4. "라" 지역: 전용공업지역 및 일반공업지역

(3) 소음 피해

소음이 인체에 미치는 영향은 교감신경의 자극을 통해 흥분, 불안, 두통, 위장 기능 저하, 혈압 상승, 맥박수 및 호흡수 증가, 신진대사 촉진, 발한 유도 등 다양한 생리적 장애를 유발하며, 이로 인해 불쾌감이 동반된다. 또한 소음은 대화를 방해하고 작업 능률을 저하시키는 원인이 된다. 청력 장애는 일시적 청력 손실이 있는 일시적 난청과 영구적 청력 손실이 있는 영구적 난청으로 나뉘며, 특히 소음성 난청의 초기에는 소음 주파수보다 $\frac{1}{2}$음계 높은 주파수의 청력 손실이 크다. 일반적으로 4,000Hz 부근에서 청력 손실이 가장 심하며, 이를 C5-dip 현상이라고 한다.

(4) 소음 방지 대책

소음을 방지하기 위해서는 공장단지 등의 입지를 주거지역과 분리하는 것이 가장 효과적이다. 하지만 이러한 조치가 어려운 경우에는 소음원의 차단을 위해 방음벽, 방음판을 설치하거나, 소음 발생 시설을 이전하는 등의 기술적·물리적 조치가 필요하다. 또한, 소음을 줄이기 위한 지속적인 시설 점검과 유지보수도 병행되어야 한다.

2) 진동(Vibration)

(1) 진동의 정의, 개념

「소음·진동관리법」에 따르면, 진동이란 "기계, 기구, 시설, 그 밖의 물체의 사용으로 인해 발생하는 강한 흔들림"을 의미한다. 진동은 공기의 진동 또는 지반의 진동을 매개로 하여 전달되며, 일반적으로 소음을 수반하는 경우가 많다. 인간이 감지할 수 있는 진동의 주파수 범위는 약 0.1~500Hz이며, 이 중 인체에 악영향을 미칠 수 있는 주파수는 1~90Hz 범위로 알려져 있다. 진동의 주요 발생원으로는 교통 진동(자동차, 열차 등), 공장 진동, 건설공사 진동 등이 있으며, 이러한 진동은 인간의 건강, 주거환경, 작업 환경에 부정적인 영향을 줄 수 있기 때문에 적절한 관리와 규제가 필요하다.

(2) 진동의 생활진동 규제기준

「소음·진동관리법 시행규칙」에서 생활소음·진동의 규제기준을 규정하였다 표 6-4 .

표 6-4

시간대별 대상지역	주간(06:00~22:00)	심야(22:00~06:00)
주거지역, 녹지지역, 관리지역 중 취락지구·주거개발진흥지구 및 관광·휴양 개발진흥지구, 자연환경보전지역, 그 밖의 지역에 있는 학교·종합병원·공공도서관	65 이하	60 이하
그 밖의 지역	70 이하	65 이하

[비고]

1. 대상 지역의 구분은 「국토의 계획 및 이용에 관한 법률」에 따른다.
2. 규제기준치는 생활소음·진동의 영향이 미치는 대상 지역을 기준으로 하여 적용한다.
3. 공사장 소음규제기준은 주간의 경우 특정공사 사전신고 대상 기계·장비를 사용하는 작업시간이 1일 3시간 이하일 때는 +10dB을, 3시간 초과 6시간 이하일 때는 +5dB을 규제기준치에 보정한다.
4. 공사장의 진동 규제기준은 주간의 경우 특정공사 사전신고 대상 기계·장비를 사용하는 작업시간이 1일 2시간 이하일 때는 +10dB을, 2시간 초과 4시간 이하일 때는 +5dB을 규제기준치에 보정한다.
5. 발파진동의 경우 주간에만 규제기준치에 +10dB을 보정한다.

(3) 진동 피해

진동에 의한 피해는 주로 직업성 진동장애로 나타나며, 이는 국소 진동장애와 전신 진동장애로 구분된다.

먼저 국소 진동장애는 손이나 팔 등 신체의 일부에 진동이 지속적으로 전해져 발생하는 증상으로, 광산 근로자, 조선업 근로자, 도로 포상공 등 진동 공구를 사용하는 직종에서 흔히 나타난다. 대표적으로 손가락의 감각마비, 말초혈관의 순환장애, 저림, 통증 등이 나타나며, 특히 혈관의 수축으로 인해 손가락이 창백해지는 레이노 현상(Raynaud's phenomenon)이 특징적이다.

반면 전신 진동장애는 진동이 손이 아닌 지지 구조물(의자, 바닥 등)을 통해 다리에서 전신으로 전달되는 경우 발생한다. 운전기사, 항공기 조종사, 선박 승무원, 중장비 조작자 등에서 주로 나타나며, 반복적 진동 노출은 만성 요통, 척추 질환, 소화기 장애, 신장 기능 저하 등 다양한 증상으로 이어질 수 있다. 정신적 피로, 불안, 공포감, 오한 등의 신경계 증상도 동반된다.

이러한 진동장애는 장기간 반복적 진동 노출로 인해 발생하며, 직업성 질환으로 산업안전보건법에 의해 관리되고 있다.

(4) 진동 방지 대책

가장 근본적인 대책은 진동원을 제거하거나 진동이 적은 기계나 작업방법으로 대체하는 것이다. 또한, 진동원의 위치를 변경하거나 작업장 구조를 조정하여 진동의 전달을 최소화할 수 있으며, 방진 고무, 방진 패드, 충격 흡수 장치 등 방진 장비를 설치하는 것도 효과적이다. 작업자는 작업시간을 조절하거나 교대근무제를 운영하여 진동 노출 시간을 줄이고, 작업자에 대한 진동 위험 인식 및 안전 작업 교육도 병행되어야 한다.

CHAPTER 07

산업보건

학습목표

1. 산업보건의 개념과 중요성을 이해하고 설명할 수 있다.
2. 노동이 인체 건강에 미치는 영향을 설명할 수 있다.
3. 여성 근로자 및 연소 근로자 보호의 필요성과 제도를 설명할 수 있다.
4. 근로자의 영양관리 원칙과 실천 방안을 설명할 수 있다.
5. 산업피로의 원인과 예방 방법을 이해하고 설명할 수 있다.
6. 산업재해의 개념과 예방 대책을 설명할 수 있다.
7. 직업병 발생 원인과 관리 방법을 설명할 수 있다.
8. 공업중독의 주요 원인과 예방 대책을 설명할 수 있다.

01 산업보건의 개념

1) 산업보건 정의

산업보건이란 근로자의 직업 활동과 관련된 건강 보호 및 증진을 목적으로 하는 분야로, 작업 환경 및 조건이 근로자의 신체적·정신적·사회적 건강에 미치는 영향을 과학적으로 연구하고, 이를 바탕으로 질병의 예방과 건강 증진을 도모하는 활동을 말한다.

국제노동기구(ILO)와 세계보건기구(WHO)에 따르면 산업보건은 "모든 산업 근로자의 육체적, 정신적, 사회적 건강을 가능한 한 높은 수준으로 유지하고 증진시키며, 근로 조건으로부터 발생할 수 있는 건강상 위해 요인을 예방하고, 근로자가 자신의 신체적·정신적 능력에 적합한 작업에 종사할 수 있도록 하는 것"으로 정의된다.

이 개념은 단순히 산업재해 예방에 국한되지 않고, 근로자가 건강하게 일할 수 있는 환경을 조성하여 삶의 질을 향상시키는 데 중점을 둔다.

2) 산업보건 목적

산업보건의 목적은 근로자들이 육체적·정신적으로 건강한 상태에서 쾌적한 환경에서 일할 수 있도록 지원하고, 그 결과로서 산업재해를 예방하며 노동 생산성을 향상시키는 데 있다.

구체적으로는 다음과 같은 목표를 포함한다:

- 작업환경에서 발생할 수 있는 건강 유해 요소(물리적, 화학적, 생물학적, 인간공학적 요인 등)로부터 근로자의 건강을 보호
- 산업재해 및 직업병의 조기 발견과 예방
- 근로자의 건강관리를 통해 지속 가능한 노동력 확보
- 작업환경을 인간 중심으로 개선하여 쾌적하고 효율적인 작업환경 조성
- 정신적 스트레스나 사회심리적 위험 요인을 고려한 종합적인 건강 증진
- 나아가 사회 전체의 생산성 및 복지 수준 향상에 기여

3) 산업보건관리의 중요성

현대 산업사회에서는 노동집약적 산업에서 기술집약적 산업으로의 전환과 함께 인간자원에 대한 관리의 중요성이 부각되고 있다. 이에 따라 산업보건관리는 근로자의 건강과 안전을 보호하여 노동력을 유지하고 산업재해로 인한 손실을 예방하며, 작업 능률과 생산성을 향상시키는 데 필수적이다. 이러한 관리는 단순히 기업 차원의 이익을 넘어 국가 경제의 안정과 발전에도 기여하는 중요한 요소로 작용한다.

4) 산업보건 분야

산업보건은 근로자의 건강과 안전을 유지·증진하기 위해 다양한 학문 분야가 융합된 분야로 다음과 같이 구분할 수 있다.

❶ 산업의학은 근로자의 직업병을 중심으로 건강증진, 질병의 예방, 진료 및 재활에 대해 연구하는 학문이다.

❷ 산업위생학은 직업병 예방, 과로 방지, 생산능률 향상 등 근로자의 건강과 직결된 쾌적한 작업환경 조성을 연구하는 학문이다.

❸ 인간공학은 인간의 운동 생리적 특성을 바탕으로 기계, 직업, 환경, 노동 등과의 관계를 연구하여 작업의 효율성과 안전성을 향상시키는 학문이다.

❹ 산업간호학은 근로자의 건강관리 및 간호를 중심으로 예방, 교육, 사후관리 등을 연구하는 학문이다.

02 노동과 건강

1) 근로자와 작업

(1) 근로자 적정 배치

근로자의 적정 배치는 근로자의 신체적·정신적 건강상태, 적성 및 작업 능력을 종합적으로 파악하여 작업 환경에 알맞게 배치하는 것으로, 산업보건에서 매우 중요한 요소이다. 이를 위해 근로자는 채용 시 의무적으로 건강검진을 받아야 하며, 정기적인 신체검사도 병행하여야 한다. 검진 주기는 사무직 근로자는 2년에 1회, 일반 근로자는 1년에 1회, 유해 작업장에 근무하는 근로자는 1년에 2회로 규정되어 있다. 검사 항목에는 신체 계측(키, 몸무게, 가슴둘레, 앉은키 등), 기능검사(시력, 색맹, 청력, 평형감각, 배근력, 악력, 심폐기능 등), 건강진단(결핵, 고혈압, 간질 등), 정신적 적성검사(일반지능, 성격, 직업 적성 등)가 포함되며, 이를 바탕으로 근로자의 능력과 건강 상태에 부합하는 적절한 직무에 배치되어야 한다.

(2) 작업시간

작업시간은 근로자의 건강과 생산성을 고려하여 적절히 설정되어야 하며, 국제적으로도 표준화된 기준이 권장되고 있다. 국제노동기구(ILO)는 1931년부터 1일 8시간, 주 40시간의 근로시간을 적정한 기준으로 권장하고 있으며, 최근에는 캐나다, 프랑스 등 일부 국가에서 주 40시간 이내로 단축되는 추세가 이어지고 있다. 우리나라에서도 「근로기준법」 제50조에 따라 주간 근로시간은 휴게시간을 제외하고 40시간을 초과할 수 없고, 1일 근로시간도 8시간을 초과할 수 없도록 규정되어 있다. 또한, 제54조에서는 사용자가 근로시간 4시간 이상인 경우 30분 이상, 8시간 이상인 경우 1시간 이상의 휴게시간을 근로시간 중에 부여해야 한다. 이러한 규정은 근로자의 피로를 줄이고, 작업능률 향상과 직업병 예방을 위한 중요한 기준이 된다 그림 7-1.

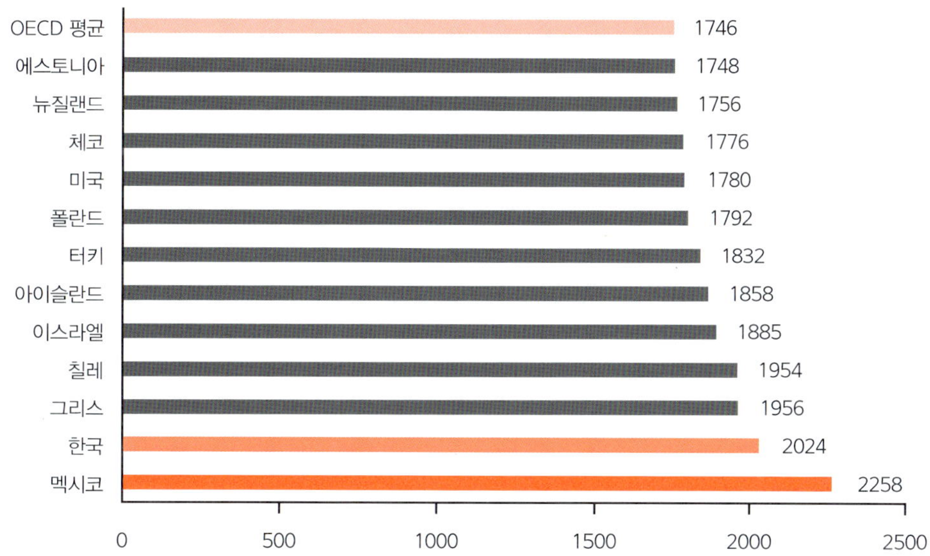

그림 7-1 OECD 주요국가 연평균 근로시간

(3) 작업동작

작업동작은 근로자의 건강 유지뿐만 아니라 작업의 효율성과 생산성에 직접적인 영향을 미치는 중요한 요소이다. 따라서 작업동작을 설계하고 실행할 때에는 작업 자세의 안정성, 동작의 경제성, 작업 중 안전 확보, 그리고 작업 능률 향상 등의 요소를 종합적으로 고려해야 한다.

(4) 근로강도에 따른 작업의 적정화

근로강도에 따른 작업의 적정화는 작업 중 근로자가 소비하는 에너지 수준을 기준으로 작업 강도를 분류하고, 이에 맞춰 근로자의 건강 보호와 작업 효율을 도모하기 위한 공중보건학적 관리 전략이다. 근로강도는 일반적으로 에너지 대사율(Relative metabolic rate, RMR)을 지표로 사용하여 산정되며, 이는 다음과 같이 계산된다:

에너지 대사율(RMR) = (작업 시 소비 에너지 - 안정 시 소비 에너지) ÷ 기초대사량

구분	성별	근로강도	실동률(%)	주작법의 RMR	근무시간 중의 RMR	근무시간 중의 소비열량(kcal)	1일 소비열량 (kcal)
A	남	경노동	80 이상	0~1	0~0.8	920 이하	2,200 이하
	여					여 720 이하	1,920 이하
의자에 앉아 하는 손작업(2,200Kcal)							
B	남	중등노동	80~76	1~2	0.8~1.5	920~1,250	2,200~2,550
	여					720~1,020	1,920~2,220
지적 작업, 6시간 무휴 가능한 작업(2,500Kcal)							
C	남	강노동	76~67	2~4	1.5~2.7	1,250~1750	2,550~3,050
	여					1,020~1420	2,220~2,600
전형적인 지속작업(3,000Kcal)							
D	남	중노동	67~50	4~7	2.7~3.5	1,750~2170	3,050~3,500
	여					1,420~1777	2,620~2,920
휴식이 필요한 작업(3,500Kcal)							
E	남	격노동	50 이하	7 이상	3.5 이상	2,170 이상	3,500 이상
	여					1,777 이상	2,977 이상

(5) 작업조건의 합리화

작업조건의 합리화란 근로자의 건강 보호와 작업 능률 향상을 위해 노동 환경과 작업 과정을 과학적이고 효율적으로 개선하는 것을 말한다. 이는 노동의 성격과 장소에 따라 적정한 작업시간과 휴식시간을 조정하고, 작업 종류에 따른 교대제 운영을 통해 근로자의 피로를 최소화하는 데 중점을 둔다. 또한 작업 자세의 개선, 중량물 운반의 기계화, 운반 방법의 효율화를 통해 신체적 부담을 경감하고, 작업속도 및 리듬을 생리적 속도에 맞춰 조절함으로써 작업 효율을 높인다. 나아가 공장 설계 및 조작·운반 과정에 인간공학적 요소를 반영하고, 휴식과 휴일, 작업교대의 체계적 운영을 통해 전반적인 작업환경의 위생적·생리적 적합성을 확보하는 것이 작업조건 합리화의 핵심이다.

03 여성 근로자와 연소 근로자 보호

1) 여성 근로자 특성 및 보호대책

여성 근로자는 일반적으로 젊은 미숙련 근로자의 비율이 높고, 생리주기 등 생리적 특성으로 인해 작업 생산성에 영향을 받을 수 있으며, 특히 기혼 여성은 가사, 육아, 직장생활 등 삼중의 부담을 지는 경우가 많다. 이러한 특성을 고려하여 여성 근로자의 건강과 안전을 보호하기 위한 대책이 필요하다. 주요 보호대책으로는 여성 근로자의 신체적 특성에 맞는 적정한 작업 배치와 함께, 주작업의 에너지 대사율(RMR)을 2.0 이하로 유지하도록 하여 과도한 신체 부담을 방지해야 한다. 또한 중량물 취급 시 중량 제한, 장시간 기립작업 시 작업시간과 휴식시간 조정, 고온·저온 작업환경에 대한 냉난방 대책 마련, 유해화학물질(납, 벤젠, 비소, 수은 등) 작업 시 유산·조산·사산 등 생식 건강에 대한 고려가 필요하다. 이외에도 생리휴가, 산전·산후 휴가 등 여성의 생리적·출산 특성에 대한 배려가 포함된 제도적 보완이 이루어져야 한다.

2) 연소 근로자 특성 및 보호대책

연소 근로자는 신체적·정신적으로 성장과정에 있는 미성숙한 상태이므로 일반 근로자보다 더욱 특별한 보호가 요구된다. 우리나라 「근로기준법」에서는 15세 미만자는 근로자로 사용할 수 없도록 규정하고 있으며, 15세 이상 18세 미만의 근로자에 대해서는 보호 연령으로 분류하여 1일 7시간, 주 40시간을 초과하는 근로를 금지하고 있다. 또한 임산부 및 18세 미만의 연소근로자는 도덕적·보건상 유해하거나 위험한 사업에 종사할 수 없도록 법적으로 제한하고 있다.

연소 근로자는 다음과 같은 특성을 가지고 있어 보호대책이 필요하다:

- 성장과 발달이 진행 중이기 때문에 과도한 육체노동은 신체적 성장을 저해하고 정서적 발달에 부정적인 영향을 줄 수 있다.
- 직업병 및 산업 유해물질에 대한 감수성이 높아, 공업중독이나 직업병 발생 가능성이 성인보다 크다.
- 체력과 면역력이 상대적으로 낮아 피로를 쉽게 느끼고 질병에 이환되기 쉽다.
- 추리력과 신경·운동조절 능력이 미숙하여 사고 발생 위험이 높고,
- 정서적으로 불안정하여 인격 형성에 부정적 영향을 줄 가능성이 있다.

이에 따라 연소근로자는 작업의 종류와 환경을 엄격히 제한하고, 주기적인 건강검진과 심리적 지지체계, 적절한 노동시간 관리, 교육훈련 및 인권 보호 등의 종합적인 보호대책이 반드시 병행되어야 한다.

04 근로자 영양관리

1) 근로강도에 따른 영양관리

근로자의 건강 유지와 작업능률 향상을 위해서는 근로강도에 따라 적절한 열량과 영양소를 공급하는 영양관리가 필요하다. 일반적으로 성인 남성은 하루 2,500kcal, 여성은 2,000kcal가 필요하지만, 근로강도가 높아질수록 추가 열량이 요구된다. 탄수화물, 단백질, 지방을 균형 있게 섭취하고 비타민과 무기질도 함께 공급해야 하며, 특히 비타민 B군과 철, 칼슘 등은 피로 회복과 면역력 유지에 중요하다. 따라서 근로현장에서는 근로강도에 맞춘 식단 구성과 체계적인 영양관리 및 교육이 필수적이다.

강도	성별	열량 (kcal)	단백질 (g)	칼슘 (g)	철 (mg)	식염 (g)	A (IU)	B1 (mg)	B2 (mg)	niacin (mg)	C (mg)	D (mg)
경 노동	남	2200	80	0.6	10	15	2,000	1.1	1.1	11	65	400
	여	1700	65	0.6	10	15	2,000	0.9	0.9	9	60	400
중등 노동	남	2500	85	0.6	10	15	2,000	1.3	1.3	13	65	400
	여	2000	70	0.6	10	15	2,000	1.1	1.1	11	60	400
강 노동	남	2800	90	0.6	10	20	2,000	1.5	1.5	15	65	400
	여	2000	75	0.6	10	20	2,000	1.2	1.2	12	60	400
중 노동	남	3100	95	0.6	10	20	2,000	1.8	1.8	18	65	400
	여	2000	80	0.6	10	20	2,000	1.4	1.4	14	60	400
격 노동	남	3,450	100	0.6	10	20	2,000	2.0	2.0	20	65	400
	여	–	–	–	–	–	–	–	–	–	–	–

2) 근로종류에 따른 영양관리

- 고온작업: 식염, 비타민 A, 비타민 B_1, 비타민 C
- 저온작업: 지방질, 비타민 A, 비타민 B_1, 비타민 C, 비타민 D
- 소음작업: 비타민 B_1
- 강노동작업: 비타민류, 칼슘(Ca) 강화식품

3) 중독의 종류에 따른 영양관리

- 벤젠 중독
  - 급성: 비타민 B_1 섭취
  - 만성: 비타민 B_6 섭취
- 암모니아 중독: 비타민 C 섭취
- 일산화탄소 중독: 비타민 B_1 섭취
- 사염화탄소 중독: 비타민 E 섭취
- 이황화탄소 중독: 비타민 C 섭취
- 아연 중독: 철, 구리, 대두 단백질 섭취

05 산업피로

1) 산업피로 정의

근로자가 정신적·신체적·신경학적 노동부하에 노출되었을 때 나타나는 생체의 반응으로, 충분히 회복되지 않고 점차 축적되어 나타나는 피로 상태를 말한다. 이러한 산업피로는 작업 능률 저하뿐만 아니라, 산업재해나 직업성 질병의 중요한 원인이 되며, 근로자의 건강 유지와 안전을 위해 적절한 관리와 예방이 필요하다.

2) 산업피로 발생 요인

산업피로는 다양한 요인에 의해 발생하며, 일반적으로 작업적 요인, 신체적 요인, 심리적 요인으로 구분할 수 있다.

» 작업적 요인으로는 장시간의 근로, 휴식이나 휴일의 부족, 높은 에너지 대사율을 요구하는 과중한 작업강도, 연속적인 작업 수행, 열악한 작업 조건과 환경 등이 산업피로를 유발한다.

» 신체적 요인으로는 체력이 약한 연소자 및 고령 근로자, 수면 부족, 여성의 생리나 임신으로 인한 체력 저하, 시력 및 청력의 문제, 고혈압, 심장질환, 결핵, 장염 등의 건강 상태가 산업피로를 촉진할 수 있다.

» 심리적 요인으로는 작업에 대한 의욕 감소나 흥미 상실, 불안감, 임금과 승진에 대한 불만, 과도한 책임감이나 스트레스, 피로 누적, 가정 문제나 대인관계 갈등 등의 정서적 요인이 포함된다.

3) 산업피로 예방 및 회복 대책

산업피로 예방 및 회복을 위해서는 작업조건의 개선과 근로자 관리를 중심으로 한 다각적인 접근이 필요하다. 작업조건 개선은 불량한 작업환경 요인을 제거하고, 작업 방법의 합리화, 작업과 휴식의 적절한 배분, 작업환경의 안정화 및 위생적 관리를 포함한다. 산업보건관리 측면에서는 피로 예방을 위해 적절한 영양섭취 대책, 작업조건 개선 대책, 근로자에 대한 신체적·심리적 관리 대책, 그리고 생활습관 개선 및 스트레스 관리 등 기타 대책으로 구분하여 체계적으로 추진해야 한다.

06 산업재해

1) 산업재해 정의

산업재해란 업무 수행 중 또는 업무로 인해 근로자가 입는 부상, 질병, 장애 또는 사망을 의미하며, 줄여서 산재라고 한다. 우리나라 「산업안전보건법」에서는 "근로자가 업무에 관계되는 건설물, 설비, 원재료, 가스, 증기, 분진 등에 의하거나 작업 또는 그 밖의 업무로 인해 사망하거나 부상 또는 질병에 걸리는 것"으로 정의하고 있다. 산업재해는 광의로는 통근 중 발생한 사고까지 포함되며, 협의로는 주로 부상(과부상 및 이로 인한 장애, 사망)을 지칭하는 경우가 많고, 질병이나 그로 인한 사망은 별도로 구분하여 다루기도 한다.

2) 산업재해 원인

산업재해의 원인은 인적 요인과 환경적 요인으로 구분할 수 있다.

먼저 인적 요인은 세 가지로 나눌 수 있다.

① 관리상 원인

▸ 작업지식 부족, 작업 미숙, 감독과 산업보건교육의 소홀, 인적 자원 관리의 미비, 돌발사고에 대한 대비 부족 등

② 생리적 원인

▸ 건강 상태 불량, 신체적 장애, 체력 저하, 수면 부족, 피로 누적, 약물 및 음주, 질병 등

③ 심리적 원인

▸ 정신적 결함, 낮은 집중력, 부주의, 무기력감, 소식 내 불안, 갈등 등

한편, 환경적 요인으로는 작업장 환경의 불량, 기계·설비·공구 등의 결함, 취급 대상의 부적절함, 장시간 노동, 휴식 시간 부족 등이 있으며, 이들 요소가 복합적으로 작용하여 산업재해를 유발할 수 있다.

3) 산업재해 상병 분류

산업재해 상병 분류는 다양한 기준에 따라 구분되며, 크게 재해의 정도, 상해명, 재해 유형, 상해 부위에 따라 분류할 수 있다.

① 재해의 정도에 따른 분류

재해의 심각도를 기준으로 나눈다.

- 사망, 중상: 휴업 14일 이상
- 중경상: 휴업 8~13일
- 경상: 휴업 3~7일
- 미상: 휴업 1~2일
- 불휴재해: 휴업일 없음

② 상해명에 따른 분류

재해로 인해 발생한 상병의 종류에 따라 구분하며, 절상·절단, 골절, 동상, 부종, 찔림, 타박상, 중독·질식, 찰과상, 베임, 화상, 뇌진탕, 익사, 피부병, 청력 장해, 시력 장해, 기타 또는 분류 불능으로 나뉜다.

③ 재해 유형에 따른 분류

사고 발생 양상에 따라 구분되며, 추락(떨어짐), 전도(넘어짐, 깔림·뒤집힘), 충돌(부딪힘), 낙하·비래(물체에 맞음), 붕괴·도괴(무너짐), 협착(끼임), 감전, 폭발, 파열, 화재, 무리한 동작, 이상온도 접촉, 유해물 접촉 등이 있다.

④ 상해 부위에 따른 분류

신체의 손상 부위를 기준으로 하며, 두부, 눈, 귀, 얼굴, 목, 팔, 손·손가락, 가슴·등, 허리, 엉덩이, 다리, 발·발가락 등으로 분류된다. 이 중 손과 발 부위의 재해 발생률이 가장 높으며, 특히 비우세손인 왼손과 왼발의 손상 빈도가 높게 나타나는 경향이 있다.

4) 산업재해 지표

재해지표는 산업재해의 심각도와 실태를 분석하고, 효과적인 예방 대책을 수립하기 위한 기초자료로 활용된다. 주요 지표로는 건수율, 도수율, 강도율, 평균 손실일수 등이 있으며, 국제노동기구(ILO)는 이 중 도수율과 강도율을 대표적인 재해지표로 권장하고 있다.

(1) 건수율(발생률, Incidence rate)

발생률은 산업장 근로자 1,000명당 재해 발생 건수를 표시하여 총괄적인 산업재해 발생상황을 파악할 수있다.

$$\text{건수율} = \frac{\text{재해건수}}{\text{평균 실근로자수}} \times 1,000$$

(2) 도수율(Frequency rate)

도수율은 100만 근로시간당 재해 발생 건수를 나타내는 지표이며, 산업재해 발생 상황을 파악할 수 있다.

$$\text{도수율} = \frac{\text{재해건수}}{\text{연 근로시간수}} \times 1,000,000$$

(3) 강도율(Severity rate)

강도율은 산업재해로 인해 손실된 작업일수 의 정도로, 재해의 심각도를 나타내는 지표이다.

$$\text{강도율} = \frac{\text{근로 손실일수}}{\text{연 근로시간수}} \times 1,000$$

*사망과 영구 완전노동 불능의 경우 근로 손실일수를 7,500일로 계산한다.

(4) 평균 손실일수

평균 손실일 수는 산업재해 1건당 평균적으로 얼마나 많은 작업일수가 손실되었는지를 나타내는 지표이다.

$$\text{평균 손실일수} = \frac{\text{근로 손실일수}}{\text{재해건수}} \times 1,000$$

5) 산업재해 발생 특성

최근 산업재해 발생 특성은 업종, 시간, 요일, 계절 등 다양한 요인에 따라 차이를 보인다. 업종별 발생건수는 건설업(49.2%), 제조업(26.4%) 순으로 발생하며, 특히 사망자는 건설업(46.9%)과 제조업(29.7%) 순으로 건설업에서 가장 많이 발생하였고, 사망자는 60세 이상(42.4%), 55~59세(17.1%) 순으로 고령자에서 많이 발생하였다 그림 7-2 .

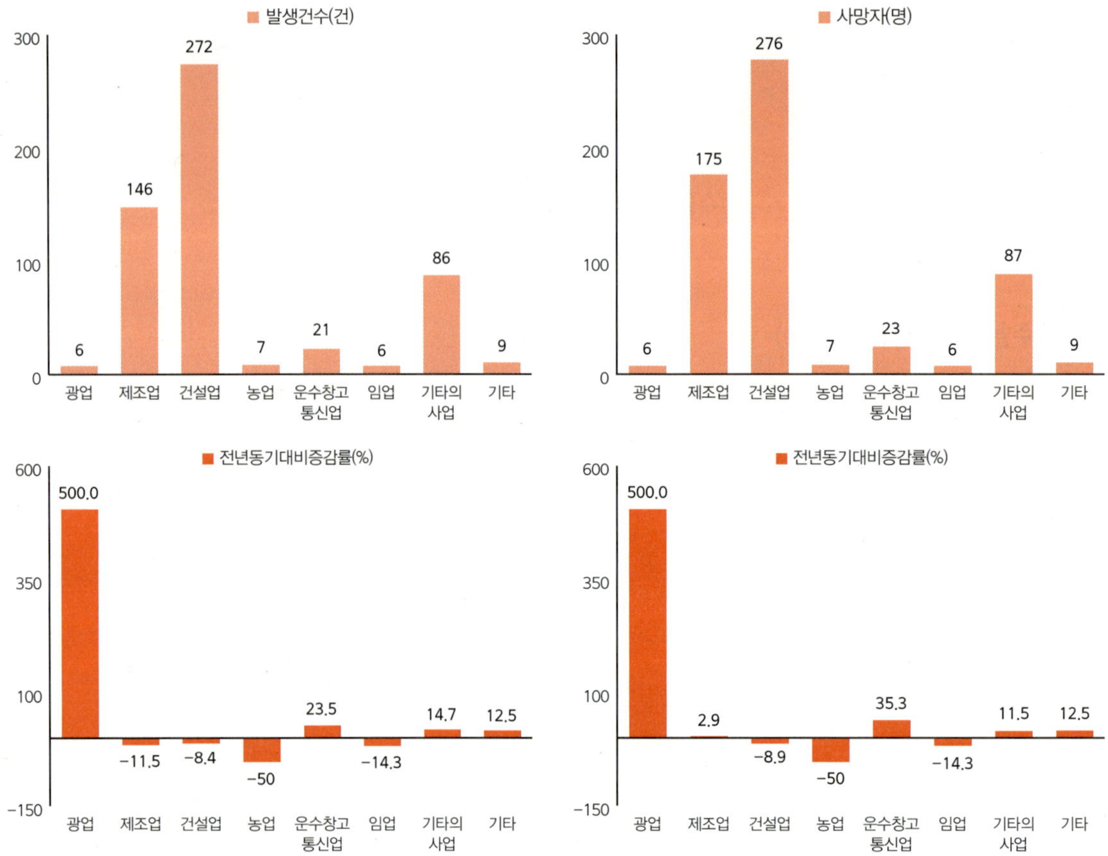

그림 7-2 2024년 12월 말 산업재해 현황(고용노동부)

6) 산업재해 예방 및 방지 대책

(1) 하인리히의 법칙

하인리히(Heinrich, 1959)는 중대한 재해가 발생하기 이전에는 그보다 경미한 사고들이 반복적으로 발생한다는 점에 주목하였다. 그는 사망을 포함하는 중상해 사고(현성 재해), 경상해 사고(불현성 재해), 상해가 없는 무상해 사고(잠재성 재해)의 발생 비율을 1:29:300으로 제시하였으며, 중대 재해를 예방하기 위해서는 사소한 사고나 무상해 사고에도 주목하고, 이를 적극적으로 관리하는 것이 중요하다고 강조하였다.

(2) 예방대책

하인리히는 사고 예방을 위한 5단계 대책을 제시하였다.

- 안전조직의 구성: 체계적인 안전관리 조직을 갖춘다.
- 사실의 발견: 현장의 위험 요소와 문제 상황을 파악한다.
- 분석 단계: 사고 원인을 과학적이고 체계적으로 분석한다.
- 시정 방법의 선정: 효과적인 예방대책을 수립한다.
- 시정 방법의 적용: 선정된 대책을 현장에 적용하고 실행한다.

이러한 절차는 산업현장에서의 재해 예방을 위한 체계적 접근 방식으로 널리 활용되고 있다.

07 직업병 관리

1) 직업병 정의

직업병은 특정한 업무, 물질, 또는 작업환경에 노출됨으로써 발생하는 질병으로, 작업과 질병 간에 명확한 인과관계가 인정되는 경우를 말한다. 직업병은 주로 불량한 작업 환경이나 부적절한 근로조건으로 인해 발생하며, 해당 직종에 종사한 후 특정 질병이 나타났거나, 작업장의 환경이 그 질병을 유발할 정도로 유해하며, 증상이 작업 환경과 관련이 있을 때 직업병으로 인정된다. 대표적인 3대 직업병으로는 규폐증, 납(연) 중독, 벤젠 중독이 있다.

2) 직업병 분류

(1) 이상 고온 작업환경 직업병(열중증)

이상고온 작업환경에서 발생하는 대표적인 직업병은 열중증으로, 고온·고습 환경에서 격심한 작업을 할 때 체온 조절 기능에 이상이 생겨 다양한 증상이 나타난다.

① 열경련(Heat cramp)

열경련은 고온 환경에서 과도한 발한으로 수분과 염분이 손실되어 발생한다. 사지의 경련, 구역질, 맥박 상승 등의 증상이 나타나며, 체온 상승은 없다. 생리식염수 투여와 시원한 환경에서의 휴식이 필요하다.

② 울열증(열사병, Heat stroke)

울열증은 고온다습한 환경에서 태양의 복사열 등을 직접 받을 때 발생하며, 체온 이상 상승, 두통, 혈압 상승, 중추신경장애 등의 증상을 보인다. 생리식염수 주사와 함께 즉시 냉각 및 수분공급이 필요하다.

③ 열허탈증(Heat exhaustion)

열허탈증은 중노동 시 말초혈액순환 부전과 탈수 등으로 발생하며, 심한 갈증, 권태감, 구토, 현기증, 저혈압 등의 증상이 나타난다. 처치로는 안정, 포도당 및 생리식염수 주사, 수분 섭취 등이 있다.

④ 열쇠약증(Heat fatigue)

열쇠약증은 장기간 고온환경 노출로 인한 만성 열중증으로, 주로 비타민 B_1 결핍이 원인이며, 전신 권태, 식욕부진, 빈혈 등이 나타난다. 비타민 B_1 보충과 영양 섭취, 휴식이 처치 방법이다.

질환명	원인	주요 증상
열경련	고온 환경에서 과도한 발한으로 수분·염분 손실	사지 경련, 구역질, 맥박 상승 (체온 상승 없음)
울열증(열사병)	고온다습 환경, 태양 복사열 직접 노출	체온 이상 상승, 두통, 혈압 상승, 중추신경장애
열허탈증	중노동 시 말초혈액순환 부전, 탈수	갈증, 권태감, 구토, 현기증, 저혈압
열쇠약증	장기간 고온 노출, 비타민 B_1 결핍	전신 권태, 식욕부진, 빈혈

(2) 이상 저온 작업환경 직업병

① 저체온증(Hypothermia)

전신 저체온증은 한랭한 환경에서 장시간 작업할 경우 발생하는 질환으로, 체온이 35℃ 이하로 떨어지면서 심한 떨림, 냉감, 맥박과 혈압 저하, 언어 이상, 근육 마비, 졸음 등의 증상이 나타나며, 심한 경우 사망에 이를 수 있다.

② 동창(Chilblains)

동창은 한랭한 환경에 반복적으로 노출되었을 때 주로 발생하는 피부 혈관의 염증성 질환으로, 기온이 0~10℃ 사이의 비교적 온화한 한랭 환경에서 주로 발생한다. 혈관이 수축과 이완을 반복하면서 혈액순환이 저해되어 손, 발, 귀, 코 등의 말단 부위에 가려움증, 작열감, 발적, 부종, 통증, 수포 등의 증상이 나타난다.

③ 동상(Frostbite)

동상은 영하의 온도에 노출된 피부조직이 얼어 조직 손상이 일어나는 것으로, 손, 발가락, 귀, 코 등 말단 부위에서 주로 발생한다. 1도 동상은 발적과 종창, 2도는 수포 형성, 3도는 조직 괴사로 구분되며, 심한 경우에는 절단이 필요할 수 있으므로 조기 대처와 보호가 중요하다.

④ 참호족(Trench foot), 침수족(Immersion foot)

참호족과 침수족은 장시간 차가운 환경에서 습기에 노출될 때 발생하며, 주로 잠수부나 장시간 물에 발이 젖은 상태로 있는 작업자에게 발생한다. 혈액순환 장애로 인해 국소부위에 부종, 통증, 소양감이 나타나고, 진행 시 궤양이나 괴사로 악화될 수 있다.

질환명	원인	주요 증상
저체온증	한랭 환경에서 장시간 작업 → 체온 35℃ 이하로 하강	심한 떨림, 냉감, 맥박·혈압 저하, 언어 이상, 근육 마비, 졸음(심하면 사망)
동창	0~10°C 온도 반복 노출로 피부 혈관 염증	가려움, 작열감, 발적, 부종, 통증, 수포
동상	영하의 온도에 노출 → 피부조직 동결	발적·종창(1도), 수포(2도), 조직괴사(3도)
참호족·침수족	습하고 차가운 환경에 장시간 노출	부종, 통증, 소양감, 심하면 궤양·괴사

(3) 이상 기압 작업환경 직업병

① 고압 작업 직업병

고압 작업환경은 수심 10m당 1기압씩 증가하는 환경에서 주로 발생하며, 잠수 작업 중 내·외부 압력차로 인해 고막 등의 기계적 장애(울혈, 부종, 출혈, 통증)를 일으킬 수 있다. 또한 고압 상태에서는 화학적 장애로 산소중독(2기압 이상)이나 질소마취(4기압 이상)와 같은 중독 증상이 발생할 수 있다.

② 감압과정에 의한 직업병

감압 작업환경에서는 고압 상태에서 급히 해수면으로 올라올 때 체내에 용해된 질소가 기체로 변해 혈액이나 조직 내에서 기포를 형성하며, 이를 감압병(잠함병)이라고 한다. 주요 증상은 피부 소양감, 관절통, 척수마비, 내이장애, 순환 및 호흡기계 장애 등이 있으며, 예방을 위해 점진적인 감압, 작업시간 단축, 혈액순환 촉진 운동, 산소 공급, 고위험군의 작업 제한이 필요하다.

③ 저압 작업 직업병

저압 작업환경은 해발 3,000m 이상의 고산지대나 고공비행 중에 발생하며, 저기압 및 산소 부족으로 인해 고산병을 유발할 수 있다. 대표적인 생리적 반응으로는 수면장애, 호흡 촉진, 두통, 이명, 어지럼증, 흥분, 난청, 식욕감퇴 등이 나타난다.

(4) 소음과 진동 작업환경 직업병

① 소음 작업환경 원인 장해

산업장에서 발생하는 소음은 90dB에서 8시간 노출을 허용기준으로 하며, 5dB 증가할 때마다 허용시간이 절반으로 줄어드는 '5dB 법칙'이 적용된다. 90dB 이상의 소음에 노출되면 난청이 유발될 수 있고, 140dB 이상에서는 통증을 유발한다. 소음성 난청은 소음의 강도, 주파수, 노출 시간 및 기간, 노출

횟수 등에 따라 그 정도가 달라진다. 소음으로 인한 주요 증상은 이명, 두통, 현기증, 초조감, 불면증 등이 있으며, 소음원에 대한 기계적 대책, 확산 방지 대책, 작업자 보호 대책 등을 통해 예방할 수 있다. 소음에 의한 청력장애는 일과성 청력장애와 영구 청력장애로 나뉜다.

가. 일과성 청력장애

일과성 청력장애는 주로 4,000~6,000Hz의 주파수에서 발생하며, 소음에 노출된 후 2시간 이내에 일시적인 난청이 나타나고, 노출이 중단되면 12시간 이내 대부분 회복된다.

나. 영구 청력장애

영구 청력장애는 장시간 소음에 노출되면 달팽이관 내 신경세포가 불가역적으로 손상되어 영구적인 청력 손실이 발생하며, 회복이 불가능한 소음성 난청이 된다. 이 경우 3,000~6,000Hz의 고주파수 영역, 특히 4,000Hz에서 청력 저하가 두드러지는 C5-dip 현상이 대표적이다.

② 진동 작업환경 원인 장해

진동은 일반적으로 진동수 20Hz 미만의 낮은 주파수를 가진 물체의 반복적 흔들림을 의미하며, 작업환경에서의 진동 노출은 근로자의 건강에 유해한 영향을 미칠 수 있다. 진동에 장시간 노출될 경우, 생리적 이상, 소화기계 장애, 전신 피로 등 다양한 전신 증상이 나타날 수 있다. 진동은 진동이 신체 전체에 전달되는 전신 진동과 특정 부위, 주로 손이나 팔 등에 국한되어 전달되는 국소 진동으로 구분된다. 국소 진동의 대표적인 직업병으로는 레이노드 질환(Raynaud's disease)이 있으며, 이는 반복적인 진동 자극으로 인해 말초 동맥의 순환이 장애를 받아 손가락에 간헐적인 창백, 청색증, 냉감, 통증, 저림 등의 증상이 나타나는 것이 특징이다. 이는 혈관의 구조적 폐쇄 없이 기능적 장애에 의해 발생하는 것으로, 진동 노출 직종에서의 지속적인 건강관리가 필요하다.

(5) 분진 작업환경 직업병

① 진폐증(Pneumoconiosis)

진폐증은 분진을 장기간 흡입하여 폐포에 축적되면서 만성적인 염증 반응과 섬유조직 증식을 유발하는 폐질환이다. 주로 크기가 0.5~5㎛ 정도인 미세한 분진이 폐포까지 침착되며, 이에 따른 생체반응으로 범발성 섬유증식이 일어난다. 진폐증 발생에는 분진의 농도, 노출 기간, 화학적 성질, 입자 크기, 개인의 감수성 등이 주요한 영향을 미친다. 대표적인 유발 물질로는 유리규산(SiO_2)과 석면이 있다.

② 규폐증(Silicosis)

규폐증은 진폐증 중 가장 대표적인 형태로, 유리규산 분진을 흡입함으로써 폐에 만성적인 섬유화 병변이 발생하는 질환이다. 유리규산은 결정형, 무정형, 미세결정형으로 나뉘며, 이 중 결정형이 가장 유해하다. 주로 금속광산, 제련소, 암석 절단 및 연마 작업에 종사하는 근로자에게 발생하며, 증상으로는 진행성 호흡곤란, 기침, 흉통 등이 있다. 초기에는 특별한 자각 증상이 없는 경우도 많다.

③ 석면폐증(Asbestosis)

석면폐증은 석면 섬유를 흡입함으로써 발생하는 만성 폐질환으로, 석면이 세기관지에 침착되어 섬유증식을 유발한다. 주로 절연제, 내화재료, 소화용제 등을 다루는 근로자에게 흔하며, 45년 이상의 노출 후 발병할 수 있다. 가장 해로운 석면 입자의 크기는 25㎛이며, 주요 증상으로는 점진적인 호흡곤란, 기침, 객담, 흉통 등이 있으며, 장기 노출 시 폐암이나 악성 중피종의 원인이 되기도 한다.

08 공업중독 관리

공업중독은 산업현장에서 원료나 제품의 제조과정, 부산물 등의 처리 중 발생하는 유해물질에 의해 근로자가 중독되는 현상으로, 대표적인 물질로는 납, 수은, 크롬, 카드뮴 등의 중금속과 벤젠과 같은 유기용제가 있다. 이 중 납중독, 수은중독, 벤젠중독은 3대 공업중독으로 알려져 있으며, 조혈기능 장애, 신경계 이상, 구내염 등 다양한 건강장해를 유발한다. 이러한 중독을 예방하기 위해서는 유해물질의 대체, 작업공정의 밀폐화, 국소배기장치 설치, 보호구 착용, 정기적인 건강진단과 작업환경 측정, 근로자 교육 등의 종합적인 관리가 필요하며, 이는 근로자의 건강 보호 뿐만 아니라 산업재해 예방에도 중요한 역할을 한다.

1) 납(Pb) 중독

항목	주요 내용
중독 가능 작업	납 광산, 제련소, 크리스탈 유리·도자기 제조, 인쇄소, 페인트 제조, 축전지 제조, 교통기관 배기가스 노출
침입 경로	분진 또는 기체 형태로 호흡기 통해, 작업자의 손을 통한 경구 침입
주요 증상	연빈혈(적혈구 수명 단축), 연연(잇몸에 황화연 침착), 염기성 과립 적혈구 수 증가, 소변 코프로폴피린 검출
예방 대책	작업환경 개선, 보호구 착용 등 공업중독 예방대책 적용

2) 수은(Hg) 중독

항목	주요 내용
중독 가능 작업	수은 광산, 제련, 정련, 증류 작업 등
침입 경로	수은 증기의 흡입, 분진을 통한 호흡기 침입
주요 증상	구내염, 근육경련, 정신흥분증(불면, 불안, 부끄러움 동반 '홍독성 흥분')

3) 벤젠(C_6H_6) 중독

항목	주요 내용
중독 가능 작업	벤젠 및 유도체 제조, 도료 분무, 벤젠 주입 및 용해 작업 등
침입 경로	주로 호흡기를 통한 흡입
주요 증상	급성: 신경계 장애 / 만성: 조혈기능 장애(빈혈, 적·백혈구 감소), 백혈병, 피부 접촉 시 피부장애

4) 카드뮴(Cd) 중독

항목	주요 내용
중독 가능 작업	카드뮴 도금·가공, 합금 제조, 아연광산 채광, 합성수지·도료·비료 제조공정 등
침입 경로	주로 분진 흡입과 경구 섭취
주요 증상	골연화증, 간·신장 기능장애, 급성 폐렴, 호흡곤란, 두통, 위장장애, 만성 시 폐공기증, 신장장애, 단백뇨

5) 크롬(Cr) 중독

항목	주요 내용
중독 가능 작업	전기도금, 안료 제조, 가죽 가공, 내화벽돌 생산, 크롬산염 사용 작업 등
침입 경로	크롬 증기나 분진을 호흡기를 통해 흡입
주요 증상	비염, 인두염, 기관지염, 피부염. 대표적 병변: 비중격 천공, 피부 궤양

CHAPTER 08

식품위생

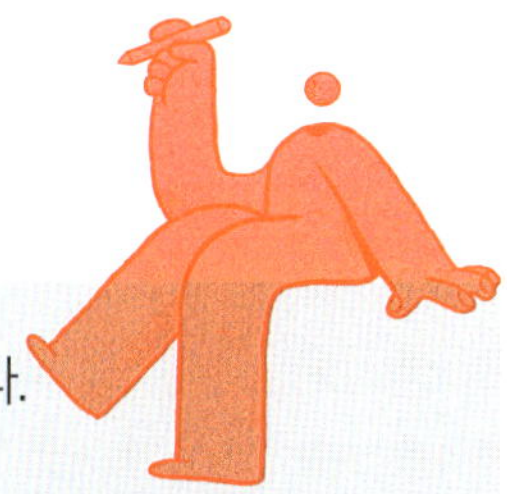

학습목표

1. 식품위생의 정의와 개념의 중요성을 이해하고 설명할 수 있다.
2. 식중독의 원인과 발생 과정을 설명할 수 있다.
3. 식중독의 종류별 특성과 구분 기준을 설명할 수 있다.
4. 식품 변질의 원인과 주요 보존법을 이해하고 설명할 수 있다.
5. 식품 위생관리의 기본 원칙과 실천 방안을 설명할 수 있다.

01 식품위생의 정의와 개념

식품위생은 인간 생활의 3대 기본 요소 중 식생활과 밀접한 관련이 있으며, 인간의 생명과 건강에 직접적인 영향을 미치는 매우 중요한 분야이다. 세계보건기구(WHO)는 1955년 제네바 회의에서 식품위생을 "식품의 재배, 생산, 제조부터 소비자가 섭취하는 단계에 이르기까지 식품의 안전성, 건전성, 완전무결성을 확보하기 위한 모든 수단"이라고 정의하였다. 이는 식품의 생산 → 가공 → 저장 → 유통 → 조리 → 섭취까지 전 과정에서 식품이 안전하고, 부패되거나 유해하지 않도록 유지·관리하는 모든 활동을 포함한다.

우리나라 「식품위생법」에서도 식품위생을 "식품, 식품첨가물, 기구 또는 용기·포장을 대상으로 하는 음식에 관한 위생"으로 규정하고 있으며, 식품의약품안전처를 중심으로 불량식품, 유해식품, 부정식품 유통을 방지하기 위한 철저한 관리가 이루어지고 있다.

식품위생 관리의 핵심은 ❶ 식품의 안전성(safety), ❷ 완전무결성(integrity), ❸ 건전성(wholesomeness)을 확보하는 것이며, 이 중에서도 안전성이 가장 중요한 요소이다. 주요 관리 내용에는 병원미생물 감염 예방, 식중독 관리, 기생충 감염 예방, 화학적 오염물질(농약, 중금속, 방사능 등)의 차단, 위생적 보존법 적용, 식품위생 행정 및 검역, 부정식품의 유통단속 등이 포함된다.

02 식중독

1) 식중독 개념

식중독은 자연 유독물, 유해 화학물질, 세균, 곰팡이 독소 등이 음식물에 첨가되거나 오염되어 인체가 섭취함으로써 발생하는 급성 위장염성 질환으로, 세계보건기구(WHO)는 이를 식품 또는 물의 섭취로 인해 발생한 감염성 또는 독소형 질환으로 정의한다. 식중독은 원인물질에 따라 세균성 식중독(감염형과 독소형), 바이러스성 식중독, 자연독 식중독(동물성·식물성 독소), 곰팡이 독소 식중독, 화학물질에 의한 식중독 등으로 구분되며, 계절적 요인과 식품의 위생적 취급이 발병에 영향을 미친다.

2) 식중독지수(Food poisoning index)

식중독지수란 여름철에 당일 기온을 기준으로 식중독의 위험도를 나타내는 지수로, 미생물의 최대 성장 속도에서의 증식 시간과 특정 온도에서의 증식 시간의 비율을 백분율로 환산한 값이다.

03 식중독의 분류

1) 세균성 식중독

(1) 감염형 식중독

① 살모넬라 식중독(Salmonellosis)

항목	주요 내용
원인균	살모넬라 장염균(Salmonella enteritidis), 쥐티푸스균(S. typhimurium) 등
잠복기	12~48시간(평균 20시간)
증상	복통, 설사, 구토, 두통, 전신권태감, 고열(38~40℃), 오한 등
감염원 및 감염경로	오염된 닭고기, 달걀, 가금류, 어패류, 도시락, 마요네즈, 샐러드 섭취. 보균자에 의한 이차 오염
예방대책	식품 충분히 익혀 섭취, 이차 오염 방지, 손 씻기 등 개인위생 철저

② 장염비브리오 식중독(Vibrio parahaemolyticus food poisoning)

항목	주요 내용
원인균	장염비브리오균(Vibrio parahaemolyticus)
잠복기	8~20시간
증상	복통, 설사(수양성, 혈변 가능), 구토, 두통, 발열(37~38℃) 등
감염원 및 감염경로	오염된 생선, 조개류, 어패류 섭취. 조리기구(칼, 도마, 행주) 등을 통한 이차 오염
예방대책	여름철 어패류 생식 자제, 조리기구·식재료 위생 철저, 냉장보관 및 충분한 가열조리

③ 병원성 대장균 식중독(Enteropathogenic E. coli food poisoning)

항목	주요 내용
원인균	병원성 대장균(Escherichia coli, 특히 O-157)
잠복기	평균 12시간
증상	점액성 설사, 복통, 고열, 두통. 드물게 용혈성요독증후군(HUS) 발생
감염원 및 감염경로	환자·보균자·동물의 배설물, 오염된 햄, 소시지, 두부, 도시락 등 섭취
예방대책	분변 오염 방지, 영유아 용품(침구, 식기, 수건 등) 위생 철저 관리

④ 예르시니아 식중독(Yersinia food poisoning)

항목	주요 내용
원인균	예르시니아 엔테로콜리티카(Yersinia enterocolitica)
잠복기	2~5일
증상	복통, 설사, 발열, 오한, 구토, 인두통, 관절통, 피부 발진(특히 유아에게 심함)
감염원 및 감염경로	오염된 돼지고기, 생야채, 오염된 물, 감염 동물과의 접촉
예방대책	식품의 충분한 가열, 조리도구 및 손 위생 철저
특징	저온(4℃ 이하)에서도 증식, 겨울철 발생, 진공포장 상태에서도 증식 가능

⑤ 캄필로박터 식중독(Campylobacteriosis)

항목	주요 내용
원인균	캄필로박터 제주니(Campylobacter jejuni)
잠복기	2~4일
증상	발열, 두통, 복통, 수양성 설사, 혈변, 구토, 근육통
감염원 및 감염경로	오염된 닭고기, 생우유, 오염된 식수, 감염 동물과의 접촉
예방대책	육류 완전 가열 조리, 교차오염 방지, 안전한 식수 사용

(2) 독소형 식중독

① 황색포도상구균 식중독(Staphylococcal food poisoning)

항목	주요 내용
원인균	황색포도상구균(Staphylococcus aureus)
잠복기	평균 3시간(1~6시간)
증상	급성 위장염 증상: 구토, 오심, 복통, 설사. 발열은 드물고 자연 회복(12시간 이내)
감염원 및 감염경로	보균자나 오염된 조리도구를 통한 우유, 치즈, 육류 가공품, 떡, 도시락, 어패류 등
예방대책	화농성 질환자 조리 금지, 식품 저온보관, 위생적 조리 환경 유지

② 보툴리누스균 식중독(Botulism)

항목	주요 내용
원인균	보툴리누스균(Clostridium botulinum, A형, B형, E형, F형 중 A형이 가장 치명적이다.)
잠복기	보통 12~36시간이며, 빠르면 2~4시간
증상	소화기계 증상(구토, 복통) 이후 신경계 증상(복시, 안검하수, 언어 및 연하곤란, 호흡곤란)으로 진행되며, 중추 및 말초신경 마비로 이어져 사망에 이를 수 있다.
감염원 및 감염경로	통조림, 소시지, 유제품, 어육류, 채소류 등 혐기성 상태에서 보관된 식품을 통한 감염
예방대책	위생적인 조리와 가공을 실시하고, 음식은충분히 가열하여 섭취하며, 통조림 등의 보관 상태 철저히 점검

③ 웰치균 식중독(Clostridium perfringens food poisoning)

항목	주요 내용
원인균	웰치균(Clostridium perfringens), 특히 A형
잠복기	A형: 평균 12시간, F형: 수 시간
증상	A형: 설사, 복통 / F형: 구토, 발열 후 설사, 복통
감염원 및 감염경로	조리실 오염, 분변 오염, 실온 방치된 돼지고기·닭고기
예방대책	조리 후 신속 섭취, 남은 음식은 재가열, 조리 위생 관리

2) 바이러스성 식중독

① 노로바이러스성 식중독

항목	주요 내용
원인균	노로바이러스(norovirus)
잠복기	보통 24~48시간
증상	구역질, 구토, 설사, 복통 (1~3일 내 자연 회복)
감염원 및 감염경로	감염자의 분변·토사물, 오염된 식기구, 샐러드, 냉장식품, 어패류 등
예방대책	손 씻기, 소독 철저, 굴 등 어패류 완전 가열 섭취
특징	저온에 강하고 겨울철(11~3월) 주로 유행

3) 자연독 식중독

(1) 동물성 식중독

① 복어 중독

항목	주요 내용
원인물질	테트로도톡신(tetrodotoxin)
잠복기	섭취 후 30분~5시간 이내 증상 발생
증상	입술·혀 마비, 구토, 두통, 사지 마비, 호흡곤란, 심하면 1시간 내 사망
감염원 및 감염경로	복어의 난소, 간, 고환, 위장 등 독소 함유 부위 섭취
예방대책	독 부위 제거, 복어 조리 자격자 취급, 일반인은 손질·섭취 금지
특징	100°℃에서도 독소 파괴 안 됨, 5~6월 독성 최고조

② 조개류 중독

가. 모시조개, 바지락

항목	주요 내용
원인물질	베네루핀(Venerupin)
잠복기	일반적으로 12~48시간
증상	불쾌감, 구역, 구토, 권태감, 변비, 두통, 피하출혈, 황달, 중증 시 뇌증상·의식저하
감염원 및 감염경로	모시조개, 바지락 등의 조개류 섭취

나. 홍합(섭조개, 검은조개, 대합조개)

항목	주요 내용
원인물질	마이틸로톡신(mytilotoxin), 삭시톡신(saxitoxin)
잠복기	섭취 후 30분~3시간 이내
증상	입술·혀 마비, 점차 사지마비, 심하면 보행 불능 및 말초신경 마비
감염원 및 감염경로	홍합 등 패류 섭취

(2) 식물성 식중독

① 독버섯 중독

항목	주요 내용
원인물질	무스카린(muscarin)
잠복기	섭취 후 2시간 이내
증상	위장장애, 구토, 설사, 침분비, 발한, 심하면 환각, 황달, 혈뇨, 경련, 혼수
감염원 및 감염경로	외대버섯, 무당버섯, 광대버섯, 깔때기버섯 등 섭취

② 감자 중독

항목	주요 내용
원인물질	솔라닌(solanin)
잠복기	섭취 후 수 시간 이내 (일반적으로 2~6시간)
증상	용혈작용, 복통, 현기증, 구토, 운동중추 마비 (발열 없음)
감염원 및 감염경로	싹이 트거나 햇빛에 노출되어 녹색으로 변한 감자 섭취

③ 기타 식물성 중독

항목	유독성분	주요 증상
청매(미숙한 매실)	아미그달린(amygdaline)	중추신경계 자극, 어지럼증, 두통, 구토, 복통, 호흡곤란, 전신경련
독미나리	시큐톡신(cicutoxin)	위 통증, 구토, 현기증
목화씨	고시폴(gossypol)	위장장애, 식욕감퇴, 정력 감퇴
피마자씨	리신(ricine)	알레르기성 증상
은행	청산화합물(HCN)	구토, 설사, 복통, 호흡중추 마비
고사리	프타퀼로사이드(ptaquiloside)	발암물질(5~10분 뜨거운 물 처리 시 발암성 저하)

(3) 곰팡이 중독

① 맥각 중독

항목	주요 내용
원인물질	에르고타민(ergotamine), 에르고메트린(ergometrine), 에르고톡신(ergotoxin)
증상	구토, 복통, 설사, 경련, 혈관 수축, 자궁 수축(임산부 유산 위험)

② 아플라톡신 중독

항목	주요 내용
원인물질	아플라톡신(Aflatoxin) (Aspergillus flavus, Aspergillus parasiticus의 대사산물)
증상	간 손상, 간암 유발, 급성 간독성 증상(구토, 복통, 황달 등)

04 식품의 변질과 보존법

1) 식품의 변질

① 부패(Putrefaction)

부패는 단백질을 함유한 유기물이 미생물의 작용으로 분해되어 아미노산으로 전환되며, 이후 아민, 암모니아, 황화수소, 메탄가스 등 유해물질이 생성되어 악취를 동반하는 변질 현상이다. 주로 육류, 달걀, 어패류 등의 변질이 이에 해당한다.

② 산패(Rancidity)

산패는 지방이나 알코올류 등 유기물이 산소, 빛, 열, 세균, 효소 등의 작용으로 산화되면서 불쾌한 냄새와 맛의 변화, 색깔 변화 등을 유발하는 현상이다. 특히 지방성 식품에서 흔하게 발생한다.

③ 변패(Spoilage)

변패는 질소를 포함하지 않은 유기화합물인 탄수화물과 지방 등이 미생물에 의해 변질되는 현상으로, 주로 주류나 버터 등의 당질·지방질 식품에서 나타난다.

④ 발효(Fermentation)

발효는 효모나 세균 등 미생물의 효소 작용으로 유기물이 분해되어 알코올, 유기산, 탄산가스 등을 생성하는 작용으로, 고추장, 된장, 간장, 발효유, 치즈 등이 대표적인 발효 식품이다.

2) 식품위생검사의 종류

① 관능시험법

관능시험법은 인간의 오감(시각, 후각, 미각, 촉각 등)을 이용하여 식품의 품질을 평가하는 방법으로, 식품의 경도, 냄새, 외관, 색깔, 맛, 이물질의 부착 상태 등을 직접 관찰하여 판정한다. 빠르게 평가할 수 있으나 주관적인 결과일 수 있다.

② 미생물학적 방법

미생물학적 방법은 식품 내에 존재하는 미생물의 종류와 양을 확인하는 방법으로, 생균수 측정, 병원성 미생물의 유무, 기생충 검출, 항생물질 검출 등이 포함된다. 식중독 예방과 위생 기준 판정에 필수적인 과학적 검사법이다.

③ 물리적 방법

물리적 방법은 식품의 물리적 특성을 측정하는 검사법으로, 온도, 수소이온농도(pH), 비중, 방사능 오염 여부 등을 분석하여 식품의 안전성과 신선도를 평가한다. 기기 분석을 통해 정량적 결과를 얻을 수 있다.

④ 화학적 방법

화확적 방법은 식품의 화학적 성분과 변화 물질을 분석하는 방법으로, 부패로 인한 독성물질, 식품첨가물, 방부제, 유해화학물질 등을 확인한다. 정밀 분석이 가능하여 위해 식품의 판별에 널리 활용된다.

3) 식품의 보존법

(1) 물리적 보존법

① 가열법

가열법은 미생물의 사멸을 목적으로 식품을 일정 온도로 가열하는 방식으로, 대표적으로 저온살균법, 고온단시간살균법, 초고온법, 초음파살균법 등이 있다.

② 냉장법 및 냉동법

냉장법 및 냉동법은 저온 환경을 조성하여 미생물의 증식을 억제하고 식품을 보존하는 방식이다. 냉장법은 0~10℃의 온도에서 채소, 과일, 육류 등의 식품을 단기 보관하는 데 사용되며, 냉동법은 0℃ 이하에서 육류, 어류를 장기 보관할 수 있도록 한다.

③ 밀봉법(통조림법)

밀봉법은 식품을 외부 공기로부터 차단함으로써 산화 및 수분 흡수를 방지하는 방식으로, 주로 곡류, 건조식품 등에 적용된다.

④ 움저장법

움저장법은 감자, 고구마, 채소류, 과일 등을 저장하는 데 사용하는 보존법으로 지하 또는 움(구덩이) 속에 식품을 보관하면서 온도를 약 10℃로 유지하여 신선도를 오래도록 보존하는 방식이다.

⑤ 건조법 및 탈수법

건조법 및 탈수법은 식품 내 수분을 제거하여 고형 성분의 농도를 높이고, 삼투압을 증가시켜 미생물의 증식을 억제하는 방식이다.

⑥ 자외선 및 방사선 이용법

자외선 및 방사선 이용법은 식품에 자외선(2,500~2,700Å)이나 방사선을 조사하여 살균 효과를 얻는 방법이다. 자외선은 직접적으로 미생물을 살균하고, 방사선은 주로 감마(γ)선을 사용하여 병원균을 사멸시킨다.

(2) 화학적 보존법

① 방부제 첨가법

방부제 첨가법은 식품에 독성이 없고, 미량으로도 효과가 있으며, 무미·무취의 성질을 가진 방부제를 첨가하여 미생물의 성장을 억제하고 식품의 부패를 방지하는 방법이다.

② 염장법, 당장법

염장법과 당장법은 삼투압을 이용한 보존법으로, 소금(염장)이나 설탕(당장)을 식품에 첨가함으로써 식품 내 수분을 탈수시키고 미생물의 생육을 억제한다.

③ 훈연법

훈연법은 참나무, 떡갈나무, 벚나무 등 목재를 불완전 연소시킬 때 나오는 연기를 특히 어류와 육류에 쬐어 연기 속의 화학성분인 알데히드, 알코올, 아세톤, 개미산, 페놀 등 방부 및 살균 물질이 식품 표면에 침투시켜 미생물의 활동을 억제하고, 식품을 건조시켜 보존성을 높이는 보존 방법이다.

④ 가스저장법

가스저장법은 주로 이산화탄소 CO_2, 질소 N_2 등 특정 기체를 이용하여 저장 환경 내 미생물 번식을 억제하고 저장성 및 신선도를 유지하는 보존 방법이다.

⑤ 생물학적 보존법

생물학적 보존법은 세균, 곰팡이, 효모 등의 미생물 작용을 이용하여 식품을 발효시키고 그 과정에서 생성되는 유기산이나 알코올 등의 물질이 보존 효과를 내는 방법이다.

05 식품의 위생관리

1) 식품의 안정성 평가

식품의 안전성 평가는 특정 식품이나 식품첨가물의 독성 여부를 파악하고, 인체에 유해하지 않은 안전한 섭취 범위를 설정하기 위한 평가 과정으로, 주로 동물실험을 통해 이루어진다. 이 평가는 독성작용이 나타나지 않는 범위를 측정하며, 급성독성시험, 아급성독성시험, 만성독성시험으로 구분된다. 급성독성시험은 실험용 동물(주로 쥐)에게 단 1회 물질을 투여한 후 치사량(LD50, mg/kg)을 구하여 독성의 정도를 파악하는 시험이다. LD50 값이 작을수록 독성이 강하다는 것을 의미한다. 아급성독성시험은 만성 투여 전 단계로서 짧은 기간 동안 반복 투여하며, 이후 만성시험에서 사용할 투여량 조건을 설정하기 위해 시행된다. 만성독성시험은 실험동물에게 1~2년간 장기간 투여하면서 독성이 나타나지 않는 최대무작용량(NOAEL: No Observed Adverse Effect Level)을 확인하여, 인체에 평생 노출되더라도 해를 끼치지 않는 안전 기준을 설정하는 데 활용된다.

2) HACCP

HACCP(Hazard Analysis and Critical Control Point, 식품위해요소 중점관리기준)은 한국식품안전관리인증원에서 인증 및 관리하는 식품위생관리 제도로, 위해요소분석(Hazard Analysis)과 중요관리점(Critical Control Point)의 약자에서 유래되었다. 이 제도는 식품의 원재료 생산부터 제조, 가공, 보존, 조리, 유통 단계를 거쳐 최종 소비자에게 이르기까지 전 과정에서 위해 물질이 오염되는 것을 사전에 방지하기 위한 안전관리 시스템이다.

HACCP는 다음과 같은 7가지 원칙에 기반하여 운영된다.

❶ 위해요소 분석(Hazard Analysis)

❷ 중요관리점(CCP, Critical Control Point) 결정

❸ CCP의 한계 기준 설정(Critical Limit)

❹ 모니터링 체계 확립(Monitoring)

❺ 개선 조치 방법 수립(Corrective Action)

❻ 검증 절차 및 방법 수립(Verification)

❼ 기록 보관 및 문서화 시스템 설정

우리나라에서는 「식품위생법 시행규칙」 제62조에 따라 HACCP 적용 대상 식품을 관리하고 있으며, 주요 대상 품목은 다음과 같다.

- 수산가공식품류 중 어묵·어육소시지
- 냉동 어류, 연체류, 조미가공품 등 기타 수산물가공품
- 냉동식품 중 피자류, 만두류, 면류
- 과자류, 빵류, 떡류
- 빙과류 중 빙과
- 음료류(다류 및 커피류 제외)
- 레토르트식품
- 김치류
- 초콜릿류
- 유탕면 및 생면, 숙면, 건면 등 다양한 형태의 면류
- 특수용도식품
- 즉석섭취식품 및 편의식품류
- 전년도 총매출액 100억 원 이상 식품제조·가공업소에서 제조·가공하는 식품

4

보건관리

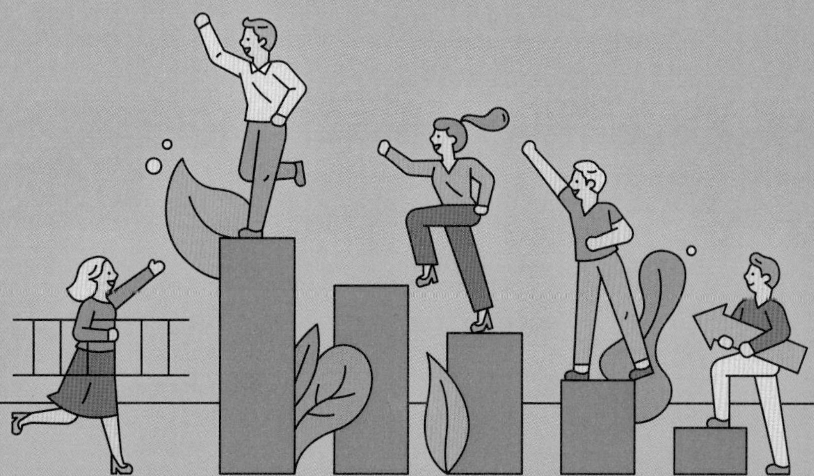

CHAPTER 09

보건행정

학습목표

1. 보건행정의 개념에 대해 설명할 수 있다.
2. 보건행정의 원리를 이해하고 적용할 수 있다.
3. 우리나라의 보건행정 체계와 특징을 설명할 수 있다.
4. 한국 보건행정의 역사적 변천을 정리할 수 있다.
5. 국제보건 관련 기구의 역할과 기능을 이해할 수 있다.

01 보건행정의 개념

1) 보건행정의 정의

보건행정은 국민의 질병 예방, 수명 연장, 그리고 육체적·정신적 건강 증진이라는 공중보건의 목적을 달성하기 위해 공공의 책임 아래 수행되는 조직적이고 체계적인 행정활동을 의미한다. 스마일리(W.G. Smillie, 1930)는 이를 "공공 또는 민간기관이 사회복지를 위해 공중보건의 원리와 기법을 응용하는 것"이라고 정의하였다. 보건행정은 공공성과 사회성, 조장성, 교육성, 봉사성, 과학성과 기술성을 기반으로 하며, 보건활동, 보건교육, 보건 관련 법규의 적용이라는 세 가지 주요 접근 요소를 포함한다.

2) 보건행정의 특성

① 공공성 및 사회성

보건행정은 국가 및 지방행정기관이 국민과 사회 구성원의 공공복지와 건강 증진을 목적으로 수행하는 공적이고 사회적인 기능을 가진다.

② 봉사성

현대 국가 행정의 특징은 국민의 행복과 복지를 위한 적극적인 개입과 봉사이며, 보건행정 역시 국민 건강 향상과 증진을 위한 직접적인 서비스를 제공하는 데 그 목적이 있다.

③ 교육성 및 조장성

보건행정은 지역사회 주민들을 대상으로 교육과 조장을 통해 건강한 생활습관을 유도하고, 공중보건 목표 달성을 위한 교육적 기능을 수행한다.

④ 과학성 및 기술성

보건행정은 발전된 과학과 기술을 기반으로 하여, 검증된 지식과 전문기술을 활용한 과학적이고 기술적인 행정 활동을 수행한다.

3) 보건행정의 범위

각 나라의 사회와 정치적 이념에 의해 차이가 나타난다. 세계보건기구(WHO)와 미국공중보건협회(APHA)가 규정하는 보건행정의 범위는 다음과 같다 표 9-1.

표 9-1

구분	세계보건기구	미국공중보건협회
범위	보건통계 수집, 분석	보건통계 수집, 분석
	환경위생관리	환경위생관리
	보건교육	보건교육
	감염병관리	개인 보건사업
	의료제공	여러 사업과 자원의 조정
	모자보건	감독과 통제
	보건간호	보건시설의 운영

02 보건행정의 원리

1) 보건문제의 해결과정

보건문제를 해결하기 위해서는 법적 근거의 확립, 전문 인력의 확보, 충분한 예산의 확보, 현대적인 장비의 마련, 합리적인 계획 수립과 실천, 그리고 지역 주민의 지지와 협력을 이끌어내는 노력이 중요하다.

① 보건문제의 발견, 제기

- 보건문제의 신고, 감시, 방문, 검진, 현지 조사
- 발표, 보도
- 국회 결의
- 각종 지역사회 건의와 단체의 진정
- 연구기관이나 연구자의 문제 제기 등

② 보건문제점의 조사와 파악

문제점이 발견되면 역학조사, 사회조사, 행정조사, 토론회 등을 통해 문제의 원인을 파악하고, 대책 마련을 위한 기초자료를 확보해야 한다.

③ 조사결과 분석 및 해결책 강구

얻어진 자료는 자연과학적 및 사회과학적 기법을 활용하여 분석하고, 문제 해결을 위한 조직, 예산, 시설, 인력, 법률 제정 등의 방안을 검토해야 한다.

④ 법적 근거 제정

보건문제 해결에 대한 검토를 바탕으로, 행정 수행을 위한 법률 제정 및 개정 등의 법적 조치와 예산 확보를 위한 계획이 수립되어야 한다.

⑤ 운영 계획서 작성

보건문제 해결을 위한 예산 및 수행계획에 따라, 조직, 시설, 장비, 인원 등의 확보를 포함한 구체적인 운영계획이 마련되어야 한다.

⑥ 행정적 조정 및 의사전달체계 확립

행정적 조정은 예산 기획 및 사업 초기 단계에서 중요하며, 행정 조직 간의 책임과 역할을 명확히 조정하여 최대의 성과를 도모해야 한다. 또한 행정 조직 간 운영계획이 효과적으로 전달될 수 있도록 명확한 의사전달체계를 확립해야 한다.

⑦ 홍보 및 교육활동

국민과 관련 기관의 협력과 이해를 유도하기 위해, 효과적인 홍보활동과 함께 관계자 교육, 훈련, 세미나 등의 교육적 접근이 필요하다.

⑧ 관계기관의 유대 강화 및 주민참여 유도

보건사업의 성과 향상을 위해 관계 기관 및 단체와의 긴밀한 협력체계를 유지해야 하며, 주민들의 적극적인 참여를 유도하여 지역사회가 스스로 문제를 해결할 수 있도록 해야 한다.

⑨ 계획된 사업의 결과 보고 및 사후 조치

사업 실행 과정은 기록 및 보고를 통해 체계적으로 관리하고, 시행 과정에서 드러난 문제점은 사후 조치를 통해 시정해야 한다.

⑩ 평가 및 검토

사업 평가는 계획평가, 진행평가, 결과평가로 나눌 수 있으며, 그 결과는 향후 사업 계획 수립 및 시행착오 방지에 중요한 자료로 활용된다.

2) 보건행정의 행정적 원칙

(1) 보건행정의 행정 체계

행정은 법적 규정에 따라 국가와 지방자치단체가 그 목적을 달성하기 위해 수행하는 활동으로, 행정 주체에 따라 국가행정, 지방행정, 위임행정으로 구분된다.

(2) 보건행정의 성격

보건행정은 지역사회 주민을 직접적으로 상대하므로, 주민의 요구에 민감하게 반응하고 만족도를 높이는 것이 중요하다. 따라서 보건행정은 참여적 성격, 적극적 성격, 사회적 성격을 지닌 행정 형태라 할 수 있다.

(3) 보건행정의 관리과정

행정관리는 설정된 목표를 달성하기 위해 인적·물적 자원을 효율적으로 활용하는 조직 내 상호작용의 과정을 의미한다. 행정의 일반적인 관리과정으로는 귤릭(Luther Gulick, 1892~1993)이 제시한 POSDCoRB, 즉 기획(Planning), 조직(Organizing), 인사(Staffing), 지휘(Directing), 조정(Coordinating), 보고와 기록(Reporting), 예산(Budgeting)의 7단계가 대표적이다.

① 기획(Planning)

기획 단계는 목표를 설정하고 그 목표에 도달하기 위한 단계를 구성하고 설계하는 관리 과정이다. 일반적인 행정의 기획은 다음과 같은 6단계를 따른다: 미래에 대한 전망 → 목표 설정 → 정책과 절차 결정 → 사업 수행 체계 및 순서 → 일정 설정 → 예산 확보

기획 방법은 다음과 같다.

- 계획–사업–예산 체계(PPBS): 사업 목표를 달성하기 위한 자원의 효율적 배분 방법
- 운영연구(OR): 군사 작전상의 문제 해결에 활용되며, 다양한 행정 분야에서도 응용
- 체계분석(SA): 정책 결정과 각종 사업의 가치 및 정보 제공에 활용
- 사업평가 및 검열기술(PERT): 사업의 실행 단계를 구체적으로 계획할 때 유용

② 조직(Organizing)

조직이란 2인 이상이 공동의 목표 달성을 위해 협력하는 구조를 말하며, 조직 과정은 업무를 분담하고 협력체계를 설정하는 것이다. 조직의 효율적 기능을 위해 다음과 같은 7대 원칙이 적용된다.

- 분업의 원칙: 업무를 전문적으로 분담하여 효율성을 높임
- 조정의 원칙: 조직 구성원의 행동을 공동 목표에 맞게 통일
- 명령통일의 원칙: 상사의 명령 체계를 통해 책임 소재 명확화
- 계층화의 원칙: 상하 관계 설정을 통해 조직적 질서를 유지
- 통솔범위의 원칙: 관리자가 감독할 수 있는 적정 인원 유지
- 목적의 원칙: 명확한 목적 설정을 통해 사업의 방향성을 확보
- 일치의 원칙: 권한과 책임의 균형을 통해 조직 발전을 도모

③ 인사(Staffing)

인사는 행정관리의 중심 기능으로, 인사관리의 전문화, 인사기관의 독립성 확보, 직원 평가의 과학화, 신분 보장, 공정한 징계 절차 등이 중요하게 고려되어야 한다.

④ 지휘(Directing)

행정관리에서 지휘의 핵심은 명령 체계의 일원화이다. 명령은 반드시 직속 상관을 통해 이루어져야 하며, 지휘의 효율성을 위해 직선 조직과 참모 조직의 균형 있는 운영 구조가 필요하다.

⑤ 조정(Coordinating)

조정은 조직 또는 기관이 공동의 목표를 달성할 수 있도록 조직 구성원 또는 부서 간 협의, 회의, 토의를 통해 행동을 통일시키는 관리 활동이다.

⑥ 보고와 기록(Reporting and Recording)

조직의 모든 행정 활동이 효율적으로 운영되기 위해서는 보고 내용이 정확하고 성실하게 기록되고, 체계적으로 운영·관리되어야 한다.

⑦ 예산(Budgeting)

예산은 사업 수행의 원동력으로, 예산의 합리적 계획, 적정 확보, 효율적 관리는 사업의 성패를 좌우하는 핵심 요소이다.

(4) 행정계획과 평가

① 계획방법

- 계획-사업-예산 체계(Planning-Programming-Budgeting System, PPBS): 사업 목표를 달성하기 위해 자원을 능률적으로 배분하는 방법이다.
- 운영연구(Operation Research, OR): 조직의 체계, 서비스, 사업, 운영 전반 또는 일부를 조사·분석하여 문제 해결에 적용하는 기법이다.
- 체계분석(System Analysis): 각종 사업의 경비와 효과에 대한 정보를 정책 결정권자에게 제공하여 보다 합리적인 정책 결정을 지원하는 방법이다.
- 사업평가 및 검열기술(Program Evaluation and Review Technique, PERT): 사업의 실행 단계를 도표화하여 체계적으로 계획하고 관리하는 기법으로, 이행 상황을 명확히 파악하는 데 유용하다.

② 행정평가

행정평가는 정책이나 사업계획이 목표 달성에 어느 정도 기여했는지를 분석하고, 그 달성도와 타당성을 판단하는 과정이다. 평가는 사업 초기부터 지속적으로 이루어져야 하며, 첫째로 계획과정에서의 평가는 계획의 적절성을 분석하고, 둘째로 진행 과정에서는 중간평가를 통해 실행 여부를 점검하며, 셋째로 결과평가를 통해 실적과 효과를 분석한다. 이러한 평가 결과는 차후 행정 활동과 정책 수립에 적극 반영되어야 한다.

03 우리나라의 보건행정

우리나라 보건행정은 중앙보건행정과 지방보건행정으로 구분되며, 중앙보건행정은 정부의 책임하에, 지방보건행정은 지방자치단체의 책임하에 수행된다. 현재 우리나라 보건행정은 의료 중심의 행정에서 복지 중심의 행정으로 전환되고 있으며, 치료 중심의 활동에서 국민 건강 증진을 위한 포괄적인 보건의료 활동으로 변화하고 있다. 궁극적으로는 국민의 전 생애를 보장하는 평생 건강관리체계를 정립하고, 인구집단의 특성에 맞는 보건의료와 복지서비스를 제공하는 방향으로 발전해 나가야 한다 표 9-2 .

1) 중앙보건행정

보건행정의 중앙조직은 대통령 → 국무총리 → 주무 부처(보건복지부)와 환경부, 안전행정부, 농림축산부, 노동부, 여성가족부가 직·간접적으로 연관되어 있다.

(1) 중앙보건행정의 장단점

보건사업 중에는 지역 단위에서 수행이 불가능하거나 실효성이 낮은 사업이 있으며, 각 부처 간의 조직 및 기술 협력, 안정성과 지속성이 요구되는 사업이 많기 때문에 중앙정부의 책임하에 수행하는 것이 중요하다. 그러나 이로 인해 지역 특성에 맞는 사업을 추진하지 못하고, 지방화 시대의 행정 활동에 역행하는 단점도 있다. 따라서 중앙정부는 부처 간 협력이 필요한 사업이나 지역 단위로는 수행이 어려운 보건사업을 담당하고, 지역의 특성에 기반한 보건사업은 지방자치단체가 수행하는 방향으로 역할을 분담하고 있다.

(2) 보건복지부 주요 시책

- 국민 생계보장을 위한 탈빈곤 정책
- 저출산 인구정책
- 고령화 대책(노인소득보장, 요양 보장)
- 장애인복지 대책
- 국민연금제도 개선 정책
- 건강보험 재정 통합

- 공공의료 확충 정책
- 의약분업 정착 및 보건산업육성 정책
- 식품안전관리체계 강화 정책
- 국민평생건강관리체계 구축

(3) 보건복지부 주요 사업

- 건강증진사업: 주민건강증진센터 시범운영 및 금연 클리닉 운영 등
- 질병관리사업: 희귀 난치성 질환자 의료비 지원
- 암 관리사업: 암 조기검진 및 의료비 지원
- 모자보건사업: 임산부와 영·유아 건강검진, 조산아와 선천성 장애아 지원사업
- 구강보건사업: 노인의 의치·보철사업
- 정신보건사업: 정신보건센터 운영
- 노인복지사업: 노인 건강진단, 경로우대제도, 경로연금제도 등
- 기초생활보장사업: 취약계층 보호, 기초생활보호 대상자의 상하수도요금 및 전화 기본요금 감면 등
- 아동복지사업: 소년소녀가정 지원, 아동학대 예방, 어린이 찾아주기 종합센터 운영
- 장애인복지사업: 장애 수당 지급, 공동주택 특별공급 등

2) 지방보건행정

시·도 광역단체에는 보건복지국, 환경국, 시·도립병원이 설치되어 있으며, 시·군·구 단위에는 보건소와 시립 또는 군립병원이, 읍·면 단위에는 보건지소, 마을 단위에는 보건진료소가 위치하여 지역의 보건의료서비스를 담당하고 있다.

(1) 우리나라 보건소 업무내용

① 보건소 현황

보건소(health center)는 공중보건 향상을 위해 지역 단위에서 보건사업을 수행하는 가장 기본적인 기관이다. 「지역보건법」에 따르면, 보건소는 지방자치단체마다 1개소 이상 설치하도록 규정하고 있으며, 지방자치단체장이 지역주민의 보건의료 수요를 고려하여 필요하다고 판단하는 경우 추가 설치 및 운영이 가능하다(제7조).

표 9-2 보건복지부 조직도

출처: 보건복지부 홈페이지(2025.07.25.)

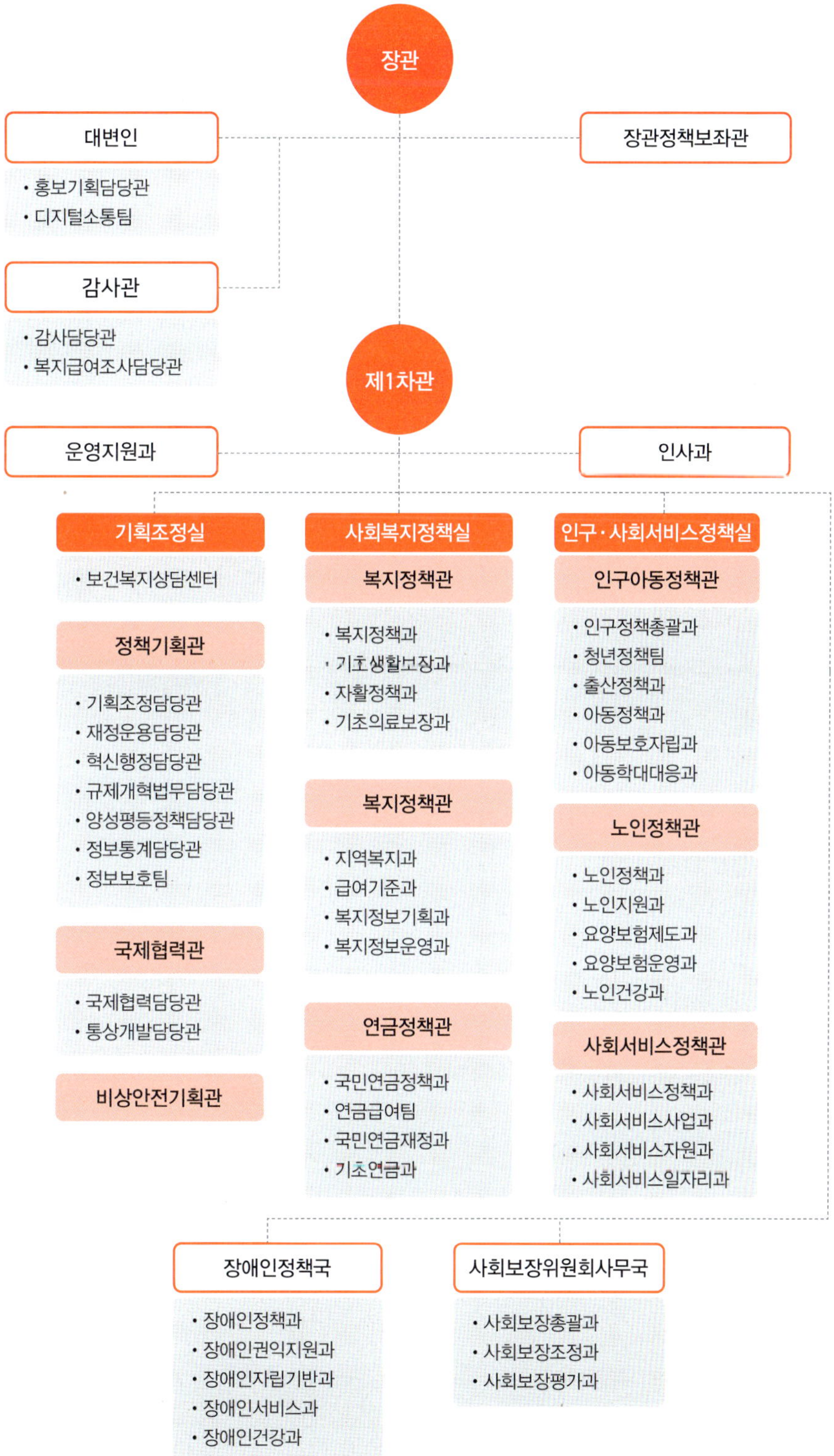
장관
대변인
• 홍보기획담당관
• 디지털소통팀
장관정책보좌관
감사관
• 감사담당관
• 복지급여조사담당관
제1차관
운영지원과
인사과
기획조정실
• 보건복지상담센터
정책기획관
• 기획조정담당관
• 재정운용담당관
• 혁신행정담당관
• 규제개혁법무담당관
• 양성평등정책담당관
• 정보통계담당관
• 정보보호팀
국제협력관
• 국제협력담당관
• 통상개발담당관
비상안전기획관
사회복지정책실
복지정책관
• 복지정책과
• 기초생활보장과
• 자활정책과
• 기초의료보장과
복지정책관
• 지역복지과
• 급여기준과
• 복지정보기획과
• 복지정보운영과
연금정책관
• 국민연금정책과
• 연금급여팀
• 국민연금재정과
• 기초연금과
인구·사회서비스정책실
인구아동정책관
• 인구정책총괄과
• 청년정책팀
• 출산정책과
• 아동정책과
• 아동보호자립과
• 아동학대대응과
노인정책관
• 노인정책과
• 노인지원과
• 요양보험제도과
• 요양보험운영과
• 노인건강과
사회서비스정책관
• 사회서비스정책과
• 사회서비스사업과
• 사회서비스자원과
• 사회서비스일자리과
장애인정책국
• 장애인정책과
• 장애인권익지원과
• 장애인자립기반과
• 장애인서비스과
• 장애인건강과
사회보장위원회사무국
• 사회보장총괄과
• 사회보장조정과
• 사회보장평가과

표 9-2 **보건복지부 조직도(계속)**

출처: 보건복지부 홈페이지(2025.07.25.)

제2차관

- **보건의료정책실**
  - **보건의료정책관**
    - 보건의료정책과
    - 의료인력정책과
    - 의료자원정책과
    - 간호정책과
    - 의료기관정책과
    - 약무정책과
  - **공공보건정책관**
    - 질병정책과
    - 공공의료과
    - 응급의료과
    - 재난의료정책과
    - 생명윤리정책과
    - 혈액장기정책과
  - **한의약정책관**
    - 한의약정책과
    - 한의약산업과
- **건강보험정책국**
  - 보험정책과
  - 보험급여과
  - 건강보험지불혁신추진단
  - 보험약제과
  - 보험평가과
  - **필수의료지원관**
    - 필수의료총괄과
    - 지역의료혁신과
- **건강정책국**
  - 건강정책과
  - 건강증진과
  - 구강정책과
  - **정신건강정책관**
    - 정신건강정책과
    - 정신건강관리과
    - 자살예방정책과
- **보건산업정책국**
  - 보건산업정책과
  - 보건의료기술개발과
  - 보건산업진흥과
  - 보건산업해외진출과
  - **첨단의료지원관**
    - 의료정보정책과
    - 보건의료데이터진흥과
    - 재생의료정책과

② 보건소의 기능 및 업무

보건소는 해당 지방자치단체의 관할 구역 내에서 다음과 같은 기능과 업무를 수행한다(「지역보건법」 제9조).

- 건강 친화적인 지역사회 환경 조성
- 지역보건의료정책의 기획, 조사·연구 및 평가
- 보건의료인 및 「보건의료기본법」 제3조 제4호에 따른 보건의료기관 등에 대한 지도·관리 및 육성, 국민보건 향상을 위한 관리업무
- 보건의료 관련 기관·단체, 학교, 직장 등과의 협력체계 구축
- 지역주민의 건강증진 및 질병 예방·관리를 위한 지역보건의료서비스 제공
  - 국민건강증진, 구강건강, 영양관리사업 및 보건교육
  - 감염병 예방 및 관리
  - 모성과 영유아의 건강 유지 및 증진
  - 여성, 노인, 장애인의 건강 유지 및 증진
  - 정신건강 증진 및 생명존중에 관한 사항
  - 지역주민을 위한 진료, 건강검진, 만성질환 등 질병 관리
  - 가정 및 사회복지시설 등을 방문하여 실시하는 보건의료사업

04 한국의 보건행정 역사

1) 삼국시대 및 통일신라시대(AD 935년 이전)

- 고구려: 에서는 왕실의 치료를 담당하는 시의제도
- 백제: 약부, 의박사, 채약사, 약사주 등의 관직 제도를 마련하여 의약 관련 업무 담당
- 통일신라시대: 에는 약전, 공봉의사, 내공봉의사, 승의, 국의제도 등 다양한 의료제도 마련

2) 고려시대(AD 936~1392년)

- 대의감: 의약관청 역할 수행, 상약국은 궁궐 내 어약 담당
- 혜민국: 서민을 위한 의료 서비스 제공, 대비원은 빈민과 어려운 이들을 구제하는 역할 담당

3) 조선시대(1392~1910년)

- 전형사: 예조판서 산하에서 의약 관련 업무 담당
- 내의원: 왕실 의료 전담
- 전의감: 일반 행정과 의사고시 관장
- 혜민서: 의약 업무와 함께 서민 의료 지원
- 활인서: 전염병 환자 치료와 구호

4) 일제 강점기(1910~1945년)

- 1910년 8월 29일, 조선총독부 경무총감부 내에 위생과 신설로 경찰 위생행정 시작
- 서울과 각 지방에는 자혜의원이 설치되어 운영되었다.

5) 해방 이후(1945~1948년)

- 1945년 9월, 미군정 장관이 미군정령 제1호로 위생국 설치를 공포하였다.
- 같은 해 10월, 미군정령 제18호에 따라 위생국은 보건후생국으로 개칭되었고, 1946년 3월에는 미군정령 제64호 제2조에 의해 보건후생부로 다시 개칭되었다.
- 보건후생부 시절에는 15개국 47개 행정과로 구성되어 보건 분야가 가장 활발히 운영되었으며, 1946년 6월 미군정이 종료되고 과도정부가 수립되면서 보건후생부는 6개국 규모로 축소되었다.

6) 대한민국 정부수립 이후(1948년 이후)

- 정부 수립 이후 보건후생부는 폐지되고 사회부가 설치되어 노동국, 후생국, 주택국, 부녀국, 보건국을 두었다.
- 1949년 보건국이 보건부로 독립되었으며, 1955년에는 보건부와 사회부가 통합되어 보건사회부로 개편되었다.
- 1995년 보건사회부는 보건복지부로 개편되었으며, 2008년에는 보건복지부에 국가청소년위원회, 여성가족부의 가족 및 보육 업무를 통합하여 보건복지가족부로 확대 개편되었다.
- 2010년에는 다시 보건복지부로 명칭이 환원되었고, 조직은 4실, 3국, 17관, 53과로 운영되었다.
- 2013년 조직개편을 통해 4실, 5국, 14관, 64과 체제로 확대되어 기능과 조직을 합리화하였다.
- 2020년 기준 보건복지부는 3실, 8국, 4관, 62과 체제로 운영되며, 인구구조 변화, 감염병 대응, 보건의료체계 강화 등 새로운 사회 변화에 대응하는 방향으로 기능이 재편되었다.
- 특히 코로나19 팬데믹을 계기로 질병관리본부가 '질병관리청'으로 독립(2020년 9월)하면서 보건복지부는 보다 보건·복지정책 중심으로 재정비되었다.
- 2023년 조직개편을 통해 "인구정책실"이 신설되어 저출산, 고령화 문제를 본격적으로 다루고 있으며, '아동권리과', '장애인정책과' 등 세부 기능도 강화되었다.
- 영유아 보육과 교육의 연계를 강화하고, 보육 정책의 일원화를 통해 효율성을 높이기 위하여 2024년 6월 보건복지부 영유아 보육 업무가 교육부로 이관되었다.
- 건강보험 지불제도의 혁신을 통해 의료서비스의 질을 향상시키고, 건강보험의 지속가능성을 확보하기 위하여 2024년 12월 31일 보건복지부는 건강보험지불혁신추진단을 신설하였다표 9-3.

표 9-3

시대	보건행정 조직 및 제도
삼국시대 및 통일신라	• 고구려: 시의제도 • 백제: 약부, 의박사, 채약사, 약사주 • 통일신라: 약전, 공봉의사, 승의 등
고려시대	• 대의감: 의약관청 • 상약국: 궁중 약제 담당 • 혜민국: 서민 진료 • 대비원: 빈민 구제
조선시대	• 전형사: 예조 산하 의약 담당 • 내의원: 왕실 진료 • 전의감: 의사 시험 및 행정 • 혜민서: 서민 진료 • 활인서: 전염병 치료 및 구호
일제 강점기	• 1910년: 조선총독부 경무총감부에 위생과 설치(경찰 위생행정) • 자혜의원 설치 및 운영
해방 이후 (1945~1948)	• 1945: 위생국 → 보건후생국(미군정령 18호) • 1946: 보건후생국 → 보건후생부(미군정령 64호) • 1946.6: 과도정부 수립 후 보건후생부 6개국으로 축소
정부수립 이후	• 1948: 사회부 설치(보건국 포함) • 1949: 보건부 독립 • 1955: 보건사회부로 통합 • 1995: 보건복지부로 개편 • 2008: 보건복지가족부로 확대 • 2010: 보건복지부로 재개편 • 2025년 5월 기준: 4실, 6국, 16관 85과 체계

05 국제보건 관련기구

전 세계는 인류의 건강을 유지하고 증진하기 위해 협력하고 있으며, 이는 이념과 사상을 초월하여 질병관리 협력, 보건 진료 지식 및 기술의 교환을 통해 건강한 생활을 유도하고자 하는 보건조직을 중심으로 이루어진다.

1) 세계보건기구(WHO: World Health Organization)

세계보건기구는 1948년 4월 7일 국제연합(UN)의 경제사회이사회 전문기관 중 하나로 정식 출범하였으며, 본부는 스위스 제네바에 있다. 정책 결정은 세계보건기구총회와 집행이사회를 통해 이루어지며, 실무를 위한 사무국과 6개의 지역사무소(동지중해, 동남아시아, 서태평양, 남북아메리카, 유럽, 아프리카)에 분산되어 있다. 우리나라는 1949년 8월 17일에 65번째로 가입하였으며 서태평양지역본부 소속이고, 북한은 1973년 5월 19일 138번째로 가입하여 동남아시아지역본부에 소속되어 있다. WHO는 다음과 같은 기능을 수행한다.

❶ 국제 간 감염병 검역 대책 마련
❷ 각종 보건문제에 대한 협의, 규제, 권고안 제정
❸ 식품, 약물, 생물학적 제제의 국제 표준화
❹ 보건통계 자료 수집 및 의학적 조사와 연구
❺ 전문가 협력을 통한 보건의료 과학 발전
❻ 공중보건, 의료, 사회보장 향상
❼ 모자보건 향상
❽ 회원국 요청에 따른 의료 지원
❾ 감염병 관리
❿ 환경위생 및 산업보건 개선
⓫ 진단검사기준 확립
⓬ 정신보건 향상
⓭ 재해예방
⓮ 보건요원 훈련 및 기술 협력

2) 유엔아동기금(UNICEF)

UNICEF는 1946년 국제연합 총회 직속기구로 설립되었으며, 전쟁 피해 지역 및 전 세계의 모자보건 향상을 위해 식품과 자재를 공급하는 국제보건기구이다.

3) 유엔환경계획(UNEP: United Nations Environment Programme)

UNEP는 1972년 스웨덴 스톡홀름에서 열린 유엔환경회의의 권고에 따라 1973년 케냐 나이로비에 설립되었으며, 매년 6월 5일을 '세계 환경의 날'로 지정하였다. 1992년 브라질 리우에서 개최된 국제연합환경개발회의에서는 '리우선언과 행동강령'을 채택하고, 국제환경질서의 기반을 마련하였다. UNEP는 관리이사회의 운영 아래, 회원국이 분담한 유엔환경기금으로 운영되며, 다음과 같은 활동을 수행한다:

❶ 유엔 환경 관련 정책 수립
❷ 지구환경 감시 활동
❸ 환경 관련 국제협력 및 조정
❹ 환경 관련 지식과 정보 발전

CHAPTER 10

사회보험

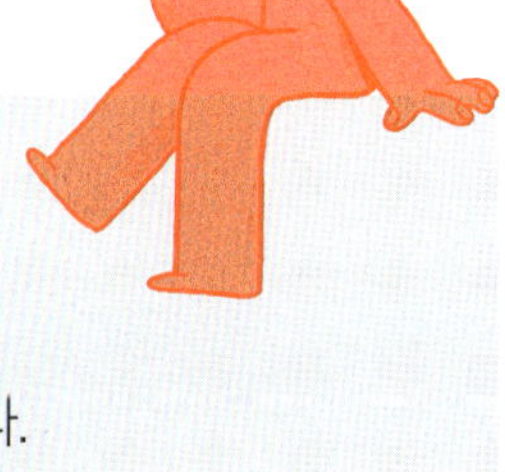

학습목표

1. 사회보장의 정의와 목적을 이해하고 설명할 수 있다.
2. 사회보장제도의 발전과정과 특징을 설명할 수 있다.
3. 우리나라 사회보장의 분류 체계를 이해하고 설명할 수 있다.
4. 우리나라의 사회보장 제도의 종류와 특징을 설명할 수 있다.
5. 의료보장의 유형과 차이점을 이해하고 설명할 수 있다.

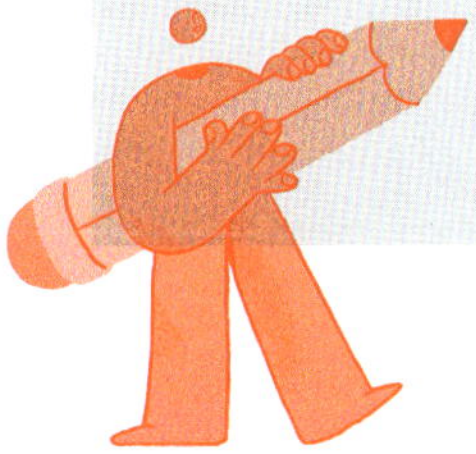

01 사회보장의 개념

사회보장이란 모든 국민이 안정된 삶을 영위할 수 있도록, 빈곤·질병·생활의 불안정 등 해가 되는 요소에 대해 국가가 부담하거나 개인에게 적용되는 보험 등을 통해 제공되는 사회안전망을 의미한다.

「사회보장기본법」 제3조 제1호에서는 사회보장을 "출산, 양육, 실업, 노령, 장애, 질병, 빈곤 및 사망 등 사회적 위험으로부터 모든 국민을 보호하고, 국민의 삶의 질을 향상시키기 위해 필요한 소득과 서비스를 보장하는 사회보험, 공공부조, 사회서비스"라고 정의하고 있다.

또한 '사회보장의 아버지'로 불리는 비버리지(W. Beveridge)는 1942년 영국 정부에 제출한 『사회보험과 관련 서비스(Social Insurance and Allied Services)』 보고서에서 사회보장을 세 가지로 구분하였다. 첫째, 실업·질병·재해 등으로 인한 소득 중단에 대한 대비, 둘째, 노령이나 부양자의 사망 등으로 인한 소득 상실에 대한 대비, 셋째, 출생·사망·결혼 등 특별한 지출에 대비한 소득 보장을 제시하였다.

그는 사회보장을 빈곤·궁핍과 관련지어 '궁핍의 퇴치'로 표현하며, 이는 국민소득의 재분배를 통해 일정 수준의 소득을 보장하고 국민 생활의 최저 수준을 확보하는 것이라고 강조하였다.

02 사회보장제도의 발전

사회보장제도는 17세기에 시작되었으며, 18세기 산업혁명과 함께 노사 분규가 발생하고 사회적 불안이 증대되면서 본격적으로 발전하기 시작하였다. 사회보장제도의 기원은 1883년 독일의 비스마르크(Otto von Bismarck)가 제정한 「근로자 보호를 위한 질병보호법」으로, 이를 사회보장제도의 출발점으로 본다. 이후 1935년 미국에서 세계 최초로 사회보장에 관한 단독법인 「사회보장법(Social Security Act)」이 제정되었고, 뉴질랜드(1938년), 영국(1942년), 프랑스(1945년) 등에서도 유사한 제도가 도입되었다.

사회보장제도의 출발은 빈곤을 예방하려는 '방빈(防貧)'과 이미 발생한 빈곤을 구제하려는 '구빈(救貧)'을 절충한 개념에서 비롯되었으며, 방빈을 위한 제도에는 소득보장이나 의료보장제도가, 구빈을 위한 제도에는 생계보호나 의료보호와 같은 공적부조제도가 포함된다.

03 우리나라 사회보장 체계

국제노동기구(ILO)는 사회보장을 사회보험과 공공부조로 분류하고 있으며, 우리나라와 일본에서는 사회보험, 공공부조, 사회서비스의 세 가지로 구분하고 있다. 우리나라의 「사회보장기본법」 제3조에서는 사회보장을 "출산, 양육, 실업, 노령, 장애, 질병, 빈곤 및 사망 등의 사회적 위험으로부터 모든 국민을 보호하고, 국민의 삶의 질을 향상하는 데 필요한 소득과 서비스를 보장하는 사회보험, 공공부조, 사회서비스"로 정의하고 있다 그림 10-1 .

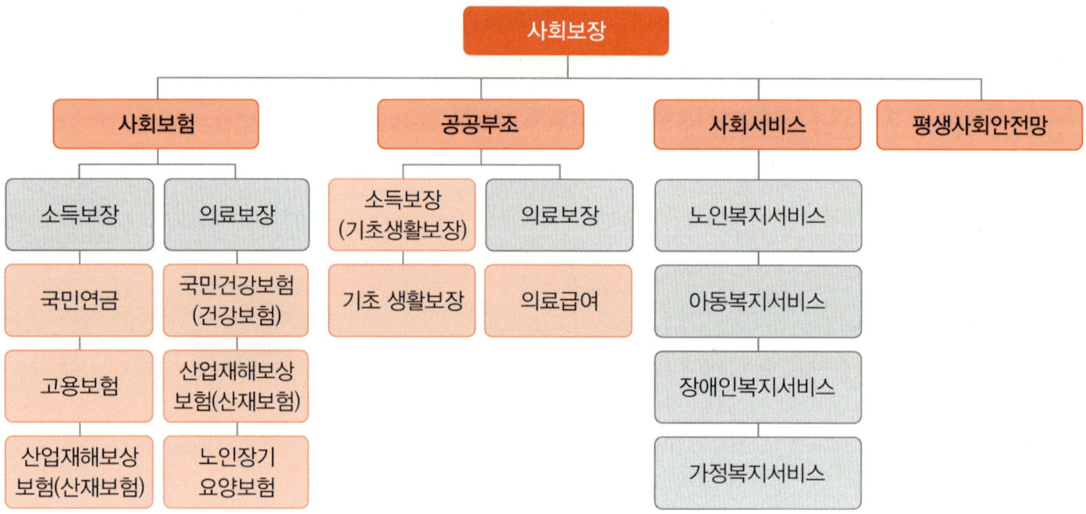

그림 10-1 사회보장체계

1) 사회보험(Social insurance)

사회보험이란 국민에게 발생하는 사회적 위험을 보험의 방식으로 대처함으로써 국민의 건강과 소득을 보장하는 제도를 말한다(「사회보장기본법」 제3조 제2호).

가입은 의무적으로 이루어지며, 사회보험에 드는 비용은 사용자, 피용자(被傭者) 및 자영업자가 부담하는 것을 원칙으로 하되, 관계 법령에서 정하는 바에 따라 국가가 그 비용의 일부를 부담할 수 있다(「사회보장기본법」 제28조 제2항). 대표적인 사회보험 제도로 4대 보험이라고 부르는 국민연금, 국민건강보험(건강보험), 고용보험, 산업재해보상보험(산재보험)이 있고 노인장기요양보험을 포함하여 5대 사회보험이라고도 부른다. 이들 제도는 소득 수준에 비례해 보험료를 산정하며, 각종 위험으로부터 노동자와 그 가족을 보호하는 핵심적인 사회보장 수단이다.

① 국민연금제도

국민연금제도는 노령, 장애, 사망 등으로 인해 소득활동이 중단된 경우에 대비해 연금급여를 제공하여 국민의 생활 안정과 복지 증진을 목적으로 한다. 「국민연금법」에 따라 공무원과 군인 등 일부 특수직 종사자를 제외한 전 국민을 대상으로 시행되며, 소득 활동 중 납부한 보험료를 기반으로 기본적인 생활 보장을 지원하는 강제 가입형 사회보험이다.

② 국민건강보험 제도

국민건강보험제도는 「국민건강보험법」에 따라 국민의 질병, 부상, 출산, 사망, 건강증진 등에 대해 보험급여를 제공함으로써 국민 보건 향상과 사회보장 증진을 목적으로 하는 제도이다. 적용 대상은 국내 거주 모든 국민이며, 가입자는 직장가입자와 지역가입자로 구분된다. 다만 의료급여 수급자, 국가유공자 중 의료보호 대상자, 재외국민 등은 적용 대상에서 제외된다.

③ 고용보험 제도

고용보험제도는 고용 안정과 직업 능력 개발을 통해 실업을 예방하고, 실업 시 생계 지원과 재취업을 촉진하는 사회보장 제도이다. 「고용보험법」에 따라 고용 안정 사업, 직업 능력 개발 사업, 실업급여, 모성 보호 급여 등을 주요 사업으로 운영하며, 해고 등으로 실직한 근로자는 실업급여를 통해 생활 안정과 구직 활동을 지원받을 수 있다.

④ 산업재해보상보험(산재보험) 제도

산재보험제도는 산업재해로 인한 근로자와 그 가족의 생활을 보장하기 위해 1964년 도입된 우리나라 최초의 사회보험이다. 산재보험은 국가가 사업주로부터 보험료를 징수하여 재원을 마련하고, 고의나 과실 여부와 관계없이 업무상 재해를 입은 근로자에게 보상하는 무과실 책임주의를 채택하고 있다. 보험료는 사업주가 전액 부담하며, 정률 보상 방식과 신속한 이의 신청 처리를 위한 심사·재심사 제도 등이 주요 특성이다.

⑤ 노인장기요양보험 제도

노인장기요양보험제도는 2008년 「노인장기요양보험법」에 따라 도입된 복지형 사회보험으로, 고령이나 노인성 질환으로 일상생활이 어려운 노인에게 신체·가사활동을 지원함으로써 삶의 질을 높이고 가족의 부담을 줄이는 것을 목적으로 한다. 만 65세 이상 노인을 주 대상으로 하며, 필요 시 65세 미만자도 포함될 수 있다. 급여는 시설 또는 자택에서 제공되는 재가급여 등 현물급여와 일부 현금급여로 구분되며, 보험료는 건강보험료의 일정 비율(2024년 기준 약 6.55%)로 통합 징수된다. 국고가 20%를 지원하며, 본인부담금은 재가급여 15%, 시설급여 20%로 설정되어 있다.

2) 공공부조(Public assistance)

공공부조는 생활 유지 능력이 없거나 어려운 사람들에게 국가 또는 지방자치단체가 생계비 또는 의료비 등을 직접 지원하여 최저한도의 인간다운 생활을 보장하는 제도이다. 국민기초생활보장제도와 의료급여가 대표적인 공공부조에 해당한다. 공공부조는 자본주의 체제의 구조적 문제로 인해 발생한 빈곤층을 보호하고, 소득의 재분배를 통해 사회적 형평을 실현하는 데 의의가 있다. 그러나 국가 재정의 부담이 크며, 대상자의 근로 의욕을 저하시킬 수 있다는 점에서 제한점도 존재한다. 이에 따라 적절한 근로유인 정책과 병행하여 운영되는 것이 중요하다.

① 국민 기초생활 보장제도

국민기초생활보장제도는 국민의 최저생활을 보장하고 자활을 지원하기 위해 시행되는 사회보장제도로, 1961년부터 운영되었던 「생활보호법」에 기반한 생활보호제도를 폐지하고 「국민기초생활 보장법」에 따라 2000년 10월부터 시행되었다. 이 제도는 생활이 어려운 사람에게 필요한 생계비를 지원하되, 근로능력이 있는 대상자는 자활사업에 참여하는 조건으로 급여를 지급하는 '생산적 복지' 철학을 기반으로 한다. 소득이 최저생계비에 미달하는 경우 부족한 금액 전액을 국가가 지원하며, 근로능력이 없는 빈곤층은 조건 없이, 근로능력이 있는 경우에는 직업훈련이나 자활사업 참여를 조건으로 지원받는다. 생계급여 외에도 의료, 주거, 교육 등 다양한 분야에서 급여가 제공되어 생활 전반을 지원하는 종합적 복지제도이다.

② 의료급여 제도

우리나라의 의료급여제도는 생활이 어려운 사람에게 의료급여를 제공하여 국민 보건 향상과 사회복지 증진에 이바지하는 것을 목적으로 한다. 「의료급여법」에 따라 의료급여를 받을 수 있는 대상자는 다음과 같다 그림 10-2, 그림 10-3.

1종 수급권자	2종 수급권자
• **국민기초생활보장수급자**: 근로무능력 가구, 희귀난치성질환 중증질환(암환자, 중증화상환자만 해당) 등록자, 시설수급자 • **행려환자** • **타법적용자**: 이재민, 의상자 및 의사자의 유족, 입양아동(18세 미만), 국가유공자, 국가무형문화재보유자, 북한이탈주민, 518 민주화운동 관련자, 노숙인	국민기초생활보장대상자 중 1종 수급 대상이 아닌 가구 타법수급대상자 중 1종 수급 대상이 아닌 가구 또는 가구원

그림 10-2 의료급여 수급권자별 적용대상자

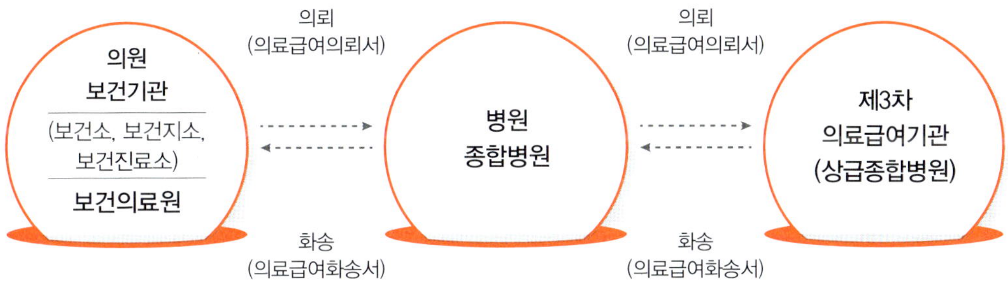

그림 10-3 의료급여 진료 절차

3) 사회서비스(Social service)

사회서비스는 복지, 보건의료, 교육, 고용, 주거, 문화, 환경 등 다양한 영역에서 국민의 기본 생활을 지원하는 비금전적 사회보장 수단이다. 국공립 및 민간 부문에서 제공되며, 상담, 돌봄, 재활, 역량 개발 등 다양한 형태의 서비스를 포함한다. 노인복지, 아동복지, 장애인복지 가정복지 등도 대표적인 사회서비스에 해당한다. 사회서비스는 단순한 현금 지원이 아닌 자립 능력 향상과 삶의 질 개선을 지향하며, 개인의 주체적인 사회참여를 돕는 데 강점을 가진다. 다만 소득 재분배 효과는 미미하고, 다른 사회보장제도와의 연계가 필요하다는 한계도 있다.

4) 평생사회안전망(Life-cycle social security system)

평생사회 안전망은 생애주기 전반에 걸쳐 인간이 보편적으로 필요로 하는 기본적 욕구와, 특정한 사회적 위험(질병, 실업, 노령 등)으로 인해 발생하는 특수한 욕구를 모두 충족시키기 위해 마련된 맞춤형 사회보장제도를 말한다. 이는 개인의 생애주기별 상황에 맞춰 소득 보장과 서비스 제공을 통합적으로 지원함으로써, 삶의 질 향상과 사회적 안정성을 동시에 추구하는 것을 목표로 한다. 평생사회 안전망은 아동, 청년, 중장년, 노인 등 생애 각 단계별로 건강, 고용, 소득, 주거, 돌봄 등 다양한 분야를 포괄하여, 사회적 불평등을 완화하고 개인의 자립과 사회참여를 촉진하는 데 기여한다.

04 우리나라의 사회보장 제도의 발전과정

우리나라의 사회보장제도는 삼국시대 구빈정책에서 그 기원을 찾을 수 있다. 당시에는 유민을 막고 굶주린 백성을 구제하기 위한 구휼사업이 중심이었다. 고려시대에는 창제도와 구빈기관이 제도적으로 운영되었으며, 조선시대에는 상평창과 활인서 등 조직적인 구빈제도가 마련되었다. 일제강점기에는 '조선구호령'이 제정되었고, 광복 이후 미군정 시대에는 '훈령 제18호'를 통해 사회보장 기본 체계가 마련되었다. 현대적 의미의 사회보장제도는 1960년대에 본격적으로 제정되기 시작하여, 「생활보호법」, 「재해구호법」, 「아동복리법」, 「산업재해보상보험법」, 「공무원연금법」, 「의료보험법」 등이 연이어 제정되었다. 이후 「국민연금법」, 「사회복지사업법」, 「군인연금법」 등 다양한 제도가 도입되었고, 제4차 경제개발 5개년 계획을 계기로 사회개발이 국가적 과제로 강조되면서 사회보장제도가 본격적으로 확대되었다.

한편, 사회보험 분야에서는 1964년 산업재해보상보험을 시작으로 1977년 의료보험(건강보험), 1988년 국민연금, 1995년 고용보험이 차례로 시행되어 4대 사회보험 체계가 구축되었다. 공공부조 분야에서는 1961년 「생활보호법」에 따라 생활보호 제도가 시작되었고, 이를 대체하여 1999년 「국민기초생활보장법」이 제정되면서 2000년부터 '국민기초생활보장제도'가 시행되어, 생활이 어려운 국민에게 생계, 주거, 의료, 교육 등의 기본적인 생활을 보장하고 자활을 지원하는 체계로 발전하였다.

05 의료보장

1) 개념

건강보험제도에서는 보험사고 발생 시 피보험자가 일정 약정에 따라 금전이나 서비스를 제공받는다. 의료급여 방식에는 직접급여와 간접급여가 있으며, 직접급여는 보험자가 운영하는 의료기관을 통해 피보험자에게 직접 의료를 제공하는 방법이고, 간접급여는 진료비를 의료기관에 직접 지급하거나, 피보험자가 선지급 후 보험자로부터 상환받는 방식으로 구분된다. 의료보장은 국민의 건강권을 보호하기 위해 필요한 보건의료서비스를 국가나 사회가 제도적으로 제공하는 것을 의미하며, 건강보험, 의료급여, 산재보험을 포괄한다. 이 제도는 재정 부담을 완화시키고 국민의 주인의식과 참여의식을 높이는 데 기여한다. 최근 사회계층 간 의료수혜의 불평등 심화, 의료이용도의 소득·지역·성별·직업·연령별 격차에 대한 사회적 불만이 커짐에 따라, 의료보장제도의 필요성은 더욱 강조되고 있으며, 보건의료서비스는 의식주에 이어 제4의 기본 수요로 인식되고 있다.

2) 유형

의료보장의 유형은 재원 조달 방식에 따라 분류된다. 대표적으로 보험가입자의 보험료를 주된 재원으로 하는 국민건강보험 방식(National health insurance, NHI)과, 국민 개개인의 직접적인 부담 없이 조세를 통해 운영되는 국민보건서비스 방식(National health service, NHS)이 있다. 국민건강보험은 보험료 기반의 사회보험 제도로 우리나라, 일본, 독일, 프랑스 등이 채택하고 있고, 국가보건서비스는 조세 기반으로 영국, 북유럽 등에서 운영하고 있다 표 10-1 .

(1) 국민건강보험

국민건강보험은 개인의 기여를 기반으로 보험료를 주 재원으로 삼는 제도로, 일명 비스마르크(Bismarck)형 의료제도라고도 불린다. 이 제도는 사회보험 방식의 하나로, 국민이 보험료를 납부하여 보건의료서비스를 이용할 수 있도록 하며, 의료비 지출의 효율성을 높이기 위해 진료 시 본인이 일부 비용을 부담하는 특징이 있다. 한국, 독일, 프랑스, 일본 등이 대표적으로 의료보험 제도를 운영하고 있으며, 이를 통해 국민의 건강권을 보장하고 의료서비스 이용의 접근성을 강화하고 있다.

(2) 국민보건서비스

국가보건서비스는 일명 비버리지(Beveridge)형 의료제도로, 국민의 의료 문제를 국가가 책임진다는 관점에서 조세를 재원으로 하여 모든 국민에게 국가가 직접 의료서비스를 제공하는 의료보장 방식이다. 조세를 기반으로 하므로 사회보험형 제도에 비해 부담의 형평성이 높다는 장점이 있다. 그러나 국가 주도로 운영되기 때문에 의료의 질 저하나 관리·운영상의 비효율이 발생할 수 있는 한계도 존재한다. 대표적인 예로 영국의 NHS(National health service)가 있으며, 이를 통해 의료 접근성은 높지만, 대기시간이나 서비스 질 저하 문제가 지적되기도 한다.

표 10-1 국민건강보험 방식과 국민보건서비스 방식의 비교

구분	국민건강보험	국민보건서비스
제도 유형	사회보험 방식(Bismarck형)	조세 방식(Beveridge형)
재원 구조	보험료 + 정부지원	전액 조세
운영 주체	공공기관(예: 국민건강보험공단)	국가 직접 운영(예: 영국 NHS)
적용 대상	전 국민(공무원, 근로자 등으로 구분적용)	전 국민(구분 없이 일괄 적용)
본인부담금	있음(외래, 입원, 약제 등 일부)	일반적으로 없음 또는 매우적음
장점	의료 선택의 자유, 민감 참여 가능	평등한 접근성, 의료비 부담 거의 없음
단점	불균형한 의료이용, 의료비 증가 가능성	서비스 질 저하 우려, 대기시간 길 수 있음

3) 진료비 지불제도

(1) 행위별수가제(Fee-for-Service)

의료기관이 제공한 의료서비스(진료, 약제, 치료재료 등) 각각에 대해 가격을 책정하고, 사용량에 따라 진료비를 지급하는 제도로, 서비스 제공량이 많을수록 의료기관 수입이 증가하는 구조를 가진다.

(2) 포괄수가제(Bundled Payment)

입원환자를 수술명, 처치명, 나이, 진료 결과 등 기준에 따라 유사한 환자군으로 분류하여, 사전에 정해진 금액으로 진료비를 지급하는 제도이다. 2013년 7월부터 전국 의료기관에 적용되었으며, 주요 질병군은 백내장수술, 편도 및 아데노이드 수술, 항문수술, 탈장수술, 맹장수술, 제왕절개분만, 자궁 관련 수술 등이다.

(3) 신포괄수가제

신포괄수가제는 기존 포괄수가제에 행위별수가제적 요소를 반영한 혼합형 지불제도로, 입원료, 처치 등 기본 서비스는 포괄수가로, 수술·시술 등은 행위별 수가로 별도 보상하는 방식이다. 2009년 시범 도입 이후 2019년부터 암, 뇌, 심장, 희귀질환 등 4대 중증질환까지 확대 적용되었다.

(4) 인두제(Capitation)

인두제는 의사가 관리하는 등록 환자 수에 따라 고정된 금액을 받는 방식으로, 환자 진료 여부와 관계없이 보험자나 국가로부터 등록 환자 수에 비례하여 수입이 지급된다. 주로 1차 보건의료에 적용되며, 의료전달체계 확립과 주치의 제도가 함께 운영되어야 한다.

(5) 봉급제(Salary)

봉급제는 의료인이 제공한 서비스 양이나 환자 수와 무관하게 일정 기간에 따라 고정 급여를 지급하는 방식으로, 의료인의 수입을 안정시키고 불필요한 경쟁을 억제하는 효과가 있다.

(6) 총액계약제(Global Budget)

총액계약제는 의료 소비자와 제공자가 사전에 진료비 총액을 계약하는 방식으로, 전체 진료비 총액을 제한함으로써 과잉진료를 자율적으로 억제할 수 있는 구조를 가진다.

(7) 일당진료비 방식(Daily Charge or Per Diem Fee)

일당진료비 방식은 병원 입원 진료에 주로 적용되며, 투입자원이나 서비스 강도의 차이를 반영하지 않고 1일당 일정한 금액을 지급하는 제도이다. 기간에 따라 진료비가 결정되며, 포괄수가제의 일종으로 보기도 한다 표 10-2 .

표 10-2

지불방식	장점	단점
행위별수가제 (Fee-for-Service)	환자에게 충분한 양질의 의료서비스 제공 가능, 신의료기술 및 신약 개발 기여, 의료 다양성 반영으로 제도 수용성 높음	과잉진료 및 과잉검사 발생 우려, 국민 의료비 증가 가능성, 수가 구조 복잡성으로 청구 오류 및 허위·부당청구 우려
포괄수가제 (Bundled Payment)	경영과 진료의 효율화, 과잉진료 및 의료서비스 오남용 억제, 심사기구·보험자 간 마찰 감소, 진료비 청구 간소화 및 투명성 제고	서비스 최소화로 의료 질 저하 및 환자 마찰 우려, DRG 코드 조작 가능성, 의료 다양성 미반영으로 의료기관 제도 수용성 낮음
봉급제 (Salary)	의료서비스 제공 비용 상대적으로 적음, 의료인 수입 안정	진료 질 향상 및 효율성 제고 열의 부족, 관료화·형식주의화·경직화 우려, 진료 질 저하 가능성
인두제 (Capitation)	진료비 지불 관리·운영 편리, 지출 비용 사전 예측 가능, 예방의료·공중보건 노력 유도, 국민 의료비 억제 가능	과소진료 우려, 고급·첨단 진료 적용 유인 부족, 중증 질병 환자 등록 기피 가능성
총액계약제 (Global Budget)	과잉진료 및 청구 시비 감소, 공급자 불만 감소, 의료비 지출 예측 가능 및 재정 운영 안정, 공급자 자율적 규제 가능	보험자와 의사단체 간 계약 체결 어려움, 진료비 배분 갈등 발생 가능성, 의료 질 향상 유인 부족 및 과소진료 우려

CHAPTER 11

학교보건 및 보건교육

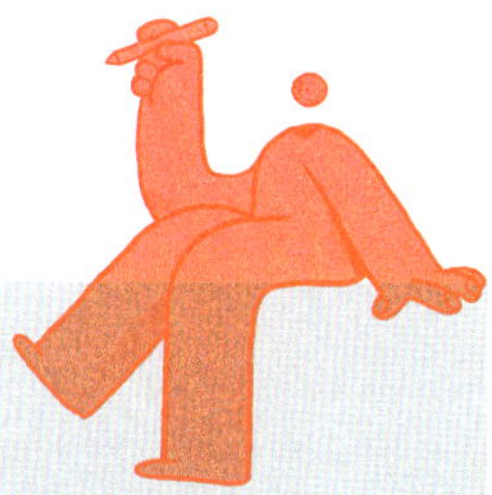

학습목표

1. 학교보건의 개요에 관해서 설명할 수 있다.
2. 학교보건의 영역과 내용을 설명할 수 있다.
3. 학교보건봉사에 관해서 설명할 수 있다.
4. 학교보건사업에 관해서 설명할 수 있다.
5. 보건교육 개요에 관해서 설명할 수 있다.
6. 보건교육의 방법에 관해서 설명할 수 있다.

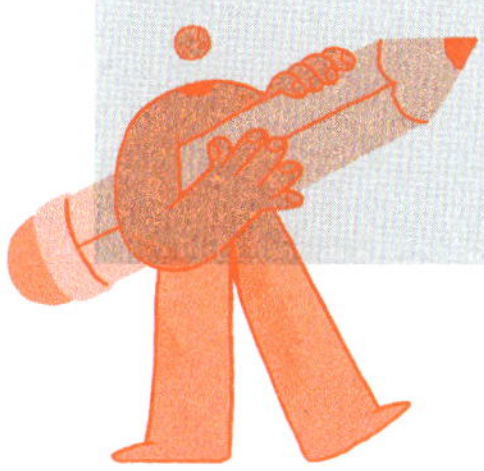

학교보건

01 학교보건의 개요

1) 학교보건의 정의

학교보건은 학생과 교직원이 건강하고 안전하게 생활할 수 있도록 질병을 예방하고 건강을 보호·증진함으로 건강한 학교생활을 유지하게 하는 것이다.

세계보건기구(WHO)는 보건교육을 '사람들과 그 행위에 중점을 두고, 사람들이 건강한 삶을 선택하고 유지하며, 유용한 의료서비스를 합리적으로 사용하며, 개인 또는 집단으로 건강 수준 및 환경개선에 관한 결정을 스스로 수행하도록 돕는 역할을 하는 것'이라고 정의하였다.

2) 학교보건의 목적

학생과 교직원들의 건강과 안녕을 확보하고 이들의 미래에 건강한 삶을 영위해 갈 수 있는 능력을 함양하고, 학교 교육의 학습 능률을 높이고 평생 건강의 기틀을 마련하는 데 중점을 두고, 교육적 활동으로 학교 구성원 모두의 건강관리 목적을 두고 있다. 학생과 교직원에게 보건 봉사와 안전을 위하여 쾌적한 환경정리, 보건교육, 보건서비스를 제공하여야 한다. 그러므로 학교보건 대상자가 신체적·정신적·사회적으로 안전한 상태가 될 수 있도록 적정 기능을 하여야 한다.

3) 학교보건의 중요성

학교보건은 학생들의 건강을 보호하고, 학습 환경을 받아들이는 중요한 역할을 하며, 학교는 지역사회의 중심기관이라는 점에서 중요하다. 학교보건은 공중보건 사업 중에서 학교와 지역사회의 공동 노력을 통하여 가능한 것이다.

학교보건이 공중보건상 중요한 이유는 아래와 같다.

- 학생 인구가 지역사회의 인구의 약 1/4 이상이 되는 큰 집단이다.
- 학생은 배우려는 의욕이 있기 때문에 보건 교육적 효과를 높일 수 있는 시기이며, 학생들의 장래에 건강의 생활화가 가능하다.
- 학교는 지역사회의 중심이 되며, 학생을 통한 지역사회나 가족에게 간접적 보건교육을 실현할 수 있다.
- 학령기에는 건강 행위를 형성하는 시기이므로 학교보건의 강화는 건강한 성인으로 이르게 할 수 있기 때문이다.
- 학교 교육의 교육적 효율을 크게 향상할 수 있는 시기이다.

02 학교보건의 영역과 내용

1) 학교보건의 영역

학교보건의 목적을 실현하는 데 있어, 학생과 교직원들의 육체적·정신적 건강 증진과 질병 및 사고의 예방 사업까지 포함되어야 한다. 구체적인 사업은 다음과 같다.

- 학교보건사업
- 학교환경위생
- 학교정신보건
- 학교급식관리
- 학교보건교육
- 사고예방과 응급처치

2) 학교보건의 내용

학교보건사업은 국가 장래를 짊어지고 나아갈 학생들의 건강을 위해서 가장 중요한 교육활동이라 할 수 있다. 가장 우선시해야 할 것은 학교 환경위생이다. 학교 보건법 제15조 규정에 따라 학교장이 위촉한 학교의사(치과의사와 한의사 포함), 학교약사와 보건교사를 학교에 둔다. 학교보건관리의 총책임자는 학교장이고 보건교사는 책임 실무자이며 학생건강관리에 가장 큰 영향을 주는 사람은 담당 교사이다. 학교장은 명확한 이유가 있을 때 휴교 조치를 명할 수 있다.

- 계속 교내 접촉이 전염원이 될 우려가 있을 때
- 각종 조치에도 불구하고 환자가 계속 발생할 때
- 휴교로서 환자 발생이 감소하리라는 충분한 이유가 있을 때

(1) 초등학교의 보건교육 내용과 구성원

초등학교에서의 보건교육은 주로 체육과 관련하여 담임교사에 의해 실시되는데 어렸을 때부터 건강

에 관한 건강한 습관을 기르는 것을 목표로 한다. 학교보건의 주요 영역은 인체의 구조와 기능, 식사, 휴식, 적응과 정신위생, 질병 예방과 관리, 가정생활, 개인의 건강 유지와 증진, 피로, 알코올, 담배, 마약, 사고 예방, 지역사회의 건강 문제에 교육을 시행한다.

18학급 이상의 초등학교에 학교의사 1명, 학교약사 1명 및 보건교사 1명을 두고, 18학급 미만의 초등학교에는 학교의사 또는 학교약사 중 1명을 두고, 보건교사 1명을 둘 수 있다.

(2) 중고등학교의 보건교육 내용과 구성원

중고등학교에서는 보건 학습을 독립된 과목을 지도하는 것이 바람직하다. 보건교사가 보건교육을 시행하고 건강에 대한 건전한 태도를 육성하고 지도하여야 한다. 학교보건의 주요 영역은 인체의 성장 발달과 기능, 영양과 음식 가정생활, 질병의 예방과 관리, 산업위생, 환경관리, 안전과 구급처치, 개인위생, 정신과 건강, 알코올, 담배, 마약, 소비자 보건, 성교육 정신건강, 지역사회의 건강 문제에 교육을 시행한다.

9학급 미만인 중고등학교에는 학교의사 1명, 학교약사 1명 및 보건교사 1명을 두고, 9학급 미만의 중고등학교에는 학교의사 또는 학교약사 중 1명을 두고, 보건교사 1명을 둔다.

(3) 대학의 보건교육 내용과 구성원

대학에서는 보건교육은 올바른 시민으로서의 기본적인 조건이 되는 건강한 시민 육성을 목적으로 하는 영역의 일반교육을 시행한다. 대학에서 보건보건의 주요 영역은 개인의 건강 증진을 위해서는 건강의 보호와 증진, 정서적·사회적 건강 영역에는 개인의 적응, 집단생활에 대한 적응, 가족생활을 위한 준비가 있다. 보건 계획은 건강정보, 보건 제품 등에 올바른 평가를 해야 할 것이며 의료서비스의 선택, 의료예산에 대한 교육, 국가적, 국제적 보건 조직의 기능에 대한 이해와 건강에 관련 직업 등이 교육을 시행한다.

대학, 사업대학, 교육대학, 전문대학에는 학교의사 1명 및 학교의사 1명을 둔다.

3) 보건교사, 학교의사 및 약사의 직무

(1) 보건교사의 직무내용

❶ 학교보건 계획의 수립

❷ 학교 환경위생의 유지·관리 및 개선에 관한 사항

❸ 학생과 교직원에 대한 건강진단의 준비와 시행에 관한 협조

❹ 각종 질병의 예방 처치 및 보건지도

❺ 학생과 교직원의 건강 관찰과 학교 의사의 건강상담, 건강평가 등의 실시에 관한 협조

❻ 신체가 허약한 학생에 대한 보건지도

❼ 보건지도를 위한 학생 가정방문

❽ 교사의 보건교육 협조와 필요시의 보건교육

❾ 보건실의 시설·설비 및 약품 등의 관리

❿ 보건교육 자료의 수집·관리

⓫ 학생건강기록부의 관리

⓬ 보건실 운영에 관한 사항

⓭ 간호사 면허를 가진 경우는 외상 등 치료, 응급처치, 부상과 질병의 악화를 방지하기 위한 처치, 건강진단 결과 발견된 환자의 요양지도 및 관리, 의료행위에 따르는 의약품 투여 등 그밖에 학교의 보건관리

(2) 학교의사의 직무내용

❶ 학교보건계획의 수립에 관한 자문

❷ 학교환경위생의 유지관리 및 개선에 관한 자문

❸ 학교 및 교직원의 건강진단과 건강평가

❹ 각종 질병의 예방처치 및 보건지도

❺ 학생 또는 교직원의 건강상담

❻ 기타 학교보건 관리에 관한 지도

(3) 학교약사의 직무내용

❶ 학교보건계획의 수립에 관한 자문

❷ 학교환경위생의 유지관리 및 개선에 관한 자문

❸ 학교에서 사용하는 의약품 및 독극물의 관리에 관한 자문

❹ 학교에서 사용하는 의약품 및 독극물의 실험·검사

❺ 기타 학교보건관리에 관한 지도

03 학교보건 봉사

학교에서 수행할 수 있는 학교보건봉사의 내용은 학생과 교직원의 건강평가, 건강진단과 관찰건강상담, 감염병관리, 구강보건관리, 응급처치 및 안전관리, 교직원 건강관리 등이 있다.

1) 학생과 교직원 건강평가

학교보건사업 중 중요한 것은 학생과 교직원의 건강을 평가하는 것으로 건강진단, 간이검사, 건강 관찰, 건강기록 등을 실시하는데, 평가 방법은 정기 건강평가와 수시 건강평가로 구분하여 실시한다.

2) 건강진단과 관찰

(1) 진단

건강진단 중 체격검사는 보건교사와 담임교사에 의해서 실시하고, 체력검사는 체육 담당 교사나 담임교사에 의해서 실시하며, 체질검사는 보건교사나 담임교사와의 협력으로 의사, 치과의사 등에 의해서 실시한다.

(2) 관찰

정기적 또는 수시 실시하되 담임교사, 보건교사, 체육 교사, 학부모, 교의 등에 의해서 실시하지만, 담임교사의 역할이 가장 크다. 건강 관찰 내용은 개인의 청결 등 위생 상태, 질병 감염 여부나 징후, 비정상적 행동·태도·용모, 정신적 및 정서적 안정 여부, 결석 상태, 성적의 급격한 변화 등을 중심으로 관찰한다.

3) 건강상담

건강상담은 학생이나 교직원의 건강상에 목적이 있지만, 교육목적의 성취를 위해서도 매우 중요하다. 건강상담은 담임교사, 보건교사, 의사, 치과의사 등이 실시하지만 학교와 가정 및 지역사회의 긴밀한 연계하에 실시한다.

건강상담의 대상이 되는 학생은 다음과 같다.

- 건강평가 결과 계속 관찰해야 하는 학생
- 심신에 이상이 있는 학생

> 학부모의 요청이 있는 학생
> 각종 교육활동이나 체육행사 등 학교행사에 참여 여부를 결정하기 위해 실시

4) 감염병 관리

학교 감염병 관리는 「감염병예방법」 및 「결핵예방법」 등에 명시된 질병들을 중심으로 법이 규정한 내용을 충실히 이행해야 한다. 학교 감염병 관리는 전파 예방이라는 측면에서 예방의학적 활동이 강조되어야 하며, 특히 결핵의 정기검사가 시행되어야 한다. 감염병 환자가 발생했을 때는 등교정지, 휴학 등 다른 학생에게 전파되지 않도록 관리하고, 세균성 감염병 환자에 대해서는 1~2일 간격으로 검사대상물 검사를 시행하여 연속 2회 이상 음성일 때 등교시켜야 한다. 그밖에 감염병 관리, 결핵 관리, 기생충 관리 등 명시된 질병이 발생하였을 때 학교장은 감염병에 대해 사전교육과 함께 교내 전파를 막고 등교정지나 휴학의 조치를 하며 예방접종을 시행한다.

5) 구강보건관리

유치가 영구치로 교환되는 시기에 있어서 구강보건은 매우 중요한 의미를 지니고 있으므로, 구강 위생 및 치아 위생에 대한 학생 지도 활동이 중요하다. 충치 환자가 많은 지역에서는 상수의 불소처리, 치아의 불소도포 등 우식치 예방을 위한 활동이 중요하다.

6) 응급처치 및 안전관리

학교는 화재, 폭발, 폭풍우 등 천재지변과 안전사고나 응급환자가 발생하였을 때 응급처치를 할 수 있는 대책을 마련해 두어야 한다. 교직원은 누구나 사고 예방을 위한 안전관리 및 사고 발생 시 응급처치 요령을 숙지하도록 해야 하고, 학부모와 연락망을 확보하고 병원으로 즉시 후송할 수 있는 조치를 마련해야 하며, 양호실에는 구급 비상약품이 항상 비치되어야 한다.

7) 교직원의 건강관리

교직원은 정신적으로 불안정한 상태이거나 감염병에 걸려서는 안되므로 신규 채용 시 엄격한 신체검사를 시행한 후에 채용하여야 하며, 채용 후에는 매년 정기적인 건강진단을 하고 감염자는 적절한 조치를 해야 한다.

04 학교환경위생

1) 학교환경위생 목적

「학교보건법 시행규칙」 제3조 제3항의 규정에 따라 학교시설[교사대지·체육장, 교사·체육관·기숙사나 급식시설, 교사대지 또는 체육장 안에 설치되는 강당 등을 말한다. 이하 같다]에서의 환경위생 및 식품위생의 오염 여부 등을 통일된 방법으로 점검하고 이를 기록·보존하는 데 필요한 사항에 관하여 규정함을 목적으로 한다.

2) 적용 범위

「유아교육법」 제2조 제2호의 규정에 따른 유치원, 「초·중등교육법」 제2조 및 「고등교육법」 제2조 각호의 규정에 따른 학교나 「고등학교 이하 각급 학교 설립·운영 규정」 및 「대학 설립·운영 규정」에 의한 시설이나 설비 범위이다.

3) 점검 항목

점검 항목은 환기, 채광, 실내 온도 및 습도, 소음, 교사 안에서의 공기질 등, 폐기물, 구내매점, 먹는 물, 상하수도, 화장실, 기타 환경위생에 관한 사항을 점검 항목으로 두고 있다 표 11-1 .

표 11-1 점검 항목별 정기 점검 시기 및 횟수

구분	점검 항목	중점 점검 시기	연간 점검횟수	비고
1	환기	연중	2회 이상	
2	채광(자연조명) 및 조도(인공조명)	연중	2회 이상	
3	실내온도 및 습도	계절 별	4회 이상	
4	소음	연중	2회 이상	
5	교사안에서의 공기질 등	연중	상·하반기 각각 1회 이상	
5-1	미세먼지(PM10 및 PM2.5)	—		교사, 급식시설, 체육관이나 강당
5-2	이산화탄소(CO_2)	—		교사, 급식시설

구분	점검 항목	중점 점검 시기	연간 점검횟수	비고
5-3	폼알데하이드(HCHO)	—		교사, 기숙사(건축 후 3년이 지나지 않은 기숙사로 한정) 및 급식시설
5-4	총부유세균	—		교사, 급식시설
5-5	낙하 세균	—		보건실, 급식시설
5-6	일산화탄소(CO)	—		직접 연소에 의한 난방 교실 및 도로변교실
5-7	이산화질소(NO_2)	—		
5-8	라돈(Rn)	—		기숙사(건축 후 3년이 지나지 않은 기숙사로 한정한다), 1층 및 지하의 교사
5-9	총휘발성유기화합물(TVOC)			신축(증·개축)후 3년이내
5-10	석면	—		석면안전관리법 제22조제1항 후단에 따른 석면건축물에 해당하는 교실
5-11	오존(O_3)	—		교무실이나 행정실
5-12	진드기(진드기 알레르겐 포함)	—		보건실
5-13	벤젠	—		건축 후 3년이 지나지 않은 기숙사
5-14	톨루엔	—		
5-15	에틸벤젠	—		
5-16	자일렌	—		
5-17	스티렌	—		
6	폐기물	하절기	2회 이상	
7	구내매점 및 구내식당	하절기	2회 이상	
8	먹는 물	계절별	4회 이상	
9	상수도나 하수도	연중	2회 이상	
10	화장실	하절기	4회 이상	
11	기타 환경위생에 관한 사항	하절기	4회 이상	

▶ 비고: 1. 오염물질 중 라돈에 대한 정기 점검 결과가 시행규칙 별표6에 해당하는 1층 교실에 대해서는 정기 점검 주기를 3년으로 할 수 있다.
2. 감염병 등 재난 발생으로 학교의 정상 운영이 곤란하다고 교육부장관이 인정하는 경우에는 먹는 물 점검 시기를 조정할 수 있다.

▶ 출처: 국가법령정보센터, 학교보건법시행령, 학교 환경위생 및 식품위생 점검기준

4) 학교환경위생 정화구역

학교의 보건위생 및 학습 환경을 보호하기 위해 설정하는 구역을 의미한다. 교육환경 보호에 관한 법률로 지정하며, 지정권자는 시도 교육감이다. 학교환경위생 정화구역(이하 정화구역)을 설정 고시하고, 절대정화구역과 상대정화구역으로 나누어진다.

(1) 절대정화구역

절대정화구역은 학교 출입문으로부터 직선거리로 50m 이내의 구역이다 그림 11-1.

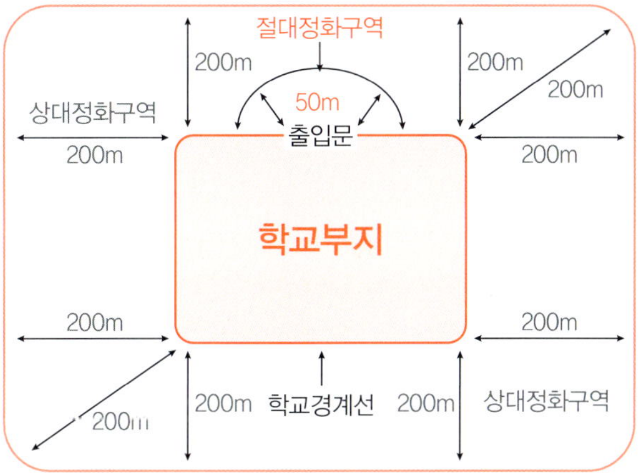

그림 11-1 절대정화구역 및 상대정화구역

(2) 상대정화구역

상대정화구역은 학교 경계선으로부터 직선거리 200m 이내의 절대정화구역을 제외한 지역으로 규정하고 있다.

(3) 정화구역 내의 금지 행위

학교환경위생 정화구역 안에서 일체 설치가 불가한 업종은 다음과 같다.

❶ 대기, 수질 환경보전법 또는 소음, 진동규제법에 따른 규제 기준을 초과하는 행위 및 시설
❷ 도축장, 화장장
❸ 폐기물처리시설, 폐수종말처리시설, 축산폐수배출시설, 축산폐수처리시설 및 분뇨처리시설
❹ 가축의 사체 처리장 및 동물의 기죽을 가공, 처리하는 시설
❺ 전염병원, 전염성 격리병사 및 격리소
❻ 가축시장
❼ 전화방, 성 기구 취급 업소 등이다.

05 학교급식

학교급식은 우리나라 1981년 1월 29일 '학교급식법'이 제정되어 학교급식에 관한 국가·지방자치단체의 임무, 학교급식대상, 급식시설이나 설비, 운영과 관리 기준, 전담요원의 배치, 경비부담 등의 제반 규정을 마련했다. 학교급식은 성장기에 있는 어린 학생들의 건강증진과 체위 향상을 위한 것일 뿐만 아니라 건전한 식생활 습관을 익히도록 하고, 원만한 인간관계를 형성함으로써 교육의 효과를 증진하는 것을 목적으로 한다. 급식 대상은 의무교육기관의 재학생과 근로청소년을 위한 특별학급 및 산업체부설학교의 재학생으로 하고 있으며, 보통 토요일을 제외한 경비의 일부는 해당 학교에서 지급하도록 하고, 기타 경비는 학부모가 부담하도록 하고 있다.

1) 학교급식의 중요성

학교급식은 학생들의 건강을 유지하여 장래에 건강한 세대를 이룩하고, 국민의 체위 향상과 영양개선을 하는 데 의미가 있다.

2) 학교급식의 목적

(1) 건강상 측면

합리적인 영양 섭취, 나이별에 따른 알맞은 영양공급, 건강 증진 및 체위 향상이다.

(2) 교육적 측면

질서 의식과 식생활의 예절 교육, 생활 규칙의 습득과 협동 정신의 함양, 올바른 식생활 습관 형성과 편식의 개선, 영양과 식품의 생산과 소비에 관한 지식의 함양, 학습 효율의 향상이다.

(3) 경제적 측면

최소의 경비로 영양식을 공급하는 효율적인 급식이다.

(4) 사회적 측면

농수산물의 구조 개선의 촉진, 국민의 식생활 개선, 사회복지 실현이다.

3) 학교급식의 위생관리

학교급식은 교육의 현장이기 때문에 급식 관리는 학교급식의 의미와 목표를 정확히 이해하고 교육적 효과가 있도록 하는 것은 수인성 감염병이나 식중독 발생의 예방을 위해서 위생관리가 철저히 하여야 한다. 우리나라 「학교급식법 시행규칙」 제3조, 6조에서는 조리장의 시설, 설비, 기구 등의 세부 기준과 식품보관실, 급식관리실 및 편의시설 등의 세부 기준을 규정하고 있으며, 학교급식과 위생관리와 안전관리를 위하여 시설관리기준, 개인위생, 음식 재료 관리, 작업위생, 배식 및 검시, 세척 및 소독, 정기안전 점검 등 안전관리에 관한 세부 기준도 법으로 규정하고 있다.

4) 학교급식의 영양 관리

학교급식법에는 학교장은 학생의 영양불균형을 바로잡고, 저체중, 비만 학생 등에게 영양상남 시노하도록 하고 있으며, 영양교사를 배치하도록 규정하고 있다. 영양교사는 교장을 보좌하여 식단 작성, 음식 재료 선정 및 접수 업무, 위생과 안전, 작업관리 및 검색 업무, 식생활 지도, 정보제공, 영양상담 업무, 조리실 종사자의 지도와 감독업무, 그 밖의 학교급식에 관한 업무를 담당하도록 하고 있다.

보건교육

01 보건교육의 개요

1) 보건교육의 정의

보건교육은 건강과 교육이 통합된 개념으로 개인 또는 집단이 건강한 생활양식을 형성하게 하는 실천 과학이다. 건강 유지 또는 증진, 질병 예방뿐 아니라 진단과 치료, 재활에 이르기까지 건강과 질병의 연속선상에서 신체적, 정서적, 사회적, 영적 등 모든 측면의 건강을 포함하는 전문 영역이라 할 수 있다.

우리나라 「국민건강증진법」 제2조에는 "보건교육은 개인 또는 집단으로 하여금 건강에 유익한 행위를 자발적으로 수행하도록 하는 교육"이라고 규정하고 있다.

세계보건기구(WHO)는 "보건교육(health education)을 개인과 지역사회의 건강에 도움이 되는 지식을 향상하고 삶의 기술을 개발하는 것을 포함하여 건강에 대하여 알고 행동할 수 있는 능력을 향상하도록 구성된 학습의 기회"라고 정의하였다.

보건교육 및 건강증진 용어재정위원회에서는 보건교육을 건강한 행동을 시작하고 지속하는 데 필요한 지식, 태도, 기술을 습득하기 위한 기회를 제공하는 것으로 근거에 기반한 현장 업무와 충실한 이론을 적용한 계획된 학습 경험의 조합이라고 정의한다.

2) 보건교육의 목적

개인 및 집단과 지역사회가 스스로 건강을 유지 증진할 수 있는 행위를 선택하고 결정할 수 있도록 능력을 높이며 건강에 영향을 미치는 환경요인과 생활 습관을 변화시킴으로써 삶의 질을 높일 수 있도록 하는 것이다.

구체적인 목적은 건강에 관련된 지식, 태도, 행위를 변화시켜 건강을 증진하는 것으로 건강에 관한 기본 지식을 습득 제공할 뿐만아니라 건강행위를 충분히 할 수 있도록 태도 형성에 영향을 주는 학습 경험을 제공하는 데 목적이 있다.

세계보건기구(WHO)의 기본 목적은 세계보건기구 헌장에 규정된 건강을 완전히 구현하기 위하여, 개인이나 집단의 구성으로서 자기 스스로 하여야 할 일을 수행할 수 있는 능력을 갖추도록 돕는다. 건강은 지역사회의 귀중한 재산임을 인식시키고 보건사업을 발전시켜 이를 활용하도록 하는 것이다.

3) 보건교육의 필요성

보건교육은 개인과 지역사회가 건강에 대한 지식을 습득하고 건강한 생활 습관을 형성하며, 질병 예방 및 건강 증진을 위한 행동 변화를 유도하는 데 필요한 중요한 역할을 한다. 건강한 생활 유지 및 향상을 위해서는 보건교육이 필수적이다.

(1) 건강 지식 습득 및 활용

보건교육은 건강에 대한 최신 정보를 제공하고, 이를 통해 개인 및 지역사회 구성원들이 건강 문제를 이해하고 해결할 수 있는 능력을 키워준다.

(2) 건강한 생활 습관 형성

보건교육은 건강에 이로운 생활 습관을 유지 및 촉진하고, 불필요한 위험 요소를 제거하는 데 도움을 준다.

(3) 질병 예방 및 관리

질병 예방과 관리에 대한 지식과 기술을 습득하여 개인과 지역사회의 건강을 보호하고 질병 발생률을 줄이는 데 이바지한다.

(4) 건강 불평등 해소

보건교육은 건강에 대한 지식과 정보를 제공하여 건강 불평등을 해소하고, 건강한 사회를 만들 수 있도록 돕는다.

(5) 보건 의료 서비스의 효율성 증대

보건교육은 의료서비스의 효과를 높이고, 환자의 참여를 유도하여 보다 효율적인 의료서비스 제공에 이바지한다.

(6) 학교 건강교육의 중요성

학교보건 교육은 학생들의 건강 증진뿐만 아니라, 가정 및 지역사회로의 파급 효과를 통해 지역사회 전체의 건강 수준을 높이는 데 중요한 역할을 한다.

02 보건교육의 계획

1) 보건교육 계획 수립 전의 유의 사항

보건교육의 성공 여부는 교육계획을 어떻게 수립하느냐에 따라 달라질 수 있기 때문에 다음과 같은 세 가지 유의해야 한다.

- 보건교육 대상자들의 보건상 욕구와 문제를 사전에 정확히 파악(건강사정)하는 일이 가장 중요하다.
- 조사 결과를 기초로 하여 계획이 수립되도록 하여야 한다.
- 보건교육의 목표, 실시 시기, 교육 방법, 교육 담당자의 확보, 소요 예산 및 평가 등에 관한 사항을 계획에 포함하도록 설계하는 일이 중요하다.

2) 보건교육 계획 과정에서 고려할 사항

보건교육계획은 명확한 교육목표를 가지고 교육성과를 얻을 수 있도록 계획되어야 한다. 계획 과정에 고려되어야 할 사항은 다음과 같다.

- 보건교육 목적을 구체적으로 설정해서 계획하여야 한다.
- 보건교육 대상자 관점에서 계획하므로 성별, 나이별, 교육 정도, 종교 분포, 지역사회의 고유 전통, 습관, 관습, 생활양식 등이 고려되어야 한다.
- 지역사회의 공중보건 사업계획과 동시에 계획되어야 한다.
- 보건교육에 참여하는 모든 보건 요원의 협력이 잘 이루어지도록 계획하여야 한다.
- 보건교육의 전달 매체를 잘 활용할 수 있도록 계획하여야 한다.
- 구체적인 계획을 세울 것, 누가, 언제, 어디서, 어떻게, 어떤 방법으로 누구를 대상으로 교육할 것인가를 계획하여야 한다.
- 보건교육 내용은 자연과학 및 사회과학적인 근거가 확실하여야 한다.
- 보건교육에 참여하는 인원과 예산을 정확하게 파악하고 계획하여야 한다.
- 보건교육자는 교육자로서 자질을 갖추고 있어야 한다.

03 보건교육의 방법

보건교육 방법에는 성공적으로 실천해 가려는 방법은 여러 가지 형태가 있는데, 보건교육을 받을 대상자의 수에 따라 개인접촉 방법, 집단접촉 방법, 대중접촉 방법 등이 있으며, 보건교육을 담당하는 교육자의 방법에 따라 일방적 보건교육 방법, 왕래식 보건교육 방법, 절충식 보건교육 방법 등이 있다.

1) 개인접촉 방법(Individual contact)

개인적 접촉을 통해 보건교육을 하는 것을 말하는데 노인층이나 저소득층에 적합한 방법이다. 의사와 환자, 보건교사와 학생, 보건요원과 지역사회 주민, 위생감독관과 업주 등의 사이에서도 개별적으로 보건교육이 이루어진다.

장점으로 가정방문, 진찰, 건강상담, 예방접종, 전화, 위생지도, 편지 등의 방법으로 할 수 있으며 보건교육으로 가장 효과적이고 필요한 방법이다. 단점으로 많은 인원과 시간, 경비가 소요되므로 비경제적인 방법이다. 개인 접촉 방법에서 주의해야 할 사항은 다음과 같다.

- 보건교육 담당자는 신뢰를 얻을 수 있도록 하여야 한다.
- 성의와 봉사 정신을 가지고 임해야 한다.
- 온화한 분위기 속에서 교육대상자의 의사를 충분히 나타낼 수 있도록 도와주어야 한다.
- 보건교육 내용은 주제에서 벗어나지 않도록 하고, 급격한 질문이나 대답을 강요하지 말아야 한다.

2) 집단접촉 방법(Group contact)

집단접촉 방법은 좌담회, 집회, 반상회, 전람회, 견학 등 일정한 인원을 대상으로 하는 방법이다. 경제적인 방법이지만 개인접촉 방법보다 효과는 없지만, 능률적인 방법이기도 하다.

3) 대중접촉 방법

대중접촉 방법은 특정 집단이 아닌 무제한의 대중을 위한 교육 방법으로, 라디오, TV, 인터넷, 신문 등 전자통신, 포스터, 전시, 게시 등의 방법이 이용된다. 이 방법은 집단접촉 방법의 보충적 효과로 가치가 크고, 동시에 여러 사람 대상으로 벌이므로 능률적인 방법이라 할 수 있다. 그러나 개인접촉 방법이나 집단접촉 방법만큼 확실한 효과를 기대할 수 없다.

4) 일방적 교육 방법

강연회와 강의형식이 있으며, 교육하고자 하는 내용에 대한 전문적 지식이 없는 대상자에게 실시되는 방법이다. 일반강의, 영화, TV 및 라디오 방송, 신문논설, 신문광고 등의 일방적인 방법이 이용된다.

5) 왕래식 교육 방법

왕래식 교육 방법은 교육대상자가 보건교육을 하고자 하는 내용에 대해서 어느 정도의 지식이 있다고 보고 상호 의견을 교환하면서 정리하고 같이 행동하면서 교육하는 방법으로, 집단토의, 협의회, 좌담회, 강습회 등이 있다.

6) 절충적 교육 방법

(1) 단체활동을 통한 보건교육 방법

단체활동을 통해서 교육효과를 높이는 방법으로 교육은 조직화되어 있고 단체활동이 효율적이고 지식의 주입이 쉽다.

① 브레인스토밍(Brainstorming)

브레인스토밍은 특별한 문제를 해결하기 위한 단체의 협동적 토의 방법으로, 어떤 문제점을 중심으로 가능한 한 폭넓게 검토하여 구성원 스스로 해결해 감으로써 최선책을 생각하는 방법이다.

브레인스토밍을 잘하기 위한 4가지 규칙이 있다.

- 비판 금지: 비판을 하지 않으면 더 많은 아이디어를 얻을 수 있다.
- 자유분방: 자유분방한 분위기를 조성하여 파격적인 아이디어를 얻는다.
- 질보다 양: 아이디어는 많을수록 좋다.
- 아이디어 편승: 남의 아이디어에 자기 아이디어를 편승해도 좋다.

② 심포지엄(Symposium)

심포지엄은 어떤 논제에 대하여 다른 의견을 가진 두 사람 이상의 전문가가 각각 의견을 발표하고 참석자의 질문에 답하는 토론 형식으로 토의에 참여한 전문가와 사회자, 청중은 모두 주제에 관한 전문적인 지식이나 경험 등을 지니고 있어야 한다.

③ 배심 토의(패널디스커션, Panel discussion)

배심 토의는 어떤 주제에 상반되는 견해를 가진 3~6명의 전문가가 사회자의 안내에 따라 청중 앞에서 주제에 대해 비형식적이고 자유롭게 토론하며 질문에 질의 응답하는 방식이다. 이때 사회자가 발표의 진행, 정리함으로써 내용을 이해하고 파악할 수 있도록 한다. 배심토론자는 반드시 관련 주제 분야의 전문가일 필요는 없으며 1회에 약 2~3분 이상의 시간을 소요하지 않는 범위 내에서 간결하게 의견을 개진히여야 한다(예 100분 토론).

④ 집단 토의(Group discussion)

집단토의는 집단 내의 참가자들이 어떤 특정 주제에 대해서 자유로운 입장에서 상호 의견을 교환하고 결론을 내리는 방법이다. 토의의 가장 기본적인 형태로, 10~20명으로 구성되며 각자 의견 발표 후 사회자가 전체 의견을 종합하여 부족한 부분을 지원하여 문제 해결이나 변화를 유도하는 방법이다.

⑤ 분단 토의(Buzz-session, 6−6 method)

분단 토의는 많은 인원이 참석하는 경우, 참가자들을 여러 개의 소그룹(분단)으로 나누어 각 그룹에서 토의하게 한 뒤, 다시 전체 회의에서 결과를 종합하는 토의 방식이다. 여기서 6−6법은 6명의 연사가 6분 동안 발표하도록 구성한 것으로, 제한된 시간과 인원을 활용하여 집중도 높은 토의를 유도하는 방법이다.

⑥ 세미나(Seminar)

세미나는 특정 주제에 대해 전무적인 지식 또는 권위를 가진 교수의 지도 아래 여러 참가자가 모여 연구 결과나 의견을 발표하고, 이를 토대로 질의응답과 자유로운 토론을 통해 지식을 확장해 나가는 참여형 학습 및 토의 방식이다. 사전에 준비된 주제와 발표를 중심으로 진행되며, 발표자는 자신의 견해를 명확히 전달하고, 참가자들은 질문이나 의견 제시를 통해 적극적으로 토의에 참여한다. 이를 통해 서로의 관점을 공유하고 비판적으로 사고하며 배울 수 있는 기회를 제공한다. 세미나는 단순한 정보 전달을 넘어, 참가자 모두가 주체가 되어 소통하고 학습하는 집단 토의 형태로, 학문적·교육적 성장을 도모하는 데 효과적인 방법으로 널리 사용된다.

⑦ 워크숍(Work shop)

워크숍은 동일하거나 유사한 직종이나 분야에 종사하는 사람들이 모여, 서로의 경험과 연구 결과를 발표하고 토의함으로써 지식과 실무 능력을 함께 공유하고 향상시키는 연수 형식의 집단 활동이다.

보통 1박 2일 또는 일정 기간 동안 진행되며, 참가자가 단순히 듣는 데 그치지 않고, 주제에 따라 직접 실습하고 체험하며 학습하는 데 중점을 두는 것이 특징이다. 이를 통해 참가자들은 직무 수행에 필요한 기술과 지식을 체계적으로 연마할 수 있다.

워크숍의 목적은 단순한 정보 전달을 넘어서, 실제 업무에 적용 가능한 전문성을 개발하고, 팀 간의 소통과 협력을 증진시켜 조직 전체의 효율성과 성과를 높이는 데 있다.

구분	세미나	심포지엄	포럼	워크숍
형태	소규모 집중 토의 및 발표	전문가 중심 공개 발표	자유로운 대규모 공개 토론	실습·과제 중심
참여자	모든 참가자 적극 참여	3~6인 발표자와 대중	주최자 + 청중(광범위)	실습 참가자
목적	심층 연구, 비판적 사고	연구 성과/의견 공개	자유의견 공유	실무능력 습득
분위기	비형식/학습적, 상호작용 강조	공식적, 발표·질의응답 중심	공개·자유토론	실습·협동 중심

(2) 연극적 활동을 통한 보건교육

시청각 교육방법 중 가장 효율적인 역할극이나 사회극 방법으로 주로 이용된다.

① 역할극(Role playing)

역할극은 참여자들이 특정 상황이나 인물의 역할을 맡아 대본 없이 즉흥적으로 연기하는 활동이다. 보건교육현장에서는 건강 문제, 갈등 상황, 의사소통 등의 내용을 실제 상황처럼 재현하며 훈련하는 방법이다. 참여자는 자신이 연기하는 인물에 감정을 이입하고, 상대방의 입장을 체험하면서 공감 능력과 문제해결 능력을 기를 수 있다. 역할극의 효과로는 잘못된 지식, 태도, 행동을 실제 상황으로 경험하며 스스로 개선할 기회를 제공하고 의사결정력, 사회적 기술, 자신감 향상에 도움이 되며 교육 효과가 즉각적이고, 재미와 몰입이 높아 학습의 지속성을 높인다.

② 사회극(Sociodrama)

사회극은 사회 전체 또는 집단에서 발생하는 문제(예 질병예방, 건강 불평등, 사회적 갈등 등)를 토론하고 연극적으로 표현하는 활동이다. 역할극이 개인적·구체적 상황에 초점을 둔다면, 사회극은 집단 또는 사회적 이슈에 중점을 두어 해결 방안을 함께 모색하는 방법이다. 참여자들은 여러 사회적 역할을 맡아 타인의 입장을 이해하고, 새로운 사회적 행동방식·가치관을 습득한다. 사회극의 효과로는 집단 구성원 간의 상호이해, 협동심, 사회적 책임감을 키우는 데 효과적이며 실제적 사회문제에 대한 인식과 태도의 변화를 유도하고, 집단의 문제 해결 의사소통을 촉진시킨다.

구분	역할극(Role Play)	사회극(Sociodrama)
목적	개인의 태도·행동·기술 개선	사회적 이슈 이해 및 집단 의사소통 촉진
초점	1:1 또는 소집단의 실제상황	전체 집단과 사회문제
내용	상황극, 갈등, 의사소통 등 구체적	건강, 사회문제 등 넓은 범위의 이슈
효과	공감, 자기이해, 문제해결력 강화	사회적 인식 변화, 협동심 및 소통역량 증진

04 보건교육의 매체

보건교육 매체는 보건교육내용을 효과적으로 전달하기 위해서 사용되는 모든 자재와 수단을 의미하는 것으로, 직접 시각적 효과를 가져오는 매체, 읽을 수 있는 매체, 대중 매체, 기타 매체로 나눈다.

1) 시각적 효과를 가져오는 매체

직접 시각적 매체는 실물, 표본, 모형, 패널, 괘도, 컴퓨터, TV, 환등기, 영화, 인형극 등이 있다.

2) 읽을 수 있는 매체

읽을 수 있는 매체는 신문, 잡지, 팸플릿(pamphlet), 전단지, 정기 인쇄물, 편지, 회람판 등이 있다.

3) 대중 매체

대중 매체는 라디오, TV, 잡지, 인터넷 등이 있다.

4) 기타 매체

게시판, 테이프, 유선방송 등이 있다.

05 보건교육의 평가

보건교육 프로그램을 계획하여 실시한 다음에 계획자나 교육 담당자, 그리고 보건교육에 관한 정책 결정자들은 보건교육 프로그램이 계획한 대로 실시되었는지, 얼마나 효과가 있었는지, 정해지 기준까지 도달하였는지 등에 대한 객관적인 답변을 얻기 위해 행해지는 것이다. 보건교육의 평가는 명확한 기준과 목표를 설정하고 그 목표를 달성하기 위하여 사업의 진도를 점검하고 확인하는 것이다. 평가는 사업의 계획평가, 진행평가 및 결과 평가하여야 한다.

1) 보건교육의 평가 원칙

보건교육 평가의 주요 원칙은 참여자의 가치 존중, 학습자 중심, 지속적인 평가, 종합적인 평가, 그리고 평가 결과의 활용이다. 이는 보건교육의 효과적인 진행과 개선을 위해 필수적인 요소들은 다음과 같다.

- 명확한 목적하에 시행되어야 한다.
- 객관적이어야 하며, 장단점을 지적해야 한다.
- 기획에 관련된 사람, 사업에 참여한 사람, 기타 평가에 영향을 받을 사람에 의해서 행해져야 한다.
- 계속하여 시행돼야 하며 측정하는 기준이 명확하게 명시되어야 한다.
- 계획평가, 진행평가, 결과 평가가 수행되어야 한다.
- 습득의 경험자료로 사용되어야 하고, 평가 결과보고서는 누구든지 알 수 있게, 쉽게 사용할 수 있도록 마련되어야 한다.
- 그 결과들이 사업의 진보와 성장을 위하여 반영되어야 한다.

2) 보건교육의 평가 방법

(1) 계획평가

계획평가에서는 보건교육 내용 설정의 적합성, 보건교육 대상 설정의 적절성, 보건교육에 참여하는 인력이나 보건교육에 활용되는 지재의 질 및 예산이 적절한지 등 보건교육 계획 자체에 대해 사전평가해야 한다.

(2) 진행평가

진행평가에서는 보건교육 활동이 계획대로 진행되는지 또는 새로운 문제점은 없는지 등을 파악하기 위한 중간평가를 수시로 실시하여야 한다. 보건교육의 활동 범위, 보건교육의 시기, 방법의 적절성, 참여 대상자의 협조 상태, 교육 자재나 교육매체의 효율성 등을 평가한다.

진행평가는 형성평과, 과정평가가 있다. 형성평가는 활동이 진행되는 동안 주기적으로 학습의 진행 정도를 파악하여 교육방법이나 내용을 수정, 보완하는 데 필요한 정보를 수집하여 내용을 향상하기 위한 평가이다. 과정평가는 프로그램이 얼마나 잘 시행되었는가에 대한 응답을 얻기 위해 수행하는 평가이다.

(3) 결과평가

결과평가에서는 보건교육이 끝난 후 교육이 실제로 어떤 효과를 가져왔는지를 평가하는 단계이고 크게 양적 평가와 질적 평가로 구분한다. 양적 평가는 보건교육에 참여한 인원 수, 교육이 실시된 지역이나 기관의 범위 등 교육의 도달 범위와 규모를 측정하고 질적 평가에서는 교육의 목표에 따라 참여자의 건강 관련 지식, 태도, 습관 등의 개선 여부, 그리고 건강 수준의 실제 향상 정도를 파악하는 데 중점을 두며 이러한 평가를 통해 보건교육의 전반적인 효과성과 성과를 종합적으로 판단할 수 있다. 결과평가는 일반적으로 종합평가, 영향평가, 성과평가로 구분하기도 한다.

3) 보건교육활동의 평가 내용

보건교육활동의 평가 내용으로는 첫째, 보건교육의 활동 자체가 그 경우에 적합한지, 둘째, 교육의 영향을 받을 수 있는 인구의 영역이 적절한지, 셋째, 보건에 대한 지식과 태도 및 습관에 어느 정도의 변화를 불러오고 있는지, 넷째, 사업의 진행과 결과는 어떠하였는지를 평가하여야 한다. 이를 위하여 보건교육평가는 보건교육자료, 교육활동사항, 보건교육 결과 등에 대해 구체적으로 평가한다.

CHAPTER 12

인구와 보건

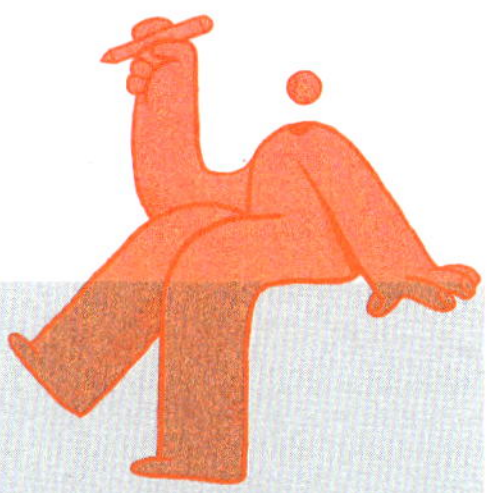

학습목표

1. 인구론에 관해서 설명할 수 있다.
2. 인구의 구성에 관해서 설명할 수 있다.
3. 인구의 변화에 관해서 설명할 수 있다.
4. 인구의 조사에 대해서 설명할 수 있다.
5. 인구 문제와 정책에 관해서 설명할 수 있다.
6. 가족계획에 관해서 설명할 수 있다.

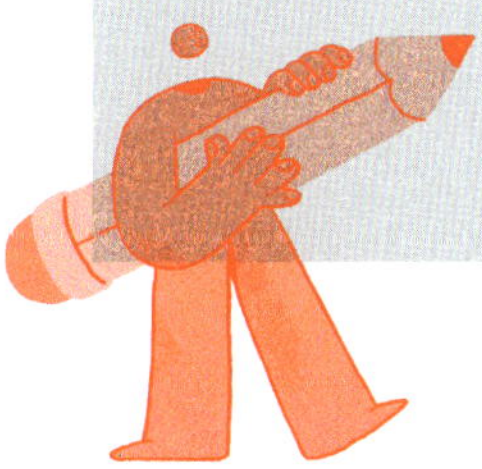

01 인구론

인구(population)는 특정한 국가, 지역에 생존하는 사람의 수를 말한다. 라틴어의 population(민중)에서 유래되었으며, 인구는 시공 공동체의 개념이며, 이와 관련된 용어로 인종, 국민, 민족이 있다. 인종은 인간의 집단을 생물학적 및 혈연적으로 유전 공동체의 개념으로 본 것이고, 국민은 법적 견지에서 국적 공동체로, 민족은 문화적 정서의 공유에 따른 문화 공동체의 개념으로 본 것이다.

인구를 대상으로 하는 학문은 인구학, 인구분석학, 인구 변수가 있다. 인구학(demography)은 한 지역사회의 인구에 대한 정태적 및 동태적 특성을 구명하는 학문으로 인구의 양적, 질적 상태 및 변화를 연구하는 학문이다. 인구분석학은 인구의 구성과 크기의 변화를 수학적 및 통계학적 방법에 따라 분석하고 평가하는 학문으로 인구의 구성이나 크기의 변화를 통계적으로 분석하고 평가하는 학문이다.

인구 이론 존 그랜트(John Graunt)는 런던 시민의 사망표와 교회 세례 기록을 30년간 관찰하여 1665년「사망표에 관한 자연적 및 정치적 제관찰(Nutral and political observations made upon the bills of mortality)」이라는 논문에서 출생과 사망, 질병 발생에 대한 수량적 분석을 시행함과 동시에 인구성장 및 변화와 관련된 현상을 실증적 자료를 이용하여 분석하였으므로 인구학의 시조라고 한다. 이후로 맬서스주의, 신맬서스주의, 적정인구론, 안정인구론으로 발전했다.

1) 말더스주의(Malthusism)

인구론을 학문적으로 체계화시키는 것은 18세기 영국의 고전 경제학자인 토머스 로버트 말더스(Thomas R. Malthus, 1766~1834)에 의해서이다. 저서 '인구원리론(The principle of population)'에서 '인간의 생존을 위해 식량은 필수적이고, 남녀 간의 생식 활동은 필연적이다.'라는 두 가지 원리에 근거하여 인간의 생식능력과 토지의 생산력을 비교할 때 인구는 기하급수적으로 늘고 식량은 산술급수적으로 증가하여 인구 압력이 크게 작용할 것이며, 결국 식량 부족이나 기근, 질병 및 전쟁 등의 인구 문제가 발생할 것이기 때문에 인구 억제가 필요하다는 이론이다.

말더스주의의 이론은 세 가지 기본 원리는 다음과 같다.

❶ **규제의 원리**
인구는 반드시 식량에 의하여 규제된다.

❷ **증식의 원리**
인구는 특별한 방해 요인이 없는 한 생존자료가 증가하면 인구도 증가한다.

❸ **인구 파동의 원리**
인구는 증식과 규제의 상호작용으로 균형에서 불균형으로 다시 균형으로 인구의 양적 파동이 주기적으로 되풀이하게 된다.

말더스는 인구를 생존자료와 동일한 수준으로 유지하기 위한 인구규제 방법으로 도덕적 억제로 만혼, 성적 순결, 금욕 등을 통하여 출산을 의식적으로 회피하고자 하였으나 적극적인 억제 방법인 피임법을 사용하는 것은 종교적 이유로 반대하였다. 그러나 말더스주의는 만혼을 인구 억제 대책으로 함으로써 성범죄를 유발하는 원인이 되었으며, 인구 억제를 생활 수준에 두는 것이 아니라 식량에 국한한 것이 문제가 되었다.

2) 신말더스주의(Neo-Malthusism)

말더스의 도덕적 억제를 대신하여 피임으로 인구 증가를 억제하자는 이론이 신말더스주의이다. 만혼과 성적 순결의 강조는 현실적으로 실행하기 어렵고, 역기능으로 성범죄, 매음 등의 각종 사회 범죄가 발생되었다. 현실적으로 성욕의 억제가 무리이기 때문에, 피임에 의한 인구 억제를 영국의 프란시스 플레이스(Francis Place, 1771~1854)는 말더스의 인구이론를 지지하면서도 인구규제 방법으로 피임법을 중시하고 산아조절을 주장하였다. 의료시설을 갖추고 실제로 피임 봉사활동을 한 사람은 폴란드 의사 야콥스(Aletta Jacobs)이다. 이들이 주장한 인구의 조절론은 말더스주의와 인구 규제 방법만을 달리한 것으로 신말더스주의라고 한다. 오늘날 출산율이 감퇴하는 경향은 신말더스주의에 영향을 받은 것이라 할 수 있다.

3) 적정인구론(Optimum Population Theory)

말더스가 식량 생산에만 국한하여 인구 억제를 주장한 것에 반해, 에드윈 캐넌(Edwin Cannan, 1861~1935)은 인구와 자원과의 관련성에 근거하여 인구의 과잉을 식량만을 국한할 것이 아니라 생활 수준에 둠으로써 주어진 여건 속에서 최대의 생산성을 유지하여 최고의 생활 수준을 유지할 수 있다는 적정인구론을 주장하였다. 나라의 1인당 실질소득을 극대화할 수 있는 인구를 적정인구라 한다.

4) 안정인구론(Stable Population Theory)

1952년 미국의 알프레드 제임스 롯카(Alfred J. Lotka)가 발표한 이론으로, 인구이동이 없는 폐쇄 인구에서 어느 지역의 성별, 나이별의 사망률과 출생률이 변하지 않고 장기간 지속되면, 인구 규모는 변하지만, 인구구조는 변하지 않고 일정한 인구를 유지하는 안정인구(Stable Population)가 된다는 이론으로 현대 인구분석학의 기초이론이 되고 있다.

02 인구의 구성

인구의 구성은 인구를 구성하고 있는 개인의 다양한 특성에 따라 인구의 구성단위를 분류하고 수적으로 표현한 것을 말한다. 인구의 구성은 성별, 나이별, 직업별, 인종별, 출생지별, 지역별, 국적별, 교육 정도별 등으로 인구구성 형태가 결정된다.

1) 성별 구성

인구구성에 있어 성비(sex ratio)는 남·여별 구성비를 의미하는데 이는 여자 100명에 대한 남자의 비를 말한다. 성비에는 1차, 2차, 3차 성비가 있는데, 1차 성비는 태아의 성비, 2차 성비는 출생의 성비이며, 3차 성비는 현재 인구의 성비를 말한다.

출생 시 성비는 여아 100에 대하여 남아 105 전후이지만 영아사망률은 여아보다 남아가 많아서 30세 전후가 되면 남·여 성비가 비슷하게 되며, 노년기에는 여자가 많다. 성비에 문제가 되는 것은 의학의 발달로 태아의 성감별이 가능해짐에 따라 인위적으로 성비를 조절하여 성비의 불균형이 사회문제로 대두되고 있다.

$$성비 = \frac{남자\ 수}{여자\ 수} \times 100$$

2) 나이별 구성(Age composition)

나이별 구성은 인구이동, 전쟁, 감염병 등에 의하여 영향을 받게 되며, 지역별로는 산업과 문화 특성에 따라 인구의 나이별 인구구조는 국가정책을 계획하는 데 자료가 된다.

- 영아인구(1세 미만 인구): 초생아, 신생아, 영아로 구분한다.
- 유년(소년)인구(1세~14세): 유아인구, 학령기 전, 학령기인구로 구분한다.
- 생산연령인구(15~64세): 청년인구, 중년인구, 장년인구로 구분한다.
- 노년인구(65세 이상)

인구의 연령 구조는 사회·경제적으로 큰 의미가 있다. 유년 인구에 대한 노년 인구비로 노령화 정도를 나타내는 지표로 노령화 지수가 있으며, 인구의 연령 구조와 경제적인 영향을 평가하기 위한 지수로 부양비(dependency ratio)가 있다.

노년부양비는 고령인구에 대한 생산가능인구의 경제적 부담을 나타내는 지표로써 사회의 고령화 추세를 파악하고 이에 대한 정책 기초 및 노후생활 안정 대책과 젊은 세대의 부담 완화 방안 마련을 위한 자료로 활용한다.

우리나라는 도시가 농촌보다 부양비가 낮은데 이는 도시에 생산연령인구가 많이 분포하기 때문이다. 일반적으로 선진국에서는 개발도상국보다 부양비가 낮으나 노년부양비는 높다.

$$\text{노령화 지수} = \frac{\text{65세 이상의 인구수}}{\text{0~14세의 인구수}} \times 100$$

$$\text{총 부양비} = \frac{\text{14세 이하의 인구수} + \text{65세 이상의 인구수}}{\text{15~64세의 인구수}} \times 100$$

$$\text{유년부양비} = \frac{\text{14세 이하의 인구수}}{\text{15~64세의 인구수}} \times 100$$

$$\text{노년부양비} = \frac{\text{65세 이상의 인구수}}{\text{15~64세의 인구수}} \times 100$$

3) 인구구성의 5대 기본형

인구의 구성을 성별과 나이별 구성을 결합한 인구구성의 일반적 형태는 다음과 같다 그림 12-1 .

(1) 피라미드형(Pyramid form, progressive form)

인구가 증가할 잠재력을 많이 가지고 있는 형으로 출생률은 높고 사망률이 낮은 형태이다. 14세의 인구가 65세 이상 인구의 2배 이상이 되는 것으로 인구 증가형이다.

(2) 종형(Bell form)

출생률과 사망률이 모두 낮은 인구형이다. 14세 이하 인구가 65세 이상 인구의 2배나 되는 것으로 인구 정지형이다.

(3) 항아리형(Pot form)

출생률이 사망률보다 더 낮은 인구 감소형이다. 출생률이 사망률보다 더 낮아, 14세 이하가 65세 이상 인구의 2배 이하가 되는 것으로 평균수명이 높은 선진국에서 볼 수 있는 인구형이다.

(4) 별형(Star form)

성형, 도시형, 유입형이라고도 한다. 생산연령인구가 많이 유입되는 도시지역의 인구구성으로 생산층 인구가 전체 인구의 50% 이상인 경우를 말한다.

(5) 기타형(표주박형, guitar form, recessive form)

농촌형, 유출형이라고도 한다. 별형과 반대로 생산층 인구가 다수 유출되는 농촌에서 볼 수 있는 형으로 생산층 인구가 전체 인구의 50% 미만인 경우로서 생산층 인구가 감소하는 형이다.

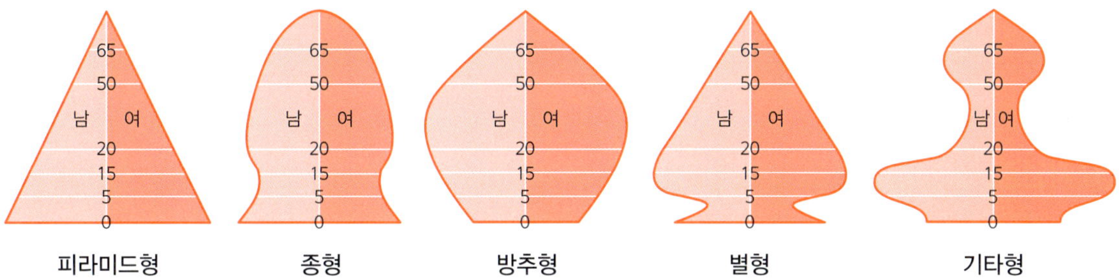

그림 12-1 인구구조의 유형

03 인구의 변화

인구구조 변화가 초래할 위험은 절대 인구 문제뿐 아니라 연령 구조 고령화, 지역 소멸 등 3대 위험으로 대표된다. 장기간의 저출산은 경제적 측면에서 노동수급에 직접적인 영향을 미치며, 고령화는 국민 전체의 소득분배를 악화시키는 요인으로 작용한다.

1) 인구 증가

인구 증가는 출생과 사망의 차이에 의한 자연증가(natural increase)와 전입과 전출의 차이에 의한 사회증가(social increase)로 결정된다. 한 국가나 지역사회의 자연증가와 사회증가의 합을 의미한다.

$$\text{인구 증가} = \text{자연증가(출생-사망)} + \text{사회증가(전입-전출)}$$

$$\text{인구증가율} = \frac{\text{자연증가} + \text{사회증가}}{\text{인구}} \times 1{,}000$$

$$\text{연간 인구증가율} = \frac{\text{연말인구} - \text{연초인구}}{\text{연초인구}} \times 100$$

(1) 자연증가

출생과 사망의 차이에서 오는 인구 증가를 의미한다.

❶ 조자연증가율(crude natural increase) = 조출생률 − 조사망률 또는(연가출생 − 연간사망) ÷ 인구 × 1,000

❷ 인구증가지수(동태지수) = 출생 수 ÷ 사망 수 × 100 또는 = 조출생률과 조사망률의 비

❸ 재생산율(reproduction rate): 여성이 평생 낳는 몇 명의 여자아이를 낳는지를 나타내는 지수로, 합계출산율, 총 재생산율, 순재생산율이 사용된다.

(2) 사회증가

어느 지역에 사회적 활동으로 인구의 전입과 전출의 차이에 따른 인구 증가를 의미한다.

> 사회증가 = 전입 인구 - 전출인구

2) 인구성장론

인구의 증가 양상이 다양하므로 성장단계를 3단계만으로 부족하여 블래커(Balcker)는 인구의 성장 단계를 5단계로 분류하였다.

① 제1단계(고위 정지기)

고출생률과 고사망률인 인구정지형으로 인구증가의 잠재력이 큰 후진국형 인구구조이다.

② 제2단계(초기 확장기)

고출생률에 저사망률의 인구증가형으로 인구증가가 계속되는 경제개발 초기 단계 국가의 인구구조이다.

③ 제3단계(후기 확장기)

저출생률에 저사망률의 경향을 나타내는 인구성장 둔화형으로 산업의 발달과 핵가족화 경향이 있는 국가의 인구구조이다.

④ 제4단계(저위 정지기)

출생률과 사망률이 최저로 인구증가가 정지된 선진국형의 인구구조 이다.

⑤ 제5단계(감퇴기)

출생률이 사망률보다도 낮아져서 인구 감소형 인구구조이다.

04 인구조사

1) 인구의 정태와 동태

(1) 인구정태(State of population)

인구정태란 인구의 조사를 어느 일정한 시점을 정하여 조사하는 것이며, 그 조사 시점에 있는 인구의 상태를 말한다. 여기서 산출되는 통계를 정태통계라 하며, 일정 지역 인구의 크기, 밀도, 구조 등을 말하며, 자연적(성별, 나이별), 사회적(국적별, 학력별), 경제적(직업별, 소득별) 구조에 관한 통계로서 국세조사는 일종의 정태통계에 속한다.

최초로 국세조사를 실시한 나라는 스웨덴(1749)이며, 근대적 의미의 국세조사를 실시한 최초의 국가는 미국(1790)이다. 우리나라의 근대적 의미의 국세조사는 1925년 간이국세 조사가 처음이다. 1980년부터 11월 1일은 기준으로 5년마다 실시하고 있다.

(2) 인구동태(Movement of population)

인구동태는 어느 일정한 기간에 있어서 인구의 변동 사항을 말하는 것으로, 출생, 사망, 혼인, 이혼, 전입 및 전출 등이 있다. 특히 인구동태는 출생률과 사망률이 중요하며, 보건학적으로 중요한 의미를 지니고 있다.

조사하는 방법에 따라 발생지주의와 상주지주의로 나눌 수 있으며 인구동태에 관한 주요 통계는 출생률, 사망률, 사산율, 이혼율 등이 있다.

2) 생명표(Life table)

생명표란 인구집단에 출생과 사망에 의한 생명현상을 표시하는 방법으로, 어떤 출생 집단이 나이가 많아짐에 따라 나이별로 몇 세까지 살 수 있는가를 계산하여 정리한 표로 주로 인구학 분야에서 나이별 사망률 예측에 사용되었다. 생존수, 사망자 수, 생존율, 사망률, 사력, 평균여명 등 6종이 있다.

(1) 생존수(Number surviving : lx)

일정한 출생 수(10만 명)가 어느 나이에 도달했을 때까지 생존할 것으로 기대되는 인구수를 말한다.

(2) 사망수(Number of deaths : dx)

x세의 사람 중 'x+1'세에 도달하지 못하고 사망한 자의 수를 x세에서의 사망자 수라 한다. 이를 수식으로 표시하면 $d_x = l_x - l_{x+1}$이 된다.

(3) 생존율(Probability of surviving : Px)

x세의 사람 중 x+1세에 도달할 수 있는 자의 비율을 x세에서의 생존율이라 하며, x세의 사람이 1년간 생존하는 확률이라 할 수 있다. 이를 수식으로 표시하면 다음과 같다.

$$P_x = \frac{l_{x+1}}{l_x}$$

(4) 사망률(Probability of dying : qx)

x세의 사람 중 x+1세에 도달하지 못하고 사망하는 비율을 x세에서의 사망률이라 한다. 이를 수식으로 표시하면 다음과 같다.

$$q_x = \frac{d_x}{l_x} = \frac{l_x - l_{x+1}}{l_x}$$ 가 성립된다.

(5) 평균여명(Expectation of life : ex)

x세의 도달한 생존자가 x세 이후에 생존할 수 있는 연수의 평균을 x세의 평균여명이라 하며, 평균수명은 출생 직후(0세)의 평균여명이라 할 수 있다. 즉, x세의 사람이 장래에 평균 몇 년을 더 살 수 있는가의 기대치이다.

(6) 사력(μx)

x세에 도달한 자가 그 순간에 사망할 수 있는 확률이 1년간 계속된다고 가정한 것으로, 일반적으로 생명표에서 사용되지 않는다.

05 가족계획

1) 가족계획의 개념

세계보건기구(WHO)는 "가족계획은 근본적으로 산아제한을 의미하는 것으로 출산의 시기 및 간격을 조절하여 출생 자녀 수를 제한하고, 불임증 환자를 진단 및 치료하는 것이다."라고 정의하였다.

가족계획은 알맞은 수의 자녀를 알맞은 터울로 낳아서 잘 양육하여 가족의 삶의 질을 높일 수 있도록 하는 목적과 결과를 의미한다.

수태조절(contraception)과 산아조절(birth control)은 가족계획을 실천하는 방법이며, 수단으로 인간의 출생을 조절하는 방법이다. 수태조절은 산아 수와 분만 간격, 출산 시기 등을 조절하는 수단과 불임증 해결을 포함하며, 산아조절은 원하는 수의 자녀를 갖기 위해 임신을 조절하거나 제한하고 터울을 조절하는 것을 의미한다.

2) 가족계획사업의 목적

국제가족계획연맹(International Planned Parenthood Federation: IPPF)의 헌장에는 "가족계획의 목적은 누구나 자녀 수 및 출산 시기를 자유로이 결정할 권리가 있다는 기본 인권 실현과 국가사회 번영과 복지를 위해 인구와 자원 및 생산성 간의 균형을 유지하도록 하는 데 있다."라고 규정하고 있다. 가족계획사업의 목적은 부모의 건강, 능력, 양육 책임에 알맞게 출산하도록 하며, 건강하고 우수한 자녀를 갖는 데 있다. 즉, 모든 가족의 삶의 질을 향상하는 데 있다.

3) 가족계획의 필요성

가족계획은 모자의 건강 유지, 자녀 양육 능력의 조절, 생활양식의 개선, 경제생활 향상 및 여성의 인권 존중이라는 입장에서 필요하다.

4) 가족계획의 내용

(1) 결혼

적령기에 건전한 결혼을 통해 행복한 가정을 이룩할 수 있도록 적령기에 남녀 간의 결혼연령 차이가 크지 않아야 하며, 만혼과 불건전한 결혼을 피하고 건강한 결혼을 하여야 한다.

(2) 초산과 단산

모성의 건강상 부득이한 경우를 제외하고는 초산과 단산은 빠를수록 좋다. 생리적으로 건강한 출산 기간은 20대의 10년간이 좋으며, 늦어도 35세까지 출산을 끝내는 것이 바람직하다. 35세 이전에 단산해야 할 이유는 다음과 같다.

① 초산이 빠를수록 좋은 이유

- 불임증의 조기발견 및 치료를 할 수 있다.
- 초산이 빠를수록 난산을 예방할 수 있다.
- 가지고 싶어 하는 자녀 수와 터울을 조절할 수 있다.
- 노후에 자녀의 양육이나 교육능력을 고려할 수 있다.

② 단산이 빠를수록 좋은 이유

- 자궁암, 자궁근종에 의한 불임증을 방지할 수 있다
- 빠른 단산은 여자의 젊음을 오래 유지할 수 있다.
- 자녀의 양육을 생산연령에 맞출 수 있다.
- 모성 사망의 위험성을 줄일 수 있다.

(3) 출산 간격과 횟수

출산 간격은 자녀의 터울로서 모체의 신체적·정신적·경제적인 면을 고려하여 약 2년의 간격이 좋나. 출산의 횟수는 부모의 건강, 경제적 능력, 양육 능력, 가정환경 등을 고려하여 적절한 출산이 이루어져야 한다.

(4) 건강한 출산

건강한 출산을 위해서는 다음과 같이 주의해야 할 사항이 있다.

- 약물 남용이나 마약 및 향정신성 약물의 중독 예방
- 빈혈증과 영양 부족의 예방
- 성병의 감염 예방
- 임신 초기에 풍진 예방
- 방사선의 과량 조사 예방
- 정신적 안정 등이 필요

(5) 육아 관리

출산한 아이가 건강하게 성장할 수 있도록 영양관리, 이유관리, 질병감염방지, 성격지도, 정서적 발달 지도, 정기적 예방접종, 각종 사고 예방 등의 육아에 대한 세심한 주의가 필요하다.

5) 피임법

(1) 피임과 불임의 차이

가족계획이란 피임이나 불임법을 통하여 수태를 방지 또는 조절함으로써 출산 횟수, 간격, 시기 및 단산 등을 조절하는 데 의미가 있다.

산아제한은 불임수술 및 낙태를 포함하여 출산 방지를 총칭하는 광범위한 개념의 용어로서 피임과 동의어로 사용되기도 한다. 임신을 불가능하게 하는 방법으로 피임법(contraception)은 일시적이고, 불임법(sterilization)은 영구적 또는 반영구적 불임 상태로 외과적 시술법에 따른다.

(2) 피임법의 이상적인 요건

피임법은 가족계획의 목적과 부부생활에 장애가 되지 않도록 다음과 같은 이상적인 요건이 필요하다.

- 피임 효과가 확실해야 하며, 임신을 원할 때는 가능해야 한다.
- 신체적 · 정신적으로 해가 없어야 하며, 부부생활에 지장을 주어서는 안 된다.
- 피임에 실패했더라도 태아에 해가 없어야 한다.
- 사용 방법이 간편하고, 부자연스럽지 않아야 한다.
- 비용이 싸고 구매가 쉬워야 한다.

(3) 피임방법

피임방법은 성별과 생식세포별 방법, 국소적 방법, 화학적 방법, 물리적 방법, 생리적(자연적) 방법으로 구분할 수 있으며, 피임 기간에 따라 일시적 방법과 영구적 방법으로 나눌 수 있다 표 12-1 .

표 12-1 피임방법의 분류

피임방법	종류	기전	특성
일시적 피임법	경구피임약(oral pulls)	배란조정 및 억제	황체호르몬 배란억제작용
	자궁 내 피임장치(IUD)	수정란 착상 방지	자궁 내에 장치
	발포성 세정제	정자 살충	살정자제, 중탄산소다 및 붕산 등 성분
	질 세척법	세척	물, 붕산수(2%), 초산수(3%), 효과가 불분명
	월경주기법	배란 시기를 피함	ogino법 다음 월경시작 전날부터 12~17일 전 (5일간: 14일째 배란)
	기초체온법	배란시기를 피함	월경주기에서 배란기 전(0.2˚C 하강), 배란 함몰기(0.3˚C 하강)
	콘돔	정자의 질 내 침입 방지	성병 예방의 효과
	성교중절법	질 외에 사정	인내력이 필요
	질 세척법	질 세척법	질 세척법
영구적 피임법	질 세척법정관 및 난관 결제술	정관 및 난관결찰 또는 절단	남자의 정관, 여자의 난관을 묶거나 절단
	거세법	생식기를 제거	남자의 고환, 여자의 난소를 제거

CHAPTER 13

보건영양

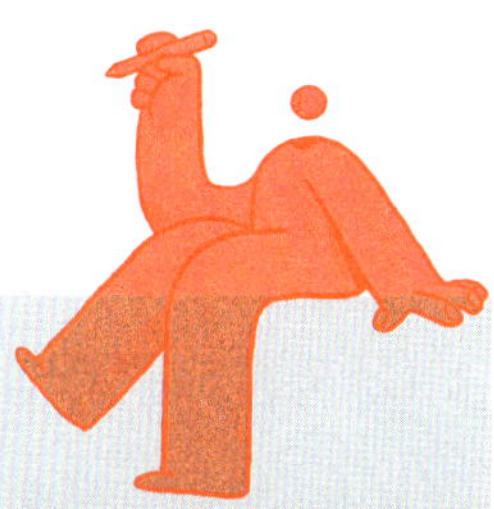

학습목표

1. 보건영양의 개요에 관해서 설명할 수 있다.
2. 보건영양 사업에 관해서 설명할 수 있다.
3. 영양소 작용에 관해서 설명할 수 있다.
4. 열량소 작용에 관해서 설명할 수 있다.
5. 조절 소작용에 관해서 설명할 수 있다.
6. 에너지 대사에 대해서 설명할 수 있다.
7. 영양상태의 평가에 관해서 설명할 수 있다.
8. 영양장애와 영양개선에 관해서 설명할 수 있다.

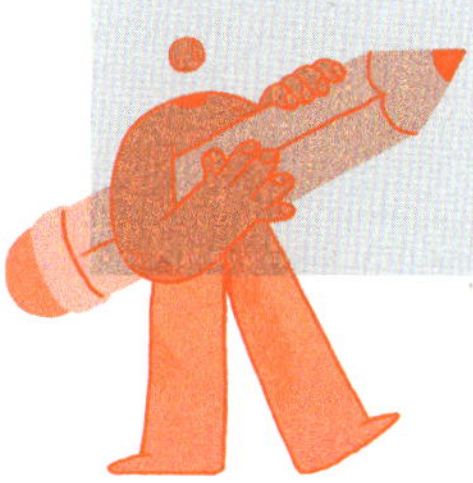

01 보건영양의 개요

1) 보건영양의 정의

보건영양학이란 지역사회 전 주민의 건강을 위해서 음식물과 인간과의 관계를 연구하는 학문으로 연구방향은 개인을 중심으로 하는 것이 아니고, 지역사회 전 주민의 식생활에서의 결함을 제거하고, 개선하여 영양부족이나 결핍이 없도록 하는 데 있기 때문에 지역사회영양학이라고 한다. 세계보건기구는 영양을 '생명체가 생명을 유지하고 성장·발육하기 위해서 외부로부터 여러 가지 음식물을 섭취하여 건강한 신체조직을 구성하고 에너지를 발생시켜 생명현상을 유지하는 과정'이라 정의하였다.

2) 보건영양의 목적

보건영양은 음식물과 인간의 건강과의 관계를 연구하는 분야로, 그 대상이 개인을 중심으로 하는 것이 아니고 지역사회 전 주민의 건강을 위해 식생활 형태를 개선해서 영양의 과부족이 없도록 영양을 섭취할 수 있게 하는 데에 그 목적을 두고 있다.

(1) 영양 평가

개인의 영양상태를 평가하여 영양결핍이나 불균형을 파악하고 맞춤형 영양 관리를 제공한다.

(2) 영양교육 및 상담

영양교육을 통해 식생활 개선 및 건강한 식습관 형성을 돕고, 영양상담을 통해 개인의 건강 목표에 맞는 영양 계획을 세운다.

(3) 식생활 및 건강 관련 환경개선

식단 개선을 위한 정책 마련 및 지원, 식재료 환경개선 등을 통해 건강한 식생활을 위한 환경을 조성한다.

(4) 영양 관련 질환 예방 및 관리

영양 관련 질환의 예방 및 관리를 위한 프로그램 개발 및 운영, 건강검진 및 관리 등을 통해 질병 예방 및 관리에 기여한다.

02 보건영양 사업

1) 보건영양 사업의 목표

보건영양은 올바른 식생활을 통해서 국민건강증진과 질병 예방 및 건강 회복을 위해 가장 중요한 요소로 작용한다. 보건영양 사업의 목표 설정은 일반적으로 다음과 같다.

- 영양소 결핍으로 인한 질병 발생 예방
- 임산부, 조산아 또는 영유아 영양 관리
- 영양소 과잉 및 불균형으로 인한 비만증과 과소 체중 관리
- 성인병 관리
- 노인의 영양 관리 등

2) 국민영양조사사업

국민영양조사사업 목표를 달성하기 위하여 첫째, 지역사회가 가지고 있는 영양문제를 파악하기 위한 조사사업, 둘째, 지역사회의 영양상태 판정사업 등을 지속적으로 수행하여야 한다.

조사결과를 근거로 영양개선사업 계획 추진 및 사업평가 등의 사업을 수행하게 된다.

3) 영양섭취 기준(Dietary Reference Intakes, DRIs)

영양권장량기준은 미국이 1941년에 제2차 세계대전에 참전할 군인들에게 필수 영양소를 공급하기 위한 기준으로서 개발되었다. 우리나라도 2005년에 국민의 건강향상에 목표를 두고, 영양섭취기준을 발표하여 영양소별, 나이별, 성별로 평균 필요량, 권장섭취량, 충분 섭취량 및 상한 섭취량 등의 4대 기준을 제정하였다.

03 영양소의 작용

생명이 있는 모든 생명체(유기체)는 그 나름의 먹이를 섭취하는데, 먹이를 이용하고, 배출하는 전 과정을 영양이라 하며, 이를 수행하는 물질을 영양소라 한다.

인간이 필요로 하는 모든 영양소는 식품에 함유되어 있으며, 식품을 섭취하여 체내에서 소화·흡수된 영양소는 분해되어 에너지를 생성하여 생명을 유지하고, 신체 여러 기관과 조직을 정상적인 상태로 유지해서 생명현상을 영위할 수 있게 한다.

생명현상에는 체온 유지, 호흡, 순환, 소화, 흡수, 배설, 성장 발육, 활동(일, 운동), 감각 기능, 수면, 사고 그리고 생식 등이 있는데, 이는 식품의 영양소에 의해 유지된다.

우리들은 생명을 유지하면서 생활 현상을 계속하고, 건강을 지키려면 그 원동력이 되는 물질인 영양소가 필요하다. 영양소는 에너지, 즉 열량(칼로리)을 내는 열량소(탄수화물, 단백질, 지방질)와 열량을 내지는 않지만, 체내에서 생리 조절 기능을 하는 데에 꼭 필요한 물질로써 극히 적은 양만을 필요로 하는 조절소(비타민, 무기질)가 있다.

1) 영양소(Nutrient)의 종류

영양소는 생물의 성장과 생활을 계속 영위할 수 있도록 하는 물질이며, 열량소와 조절소로 분류한다. 열량소는 에너지원이 되는 단백질(protein), 탄수화물(carbohydrate), 지방질 (fat) 등이 있고, 조절소는 무기질(mineral), 비타민(vitamin)으로, 이를 5대 영양소라 한다. 인체 구성의 60%를 차지하는 물도 영양소로서 신체기능 조절에 중요한 역할을 하므로 6대 영양소라고도 한다.

2) 영양소의 3대 작용

영양소는 여러 가지 작용하지만, 열량 공급, 신체의 구성, 생리기능 조절 등의 작용하는데 이를 영양소의 3대 작용이라 한다.

(1) 신체의 열량 공급 작용

영양소의 열량 발생량은 영양소의 종류에 따라 각각 다른데, 열량은 세포 내에 영양소가 화학적 변화를 거쳐 발생하는 것으로 인간 활동의 원동력이 되며, 열량의 단위는 칼로리(calorie)를 사용한다. 단백질 및 탄수화물은 1g당 4kcal 전후, 지방질은 9kcal 전후의 열량이 발생한다.

(2) 신체의 조직 구성

인체의 구성성분은 유기물과 무기물로 구분되는데, 인체 구성은 유기물인 단백질(약 16%), 지방질(14%), 탄수화물(소량)과 무기물인 무기질(약 5%), 수분(65%)으로 구성되어 있다. 인체를 구성은 수많은 세포가 구성되어 있으며, 이들은 20여 종의 원소로 이루어져 있다.

(3) 신체의 생리기능 조절

신체의 기능을 원활히 될 수 있는 것은 물, 무기질, 비타민 등의 작용에 의하는데, 주로 식품의 산화작용, 신경운동, 각종 분비샘의 기능조절, 심장 운동 등 신체의 기능을 조절하게 된다. 특히 물은 체온조절, 영양소의 흡수, 운반과 배설 등 기능 조질 작용한다.

04 열량소의 작용

열량소는 활동하는 데 필요한 에너지를 공급하는 것으로 균형 있게 열량소를 공급하여야 한다. 영양소의 적정 비율의 섭취기준은 다음과 같다 표 13-1 .

표 13-1 한국인의 영양소 섭취기준(에너지 적정 비율)

영양소	에너지 적정 비율		
	1~2세	3~18세	19세 이상
탄수화물	55~65%	55~65%	55~65%
단백질	7~20%	7~20%	7~20%
지질	20~35%	15~30%	15~30%

1) 단백질(Protein)

단백질은 우리 몸에서 중요한 역할을 하는 3대 영양소 중 하나로, 아미노산(amino acids)으로 구성된 고분자 물질이다. 단백질은 인체의 근육, 세포, 조직 등 다양한 부분에서 중요한 기능을 수행하며, 특히 세포의 성장과 회복에 필수적이다.

단백질은 신체의 주요 구성성분으로, 칼로리 원과 효소, 호르몬의 성분이다. 단백질의 1일 필요량은 체중 1kg에 1g이지만 1.3~1.6g이 되어야 충분하다. 특히 단백질의 구성요소인 아미노산은 어린이의 성장에 꼭 필요하다. 단백질은 세포, 효소, 항체 그리고 많은 종류의 호르몬 구성성분이며 모든 세포의 핵과 원형질의 필수 구성성분이다. 또한 체내에 질소를 보충해 줄 수 있는 유일한 물질이며 피부, 모발, 손과 발톱 등을 만드는 데에도 필요하다. 어린이의 단백질 부족증으로는 발육정지, 신체손모(marasmus), 부종, 빈혈, 감염병에 대한 저항력 감소 등이 있다.

단백질이 풍부한 식품은 달걀, 콩, 두부, 된장, 육류, 생선 등을 식사로부터 섭취한 단백질이 충분해야만 임신이나 성장기 동안 정상적인 성장이 이루어진다. 단백질의 섭취가 부족할 경우 발육정지, 신체 소모증, 부종, 지방간, 빈혈, 감염병에 대한 저항력 감소 등이 발생할 수 있다.

단백질은 아미노산이 여러 가지 비율로 결합되어 있는 고분자 화학물로서 필수 아미노산은 아르기닌, 트레오닌, 히스티딘, 페닐알라닌, 트립토판, 메티오닌, 류신, 리소류신, 리신, 발린 등이 있다. 필수 아미노산을 많이 함유하는 단백질일수록 조직을 보충하는 능력이 크다.

단백질의 주요 기능은 다음과 같다.

- 신체의 근육 성장과 유지
- 효소와 호르몬 생성
- 면역력 강화
- 세포재생

2) 탄수화물(Carbohydrate)

탄수화물은 탄소(C), 산소(O), 수소(H)의 원자로 구성된 다당류 생체분자로 수소 원자와 산소 원자의 비율이 2 : 1로 조성된 물질이다. 탄수화물은 그 구조에 따라 크게 세 가지로 단양류, 이당류, 다당류로 분류한다.

탄수화물은 우리가 주식으로 하는 쌀, 보리, 밀, 옥수수, 감자, 고구마 등 식물성 식품의 대표적인 구성성분이며, 생체는 끊임없이 에너지원이 있어야 하는데, 대부분(55~65%)을 탄수화물로 충당하며, 당지질·당단백·핵산 등 체내에서 중요한 작용을 하는 물질의 구성성분으로 쓰이기도 한다.

탄수화물은 우리 몸의 주요 에너지원으로 에너지 공급, 신경계 기능 유지, 소화기능 개선 등에 다양한 기능을 가지고 있다.

에너지 공급원으로 이용률이 가장 높아서 95%가 열량원으로 이용한다. 또한 피로회복에 유효하며, 단백질절약작용(탄수화물이 부족하면 단백질이 열량원으로 작용)을 한다. 부족 시 지방질만으로 열량을 보급하면 산성의 연소 중간산물이 생겨 산혈증(acidosis)을 초래하므로 전 열량의 10% 이상은 탄수화물로 공급된다. 탄수화물 과다 시 지방축적, 비만증의 원인이 된다.

탄수화물이 풍부한 식품은 각종 곡류, 빵, 과자류 등이다. 성인 칼로리 권장량(FAO)은 남자 2,700 kcal, 여자 2,100kcal이다.

3) 지방(Fat, lipid)

지방은 포화 지방산과 불포화 지방산으로 구분하며, 불포화 지방산은 체내에서 합성되지 않아서 섭취하여야 하므로 필수 지방산이라 한다. 지방은 다양한 생물에서 중요한 에너지원이며, 구조적인 기능과 대사적인 기능에 모두 관여한다. 지방은 대부분 종속영양생물(사람 포함)의 영양소에 필요한 부분이며, 에너지 밀도가 가장 높아서 에너지 저장의 가장 효율적인 형태이다.

지방산의 중요한 작용은 열량공급원, 피부의 탄력과 부드러움 유지, 체내의 열량 저장, 지용성 비타민(A, D, E, K) 운반작용을 한다. 지질은 당질과 더불어 중요한 에너지원으로 당질과 단백질보다 약 2.2배의 에너지를 내기 때문에 농축된 에너지원이라고도 한다. 지질은 위에서 정체 시간이 길어서 포만감을 주는 역할도 하며, 지용성 비타민의 흡수를 돕는 역할과 필수지방산을 공급하는 역할도 한다. 또한 지질은 당질과 마찬가지로 음식의 맛과 조직을 위해 조리상 필요한 영양소이다.

포하지방산이 급원이 되는 식품은 버터, 리아드, 코코넛, 기름, 우지, 수소를 첨가한 쇼트닝 등이 있으며, 불포화지방산이 함유된 식품은 옥수수기름, 콩기름, 면실유, 들기름, 참기름, 어유, 올리브유 등이 있다.

지방질이 부족하면 허약, 빈혈, 거친 피부, 피부질병에 대한 저항력이 감퇴 등이 있을 수 있고 과잉섭취는 동맥경화증 및 심혈관질환의 원인이 된다. 지방질이 풍부한 식품은 버터, 식물성 기름, 육류, 등이 있다.

05 조절소의 작용

조절소는 신체의 생리기능 및 활동을 조절하는 역할을 하는 영양소를 말한다. 주로 무기염류와 비타민이 이에 속하며, 신체기능 조절, 효소 및 호르몬 반응 촉진, 세포기능 유지 등 다양한 기능에 필수적인 역할을 한다.

1) 무기염류

무기염류는 인체에 필요한 무기 화합물들의 총칭이다. 탄수화물, 단백질, 지질, 비타민과 함께 5대 영양소의 하나이다. 인체 내에서 여러 가지 생리적 활동을 조절하고, 미량으로도 충분하지만, 부족하면 각종 결핍증을 유발한다. 무기염류는 칼슘(Ca)·인(P)·칼륨(K)·나트륨(Na)·염소(Cl)·마그네슘(Mg)·철(Fe)·아이오딘(I)·구리(Cu)·아연(Zn)·망간(Mn)·크로뮴(Cr)·바나듐(V)·몰리브데넘(Mo) 등 많은 수가 존재한다. 따라서 하루 평균 필요량, 권장섭취량, 충분 섭취량, 상한 섭취량 등 4개 항목의 기준을 제시하고 있으나, 나트륨, 염소, 칼륨 등의 충분한 섭취량만을 제시하고 있다.

무기질의 기능은 뼈나 치아의 구성 재료로 체 조직을 형성, 체내의 액성을 조절하는 인자로 산, 알칼리가 평형이 되게 한다. 효소와 같은 거대분자(주로 금속 이온)의 활성을 조절하는 부위에서 중요한 역할을 한다. 혈액 응고, 소화액 및 호르몬 생성, 신경전도 등의 역할을 한다.

(1) 식염(NaCl)

식염(염화나트륨)은 가장 많이 필요로 하는 무기염류로, 근육 및 신경의 자극, 전도, 삼투압의 조절, 체액의 수지 균형 등 조정소의 기능을 한다. 부족하면 열중증의 원인이 되고 탈력감이 생기기도 한다. 성인의 경우 1일 15g 정도 필요하다.

(2) 칼슘(Ca)

칼슘은 체중의 약 2%를 차지하며, 대부분이 인산칼슘의 형태로 뼈, 치아의 주성분이다. 부족하면 뼈와 치아의 쇠퇴, 발육불량, 치아의 모양이나 골격 형태 이상이 나타날 수 있다. 성인의 경우 1일 0.7g이 필요하고, 임산부, 수유부는 성인보다 0.3g 정도, 청소년은 0.2g 정도 추가 공급되어야 한다.

(3) 칼륨(K)

칼륨(포타슘)은 세포외액에는 작지만, 세포 내에는 다량 존재하며, 세포 기능에 중요한 역할을 한다. 칼륨은 나트륨 배설을 촉진해 혈압을 낮추는 역할을 하며, 골밀도를 높이는 역할을 한다. 혈장 중의 칼륨은 근육 및 신경의 기능 조절에 필요하고 이것이 너무 저하되면 근육 마비를 일으킨다. 칼륨이 많은 식품은 곡류, 토마토, 오이, 호박, 가지, 사과 등이다.

(4) 철분(Fe)

철분은 체내의 절반 이상이 적혈구인 헤모글로빈의 성분으로서 산소 운반에 관여한다. 철분이 부족하면 빈혈의 원인이 된다. 성인 남자는 12mg/일, 10~50세의 여자는 18mg/일이 필요하며, 수유부, 임산부, 신생아, 영유아는 더 많이 필요하다. 철분은 육류, 어패류, 콩 등에 많이 함유하고 있다.

(5) 인(P)

인은 인산칼슘, 인산 마그네슘으로 존재하며 뼈와 치아에 존재하고 나머지는 인지질, 핵산으로서 모든 조직을 구성한다. 인이 부족하면 뼈, 신경 작용의 장애가 있고 저항력의 약화가 초래된다. 성인의 경우 남녀 1일 700mg 정도가 필요하다. 인은 우유, 치즈, 난황 등에 많이 함유하고 있다.

(6) 요오드(I)

요오드는 갑상샘 기능 유지에 작용한다. 부족하면 갑상샘 장애를 가져온다. 해조류에 많으며 임산부는 더 많이 공급되어야 한다.

2) 비타민 작용과 결핍증

비타민은 생명의 보존과 기능 유지에 꼭 필요하고, 소량으로 신체기능을 조절한다는 점에서 호르몬과 비슷하지만, 신체의 내분비기관에서 합성되는 호르몬과 달리 식품으로부터 반드시 섭취해야 한다. 비타민은 체내에서 전혀 합성되지 않거나, 합성되더라도 충분하지 못하기 때문이다. 비타민은 열량으로 인체에 작용하는 것은 아니지만 인체 반응을 원활히 할 수 있도록 보조하는 역할을 하고 생리적 기능 조절의 많은 부분을 차지하고 있어 비타민 부족 현상이 생기면 여러 가지 질병이 나타날 수 있다. 결핍을 예방하기 위하여 음식을 골고루 섭취하여야 한다. 지용성 비타민으로 A, D, E, K와 수용성 비타민으로 B complex, C로 구별하고 있다 표 13-2.

(1) 비타민 A(레티놀, Retinol)

비타민 A는 상피세포 보호, 골격, 치아 형성, 눈의 건강 유지 등에 작용한다. 결핍 시에는 안구건조증, 야맹증, 피부각화, 세균이나 기생충 감염에 대한 저항력 저하를 초래하며, 주로 녹·적황색 채소, 간, 계란노란자, 우유, 버터, 고구마, 황도, 시금치, 뱀장어, 간유 등에 함유되어 있다. 성인의 1일 권장 섭취량은 남자 750, 여자 650 R.E(1mg 레티놀)가 필요하다.

(2) 비타민 B

① B1(티아민, Thiamine)

탄수화물 중간대사에 관여하며 열, 산, 알칼리에 약하다. 결핍 시에는 각기 증상, 식욕부진, 피로감을 초래하며, 1일 필요량은 성인의 경우 1.0~1.3mg이고, 주로 간, 돼지고기, 보리, 우유, 곡류, 감자, 곱창, 현미, 콩 등에 함유하고 있다.

② B2(리보플라빈, Riboflavin)

인산과 결합하여 헤모글로빈을 형성하고, 단백질과 결합하여 세포 내 에너지 대사에 관여한다. 수용성이지만 물에 쉽게 녹지 않는다. 결핍 시에는 성장 발육정지, 식욕감퇴, 체중감소, 구순염, 피부염 등을 초래하며, 1일 필요량은 성인의 경우 1.2~1.5mg이다. 비타민 B2는 탄수화물과 지방질의 에너지화에 작용하며, 활성산소를 제거하는 항산화 기능도 있다. 주로 효모, 간, 달걀, 우유, 치즈, 육류, 닭고기, 생선, 버섯, 시금치 등에 많이 함유하고 있다.

③ B3(니아신, Niacin)

대사, DNA 합성에 관여하고, 대부분의 동식물에 포함되어 있으며, 적당량을 섭취하면 펠라그라, 피부질환, 위장장애, 신경성 질환을 예방할 수 있다.

④ B6(피리독신, Pyridoxine)

적혈구의 생성 및 아미노산 대사 신경전달물질 생성에 관여한다. 결핍 시에는 피부염, 빈혈을 초래하고, 주로 간, 난황, 돼지고기, 쇠고기, 콩 등에 함유하고 있다.

⑤ B12(코발라민, Cobalamin)

신경조직의 활동, 혈액순환과 혈액 생성 조절, 세포 분열에 관여하며, 결핍 시에는 빈혈에 걸릴 수 있다. 주로 우유, 콩팥, 생선, 달걀, 돼지고기 등에 함유하고 있다.

(3) 비타민 C(아스코르브산, Ascorbic acid)

비타민 C는 여러 대사 작용에 있어서 필수적인 것으로 알려져 있다. 콜라겐(피부, 힘줄, 뼈, 지지조직물을 구성하고 상처를 치료해 주는 단백질)을 합성하고, 혈관의 구조 강도를 일정하게 유지하며, 특정 아미노산의 대사와 관련이 있고, 부신 호르몬을 합성 및 유리시킨다. 주로 귤, 키위, 감자, 채소 등에 함유하고 있다. 결핍 시에는 괴혈병(scurvy) 및 뼈, 치아의 발육 이상의 원인이 된다.

(4) 비타민 D(콜레칼시페롤, Calciferol)

비타민 D는 칼슘과 인의 대사에 중요한 역할을 하는 지용성 비타민의 하나이다. 유기체의 성장, 특히 뼈의 발육과 관련된 칼슘 대사에 필수적이다. 대부분 태양광선에 의해 만들어지며 음식물로 섭취되는 비타민 D는 많지 않다. 뼈를 튼튼하게 유지하기 위해서는 우리 몸에 충분한 비타민 D가 필요하다. 비타민 D는 햇빛을 받으면 피부 내 세포조직에서 합성되는데, 이때 합성된 양이 대사에 필요한 양보다 부족하면 음식물로부터 섭취해야만 한다. 주로 달걀노른자, 간, 버터, 고등어 등에 많이 함유하고 있다. 결핍 시에는 구루병, 골연화증을 일으킬 수 있다.

(5) 비타민 E(토코페롤, Tocopherol)

비타민 E는 활성산소의 작용을 억제하는 항산화 작용을 하고, 주로 우요, 식물성 기름, 쌀겨기름, 푸른 채소 등에 많이 함유하고 있다. 결핍 시에는 생식기능 장애로 불임증 및 유산의 원인이 된다.

(6) 비타민 K(필로퀴논, Phylloquinone)

비타민 K는 프로트롬빈을 형성하여 혈액 응고에 관여하며, 주로 과일, 우유, 간, 시금치, 파슬리, 꽃양배추 등에 많이 함유하고 있다. 결핍 시에는 갑상샘 장애를 일으킨다.

표 13-2 비타민 결핍증상

비타민 이름(화학적)		결핍증상	기능 및 효능
비타민 A(레티놀)		야맹증, 안구건조증, 각막연화증, 피부건조	성장촉진, 정상시력 유지, 피부 건강
비타민 B	B_1(티아민)	각기병, 식욕부진, 피로, 권태	신경 조절, 식욕증진, 당질대사에 관여하여 소화액 촉진, 감기 예방
	B_2(리보플라빈)	성장억제, 식욕감퇴, 구순염, 백내장	세포에서 기능하여 플라빈 산소의 기능에 도움. 발육, 점막 보호
	B_3(니코틴산)	펠라그라병, 체중감소	당대사 촉진해 에너지 합성
	B_6(피리독신)	피부병, 안근염, 구각염, 결막염	아미노산의 이용에 도움. 효소작용을 돕고 신경을 지킴
	B_{12}(코발라민)	악성빈혈	효소의 조효소로 작용
비타민 C(아스코르브산)		괴혈병, 출혈, 치은출혈, 관절통, 골절	인터페론을 유발. 콜라겐을 생성하고 호르몬 합성에 관여. 해독기능 강화
비타민 D(칼시페롤)		구루병, 뼈, 치아발육 이상, 뼈연화	뼈, 치아에 칼슘을 들러붙게 함. 혈액 중의 인의 양을 일정하게 함
비타민 E(토코페롤)		불임증, 유산, 황산화증	몸의 산화 방지, 혈관 보호, 근육의 기능을 정상화 시킴. 생식기능 강화
비타민 K(필로퀴논, 메나퀴논)		혈액응고시간 지연	빠른 혈액응고, 피부건강, 시력보호, 성장촉진

06 에너지대사

에너지는 물리적인 일을 할 수 있는 능력을 의미하며 열·기계·전기 등에 의한 물리적 에너지, 화학변화에 의한 화학적 에너지 등 여러 형태를 취하며, 서로 변환·이용한다.

음식물 섭취 시의 음식물 안에 함유된 에너지는 탄수화물, 지방, 단백질 등의 영양소를 갖고 있는 화학적 에너지, 대사작용을 통해 생물학적으로 이용할 수 있는 에너지를 전환한다.

생체 내에서 이루어지는 에너지 변환 현상을 에너지대사라고 한다. 에너지대사량을 나타내는 단위로는 열에너지 단위인 칼로리(cal)가 이용된다.

1) 에너지의 단위

식품이 가지고 있는 잠재 에너지와 신체 내에 일어나는 에너지 대사에 사용되는 에너지의 단위는 칼로리(calorie)와 줄(Joul)로 나타낸다.

1칼로리는 1기압에서 물 1g의 온도를 1℃ 올릴 때 드는 열에너지 양이다. 일반적으로 영양학에서는 대단위인 킬로칼로리(kcal)를 사용하며 1kcal = 1.000cal=4.184 KJ이다. 신체의 에너지 소비량은 신체에서 발생하는 열량을 직접적 또는 간접적인 방법으로 측정하여 얻을 수 있다. 신체는 활동대사, 기초대사, 식품의 특이동적 작용 등의 형태로 에너지를 소모하며 이를 근거로 신체의 1일 에너지 필요량을 구하게 된다.

2) 기초대사량(Basal metabolic rate: BMR)

인간이 생명을 유지하기 위해서는 최소한 호흡, 혈액순환, 배설작용이 지속되어야 하는데, 이들이 기능이 유지되는데 필요한 생리적 최소 에너지양을 기초대사량이라 한다.

기초대사량은 8시간의 충분한 수면과 이후 12시간의 금식 후에 측정한다. 기초대사량의 자가 측정에 관해서는 많은 연구가 있었으나, 1990년 이후 미플린이 창안한 기초대사량 산정 공식이 가장 신뢰를 얻고 있다.

개인별 차이가 있지만 일반적으로 남성은 체중 1kg당 1시간에 1kcal를 소모하고, 여성은 0.9kcal를 소모하는 것으로 알려져 있다. 세계보건기구 보고서에 의하면 몸의 각 기관이 기초대사를 위해 소모하는 에너지양은 간 27%, 뇌 19%, 뼈대근육 18%, 신장 10%, 심장 7%, 그 밖의 장기 19%라고 알려져 있다.

미플린의 성인 1일 기초대사량 산정 공식

여자: (6.25 × cm 단위 자신의 키) + (10 × kg 단위 자신의 체중) - (5 × 자신의 나이) - 161

남자: (6.25 × cm 단위 자신의 키) + (10 × kg 단위 자신의 체중) - (5 × 자신의 나이) + 5

3) 에너지대사율(Relative metabolic rate: RMR)

인간이 기본적인 생명을 유지하는 데 필요한 기초대사량, 즉 가장 기본적인 에너지 소비량과 특정 작업 시 소비된 에너지의 비율을 에너지대사율이라 한다. 에너지대사율은 다음과 같은 식으로 표시한다.

$$\text{에너지대사율} = \frac{\text{작업 시 소비에너지 - 안정 시 소비되는 에너지(활동 대사량)}}{\text{기초대사량}}$$

에너지소비량은 주로 산소소비량을 기준으로 예측하게 되는데 이는 특정 작업 시와 앉아 있는 안정 시의 호흡량을 측정하는 방법으로 산출한다.

동일 작업을 할 때는 숙련자는 필요한 근육만을 능률적으로 사용하므로 에너지 대사가 적다. 일반적으로는 에너지대사율이 높은 활동을 하면 피로도가 높다. 그러나 매달리기 등과 같이 장시간 서서 계속하는 정적인 작업에서 에너지대사율은 낮지만, 피로도는 상대적으로 크다. 정신적 작업을 계속하면 피로감은 크나 에너지대사율은 낮다. 에너지대사율을 이용해서 노동에 필요한 소비량을 계산할 수 있다. 육체의 근로 강도는 다음과 같이 5단계로 구분하여 설명할 수 있다 표 13-3 , 표 13-4 .

표 13-3 활동에 의한 대사량 비교

활동종류	작업대사량	활동종류	작업대사량
안정(기초대사량)	100	보행	271
앉은 생활(좌업)	119	달리기	456
직립 생활	144	급히 달리기	636

표 13-4 근로강도별 에너지대사율과 생활활동지수

근로강도	주작업 에너지대사율	생활활동지수(X)
경노동	0.0~0.9	0.38
중등노동	1.0~1.9	0.54
강노동	2.0~3.9	0.82
격노동	4.0~4.9	1.08

4) 특이동적 작용(Specific dynamic action)

식사 후 대사가 항진되는 현상으로 독일의 루브너(Rubner)에 의해서 발견되어 특이동적작용(spezifische dynamische Wirkung)이라고 명명되었다. 식품의 종류에 따라서 다른데 혼합식일 때 10% 전후의 대사 항진이 있고, 단백질(16~30%), 당질(4~9%), 지방질(4%) 중에서는 단백질 섭취에 의한 영향이 가장 크고, 지방질 섭취에 의한 영향이 가장 적다.

이들 영양소를 혼합하여 섭취한 경우는 단독 섭취에 의한 에너지 발생 증가의 합계보다 작다. 음식물 섭취 후 나타나는 대사 증가는 대부분 세포 내에서 대사 증가에 의한다. 영국의 생화학자 크렙스(Krebs)는 단백질을 섭취하면 특히 영향이 큰 이유는 단백질이 지방질, 당질보다 ATP의 생산효율이 낮기 때문이라고 설명하였다.

07 영양상태평가

개인 또는 집단의 식사 섭취 실태와 영양 관련 지표를 측정하고 해석하기 위해 식품 및 영양소의 섭취 상태, 영양상태와 관련된 건강지표들을 측정하는 식생활 실태조사, 신체 계측 조사 방법, 생화학적 방법 및 임상적인 방법 등이 널리 이용되고 있다.

영양상태 평가는 직접적인 평가와 객관적인 평가로 구분되며, 직접적인 평가는 평가자의 주관적인 판단에 의하는 것과 신체 계측이나 생화학 검사 등 객관적인 평가가 있다.

1) 주관적 평가법

의사의 시진, 문진, 촉진 등으로 판정하는 방법으로, 빈혈, 부종, 갑상샘 변화 등의 임상적 증상으로 질병을 판정하는 방법이다.

2) 객관적 평가법

(1) 신체 계측에 의한 평가법

① 카우프 지수(Kaup index)

영유아기부터 학령 전반기까지 카우프 지수를 사용하는데 22 이상은 비만, 22~19는 우량, 19~15는 정상, 15 이하는 마른 아이로 판정한다. 13~10은 영양실조, 10 이하는 소모증으로 판정된다.

$$\text{카우프 지수} = \frac{\text{체중(kg)}}{\text{신장(cm)}^2} \times 100^4$$

② 로렐 지수(Rohrer index)

로렐 지수는 학년기 이후의 소아에게 사용하는데, 160 이상은 비만, 110 미만은 마른 아이라고 판정한다.

$$\text{로렐 지수} = \frac{\text{체중(kg)}}{\text{신장(cm)}^3} \times 10^7$$

③ 표준체중

표준체중이란 같은 나이와 성별에 있어서 사망률이 가장 낮은 체중을 말하는데, 신장에 따라 계산하는 브로카 지수(Broca index) 방법이 널리 이용되고 있다.

$$\text{브로카 지수} = \frac{\text{체중(kg)}}{\text{신장(cm)} - 100} \times 100$$

④ 비만 측정

가. 체질량지수(Body mass index: BMI)

세계보건기구(WHO)는 "비만이란 건강에 유해할 정도로 체지방이 과다하게 축적된 상태"라고 규정하고, 비만을 측정하기 위해 체질량지수를 제시하였다.

$$\text{체질량지수(BMI)} = \text{체중(kg)} / (\text{신장 m}^2)$$

예시 키가 160cm이고 몸무게 60kg인 사람의 체질량지수는 60÷(1.6×1.6)=23.4가 된다. 그 수치가 20 미만일 때를 저체중, 20~24일 때를 정상체중, 25~30일 때를 경도비만, 30 이상이면 비만으로 본다.

나. 표준체중 대비 비만도(%)

▶ 비만도(%) = (실측 체중 - 표준체중) ÷ 표준체중 × 100
▶ 비만도(%) = 실측 체중 ÷ 표준체중 × 100

다. 복부비만 측정

복부비만은 허리둘레(cm)÷엉덩이둘레(cm)로 측정하는데, 이는 허리둘레 측정은 배꼽 밑 2cm 부분, 엉덩이는 가장 넓은 부분을 측정하여 산출한다. 복부비만증은 여자 0.83 이상, 남자 0.91 이상을 기준으로 한다.

(2) 이화학적 검사에 의한 평가 방법

최근 영양상태나 질병 상태의 판정을 위해서 생화학적 검사방법을 많이 사용되고 있다. 혈액비중의 측정, 헤모글로빈 미량 정량 등으로 단백질, 철분의 영양상태를 평가하는 혈액검사, 소변검사, 미량 정량검사, 간이 정량법 등이 집단검사에 이용되고 있다.

3) 간접적 평가법

간접적 평가법은 영양상태로 인해 신체가 많은 영향을 받을 수 있는 영아, 유아 등과 특정 나이의 사망률, 식품의 섭취 종류나 양을 알아보는 식이 섭취 방법, 특정 감염병의 이완율을 통해 간접적으로 평가할 수 있다.

08 영양장애와 국민 영양개선

영양장애란 섭취한 영양소의 양과 체내에서 대사 이용되는 영양소의 양사이에서 동적평형을 유지하면서 건강 상태를 유지하고 있는데, 이 평형이 흐트러지고 불평형의 상태로 되는 것을 말한다.

1) 영양장애 유형

단백질·에너지 영양결핍으로 후진국이나 개발도상국 어린이들은 열량·단백질 실조증(protein-calroic malnutrition: PCM)이 많이 발생한다.

(1) 마라스무스(Marasmus)

출생 직후부터 영유아기에 모유나 인공영양의 공급이 부족하거나 비위생적인 수유로 인해서 설사가 계속될 때 발생하는 현상이다. 단백질 및 에너지의 결핍으로 일어나는 영양 실조증의 일종이다.

마라스무스는 특히 에너지가 부족한 경우를 가리키는데, 실제로 양자를 구별하는 것은 상당히 어렵다. 마라스무스의 증상은 극도의 저체중, 근육위축, 설사, 호흡부전증상 및 탈수증상이다. 치료는 애초 영양소를 골고루 함유한 식사를 소량씩 여러 회로 나누어서 주고 회복기에 이르면 150kca/kg(1일당) 정도의 에너지를 준다.

(2) 콰시오르코르(Kwashiorkor)

콰시오르코르는 칼로리보다는 주로 단백질이 모자라서 생기는 영양 실조증이다. 만성 영양 실조증의 다른 하나는 열량과 함께 단백질이 결핍되어 생기는 영양성 소모증이다.

2) 비만(obesity)

체내에 지방 조직이 비정상적으로 과다한 상태를 비만이라고 한다. 체중은 많이 나가지만 근육량이 많고 체지방률이 낮은 경우는 비만으로 부르지 않는다. 체질량지수가 25 이상이면 비만으로 정의한다. 실측 체중이 평균 체중의 20%를 초과하는 경우를 비만이라 하는데, 체지방이 체중의 35% 이상이면 비만증이라 한다. 지방 조직의 주요 성분은 혈장으로부터 유입된 지방산과 포도당이 에스테르화한 중성지방이다.

(1) 비만증의 발생 원인

비만의 원인으로 유전적 소인, 지나친 초과 열량의 섭취, 운동 부족, 내분비계의 장애, 생리적·심리적 요인 등을 들 수 있으며, 비만증의 진단은 외모, 피하층 두께, 신장·체중 지표, 체성분 등에 의해서 판단한다.

특히 칼로리가 높은 식품이 풍부하고 신체활동을 적게 해도 살아가는 데 큰 불편이 없는 현대의 생활환경이 비만의 폭발적 증가를 초래하고 있다.

(2) 비만증 예방

비만증은 당뇨병, 고혈압, 심혈관질환, 호흡기 질환 등의 다양한 합병증을 유발할 수 있어서 체중감소를 위해서는 식생활 개선은 물론 지속적인 운동이 필요하다. 특히 동물성 지방을 제한하고, 식물성 지방을 공급하며, 적절한 정기적 운동, 식생활 습관의 개선, 지방질과 당질의 식품을 제한하고 열량이 낮은 단백질 식품의 섭취 등이 필요하다. 특히 비만증 예방을 위하여 당류, 지방, 전분 식품, 알코올음료를 제한하고 채소, 생선, 쇠고기 등을 섭취하게 한다.

(3) 트랜스 지방산과 질병

① 지방산의 유형

지방질은 보통 상온에서 굳는 성질의 포화지방산과 굳지 않고 액체 상태로 유지되는 불포화지방산으로 구분해 왔다. 불포화 지방산과 글리세롤이 결합한 지질의 한 종류이다. 자연 상태에도 소량 존재하지만, 오늘날 인류가 섭취하는 트랜스지방의 대부분은 마가린 생산과정에서 식물성 불포화 지방의 수소화 공정을 거치면서 생긴다. 트랜스지방이 혈관에 쌓이면 각종 심혈관계 질환의 발병률이 높아지는 것으로 알려져 있다.

② 트랜스 지방산과 질병

불포화 상태의 지방은 산소와 반응하면 산패가 쉽게 일어나고, 액체이기 때문에 운빈과 지장이 어려워 사용하기에 불편하다. 따라서 부분적으로 경화된 식물성 지방이 오랫동안 요리에 사용되었다. 트랜스 지방은 심장병의 증가한 위험, 높은 콜레스테롤 수치, 염증을 포함한 다양한 건강 문제와 관련이 있다.

3) 국민영양 개선

(1) 올바른 식생활 풍토 조성

국민이 올바른 식생활을 영위할 수 있도록 식생활을 개선 노력이 필요하다. 이를 위해서 모든 국민이 균형 있는 식생활, 식품 재료의 다양성 확보, 절제 있는 식생활, 적정한 식생활 등으로 이를 개선하는 노력이 필요하다.

(2) 영양장애의 원인 제거

영양소와 관련하여 여러 가지 질병을 예방하기 위해서는 올바른 식습관을 생활화할 수 있도록 해야 하며, 영양소 부족의 원인이 되는 요소들을 제거하여야 한다.

충분한 수분을 섭취하고, 영양소 균형에 맞게 골고루 음식을 섭취하며 가공식품을 피하고 계절 채소 등으로 직접 조리하여 먹는다. 지나친 고염식, 고열량식, 고당식은 피하는 것이 좋다.

(3) 국민 영양 개선사업

국민 영양개선 사업은 국가와 지역사회의 공동 노력이 필요하다.

❶ 지역사회의 특수성에 따라 농축산물 현황과 식생활 양식을 조사하여 알맞은 방향으로 개선 보완하는 방법이 강구되어야 한다.

❷ 영양개선을 위하여 정부에서 실시하는 영양 개선사업으로 영양성분을 조절할 수 있도록 권장되어야 하며 그에 따른 보건교육을 실시해야 한다,

❸ 영양상담과 교육을 통한 영양 지도가 시행될 수 있도록 영양 지도 요원의 배치가 필요하다.

❹ 단체급식, 공동 취사의 합리적인 운영과 이를 위한 교육 및 지도사업이 필요하다.

CHAPTER 14

생애주기별 보건

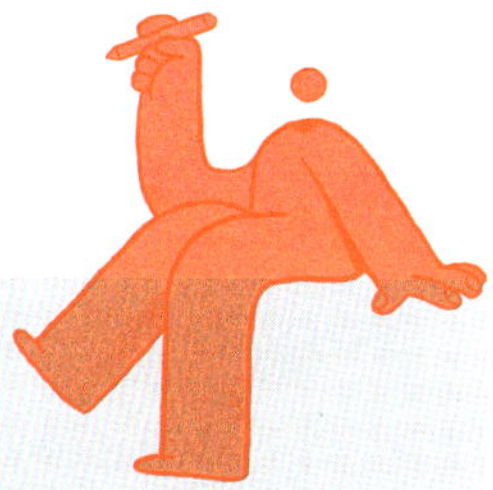

학습목표

1. 모자보건에 관해서 설명할 수 있다.
2. 모자보건사업의 대상 및 내용에 관해서 설명할 수 있다.
3. 모성관리에 대해서 설명할 수 있다.
4. 성인보건에 관해서 설명할 수 있다.
5. 성인질환과 관련된 주요 질병을 알 수 있다.
6. 노인 보건에 관해서 설명할 수 있다.
7. 노인성 질환과 관련된 주요 질병을 알 수 있다.

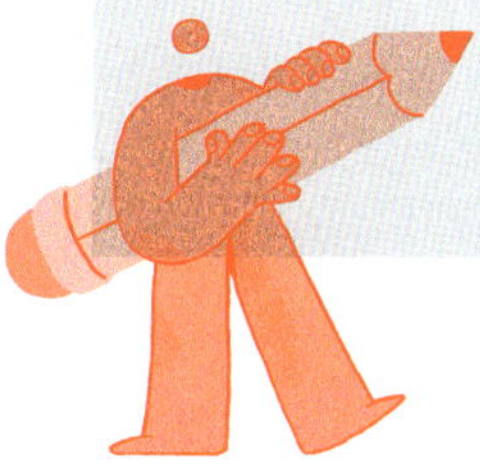

모자보건

01 모자보건의 정의 및 목적

1) 모자보건의 정의

모자보건의 정의는 모성의 생명과 건강을 보호하고 건전한 자녀의 출산과 양육을 도모하려는 사업이다. 임산부의 산전산후 관리를 통해 건강한 자녀의 출산과 양육을 도모하고, 신생아 선천성 대사이상 검사 실시, 미숙아 및 선천성 이상아 관리, B형 간염 수직감염 예방 사업 등을 통해 모자의 건강을 유지 증진시킨다.

세계보건기구(WHO) 모자보건전문분과위원회에서는 "첫째 임산부가 건강한 상태로 정상 분만을 하도록 하며, 따라서 건강한 아기를 분만하여 육아의 시술을 배우고 적절한 수태조절 방법으로 가정생활의 향상을 도모하도록 하고, 둘째 모든 아동을 적절한 건강관리와 충분한 의료 혜택을 받으며 사랑과 건강이 있는 화목한 가정 분위기 속에서 육성함이라 하였다.

2) 모자보건의 목적

모자보건은 우리나라는 모자보건법(2009) 제1조에 의하면 모자보건은 '모성 및 영유아의 생명과 건강을 보호하고 건전한 자녀의 출산과 양육을 도모함으로써 국민보건 향상에 이바지함에 목적으로 한다'라고 규정하고 있다. 이에 따라 국가와 지방자치단체에서는 모성과 영유아의 건강을 유지·증진하기 위하여 필요한 조치를 하여야 하며 모자보건사업 및 가족계획사업에 관한 시책을 강구하여 국민보건향상에 이바지하도록 노력하여야 한다.

세계보건기구(WHO) 모자보건전문분과위원회(1952)에 의한 모자보건사업의 목적는 다음과 같다. 첫째 임산부가 건강한 상태로 정상 분만을 하도록 하며, 따라서 건강한 아기를 분만하여 육아의 시술을 배우고 적절한 수태조절 방법으로 가정생활의 향상을 도모하도록 한다. 둘째 모든 아동에게 적절한 건강관리와 충분한 의료 혜택을 받으며 사랑과 건강이 있는 화목한 가정 분위기 속에서 육성함이라 하였다.

02 모자보건사업의 대상 및 내용

모자보건사업의 대상은 임신, 출산, 육아를 담당하는 모성 집단과 출생, 성장, 발달하는 성숙 과정을 거치는 영유아 집단을 대상으로 하고 있다. 임산부의 건강을 유지, 증진하고, 영유아 보건에 대한 지식 습득, 정상 분만 및 건강한 어린이를 출산하도록 교육하며, 정상 임신, 안전분만, 건강한 양육 도모와 영아사망률, 신생아사망률, 모성사망률의 감소, 이상 상태의 조기 치료, 모든 어린이를 건전한 환경에서 사랑과 보호를 받으며 성장하게 하고 국민 보건 향상에 이바지한다.

1) 모자보건법상 모자보건의 사업 대상

모자보건의 사업 대상자들은 임신, 출산, 육아 과정에서 필요한 전문적인 보건의료 서비스 및 관련 정보를 지원받고, 건강 유지 및 증진을 위한 사업을 지원받는다.

❶ 임산부: 임신 중이거나 분만 후 6개월 미만인 여성

❷ 영유아: 출생 후 6년 미만인 사람

❸ 신생아: 출생 후 28일 이내의 영유아

❹ 미숙아: 신체의 발육이 미숙한 채로 출생한 영유아

❺ 선천성 이상아: 선천성 기형 또는 변형이 있거나 염색체에 이상이 있는 영유아

2) 모자보건사업의 내용

모자보건 사업은 모성과 영유아의 건강을 보호하고 건전한 자녀의 출산과 양육을 돕는 사업으로, 난임 부부 지원, 임산부 관리, 신생아 건강관리, 영유아 의료비 지원 등을 포함한다.

❶ 고위험 질환으로 어려움을 겪는 임산부 의료비 지원한다.

❷ 난임 부부의 경제적 부담을 줄이고 출산 가능성을 높인다.

❸ 미숙아 및 선천성 이상아를 둔 가정에 의료비를 지원하여 건강한 성장을 도움을 준다.

❹ 저소득층 가정에 기저귀와 조제분유를 지원한다.

❺ 전문 관리사가 산모와 신생아의 건강을 관리해 주는 맞춤형 서비스를 제공해 준다.

3) 모자보건사업의 중요성

모자보건사업은 임산부와 영유아의 건강을 보호하고 증진하여 건전한 출산과 양육을 도모함으로써 국민 보건 향상에 기여하는 매우 중요한 사업이다. 모자보건사업은 임산부에게 건강한 임신과 출산을 위한 지침을 제공하고, 영유아에게는 건강한 성장과 발달을 위한 기반을 제공한다. 특히, 임산부와 영유아는 건강 취약계층으로, 모자보건사업은 이들의 건강을 보호하고 증진하는 데 중요한 역할을 한다.

(1) 건강한 출산과 양육 지원

임신 및 출산 과정에서 발생할 수 있는 위험을 최소화하고, 건강한 출산을 돕는 역할을 한다.

(2) 건강한 성장과 발달 지원

영유아의 성장과 발달에 필요한 영양, 의료서비스 및 정보를 제공하여 건강한 미래를 위한 발판을 마련한다.

(3) 국민 보건 향상

임산부와 영유아의 건강은 국가의 미래를 좌우하는 중요한 요소이다. 모자보건사업은 국민의 건강을 증진하고, 건강한 사회를 만드는 데 기여한다.

(4) 예방 사업의 효과

모자보건사업은 질병 예방과 건강관리라는 예방 사업의 일환으로, 제한된 자원과 비용으로 장기적인 효과를 가져다준다.

(5) 사회경제적 효과

임산부와 영유아의 건강은 사회경제 발전에 긍정적인 영향을 미친다. 건강한 아이들은 미래 사회의 핵심 인력이 될 것이며, 건강한 산모들은 경제활동에 참여할 수 있다.

4) 산전관리의 중요성

산전관리는 임신 중인 산모와 태아의 건강을 보호하고 건강한 출산을 위해 중요한 역할을 한다. 산전검진을 통해 임신 중 발생하는 합병증을 조기에 발견하고 적절한 치료를 제공하여 임산부의 사망률과 출산 관련 합병증을 예방할 수 있다. 또한, 태아의 건강 상태를 평가하고, 건강한 성장을 지원하는 데 도움을 준다.

03 모성보건관리

모성보건관리(Maternal health)는 모성의 건강 유지와 건전한 생활양식을 위하여 모성보건 교육과 지도가 이루어져야 하므로 성교육과 혼전지도, 임신 및 출산지도, 산후지도 등 3대 모성보건 사업은 산전 관리, 분만 관리, 산후 관리로 나누어 진행하여야 한다.

1) 모성보건 지도사업

(1) 성교육과 혼전지도

성교육은 최근에는 성장 발육이 빨라져서 성적으로 조숙되고 있기 때문에 성교육이 더욱 필요하다. 따라서 순결교육은 학교, 가정, 사회에서 어린 시기부터 자연스럽게 올바른 성 지식을 길러 주고, 결혼에 대한 건전한 사고를 길러 주어야 한다.

악성 열성 유전현상과 우생결혼에 관한 지도가 이루어져야 하며, 결혼 전에 결혼 당사자 간에 건강진단서의 교환 등 건강한 결혼이 이루어지도록 혼전지도가 필요하다.

(2) 임신 및 출산지도

건강진단은 임신 초기부터 정기적 검진을 받도록 하는 것이 중요하다. 정기적 검진은 임신 28주까지는 매월 1회, 29~36주까지는 매월 2회, 37주 이후는 매주 1회 검진하도록 지도하여야 한다.

임신 중 진단검사는 혈압 측정, 체중 및 신장 측정, 골반계측, 흉부 X선 검사, 요단백 및 당뇨검사, 매독혈청검사, 혈색소 정량검사 등이 있다.

출산 지도는 분만할 때는 산모의 출산에 대한 공포감을 없애 주며, 산모에게 분만 시작을 알 수 있는 방법(양수막 파수, 이슬, 진통 등의 분만 징후)을 지도하고, 신체의 위험성이나 정신적 부담감을 경감시켜 주도록 지도한다.

산욕기의 모체 건강관리 지도와 일상생활에 적응할 수 있는 생활 지도, 산모의 영양 관리, 신생아 관리 및 모유 영양 관리 등의 지도가 필요하다.

수유 관리는 분만 2~3일 후부터 모유가 분비되기 시작하는데, 초유는 영양가가 높고 면역항체가 있으므로 신생아에게 반드시 먹이도록 지도한다.

2) 산전관리

산전관리는 임신과 분만을 전후한 중요한 시기에 임산부를 관찰, 교육하고 필요한 의학적 조치를 함으로써 안전하고 행복한 임신과 분만을 돕는 것이다. 특히 산전관리는 임신과 관련하여 생길 수 있는 이상이나 임신에 영향을 줄 수 있는 이상이 있는지 알아보는 것이다. 임신은 생리적 현상이므로 특별한 생활을 할 필요는 없다. 때에 따라서 임신부 자신과 남편, 가족들이 생활환경을 조정함으로써 순조로운 임신 경과를 위해 협조할 필요가 있다. 산전 간호 및 관리는 임신 중에 발생할 수 있는 합병을 최소화하고, 조산, 사산, 신생아사망률을 저하하며 임신부의 사망을 저하하는 데 중요한 역할을 한다.

3) 분만관리

분만은 태아가 산도를 통하여 모체 밖으로 태어나는 과정을 말한다. 분만 중의 여성을 산부라 하고 처음 분만할 때는 초산부, 이미 분만을 경험한 경우를 경산부라고 한다. 분만은 분만 경과와 시기, 분만 양식, 출산아 수 등에 따라 분류된다.

세계보건기구의 임신기간에 따른 분만의 기준은 다음과 같다.

❶ 조산아: 37주 미만의 출생아

❷ 정상출생아: 37주 이상에서 42주 미만의 출생아

❸ 과숙출생 또는 과기산: 42주 이상의 출생아

그리고 출생 시 몸무게를 기준으로는 2,500 ~ 4,500g 미만 출생아를 정상체중 출생아, 2,500g 미만을 미숙아, 4,500g 이상 과숙아로 본다.

4) 산후관리(산욕관리)

산욕기(Postpartum)란 분만 직후부터 6주간을 말한다. 임신 및 분만으로 생긴 모체의 신체기관이 임신 이전 상태로 회복되는 시기로 이때 산후의 회복 및 중년 이후에 건강을 위해 매우 중요하다. 산욕기는 출산으로 인한 체력손실, 분만으로 인한 동통과 피로 외에도 분만 자체에 대한 불안과 수고 등으로부터 신체 회복시키고 아울러 정신적 회복하는 시기이다.

산후 10일 이내에 생식기 부위를 통한 세균감염으로 보통 38°C 이상의 고열이 2일 이상 계속되는 것을 산욕열이라 한다. 이것은 오랜 기간의 임신 및 출산으로 인하여 체력이 소모되어 전신 상태가 불량하여 생긴다. 자가 감염과 교차 감염이 있으며 자가 감염은 자궁 내 감염이나 임산부 자신의 송 등이 원인이 된다. 교차감염은 분만 개조자에 의한 감염, 사용기구의 위생 상태, 분만실 환경 등이 원인이 된다.

5) 수유관리

분만 2~3일 후부터 모유가 분비되기 시작하는데 이때 처음 분비되는 모유를 초유라 한다. 초유는 영양가가 높으며 면역체가 있으므로 아기에게 반드시 먹이도록 한다. 초유는 약 1주일 정도 분비되며 일반 모유보다 더 진하고 노란색을 띤다. 처음 수유를 하는 것이 어렵고 산모의 노력이 필요하므로 힘들더라도 모유를 먹여야겠다는 의지로 인내하는 것이 모유수유에 있어 매우 중요하다.

1일 1회 이상 유방을 따뜻한 물로 깨끗하게 씻으며 유두에는 비누칠하지 않는다. 그리고 수유 전 산모의 손을 씻어 감염을 예방한다. 수유 시에는 양쪽을 교대로 먹여야 하며 처음에는 5분씩 빨린 후 점차 시간을 늘려 한쪽 젖을 완전히 빨린다. 인공수유가 불가피한 경우를 제외하고는 모유수유를 실시하는 것이 각종 감염으로부터 장을 보호하고 설사를 예방하며, 임신 예방, 어린이가 정서적으로 안정감 등이 있다.

04 모성사망

모성사망(Meternal mortality)은 세계보건기구(WHO)에서 "임신 중 혹은 분만 직후 42일 이내 임부 혹은 산모의 사망"을 말한다. 모성사망은 직접 모성사망 원인과 간접 모성사망 원인으로 구분한다. 일반적으로 직접적인 사망 원인은 임신중독증, 출산 전후의 출혈, 자궁외임신, 감염증(패혈증, 산욕열) 등이며 간접적인 사망 원인은 주로 심장질환, 악성종양, 신장질환 등에 의한 사망이다 그림 14-1.

1) 모성 주요 질병과 원인

(1) 임신중독증(Toxemia)

임신중독증은 단백질 부족, 티아민(thiamin) 부족, 빈혈 등에 의해 임신 후반(8개월 이후)에 주로 발생하며, 임산부 사망의 최대 원인일 뿐만 아니라 유산 및 조산·사산의 원인이 되고 있다.

증상으로는 부종, 단백뇨, 고혈압의 주요 3대 증세를 나타내며, 두통 및 어지러움, 시야 장애, 복통, 오심 및 구토 등이 나타난다. 임신중독을 예방하기 위해서는 정기적인 산전 진찰, 단백질 및 비타민의 충분한 공급과 식염·당질·지방질의 과다 섭취를 금해야 한다. 또한 적절한 운동과 충분한 휴식과 스트레스 관리를 하여야 한다.

(2) 산욕열(Puerperal fever)

산욕열은 출산 후 첫 24시간을 제외한 10일 이내에 이틀 동안 측정한 체온이 38℃ 이상의 심한 발열 현상을 말한다. 산욕열이 지속되는 주요 원인은 생식기 감염으로 자궁내막의 염증, 회음부 통증, 배뇨통, 잔뇨, 고열, 오한, 복통, 냄새나는 분비물 등의 증상을 나타낸다. 위생적 분만과 항생제의 사용 등으로 산욕열 발생을 감소시킬 수 있다.

(3) 자궁외임신(Ectopic pregnancy)

자궁외임신은 수정란이 정상적으로 착상을 하는 장소인 자궁 내부가 아니라 다른 장소에 착상되는 임신을 말한다. 대부분 난관임신으로 발생하지만 때로는 난소 및 복강 내 임신인 경우도 있다.

골반 감염에 의한 염증, 수술 등에 의한 난관 손상, 피임을 위해 자궁 내 피임 장치를 삽입한 경우, 불임수술, 과거의 개복 수술 경험, 유산, 불임, 난관의 비염증성 질환, 자궁내막증, 자궁근종, 약물, 흡연 등이 원인으로 증상은 난관 및 자궁파열 등에 의한 출혈과 극심한 복통이 있다.

(4) 이상 출혈(Hemorrhage)

이상 출혈은 생리주기 외에 발생하는 예기치 못한 출혈을 말한다.

임신 전반기(임신 5개월 전)에는 유산, 자궁외임신, 포상기태 등이 원인, 임신 후반기(임신 6개월 후)에는 전치태반, 태반조기박리, 회음 열상 등이 원인이다. 산욕기 출혈은 이완성 자궁 출혈로 태반 분만 직후에 자궁 수축 부전증의 원인으로 생길 수 있다.

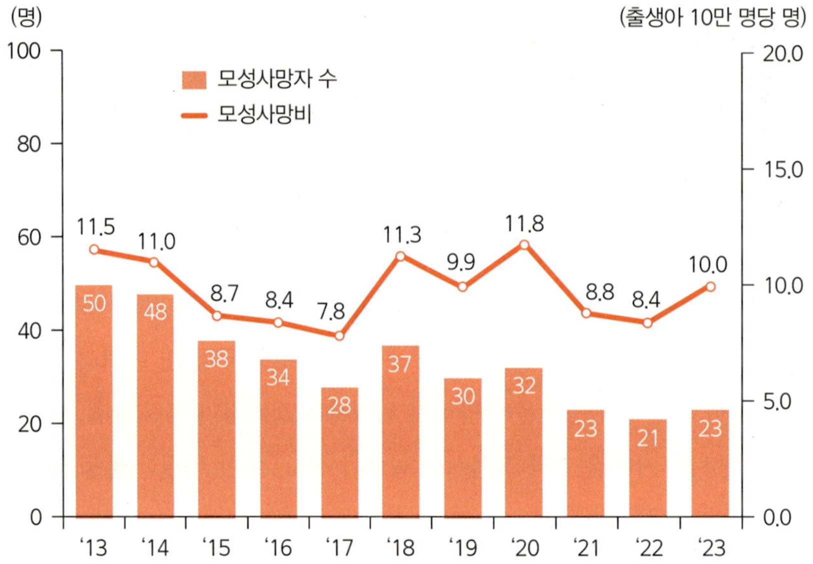

그림 14-1 모성사망자 수 및 모성사망비(2013~2023)

05 모자보건 주요 지표

1) 조출생률(Crude live-birth rate)

조출생률은 보통 출생률이라고 부르며 특정 인구집단의 출산 수준을 나타내는 기본적인 지표로서 1년간의 총출생아수를 해당연도의 주민등록에 의한 연안인구로 나눈 수치를 1,000 분비로 나타낸 것이다.

$$\text{보통출생률(CBR)} = \frac{\text{특정 1년간의 총출생아수}}{\text{당해연도의 연앙인구}} \times 1{,}000$$

2) 사산율(Still birth rate)

사산이란 국가마다 규정이 다소 다르나 우리나라 보건 통계에서는 일반적으로 임신 28주 이상의 죽은 태아분만을 말한다.

$$\text{사산율} = \frac{\text{28주 이후의 사산아 수}}{\text{연간 출생아 수}} \times 1{,}000$$

3) 일반출산율(General fertility rate)

일반출산율 가임여성 인구, 즉 임신이 가능한 여자 인구 1,000명당의 출산율을 말한다. 출산은 출생과 사산을 포함하며, 가임여성의 나이는 일반적으로 15~49세로 한다.

$$\text{일반출산율(GFR)} = \frac{\text{특정 1년간의 총출생아수}}{\text{당해연도의 15~49세 여자 인구}} \times 1{,}000$$

4) 합계출산율(Total fertility rate)

합계출산율은 합계생산율이라고도 한다. 여성 한 명이 평생 몇 명의 아기를 낳는지를 나타내는 것이다. 출산이 가능한 연령대인 15~49세까지 기준으로 한다.

5) 총재생산율(Gross reproduction rate)

한 여성이 임신 가능 나이까지 생존할 경우 낳을 수 있는 평균 여자아이의 수를 나타낸 비율이다. 총재생산율은 15~49세까지의 여성 1명당 낳은 여자아이의 수이다.

6) 순재생산율(Net reproduction rate)

어느 세대의 어머니가 된 여자 수에 대한 다음 세대에 어머니가 될 여자 수의 비율에 각각 임신할 수 있는 동안에 사망으로 감소하는 것을 반영한 비율이다. 한 여성이 성인이 될 때까지 죽지 않고 자기 대신에 다음 세대의 여아를 몇 사람 낳는가를 나타내는 수치이다. 이 비율은 장래 인구의 증감을 나타내는데, 1을 기준으로 1보다 크면 인구는 늘고 1보다 작으면 인구가 감소한다는 의미이다.

06 영 · 유아 보건관리

1) 영 · 유아기의 특성

출생 1주까지는 초생아, 출생 후 4주(28일)까지는 신생아, 1년까지는 영아(infant)라 하며, 이 시기는 모성의 영향을 크게 받는 시기이며, 학교에 입학하기 전 6세 이하를 유아라 말한다. 유아기 시기가 사고가 가장 많은 시기로서 사고 관리가 중요한 시기이다. 영·유아기는 신체적, 인지적, 정서적, 사회적 영역 전반에 걸쳐 급속한 성장과 발달이 특징인 시기이다. 이러한 특징과 유가기 발달 과정을 이해하는 것은 부모, 보호자, 교육자가 삶의 중요한 단계에서 적절한 지원, 지극 및 양육을 제공하는 것이 필수적이다. 또한 질병에 대한 저항력이 매우 약한데 이는 성인에 비해 영·유아는 선천적인 면역이 작용하기 때문에 영·유아의 보건관리는 이러한 특성을 고려해야 한다.

2) 영 · 유아 보건관리의 목적

❶ 영·유아의 신체적 발육 및 정서적 성장 발달이 정상적으로 이루어지도록 관리한다.
❷ 영양 부족과 감염증 등에 따른 질병을 예방한다.
❸ 조산아와 장애아 등에 대한 조기 발견과 치료한다.

3) 영 · 유아 보건사업의 내용

(1) 건강진단 및 예방접종

영유아나 미숙아 등에 대한 건강관리 및 건강진단, 건강상의 위해 요인 발견, 감염병예방법에 따른 질병과 풍진·수두·B형 간염·볼거리 기타 질병의 예방접종 한다.

(2) 사산 및 미숙아 신고

보건기관의 장은 사산 또는 신생아 사망 시 시장 군수 구청장에게 보고하고, 미숙아 또는 선천성이상아 출생 시 보건소장에게 보고한다.

(3) 정기건강진단 실시 기준

신생아는 수시, 영유아는 출생 후 1년 이내에는 매월 1회, 출생 후 1년 ~5년 이내는 매 6개월에 1회 실시한다.

미숙아 선천성이상아는 분만의료기관 퇴원한 후 7일 이내에 1회, 1차 건강진단 시 건강문제가 있는 경우 최소 1주에 2회 실시한다.

4) 영 · 유아의 질병과 이상

(1) 발육이상

① 조산아(low birth)

세계보건기구(WHO)에 의하면 조산아는 '재태기간 37주 미만 또는 최종 월경일로부터 259일 미만에 태어난 미숙아(premature infant) 또는 출생체중이 2.5kg 이하의 저체중아'를 말한다.

조산아의 원인은 불명한 경우가 많으나, 주로 다태임신, 임신중독, 선천성 기형, 성병, 모체의 질병이나 과로가 원인이 될 수 있다.

조산아의 결함은 체온의 조절 불능, 호흡장애, 소화장애, 조혈능력 부족, 질병 감염률 및 독성에 대한 높은 감수성 등이 있다.

조산아 보호는 체온 보호, 호흡 관리, 영양 보급, 감염관리 전염 방지가 가장 중요하며, 이를 조산아의 4대 관리라 한다.

조산의 예방은 임신중독 예방, 경제적 빈곤의 영양관리, 유산 및 조산 경력자의 의학적 보호, 고혈압, 당뇨, 빈혈증 등이 있는 임산부와 비만자, 자궁 수술 경력자의 특별한 지도와 보호, 30세 이후의 초임부나 불임증자의 임신 등은 의학적 보호를 받도록 지도하는 것이다.

② 과숙아(Post-term infant)

과숙아는 출생 시 체중에 관계없이 산모의 최종 월경일로 부터 계산하여 재태기간(임신기간)이 42주(294 일) 이상의 아기를 말한다. 과숙아의 경우 태아는 자궁 내에서 태반 부전을 동반하게 되는데, 태변 흡인 증후군(태변 흡인성 폐렴)이나 신생아 가사, 저산소성 뇌증 등이 생겨 아기의 생명까지 위협할 수 있다.

(2) 선천이상 및 심신장애

세계보건기구(WHO)는 선천성 기형이나 선천성 대사이상 등이 있으면 선천성 이상아로 보고 있다. 선천성 이상아를 출산하는 주요 원인은 임신 중 유해 물질(환경호르몬 물질)이나 방사선 노출, 음주, 흡연, 약물복용, 감염병 등이며, 임신 초기의 풍진 감염은 백내장아, 심장기형아, 청각장애아를 출산할 수 있다. 선천성 대사이상은 주로 유전적인 요인으로 발생하므로 혈족결혼, 악성 유전인자 소유자와의 결혼을 금하거나 피임하는 것이 필요하다.

5) 영 · 유아 보건지표

(1) 영아사망률

영아는 1년 미만의 아이로, 영아사망률은 국가나 지역사회의 보건 수준을 나타내는 대표적인 지표로 의미가 크다. 영아사망률이 조사망률(보통사망률)과 비교해 국가의 보건 수준을 나타내는 지표로써 더 큰 의미를 지닌 이유는 다음과 같다 그림 14-2.

❶ 영아사망률은 모자보건 수준, 환경위생 및 질병 관리, 영양수준 등과 밀접한 관계를 맺는 것으로 환경 악화나 비위생적인 생활환경에 아주 민감하기 때문이다.

❷ 조사망률(보통사망률)은 나이 구성비에 따라 영향을 받지만, 영아사망률은 생후 12개월 미만의 일정한 연령군을 대상으로 해서 영향을 받지 않아 통계적 유의성이 크기 때문이다.

$$\text{영아사망률} = \frac{\text{해당 연도의 1세 미만 사망수}}{\text{특정 연도의 정상 출생아 수}} \times 1{,}000$$

(2) 주산기 사망률

일반적으로 임신 28주부터 생후 1주까지의 기간을 주산기라고 하며, 출생아 수에 대한 임신 28주 이후에서 출생 후 1주 이내에 사망아 수를 의미한다. 주산기의 사망 원인은 주로 임신중독, 출생 시 손상, 난산, 조산아, 무산소증 및 저산소증, 조기파수 등이 주요 원인이다.

$$\text{주산기 사망률} = \frac{\text{해당 연의 임신 28주 이후부터 생후 1주 이내의 사망아 수}}{\text{특정 연도의 정상 출생아 수 + 임신 28주 이후의 사산아}} \times 1{,}000$$

(3) 신생아사망률과 알파지수(α-index)

생후 1개월 이내의 사망률을 신생아사망률(neonatal mortality)이라 하며, 생후 1주일 이내의 사망률을 초생아 사망률(A new-born child mortality)이라 한다.

영아사망률과 신생아사망률의 비교는 보건 수준의 지표로 사용하는데 이를 α-index라고 한다. α-index가 1에 근접할수록 거의 모든 영아 사망이 신생아 사망으로 보건 수준이 양호하다고 할 수 있으며, 선진국일수록 영아 사망이 신생아 시기에 집중되므로 그 비율이 1에 가깝다. 신생아사망률은 영아사망률과 함께 그 나라 국민의 생활 수준, 건강 수준, 문화 수준 등의 척도로 사용된다.

$$\text{신생아사망률} = \frac{\text{연간 생후 28일 이내 아이의 사망 수}}{\text{연간 출생아 수}} \times 1{,}000$$

$$\alpha\text{-index} = \frac{\text{연간 영아 사망 수}}{\text{연간 신생아 사망 수}} \times 1{,}000$$

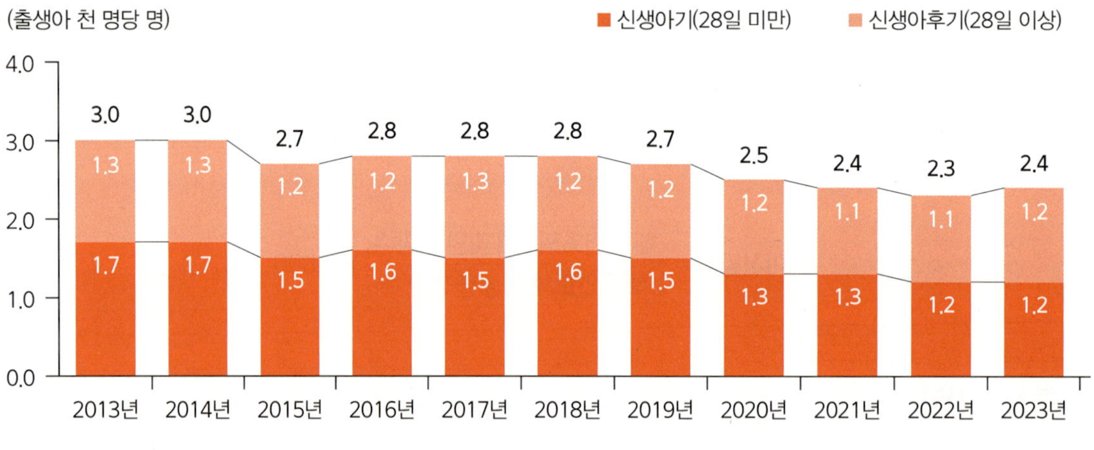

그림 14-2 생존기간별 영아사망률 추이(2013~2023)

성인보건

01 성인보건

1) 성인보건의 정의

성인보건은 성인의 건강을 유지하고 질병을 예방하는 공중보건학의 한 분야로, 개인뿐만 아니라 사회 전체의 건강 수준을 높이는 데 중요한 역할을 한다.

세계보건기구(WHO)는 '건강이란 질병과 허약함이 없는 상태일 뿐만 아니라 신체적, 정신적, 사회적으로 안녕한 상태'라고 정의했다.

신체적 건강이란 우리 몸에 질병 등이 없을 뿐만 아니라 체력이 일상적인 생활을 할 수 있는 상태를 의미한다. 정신적 건강이란 스트레스를 받더라도 이겨낼수가 있으며 기분이 안정된 상태를 말한다. 사회적 건강이란 사회적으로 자신의 일을 잘 수행하고, 사회적 인간관계가 좋은 상태를 의미한다.

2) 성인보건의 목적

성인보건의 목적은 건강한 삶을 유지하고 증진하며, 질병을 예방하고 치료하여 건강수명과 삶의 질을 향상시키는 데 있다. 이는 국민의 건강 증진과 질병 예방을 위한 건강증진 정책의 방향을 제시하고, 모든 사람이 평생 건강을 누리는 사회를 만들려는 노력의 일환이다.

경제활동의 중심이 되는 40대의 성인 건강은 노동 생산성과 국가 경제에도 직접적인 영향을 미친다고 한다. 장년기 이후의 고혈압, 뇌혈관 질환, 심장질환, 암, 당뇨병 따위의 만성질환이나 정신적 피로에 대한 예방, 초기 발견, 조기 치료 및 그 외의 여러 문제를 파악하여 그 개선을 도모하는 것이다. 성인보건은 단순히 질병을 치료하는 것이 아니라, 건강한 생활방식을 개선하고 조기에 질병을 예방하는 것을 목표로 한다.

02 만성질환 관리

오늘날 성인병은 증가하고 있는데, 5대 주요 성인병으로는 고혈압, 뇌졸중, 동맥경화증, 심장병, 당뇨병이다. 이들 질병 중에서 고혈압, 동맥경화증, 당뇨병이 성인병의 주종을 이루고 있으며 서로 밀접한 연관관계가 있다.

1) 고혈압(Hypertension)

(1) 정의

혈압(blood pressure)은 혈관 속을 흐르는 혈액이 혈관 벽에 미치는 압력을 말하는 것으로, 말초혈관으로 갈수록 혈압은 낮아지므로 상완동맥의 혈압을 기준으로 측정하며, 심장이 수축하여 혈액을 내보낼 때의 압력을 수축기 혈압 또는 최고 혈압이라고 하고, 심장이 이완기 때 형성되는 낮은 혈압을 이완기 혈압 또는 최저 혈압이라고 한다.

고혈압은 나이, 성별, 측정시간, 신체적 조건, 활동상태 등에 따라 상당한 차이가 있어서 3~4일간 안정상태에서 매일 3회 이상 측정하여 평균치로 한다. 대한고혈압학회가 규정하고 있는 혈압은 표 14-1과 같다.

표 14-1 대한고혈압학회 고혈압의 기준

구분	수축기혈압(mmHg)	확장기혈압(mmHg)
정상	120mmHg	80mmHg 이하
고혈압 전 단계	120~139mmHg	80~89mmHg
고혈압 1단계	140~159mmHg 이상	90~99mmHg
고혈압 2단계	160mmH 이상	100mmHg 이상

(2) 원인 및 증상

고혈압은 교감 신경에 의한 신경성 요인이나 레닌-앤지오텐신 기전에 의한 체액성 요인에 의해 발생한다. 그러나 유전, 흡연, 남성, 노령화는 고혈압의 유발을 촉진하는 요인이다.

고혈압의 90% 이상은 본태성으로 원인을 알 수 없는 경우가 대부분이며, 나머지 5~10%는 원인이 명확한 이차성 고혈압에 해당한다.

본태성 고혈압은 유전적인 원인, 스트레스, 비만 여부, 식염 섭취량, 환경요인 등이 작용하여 발생하는 것으로 알려져 있다.

속발성 고혈압은 어떤 원인에 부수적으로 발생한 증상의 일부분이며, 원인이 명확하다.

증상으로는 두통, 이명, 현기증, 불면증, 불안, 피로감 및 신경질적인 증상이 나타나며, 고혈압이 심해지면 호흡곤란, 가슴 통증 등의 증상이 나타날 수 있다.

고혈압의 4대 증상으로는 뇌졸중, 신장 장애, 망막 장애, 동맥경화 등이 있다. 고혈압의 주요한 합병증은 악성 고혈압, 심부전증, 뇌출혈, 신경화증, 대동맥질환, 관상동맥질환, 부정맥, 심근경색증, 급사, 뇌경색 등이 있다.

(3) 예방

일반적으로 나이가 증가함에 따라 고혈압도 증가한다. 고혈압 전 단계에서는 체중 조절, 식사 요법, 행동 수정, 규칙적인 운동 시행 등의 비약물적 요법을 먼저 시행하는 것을 권장한다. 고혈압으로 진단받으면 반드시 약물을 이용해 혈압을 정상으로 조절해야 한다. 흡연은 심혈관계 질환의 주요 위험 인자이므로, 금연을 해야 한다.

고혈압 예방을 위해 심리적 안정을 도모하고, 금연 및 절주하고, 고염식과 고지방식을 피하며, 조기 발견과 치료를 위해 정기적으로 혈압을 측정하고 관리한다.

2) 당뇨병(Diabetes mellitus)

(1) 정의

당뇨병은 췌장에서 분비되는 인슐린(insulin)의 대사 장애에 기인한 질병으로 신체가 당을 적당하게 대사할 수 없어 혈당량이 정상인보다 늦게 떨어지는 증후군을 말한다. 당뇨병은 제1형과 제2형 당뇨병 두 가지 유형으로 나뉜다.

제1형 당뇨병은 소년기의 당뇨병으로이라 불리며 대개 어린이나 10대 유년기에 발생하며, 1형 당뇨병은 β세포가 거의 없어져서 인슐린의 분비가 양적으로 감소하거나 없는 상태이다.

제2형 당뇨병은 성인에게 생기며 나이가 증가에 따라 발생 빈도가 높아진다. 췌장에서 정상 또는 약간 감소한 양의 인슐린을 분비하나 표적세포에 인슐린 수용체가 적기 때문에 당의 흡수와 대사에 변화가 와서 결과적으로 소변에 당이 배출되는 현상이다.

(2) 원인 및 증상

유전적 요인이 가장 중요한 원인 중 하나이다. 당뇨병의 유전 요인을 가진 사람이 40대 이후에 과체중이 되면 당뇨병에 걸릴 확률이 매우 높다. 당뇨병을 유발할 수 있는 환경 인자로는 고령, 비만, 스트레스, 임신, 감염, 약물(스테로이드제제, 면역억제제, 이뇨제) 등이 있다.

당뇨병의 가장 대표적인 증상은 다식(polyphagia), 다갈(polydipsia), 다뇨(polyuria)의 3대 증상이 있고, 그 외 동맥경화증, 신장 장애, 심혈관 장애, 산증(acidosis), 망막의 모세혈관이 막혀 생기는 망막변형과 발의 상처에 세균감염으로 생기는 궤양 등의 합병증이 발생한다. 당뇨병은 완치할 수 없는 만성질환으로 고혈압, 고지혈증을 비롯하여 심혈관질환, 신경병증 등의 합병증을 초래하므로 적극적이고 엄격한 혈당조절은 당뇨병 합병증을 예방하고, 발생한 합병증의 진행 속도를 늦출 수 있는 가장 효과적인 방법이다.

(3) 예방

당뇨병의 예방은 당뇨병을 예방하기 위해서는 일단 당뇨병을 유발할 수 있는 환경 인자인 비만, 좌식생활, 고지방 식사, 스트레스, 음주 등을 피하는 것이 최선이다. 특히 가족 중에 당뇨병 환자가 있는 사람은 비만증이 생기지 않도록 식사량을 적절히 조절하고, 운동을 규칙적으로 해야 한다.

공복 시 당의 정상 수치는 126mg/dL 이하이며, 식후 2시간에 당의 정상 수치는 200mg/dL 이하로 세계보건기구(WHO)에서 규정하고 있다.

3) 뇌졸중(Stroke)

(1) 정의

뇌졸중은 뇌의 일부분에 혈액을 공급하는 혈관이 막히거나(뇌경색) 터짐(뇌출혈)으로써 그 부분의 뇌가 손상되어 나타나는 신경학적 증상을 말한다. 뇌졸중은 뇌경색과 뇌출혈로 나눈다. 뇌경색은 색전이나 혈전으로 혈관이 막혀서 발생하는 것으로 혈전에 의한 것은 뇌혈전증이라 하며 색전에 의한 것은 뇌전색증이라 한다.

뇌혈관이 터짐으로써 뇌 안에 피가 고여 그 부분의 뇌가 손상당한 것으로, 뇌출혈(Hemorrhage)이라고 하며, 뇌혈관의 파열로 뇌를 압박하여 발생하는 것으로 뇌실내출혈과 지주막하출혈로 나눌 수 있다.

(2) 원인 및 증상

뇌졸중의 원인은 주로 동맥경화증과 고혈압이다. 뇌졸중의 고위험군은 고혈압과 심장병, 당뇨병 환자, 음주 및 흡연자, 비만 등이며, 위험 인자가 중복될수록 발병률은 훨씬 높아진다.

증상으로는 반신마비, 반신 감각장애, 언어장애, 구음장애, 운동실조, 복시, 삼킴장애, 치매, 의식장애, 두통 등이 생긴다.

(3) 예방

예방으로는 고혈압과 동맥경화증 환자는 과도한 음주, 과로, 급격한 온도변화, 심한 스트레스, 지나치게 심한 운동, 과로, 탈수, 충격 등을 피하도록 하고, 정기적인 건강 검진으로 조기발견 및 치료하여야 한다.

4) 허혈성 심장질환(Ischemic heart disease)

(1) 정의

관상동맥 경화로 혈류량이 감소하거나 혈관 협착으로 심장 자체에 충분한 혈액이 공급 장애를 일으키는 상태를 말한다. 심장은 혈액을 온몸에 보내는 펌프 역할을 한다. 심장은 수축과 확장을 하는 힘으로 펌프 작용이 이루어지며, 펌프 작용을 쉬지 않고 계속하는 데 필요한 에너지원은 산소와 영양소를 공급하는 혈액이다. 이 혈액을 심장근육에 보내는 혈관이 관상동맥이다. 급성 허혈성 관상동맥 질환(Acute Ischemic Coronary Syndromes)은 심근 괴사를 통한 심근의 허혈 상태에 따라 정의한다.

최근에는 서구화된 식습관이나 과도한 스트레스, 음주, 흡연 등과 비만에 의해 심장질환이 많이 나타나며, 나이가 많아질수록 그리고 여자보다 남자에게서 많이 발생하며 갱년기 이후에는 남녀 발생률의 차이가 작아진다. 심장질환자의 최근 10년간 사망률은 꾸준히 증가하고 있다.

(2) 원인 및 증상

허혈성 심장질환의 원인은 동맥내피세포에 콜레스테롤과 중성지방 등의 지질이 축적되고 섬유질이 증식하여 혈류가 느려지고 혈관이 막히기 때문이다. 원인은 고혈압 및 흡연, 당뇨병, 비만증, 운동 부족 등의 요인이 관계되는 것으로 알려져 있다.

증상으로는 발작 시, 복장뼈 밑에 죄는 듯한 심한 통증을 느끼는데 이것은 협심증(angina pectoris)이라 한다. 이 통증은 팔이나 목, 턱으로도 옮겨간다. 흔히 발한, 오심, 구토 및 호흡곤란 등을 동반할 수 있다.

(3) 예방

예방하기 위해서는 첫째, 높은 콜레스테롤 및 고지방의 식품 섭취를 제한하고 체중 관리를 하여야 한다. 둘째, 과도한 스트레스 및 흡연과 음주 등을 피함으로써 사전에 위험 요인을 제거해야 한다. 셋째, 당뇨병, 고혈압 등의 적절한 치료를 통해 이차적인 발생을 최소화해야 한다.

5) 악성 신생물(암, Cancer)

(1) 정의

악성 신생물이란 정상세포 이외에 세포가 병적으로 증식하며 인접한 조직을 파괴하고 기계적, 내분비적 또는 화학적으로 장애를 일으키며 원발 부위에서 다른 부위로 전이(metastasis)하여 증식하는 능력을 갖춘 질환군을 말한다.

종양은 악성종양과 양성 종양으로 구분한다. 비정상적인 세포의 이상증식을 종양 또는 양성 종양이라고 하며, 정상세포 이외의 세포가 생체기능에 아무런 필요도 없이 증식하고 인접한 조직이나 장기를 파괴하여 기계적, 내분비적, 물리·화학적 장애를 일으키는 혹을 악성종양 또는 암이라고 한다.

(2) 원인 및 증상

암의 발생 원인은 확실하게 규명되지 않고 있지만 현재 발생 원인으로는 발암화학물질(약 1,500여 종), 방사선, 계속적 자극 및 손상, 유전력 요수소, 바이러스에 의한 것으로 알려져 있으며, 또한 음주와 흡연, 식생활 습관, 환경오염 물진, 바이러스나 곰팡이류의 감염 등에 기인하는 것으로 보고되고 있다.

증상으로는 다음과 같다.

❶ 소화불량이나 속쓰림(위암)

❷ 유방에 무통성의 응어리 및 유두 출혈(유방암)

❸ 계속되는 기침이나 혈담(폐암)

❹ 성대의 변성이나 목이 쉼(후두암)

❺ 대변의 습관 변화와 설사와 변비의 교차(대장암)

❻ 구강이나 피부의 잘 낫지 않는 궤양(구강암, 피부암)

❼ 배뇨 곤란이나 혈뇨(신장암, 방광암, 전립선암)

❽ 질의 부정출혈 및 나쁜 분비물(자궁경부암)

❾ 보통 사마귀나 검은 사마귀가 커지거나 빛깔 변조(기저세포암, 흑색종)

❿ 쉽게 피로가 오고 안색이 나빠짐(대부분 암의 공통 증상)

(3) 예방

발암물질의 노출을 줄이고 암의 발생 원인을 제거하는 방법과 조기 발견을 위한 정기적인 검신에 참여할 수 있도록 보건교육이 필요하다. 암은 조기에 발견하여 치료하면 완치율이 높다.

6) 흡연(Smoking)

(1) 정의

흡연은 담배 연기 속에는 해로운 유독성분인 니코틴, 타르, 일산화탄소, 이산화탄소, 황화수소, 시안화수소와 같은 발암물질들(20여 종)이 있으며, 이 발암성 물질들은 유전자 변이를 촉진해 암을 유발할 수도 있다.

니코틴(nicotine)은 강력한 습관성 중독을 일으키는 무색, 유성물질로 말초혈관을 수축하여 맥박을 빠르게 하고 혈압을 올리며 콜레스테롤을 증가시키고 동맥경화를 악화시킨다. 대뇌와 자율신경계를 흥분시켜 일시적으로 쾌감을 얻게 하지만, 많은 양의 니코틴은 신경을 마비시켜 환각 상태에까지 이르게 한다.

타르(tar)는 일반적으로 '담뱃진'이라고 부르는 독한 물질로 각종 독성물질과 발암물질이 들어 있다. 타르는 담배 연기를 통해 폐로 들어가 혈액에 유입되어 세포와 조직에 유해를 주기도 하고, 잇몸, 기관지 등에 직접 작용하여 상피세포 등을 파괴하거나 염증을 일으킨다.

일산화탄소는 혈액의 산소 운반 능력을 떨어뜨려 만성 저산소증 현상을 일으키며, 신진대사에 장애를 주고 조기 노화현상을 일으킨다.

(2) 원인 및 증상

1964년 미국 공중보건성의 '흡연과 건강에 관한 보고서'에서 흡연이 폐암 및 각종 질병의 원인이 된다는 것은 공식화되었다. 모든 암의 원인은 30%가 흡연에 의한 것으로 알려져 있으며, 대표적인 암으로는 폐암, 후두암, 식도암, 구강암 등이 있다.

(3) 예방

건강상의 위험에 대한 대중의 반응은 흡연량을 줄이거나 필터가 달린 담배를 피우거나 순한 담배 제품을 선호하는 등의 조직적인 활동이 있어서 왔다. 담배생산국에서는 니코틴과 타르 성분이 적게 들어 있는 형태의 담배를 생산하려는 추세이다. 현재 많은 국가에서는 금연 장소를 확대하고 있으며, 좁은 공간이나 밀폐된 장소에서의 흡연은 다른 사람들의 건강을 해치는 행위로 인식되고 있다.

7) 음주(Drinking)

(1) 정의

음주는 흡연, 신체활동, 식이 등과 같이 건강에 영향을 주는 건강 행태 중 하나로 지금까지 우리나라에서의 음주 섭취는 증가하고 있다. 알코올(alcohol)은 무색의 가연성 액체인 에틸알코올(ethyl alcohol)로서 열량은 높지만, 영양가는 없고, 주로 위나 소장 벽에 흡수되어 혈류로 들어가 간과 심장을 거쳐 전신에 흡수된다.

알코올은 중추신경계에 심각한 영향을 미친다. 에틸알코올은 에탄올(C_2H_5OH)이 시상 함유된 음료로 1g당 7kcal의 열량으로 단백질이나 비타민은 거의 없다.

(2) 원인 및 증상

음주는 구강 및 식도, 위장, 간, 심혈관계, 중추신경계, 근골격계, 내분비계, 면역계 등 인체의 여러 계통에 피해를 줄 수 있다.

과음을 계속하게 되면 남성의 성기능 감퇴, 정자 생산 감소, 여성의 월경 중지, 불규칙한 배란 및 유방암 같은 내분비계의 문제를 초래할 수도 있다.

(3) 예방

음주를 예방하고, 알코올이라는 물질이 가져오는 피해를 예방하려면 알코올의 접근성을 제한하는데 초점을 맞추고, 음주로 인한 건강의 피해에 대해 끊임없는 음주 교육을 통해 의지로 금주를 유도해야 한다. 사회적 태도와 규범을 형성하고 술이 소비되는 환경을 규제하는 것이 필요하다.

노인보건

01 노인보건의 개요

1) 노인보건의 정의

우리나라 평균수명의 연장으로 인구 중 노인의 차지하는 비중이 점차 늘어나고 있으며, 고령화 사회에서 초고령사회로 접어들어 있다고 말한다. 노령화는 과학 및 의학의 발달과 출생률 및 사망률의 저하와 생활 수준의 개선으로 인구 집단의 평균수명이 연장되는 현상을 말한다. UN이 규정하고 있는 고령화 사회(ageing society)의 기준은 65세 이상 인구가 전체 인구의 7% 이상일 때이고, 14% 이상을 고령 사회(aged society), 20% 이상이면 초고령사회(super-aged society)로 분류하고 있다.

노인이라 함은 생리적 및 신체적 기능의 퇴화와 심리적 변화가 일어나서 개인의 자기 유지 기능과 사회적 역할 기능이 약화하고 있는 사람이다. UN에서 65세 이상을 노인으로 정의하고 있고, 우리나라의 「노인복지법」(1981)에서도 65세 이상의 인구를 노인으로 규정하고 있다.

2) 노인보건의 목적

노인보건은 노인인구의 노화와 노쇠 및 질병의 과정에서 신체적, 정신적, 사회적 건강을 유지, 증진하기 위하여 관련된 보건의료 자원들을 효율적으로 조달·분배·관리하려는 일련의 노력에 관심을 두는 분야이다.

노인복지법에는 노인의 질환을 사전 예방 또는 조기 발견하고 질환 상태에 따른 적절한 치료·요양으로 심신의 건강을 유지하고, 노후의 생활 안정을 위하여 필요한 조치를 취함으로써 노인의 보건복지 증진에 이바지함을 목적으로 한다.

노인의 문제는 일반적으로 크게 4대 문제인 빈곤, 질병, 무위, 고독의 문제가 더욱더 심화할 것으로 전망된다. 질병은 노화로 인해 활동이 저하되고 질병은 증가하여진다 그림 14-3 .

한국 통계청에 따르면, 65세 이상 고령자는 전체 인구의 2018년 고령화 비율을 14.2%, 2020년 15.7%, 2023년 18.3%, 2030년 25.5%, 2050년 40.1%, 2060년 43.85%, 2070년 46.4%까지 증가한다고 발표하였다. 우리나라는 OECD 국가 중 고령화 속도가 가장 빠른 나라로 노인 문제에 대한 사회적 관심이 절실하다.

02 노령화 지수

우리나라에서 노인은 만 65세 이상인 사람을 말하는데, 노령화 지수는 유소년(0~14세)인구 100명당 노인인구의 비율을 말한다. 통계청에서 발표한 장래인구추계에 따르면 2011년~2022년까지 최근 약 10년간 노령화 지수는 가파르게 상승하여 10년 사이에 2배 이상 증가한 것으로 나타났다. 노령화 지수는 시간이 갈수록 점점 더 커지고 있는 것으로 확인되었다 그림 14-4 .

나이의 구조는 유소년인구(0~14세 인구), 생산연령인구(15~64세 인구), 노인인구(65세 이상 인구)이다. 생산연령 인구의 비생산인가(유소년인구+노인인구)에 대한 부담률을 가리키는 부양비는 경제적·보건적으로 중요한 의미를 나타낸다.

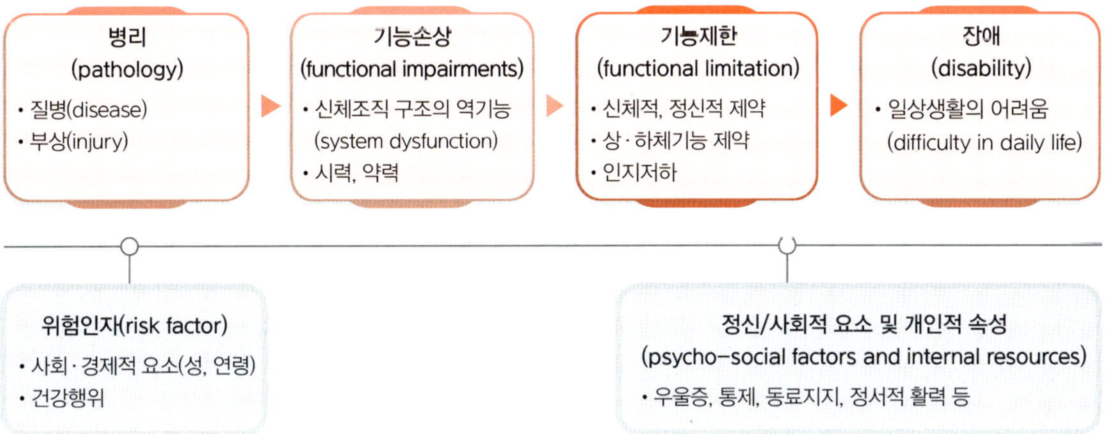

그림 14-3 노년기의 일상생활기능의 장애 발생과정

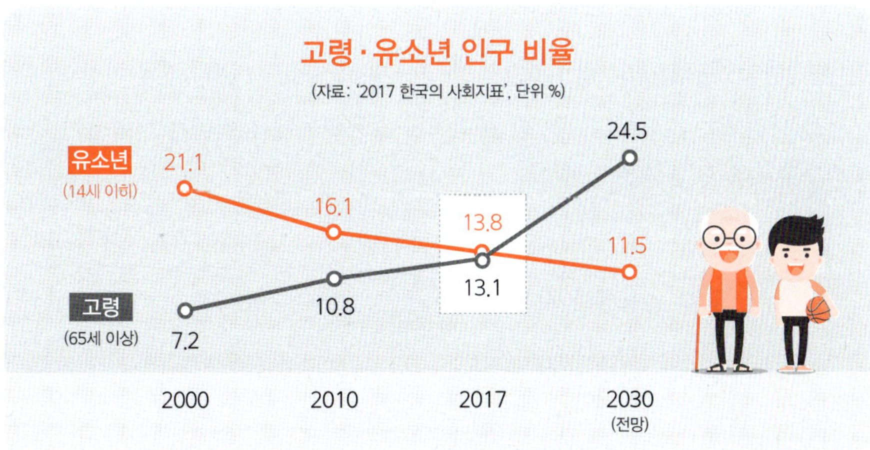

그림 14-4 노인인구와 유소년인구 비중

❖ 유소년인구 지수(유소년 부양비: youth dependency ratio)

유소년 부양비는 생산연령인구 100명 유소년 인구의 비율을 나타내는 지표이다. 유소년 부양비가 높다는 것은 생산연령인구가 더 많은 인구를 부양해야 한다는 의미이다.

$$\text{유소년인구 지수} = \frac{\text{유소년인구}}{\text{생산연령인구}} \times 100$$

❖ 노인인구 지수(노년부양비: old dependency ratio)

노년 부양비는 생산 가능 인구 100명당 고령 인구의 비율을 의미하며, 사회가 고령 인구를 부양하기 위해 얼마나 부담을 져야 하는지를 나타내는 지표이다.

$$\text{노인인구 지수} = \frac{\text{노인인구}}{\text{생산연령인구}} \times 100$$

❖ 노령화 지수(index of aging)

노령화 지수는 유소년 인구(0~14세) 100명당 65세 이상 고령 인구의 비율을 나타내는 지표이며, 노령화 지수는 사회가 고령화 사회로 진입하는 정도와 고령화 속도를 측정하는 데 중요한 지표이다.

$$\text{노령화 지수} = \frac{\text{노인인구}}{\text{유소년인구}} \times 100$$

❖ 부양인구 지수(총부양비: total dependency ratio)

총부양비는 생산가능인구(15~64세) 100명당 비생산가능인구(0~14세, 65세 이상)의 수로, 한 사회의 경제적 부담을 나타내는 지표이다. 즉, 한 사회에서 경제활동에 참여하는 사람들이 부양해야 할 유소년과 노인 인구의 비율을 보여주는 것이다.

$$\text{노령화 지수} = \frac{\text{노인인구}}{\text{유소년인구}} \times 100$$

03 노인성 질환 관리

노인성 질환은 노화에 따른 기능의 저하와 질병이 복합되어 발현되는 것이다. 일반적으로 노인성 질환은 저위험 인자에도 쉽게 발병하며, 치사율이 높고 기능장애가 심한 만성질환이다. 그리고 재발병률이 높고 비가역적일 때가 많다.

노인성 질환은 여러 가지가 있으며, 신체적인 질환과 정신적인 질환으로 나눌 수 있다. 치매, 노화로 인한 시력 저하, 골다공증, 고혈압, 당뇨병, 관절염, 심장질환, 배뇨 문제, 우울증, 폐질환 등이 있다.

1) 치매(Dementia)

(1) 정의

치매는 다양한 원인으로 인해 뇌의 인지 기능이 점진적으로 저하되는 질환으로 기억력, 언어능력, 지남력, 판단력 및 수행 능력 등의 기능이 저하됨으로써 일상생활에 지장을 초래하는 후천적인 다발성 장애를 말한다고 치매관리법 제2조에 정의되어 있다.

(2) 원인 및 증상

치매의 가장 대표적인 형태는 알츠하이머 치매(50%~70%), 혈관성 치매(25%), 레비소체병(15%), 그리고 이마관자엽 치매가 있다. 알츠하이머병은 뇌에 아밀로이드 플라크와 신경섬유 매듭이 형성되어 신경세포가 손상되는 병리적 과정을 통해 발생한다. 노인성 치매 발생률은 남성보다 여성이 높으며 나이의 증가에 따라 발생률도 증가한다. 노인성 치매의 주요 증상은 기억력 저하, 언어능력 저하, 시간과 장소에 대한 지남력 저하, 성격 및 행동 변화, 방향감각 저하, 판단력 및 계산능력 저하, 심한 감정과 자발성의 저하 등 성격 변화이다.

정신행동 증상에는 성격변화, 무감동, 우울, 불안, 망상, 환각, 배회, 공격성, 자극 과민성, 이상 행동, 식이 변화, 수면 장애 등의 성격이나 정서 혹은 행동 문제들이 포함된다.

(3) 예방

특별한 예방법은 없으며 병의 진행을 늦춰 일상생활에 불편함이 최소화하는 것이다. 약물요법과 비약물요법으로 병행하기를 권하며, 약물요법으로는 콜린에스테라아제 억제제(도네페질, 리바스티그민) 사용하며 비약물요법으로는 인지치료, 운동치료, 음악치료, 원예치료, 미술치료 등을 들 수 있으며 가족의 교육과 지지도 필요하다.

인지치료는 두뇌 회전을 많이 시킬 수 있는 놀이나 독서와 건전한 수준의 게임, 바둑, 카드놀이와 같은 종합적인 인지 능력을 요구하는 놀이가 건망증을 예방하는 데 도움이 된다. 신문, 책을 읽거나 글을 쓰는 것이 효과적인 예방법이며 건강한 식습관을 가지고 생선과 채소를 즐겨 먹고, 적절한 운동, 꾸준한 걷는 운동은 인지 기능을 유지하는 데 도움이 된다.

2) 골다공증(Osteoporosis)

골다공증은 뼈의 양이 감소하고 질적인 변화로 인해 뼈의 강도가 약해져서 골절이 일어날 가능성이 높은 상태를 말한다. 특별한 증세가 없이 병이 진행되는데 골절이 되기 전까지는 자각증상을 느끼지 못하는 경우가 많다. 골다공증은 척주, 손목, 엉덩관절 등의 골절이 주로 일어나게 된다. 원인으로는 노화, 폐경 이후에 호르몬 변화, 비활동적인 생활 습관, 칼슘의 흡수 장애, 약물, 운동 부족, 가족력 등이 있다. 골다공증 위험요인 있다면 정확한 진단을 받은 후 필요 시 약물치료를 받도록하며, 골다공증과 골절을 예방하기 위해서는 칼슘과 비타민 D 섭취, 운동, 낙상예방, 금연, 절주 등이 필요하다.

3) 류마티스 관절염(Rheumatoid arthritis)

류마티스관절염은 손과 손목, 발과 발목 등을 비롯한 여러 관절에서 염증이 나타나는 만성 염증성 질환이다. 정확한 원인은 아직 밝혀지지 않았지만, 자가면역 현상이 주요 기전으로 알려져 있으며, 일반적으로는 유전적 소인, 세균이나 바이러스 감염 등이 류마티스 관절염의 원인으로 발생한다. 증상은 초기에는 피로감, 식욕부진, 전신 쇠약증 등 나타나며, 아침에 일어났을 때 관절이 뻣뻣해져 움직이기 힘들다가 1시간 정도 지나서 풀리는 아침강직 현상이 나타난다.

류마티스관절염 환자의 체중 증가는 관절에 부담을 준다. 특히 글루코코르티코이드 사용시, 혹은 염증이 조절되어 식욕 증가가 있을 경우 식사량을 조절할 필요가 있다. 증상에 맞춘 적당한 운동과 휴식이 권장하며 증상이 악화됐을 때는 관절을 쉬게 하면서 염증의 회복을 기다리고 염증이 가라앉으면 근력을 강화하는 적극적인 운동을 시행한다.

CHAPTER 15
정신보건

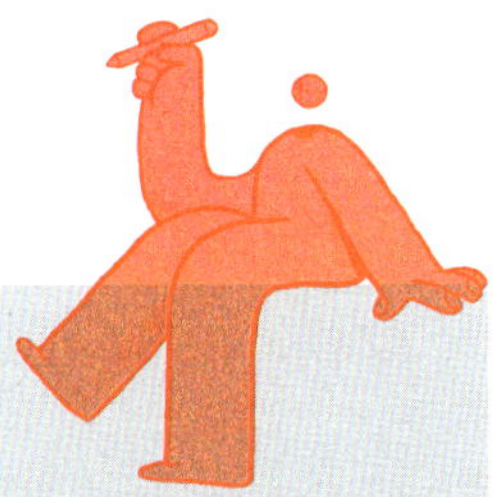

학습목표

1. 정신보건의 개념에 관해서 설명할 수 있다.
2. 정신장애의 원인에 대해서 설명할 수 있다.
3. 주요 질환에 관해서 설명할 수 있다.
4. 정신건강 관리에 대해서 설명할 수 있다.
5. 우리나라 정신보건사업 및 대책에 관해서 설명할 수 있다.

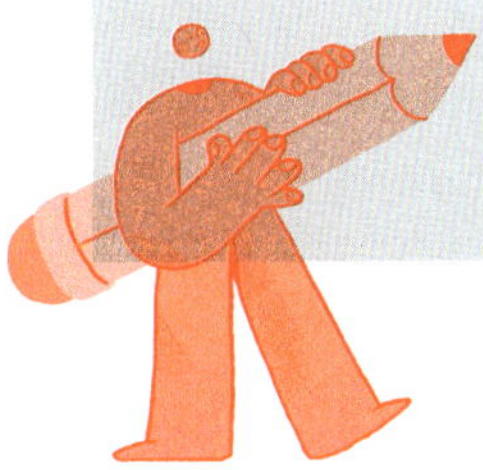

01 정신보건의 개요

1) 정신보건의 정의

세계보건기구(WHO)에서 정신보건의 개념은 한 인간이 사회생활을 자주적이고 독립적으로 처리해 나갈 수 있고, 질병에 대해 저항력 및 환경에 대한 적응력을 가지며, 생각하고 판단하는 능력에 병적 증세나 정신병리가 없으며, 정신적으로 성숙한 인격을 갖추고 있는 상태를 말한다.

정신건강은 기본적인 인권이며, 그것을 최대한 누리는 목적에서 정신보건법이 제정되었다. 미국정신위생위원회(national committee for mental hygiene, NMH)는 '정신보건이란 단지 정신적 질병에 걸려 있지 않은 상태만이 아니라 만족스러운 인간관계와 그것을 유지해 나갈 수 있는 능력을 의미하며, 이것은 모든 종류의 개인적·사회적 적응을 포함하여, 어떠한 환경에도 대처해 나갈 수 있는 건전하고, 균형 있고, 통일된 성격의 발달을 의미한다.'라고 정의하였다.

세계보건기구(WHO)는 건강이란 단지 질병에 걸리거나 허약하지 않은 상태만이 아니라 신체적, 정신적, 사회적으로 완전히 행복하게 살 수 있는 상태로서, 한 인간이 사회생활을 자주적이고 독립적으로 처리해 나갈 수 있고, 질병에 대한 저항력 및 환경에 대한 적응력을 가지며, 생각하고 판단하는 능력에 병적 증세나 정신병리가 없으며, 정신적으로 성숙한 인격을 갖추고 있는 상태'라고 했다.

2) 정신보건의 목적

정신보건의 목적은 건전한 정신 기능의 유지·증진과 정신장애 예방, 정신질환자의 조기 발견 및 치료와 치료 후에 사회복귀 등에 있다. 즉, 정신보건은 지역사회 주민들의 정신건강 유지, 증진, 예방과 회복을 위하여 필요한 지식과 기술을 탐구하고 국민의 정신적 효율을 증진해 건강한 사회를 이룩하는 데 목적이 있다.

3) 정신보건의 기본이념

정신보건법의 기본이념은 모든 정신질환자의 인간으로서의 존엄과 가치를 보장하고, 최적의 치료를 받을 권리를 보장하며, 정신질환이라는 이유로 부당한 차별대우를 받지 않도록 하는 것이다.

우리나라의 정신보건정책은 1990년대 초반까지 조현병(schizophrenia) 등 만성 중증 정신질환자를 정신의료기관 또는 시설에 격리하여 치료하는 데 치중해 왔다.

1995년 12월 30일 '정신보건법'이 제정한 이후 정신질환자의 인권 보호 및 강화, 침해를 예방하고 있으며, 운영상 미진한 점을 개선하여 개정·공포해 왔다. 이 법은 정신질환의 예방과 정신질환자의 의료 및 사회복귀에 관하여 필요한 사항을 규정함으로써 국민의 정신건강증진에 이바지함을 목적으로 모든 정신질환자는 정신질환이 있다는 이유로 부당한 차별 대우를 받지 않으며, 최적의 치료와 보호를 받을 권리를 보장받는다(정신보건법 제1조, 제2조).

1997년에 중앙정부에 정신보건서비스의 기획과 추진을 담당하는 정신보건과가 신설되면서 기존의 장기 입원 중심의 정신보건서비스 제공 체계에서 벗어나 지역사회 정신보건 사업을 활성화하는 방향으로 정책 전환이 이루어졌다.

❶ 모든 정신질환자는 인간으로서의 존엄과 가치를 보장받는다.
❷ 모든 정신질환자는 최적의 치료와 보호를 받을 권리를 보장받는다.
❸ 모든 정신질환자는 정신질환이 있다는 이유로 부당한 차별 대우를 받지 아니한다.
❹ 미성년자인 정신질환자에 대해 특별히 치료, 보호 및 필요한 교육을 받을 권리가 보장되어야 한다.
❺ 입원 치료가 필요한 정신질환자에 대해 항상 자발적 입원이 권장되어야 한다.
❻ 입원 중인 정신질환자는 가능한 한 자유로운 환경이 보장되어야 하며, 다른 사람들과 자유로이 의견 교환을 할 수 있도록 보장되어야 한다.

02 정신장애 원인

정신장애의 원인은 유전적·신체적 원인과 같은 내적 원인과 심리적·사회적 원인과 같은 외적 요인으로 구분할 수 있다. 그러나 정신장애의 원인은 다양하며 어느 한 가지 원인으로만 정신장애가 발생하는 경우는 많지 않고 여러 가지 원인이 복합적으로 작용하여 생기는 것으로, 생물 심리·사회적 모델에 의해 접근해야 한다.

1) 내적 원인

(1) 유전

유전은 개인의 체질을 결정함으로써 개체가 환경과 서로 작용하는 양상을 결정하고 병이 유전되기보다는 병에 걸린 소질이 유전되는 수도 많다. 조현병, 양극성 장애, 공황장애, 알코올중독증, 지적장애(정신지체), 간질 등은 유전적 경향이 있다고 알려진 정신과 영역의 질환이다. 하지만 이들은 유전적 요인 하나로만 발병이 결정되지는 않는데, 이는 병이 유전되기보다 그 병에 걸릴 소질이 유전되는 수가 많기 때문이다.

(2) 체형

개개인의 신체적 특성은 인격 기능의 기본인 행동 방식을 결정짓는 데 중요한 역할을 한다. 체형과 정신질환의 관계에 관한 연구는 오래전 히포크라테스와 갈레노스(Galen)에 의해 언급됐으며, 크레치머(Kretschmer)는 체형을 비만형, 투사형, 세장형, 부전형으로 나누고 비만형은 조울증이, 나머지 세 가지는 조현병이 많다고 하였다.

(3) 나이

정신장애는 어린이에게는 드물고 청소년기를 계기로 급격히 늘어났다가 이후 나이에 비례해서 일정한 정도로 늘어나는 경향을 보인다. 정신장애는 종류별로 나이에 따라 잘 발생하는 경향이 있다. 사춘기, 갱년기, 노년기에 따른 위기에 정신장애가 잘 발생할 시기이다.

(4) 성

성별에 따라 정신장애의 빈도에 차이가 있다. 남성은 진행마비, 알코올성 정신병, 외상성 정신병, 간질과 동맥경화증과 관련된 뇌증후군 등이 많으며, 여성에게는 기분장애, 편집장애, 신체 질병과 관련된 정신장애가 많다.

(5) 인종

흑인, 소수민족, 이민자에게 폭력, 편집증, 약물남용, 우울증 등이 많다는 연구가 있다. 그러나 사회경제적 여건, 공중위생, 교육 등에서의 차이라든가, 적응 문제, 인종 간의 갈등 문제 등과 그에 따른 공격성, 분노, 열등감 등의 환경적 문제 때문에 많아지고 있다.

2) 외적 원인

(1) 기질적 원인

❶ 여러 가지 물리적·생리적 원인 등 신체적 이상에 의해 기인한다. 뇌외상, 뇌막염, 뇌염, 뇌종양 등의 뇌 기능의 장애로 정신장애가 나타날 수 있다.

❷ 만성적인 음주의 결과가 정신장애를 일으킨다. 이는 비타민 결핍증을 포함하여 간, 뇌, 심장 등에 생물학적 변화를 불러오고 음주에 의한 심리적 효과로 죄의식이 생기며, 공격적 언행을 하게 되고, 사고력의 감퇴, 도덕적 황폐화, 부정과 자기혐오의 심리 반응을 일으키게 된다.

❸ 시각과 청각의 선천적 결함이나 선천적 기형이나 장애는 부모나 당사자에게 여러 가지 문제를 일으킨다.

부모는 수치심, 우울, 분노, 당황과 죄책감 등을 가지게 된다. 당사자는 주위에서 거부되고 자신과 타인의 비교를 통해 열등감을 가지게 되며, 공격적이거나 바람직하지 못한 방어기제가 발달하기 쉽다.

❹ 성장기에 있어 산소, 영양, 수분, 지각적 자극과 같은 기본적인 신체적 욕구가 심하게 또는 장기간에 충족되지 못하면 이러한 욕구들의 박탈은 기질성 정신장애를 일으키거나 심인성 장애를 유발할 수 있다.

(2) 심리적 원인

개인의 본능적 충동과 그와 관련된 감정은 정신장애의 원인이 된다. 특히 어린 시절 개인의 정신발달 과정이 어른의 성격 형성이나 정신장애의 병인론에서 중요한 역할을 한다고 본다. 정신과 환자는 어렸을 때의 충격적인 정신 외상, 부모와의 관계, 형제자매와의 관계 등이 정신장애의 원인이 되는 경우가 많다. 그밖에 생물학적인 본능적 충동과 사회·문화적 요구 사이의 갈등, 사랑의 상실, 자존심의 상실, 의존의 상실, 죽음, 이별 등은 여러 가지 정신장애를 일으킬 수 있다.

(3) 사회·문화적 원인

직장의 상실이나 징계, 갑작스러운 사고와 같은 일상생활에서 일어나는 여러 가지 사건들, 소중한 사람들과 이별, 가족의 죽음, 재산의 손실 등과 같은 생활사건, 환경적 스트레스 등이 있다.

① 가족적 요인

가족은 대인관계의 최초이자 기본적 단위로 가족의 임신, 정신적·신체적 질병, 가족의 사망, 기형아나 질병이 있는 자녀의 출생, 이사나 이민과 같은 생활상의 변화, 별거나 이혼 등의 가족 위기가 있을 때 가족 정신장애의 증가가 있다.

② 사회적 요인

사회적 고립 및 경험박탈을 요인으로 볼 수 있는데 사회적 고립 및 경험박탈은 창조성, 불안과 스트레스에 대처하는 능력, 성행동 그리고 의미 있는 대인관계에서 능력을 감퇴시킨다. 경제적 빈곤도 감정적 도움이 적다는 점에서 사회적 고립의 하나가 될 수 있다. 또한 물리적 스트레스는 도시사회에서는 각종 복잡한 사회, 소음, 사건, 공해 등이 물리적 스트레스가 많고 경쟁, 소외, 좌절 등은 심리적으로 정신장애의 요인이 되기도 한다.

③ 문화적 요인

문화는 사람들이 공통으로 갖는 조상 대대로부터 습득된 사회 경험의 모든 것을 정의할 수 있다. 문화에는 관습적인 태도, 예의, 기호, 기술, 언어, 부모 자식 관계, 자녀 양육 방식, 종교와 그밖에 사회생활의 부분이 되는 행동양식이 포함된다. 따라서 원하고 원치 않는 가치체계가 있어 그 문화에 특유한 스트레스에 대한 적응 양식 비정상적인 행동이나 병에 관한 규정 등이 있게 된다. 또한 이민, 전학, 처음 직장에 겪는 스트레스는 문화적 충격일 수 있는데 이러한 문화가 개인의 적응과 사회적 지지가 감당하지 못하여 불안, 우울, 고립감, 비현실적인 이질감 등의 정신장애를 일으킬 수 있다.

03 정신장애의 종류

세계보건기구에서 1992년 제정한 ICD-10(International Classification of Disease and Health Problems 10th Editioin)은 기질적 정신병, 기타 정신병, 신경증적 장애와 인격장애 및 기타 비정신병적 장애, 정신장애(지적장애)로 구분하고 있다. 기능적 정신병은 기능의 손실을 보이지만 현재의 방법으로는 기질성 병리를 증명할 수 없는 정신병이며, 신체검사로 이상소견이 발견되지 않고 심리적 증상에 의하여 진단된다. 반면, 기질성 정신병은 암, 혈관성 질환, 감염증, 독성, 외상성 또는 선천성 요인과 같은 신체적 병리가 증명되는 정신병이다.

1) 지적장애(Mental deficiency)

지적장애는 정신 발육의 지연으로, 정신지체로 알려져 있는데, 표준화된 지능검사에 의한 지능지수(intelligence quotient, IQ)가 70 미만으로서 지적 발달장애라고 부른다. 일반적으로 18세 이전의 발달기에 나타날 때 지적장애라고 하며 정신박약, 정신 저하, 저지능 등으로 불린다.

지능지수가 50~70 정도이면 경도 지적장애, 35~49 정도이면 중등도 지적장애, 20~34 성노이년 중도 지적장애, 20 이하이면 최중도 지적장애로 분류한다. 지적장애(정신지체)의 원인은 양친의 알코올중독, 매독 감염, 임신 중의 장애와 출산에 의한 뇌 손상, 뇌염 감염 등의 후천적 요인과 유전적 요인이 있다.

2) 신경증(Neurosis)

신경증은 정신질환의 증세를 나누는 분류 중 하나로, 흔히 노이로제라고도 불린다. 현실 판단력에 큰 문제가 없고, 일상적인 사회생활을 유지하는 데에는 큰 문제가 없지만, 중추신경계 신경전달물질 등의 장애로 불편함을 느끼거나, 감정조절, 충동 조절 등이 힘들고 쉽게 불안해하는 정신병 군을 지칭한다.

(1) 신경 쇠약증(Neuratheria)

신경 쇠약증은 지나친 스트레스로 인한 불안증, 피로감, 심신장애 등 적응 증후군으로 항상 피로하여 우울, 초조, 정신이 산만한 양상을 띤다.

(2) 불안 신경증(Anxiety neurosis)

불안 신경증은 신경 쇠약증보다 한 단계 진행된 상태로 과도하게 두려워하고 걱정한다. 증상으로 심장 박동의 증가, 근육 긴장, 발한이 나타난다.

(3) 히스테리성 신경증(Hysterical neurosis)

히스테리성 신경증은 신체상의 병리적 원인이 없는 신체적 질병이 발생하거나 장애의 증상이 나타난다.

(4) 공포 신경증(Phobia neurosis)

공포 신경증은 어떤 대상에 대해 실제 위험이 없는데도 불구하고 강한 공포를 느끼는 상태이다. 증상으로는 겁에 질려 기절하거나 가슴이 두근거리고 진땀이 흐르며 몸이 떨린다.

(5) 강박 신경증(Obsessive-compulsive neurosis)

강박 신경증은 공포증이나 강박 의식 및 행위로, 스트레스와 불안감에서 벗어나기 위해 원하지 않는 생각을 되풀이하고 불합리한 행동하고 싶은 충동이 되풀이되는 현상이다.

3) 정신병

(1) 기질적 정신질환(Organic brain system)

뇌에 충격을 받았거나 뇌세포의 기능장애로 야기되는 정신과 질환이다. 노인인구의 증가로 노인성 정신병의 증가 추세가 뚜렷하다. 이 부류에 포함되는 정신병으로는 노인성 정신병, 동맥경화성 정신병, 감염성 정신병, 뇌 외상에 의한 정신병, 각종 중독물질에 의한 정신병 등이 포함된다. 증상으로는 기억력, 사고력, 주의력, 지각력 같은 인식 기능의 손상이 나타난다.

(2) 기능적 정신질환

뇌의 조직은 정상이나 기능에 장애가 오는 경우로 조현병과 우울증, 조울증 등이 대표적이다.

① 조현병(Schizophrenia)

조현병은 정신질환 중에 가장 많이 발생하며, 치료가 어렵고 재발이 잘 된다. 감정과 사고를 조절하고 통합하는 뇌 기능의 장애가 심한 정신질환으로, 주요 증세로는 무반응, 함구, 환각, 거절 등의 증세와 과대망상이나 피해망상, 비합리적 언행 등이 있다.

② 우울증(Depression)

우울증은 지속적인 우울감과 기분의 하락, 흥미와 즐거움을 잃어버리는 증상을 보이는 질병이다. 이러한 증상은 일상생활에 영향을 주며, 잠을 잘못 자는 등의 신체적인 문제도 동반한다.

또한 식욕 저하, 체중감소, 두통, 소화불량, 변비 등이 발생하며, 심하면 환각이 동반하거나 자살을 선택하기도 한다.

③ 조울증(Manic depressive phychosis)

조울증은 조증기와 우울기가 교대로 나타나든가, 또는 한 가지 증상이 반복적으로 나타난다. 조증기에는 기분이 들뜨고 과대망상을 하며, 쉬지 않고 많은 활동을 한다. 그러나 결과가 생산적이지 못하고 자신이나 사회에 손해되는 경우가 많다. 우울기에는 반대로 무력감, 자기 비하, 절망감으로 의욕을 잃고 삶을 포기하기도 한다.

④ 뇌전증(Essential epilepsy)

뇌전증은 명확한 요인이 확인되지 않으며, 증상은 경련 발작, 정신 발작, 불쾌감을 나타내며, 알코올 중독, 뇌막염, 매독 감염 등에 의해 발생하기도 한다.

⑤ 인격장애(Personality disorder)

인격장애는 사회적으로는 문제가 안 되지만, 타인에 대한 불신과 의심이 강하고, 책임을 전가하려고 한다. 폭력적이고 반사회적 행동 하며, 지나친 우월감이나 이기심이 강하지만 자신의 의무에는 충실하지 못하다.

04 정신보건시설 및 서비스

1) 정신보건관련 기관

정신보건법 제15조에 따르면, 보건복지부장관은 필요한 지역에서 정신건강증진사업 등의 제공 및 연계 사업을 전문적으로 수행하기 위하여 정신건강복지센터를 설치·운영할 수 있다. 또한 시·도지사는 관할 구역에서의 정신건강증진사업 및 연계 사업을 위하여 광역정신건강복지센터를 설치·운영할 수 있으며, 시장·군수·구청장은 「지역보건법」에 따른 보건소에 기초정신건강복지센터를 설치·운영할 수 있다. 이러한 법령에 근거하여, 지역사회 중심의 정신질환자 관리체계가 통합적으로 구축되고 있으며 더불어, 정신질환 관련 의료기관이나 요양시설, 센터 등에서는 사회복귀를 위한 다양한 훈련을 제공하는 시설들이 관련 업무를 수행하고 있다.

2) 국가트라우마센터

사람의 심리적 안정과 사회 적응을 지원하기 위하여 국가트라우마센터를 설치·운영한다.

❶ 재난이나 그 밖의 사고로 정신적 피해를 당한 사람과 그 가족

❷ 재난이나 사고 상황에서 구조, 복구, 치료 등 현장 대응 업무에 참여한 사람으로서 정신적 피해를 당한 사람

3) 지역사회 정신건강복지센터(광역, 표준정신건강복지센터)

❶ 정신병원의 입원치료 한계점인 예방, 보호 그리고 재활서비스를 주요 활동으로 하고 있으며 정신질환의 예방과 재활을 강조한 프로그램을 제공한다.

❷ 지역사회 전체 정신건강의 문제와 욕구 파악을 통해 이를 충족시키기 위한 정신건강 서비스 연계자 역할을 한다.

❸ 포괄적인 정신건강 서비스 제공을 목적으로 한다.

4) 정신재활시설

정신의료기관이나 정신요양시설에 입원하지 않은 정신질환자 대상으로 지역에서 증상을 안정시키고 적응할 수 있도록 돕는 시설로서 사회적응훈련, 작업훈련 등 재활훈련을 실시함으로써 증상 안정과 생활 적응을 통한 사회복귀를 도모하기 위한 이용 시설이다.

❶ 이용 시설(생활 훈련, 직업재활시설)

❷ 입소시설(종합 훈련시설), 주거제공시설 등

5) 중독관리통합지원센터

2000년부터 보건복지부 시범 사업으로 시작한 알코올상담센터는 2014년부터 중독통합지원센터로 명칭이 변경되어 알코올, 도박, 마약, 인터넷 등 다양한 중독문제에 대한 예방, 조기 발견, 상담, 치료, 재활 및 사회복귀를 지원한다.

❶ 기본적 중독관리사업

❷ 중독 조기 발견 및 개입 서비스

❸ 중독질환 관리 사업

❹ 중독질환 가족지원사업

❺ 중독 폐해 예방 및 교육사업

❻ 지역사회 사회 안전망 조성 사업

❼ 지역 진단 및 기획

6) 아동·청소년 대상 정신건강서비스

① 소아·청소년 정신건강복지센터

지역 내 18세 이하의 아동·청소년은 지역사회 내 취약계층 아동·청소년, 아동·청소년 정신건강 관계자(부모, 교사, 시설 종사자 등) 대상으로 아동·청소년기 정신건강 문제의 예방, 조기 발견 및 상담, 치료를 통해 건강한 사회 구성원으로 성장 발달 지원한다.

② 표준형 정신건강복지센터

지역 내 소아·청소년 정신질환 조기 발견 체계, 지역 내 학교 정신건강사업 체계 구축 운영 등이다.

③ 아동·청소년 주간재활시설(아이존: www.aizone.or.kr)

6세 이상 정서, 행동 문제를 가진 아동을 위한 저서 아이존과 발달장애아동을 위한 발달 아이존으로 구분하여 운영되고 있다.

05 정신건강 관리

1) 법률제도의 확립

정신보건법, 아동복지법, 학교교육법, 소년법 등 정신보건과 관련 있는 교육, 의료, 복지, 노동, 사법 등의 법률적 제도를 확립한다.

2) 정신보건 관계시설

정신병원, 정신과 진료소, 정신보건 상담소, 아동 상담소의 설립과 운영으로 정신질환의 예방과 질환자 치료에 대한 의료적 서비스를 제공한다. 그리고 지적장애인 시설, 특수학교 등도 적극적으로 설립, 운영되어야 한다.

3) 정신보건 교육 시행

가정, 지역, 학교, 직장에서 정신보건에 대한 교육과 상담이 요구된다.

4) 정신보건의 예방 대책

(1) 1차 예방

새로운 정신장애 발생 사례를 감소시키는 것으로, 예방의학적 방법과 개인 습관의 변화, 생활방식의 변화, 집단 조정, 가족이나 지역사회 지원체계의 발전 등이 포함된 사회, 심리적 방법이 있다.

(2) 2차 예방

정신장애의 조기진단 및 신속한 치료를 목적으로 한다. 효과적인 조기 조정을 통해 장애의 기간을 줄이고 조기에 치료함으로써 질환으로부터 올 수 있는 위험, 합병증, 유병 기간 등을 감소시킨다.

(3) 3차 예방

정신장애로 인해 갖게 되는 정신적 결함이나 사회적 장애를 줄이는 데 목적이 있다. 영구적인 무능력자가 되지 않도록 새로운 사회적 역할을 발전시켜 주고, 환자 개개인의 잔존 기능 수준을 최대한 활용할 수 있도록 재활을 위한 능동적 프로그램을 시행한다. 이를 위해 사회적으로 적절한 임무를 수행할 수 있도록 환자의 행동을 재학습시켜야 한다.

CHAPTER 16

재활보건

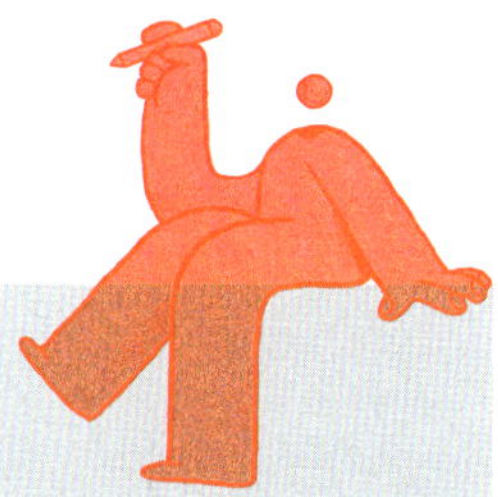

학습목표

1. 재활의 개요에 관해서 설명할 수 있다.
2. 재활에 관해서 설명할 수 있다.
3. 장애의 개념 및 분류에 관해서 설명할 수 있다.
4. 재활보건의 분야에 관해서 설명할 수 있다.
5. 지역사회 재활에 관해서 설명할 수 있다.

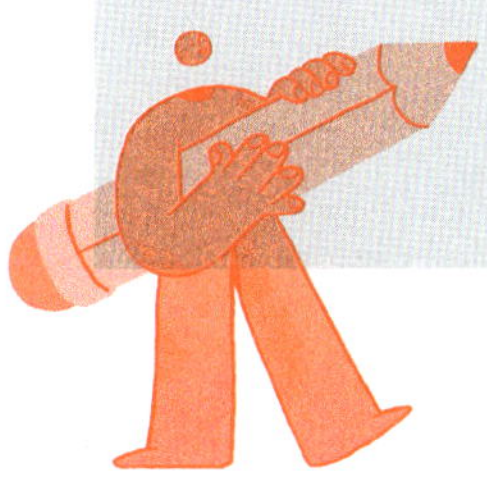

01 재활보건의 개요

1) 재활보건의 정의

보건은 지역사회의 조직화한 노력을 통해 건강수명(healthy life)의 연장과 개인이나 집단 또는 지역 간의 건강 격차를 해소하고, 신체적·정신적인 효율을 높이기 위한 것이며, 그리고 재활은 장애 또는 기능적으로 제한된 상태로 고통받는 개인의 적응 또는 회복 과정이고, 일시적이든 불가역적이든 최대의 기능, 회복을 다시 얻기 위해 참여하는 과정이다. 미국 국립암센터는 재활을 "장애가 있는 사람에게 그가 가진 잔존능력을 최대한 발휘하게 함으로써 신체적, 정신적, 사회적, 직업적, 경제적 능력을 회복시키는 것"이라 정의했다.

따라서 재활보건(Health of rehabilitation)은 장애가 있는 사람이 가질 수 있는 최적의 신체적, 정신적, 사회적, 직업적, 경제적 능력을 최대한 회복하고 독립적으로 생활할 수 있도록 돕는 체계적이고 목표 지향적인 과정이다.

2) 재활보건의 목적

재활은 각종 신체적, 사회적 제한에도 불구하고 당사자의 개인 내외적 측면에서의 충분한 역량과 기능을 함유하게 함으로써 사회 구성원의 발달과 참여를 촉진할 수 있어야 함을 의미한다. 자신의 장애 극복 지원과 당사자에게 가장 적절한 기능 및 환경의 조성, 사회 적응을 통해 사회 구성원의 역할 함양과 동시에 통합적 환경에서 자립적인 생활이 가능하도록 원조하는 것이다.

이러한 만성질환, 사고 등으로 신체기능 저하 또는 일시적 장애가 생긴 대상자에게 신체기능 향상을 위한 재활치료 프로그램을 제공함으로써 일상생활 능력을 향상하고 신체적, 정신적, 사회적 장애를 최소화하고자 하는 것이다.

02 장애

1) 장애(Disability)의 개념

장애의 정의는 우리나라의 「장애인복지법」(제2조)에서 "장애는 신체적·정신적 장애로 인하여 장기간에 걸쳐 일상생활 또는 사회생활에 상당한 제약을 받은 경우"로 규정하고 있다. 즉, 장애를 신체적·정신적 장애라는 의학적 원인과 이러한 원인에 의하여 일상생활·사회생활에 상당한 제약을 받은 상태라는 기준을 규정하고 있다.

1980년 세계보건기구(WHO)는 국제장애분류(International Classification of Impairment, Disability and Handicap: ICIDH)에 손상(impairment), 장애(disability), 불구(handicap)의 장애 개념을 구분하였다 그림 16-1.

- 손상: 유전, 사고 또는 질병 등에 의해 심리적, 생리적 또는 신체의 구조나 기능의 상실 또는 그 이상의 장애
- 장애: 기능장애가 장기간의 신체적 또는 정신적 손상의 결과로 일상생활의 능력이 제한됨으로써 나타나는 이차적인 장애
- 불구: 신체적·정신적 장애로 인하여 사회적인 임무를 수행할 수 없음으로 인한 사회적 차원에서의 불이익

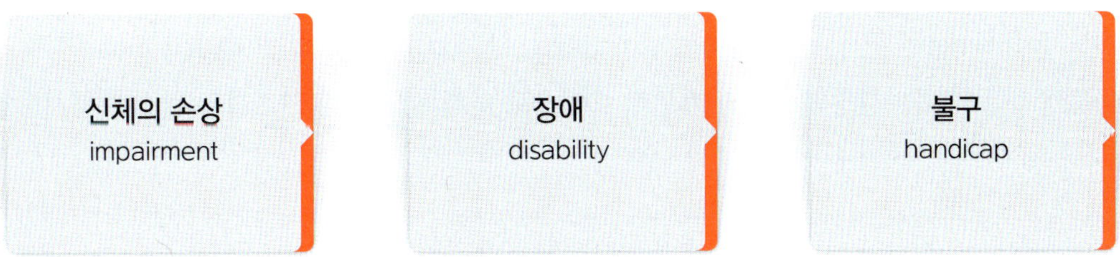

그림 16-1 ICIDH에서 장애의 개념

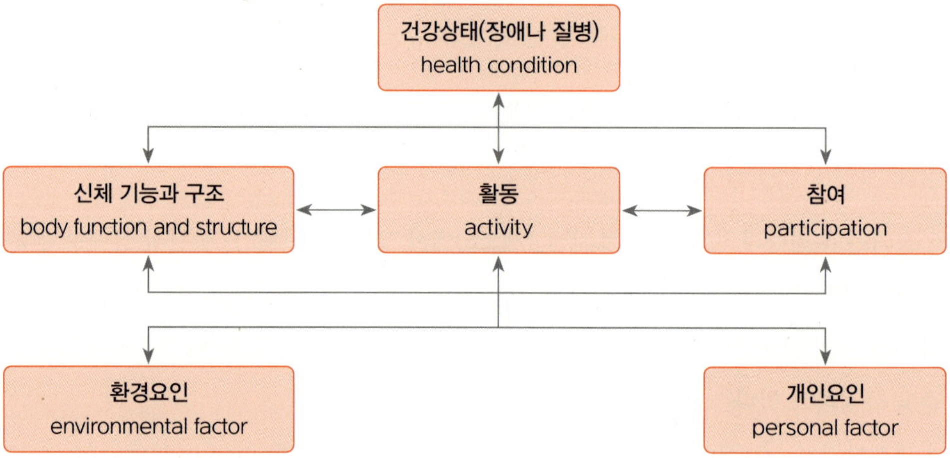

그림 16-2 ICF에서 장애의 개념

이후 1997년 개인과 환경의 상호작용 관계를 포괄하는 개념으로 손상(impairment), 활동 제한(activity limitation), 참여 제약(participation restriction)의 개념을 담은 ICIDH-2를 발표하였다 그림 16-2.

- 손상: 신체의 구조 및 기능의 상실(신체적 수준)
- 활동 제한: 개인의 일상활동의 제한(개인의 수준)
- 참여 제약 :개인과 환경의 상호작용(사회적 수준)

국제장애분류는 국제분류체계를 계통적인 현장 검증과 국제적인 논의를 거쳐 개발되어서, 2001년 세계보건기구(WHO) 총회에 의해 승인되어 국제기능장애건강분류(International Classification of Functioning, Disability and Health: ICF)가 발표되었다. 여기에는 건강 영역과 건강 관련 영역인 신체기능(body functions) 및 신체 구조(body structures), 활동(activities), 참여(participation)의 세 가지 측면과 배경적인 영역인 환경적 요인과 개인적 요인으로 신체, 개인이나 사회라는 관점을 제시하였다 표 16-1.

표 16-1 ICF에서 장애의 개념

구분	영역 1: 기능과 장애		영역 2: 상황적 요소들	
구성요소들	신체기능 및 구조	활동과 참여	환경적 요소들	개별적 요소들
영역	신체기능 신체 구조	생활영역 (과업, 행동 등)	기능과 장애에 영향을 미치는 외적 영향력들	기능과 장애에 영향을 미치는 내적 영향력들
구성물	신체기능의 변화 (생리학)	표준 환경에서의 과제 수행 능력	물리적, 사회적, 개인적 측면에서 촉진 또는 해하는 힘	개별 특성에 의한 영향
	신체 구조의 변화 (해부학)	현재 환경에서의 과제 수행 정도		
긍정적 측면	기능적, 구조적 통합성	활동과 참여	촉진 요소들	해당 없음
	기능			
부정적 측면	손상	활동 제한 및 참여	제한 장벽/방해물들	해당 없음
	장애			

▶출처: WHO, 2001. ICF: International Classification of Functioning, Disability and Health, Geneva: Author.

국제기능장애건강분류는 건강 및 건강에 관련된 분류이지만 사회복지, 노동, 교육, 경제, 사회정책 등의 분야에서도 이용되고 있으며, 장애인의 기회균등에 관한 기본 규칙(The Standard Rules on the Equalization of Opportunities for Persons with Disabilities)이 구체화하여 있다.

2) 장애의 분류

(1) 분류

장애의 분류는 보건복지부에서 「장애인복지법」에서 장애 유형은 대부분 손상을 기준으로 하였으며, 신체적 장애와 정신적 장애로 대분류하였다. 신체적 장애는 외부 신체기능 장애와 내부 기관의 장애로 분류하였으며, 소분류는 지체 장애, 뇌 병변 장애, 시각 장애, 청각 장애, 언어장애, 안면 장애, 신장 장애, 심장 장애, 간 장애, 호흡기 장애, 장루·요루 장애, 뇌전증 장애 등으로 하였으며, 정신적 장애는 지적장애, 자폐성 장애, 정신장애 등으로 분류하였다 표 16-2 .

(2) 장애 정도의 판정

1988년 도입된 장애의 등급제도는 신체적·정신적 손상의 정도에 따라 장애인을 중증의 1급에서 경증의 6급으로, 6단계로 분류하였다. 장애의 등급제도는 장애인 복지제도를 단계적으로 도입·확대하는 데 이바지하였지만, 개별적으로 복지서비스의 목적이 다양하고 이를 이용하는 장애인의 욕구와 환경이 다양함에도 장애 등급이라는 획일적 기준에 따라 판정되는 문제가 있었다. 이에 따라 「장애인복지법」을 개정하여 장애인의 욕구와 환경을 종합적으로 고려하여 장애의 정도가 심한 장애인(1급~3급), 장애의 정도가 심하지 않은 장애인(4급~6급)으로 장애 정도에 따라 단순화하였다.

표 16-2 우리나라 장애 유형의 분류

대분류	중분류	소분류	세분류
신체적 장애	외부 신체기능의 장애	지체장애	절단장애, 관절장애, 지체기능장애, 변형 등의 장애
		뇌병변장애	뇌의 손상으로 인한 복합적인 장애
		시각장애	시력장애, 시야결손장애, 겹보임(복시)
		청각장애	청력장애, 평형기능장애
		언어장애	언어장애, 음성장애, 구어장애
		안면장애	안면부의 추상, 함몰, 비후 등 변형으로 인한 장애
	내부기관의 장애	신장장애	투석치료 중이거나 신장을 이식 받은 경우
		심장장애	일상생활이 현저히 제한되는 심장기능 이상
		간장애	일상생활이 현저히 제한되는 만성·중증의 간기능 이상
		호흡기장애	일상생활이 현저히 제한되는 만성·중증의 호흡기기능 이상
		장루·요루장애	일상생활이 현저히 제한되는 장루·요루
		뇌전증장애	일상생활이 현저히 제한되는 만성·중증의 뇌전증
정신적 장애	발달장애	지적장애	지능지수가 70 이하인 경우
		자폐성장애	소아청소년 자폐 등 자폐성 장애
	정신장애	정신장애	조현병, 조현정동장애, 양극성정동장애, 재발성우울장애, 뇌의 신경학적 손상으로 인한 기질성 정신장애, 강박장애, 투렛장애(Toutrtte's disorder), 기면증

03 재활

1) 재활(Rehabilitation)의 개념

재활이란 의료적, 물리적, 심리적, 직업적 중재를 제공하여 장애가 있는 사람들이 스스로 자립하여 사회와 기능적으로 상호작용을 할 수 있도록 돕는 통합적인 프로그램을 말한다. 사전적 의미로 rehabilitation은 접두사 re(다시)와 어간 habilit(적합한)와 접미사ation(~으로 하는 것)으로 되어있다. 다시 적합하게 하는 것을 의미하므로 재활은 인간다운 권리와 자격 존엄이 어떤 원인에 의해서 손상된 사람이 그것들을 다시 회복하는 것을 의미한다. 근본적으로 장애를 은폐하는 것이 아니고 회복하는 것이다.

세계보건기구(WHO)에서는 '신체적 장애가 있는 사람에게 의학적, 사회적, 교육적 직업적 수단을 동원하고 이를 상호 조정하여 훈련 또는 재훈련을 통하여 그 사람의 기능적 능력을 가능한 최고의 수준에 도달하는 것으로 그가 가지고 있는 잔존 기능을 최대한으로 발휘하게 함으로써 신체적·정신적·사회적·직업적 그리고 경제적 능력을 회복시키는 것'이라고 정의하였다.

1976년 제29차 세계보건총회의 결의로 제3의 의학으로 정의함으로써 치료, 훈련 등의 단순한 기술적인 의미뿐만 아니라, 장애인을 한 사람의 사회인으로서 생활이 가능하도록 도와주는 총체적 서비스 활동으로 확대되었다.

재활의 정의는 크게 세 가지 요소로 기능 회복(functional recovery), 독립성 증진(enhancing independence), 사회복귀(social reintegration)이 있다.

장애를 제거하여 사회에 복귀시키는 것으로 신체장애의 발생 초기부터 의료적, 직업적, 교육적 및 사회심리적 개입 과정을 통하여 서비스 대상에 따라 개별화되고 전문직 간의 팀워크에 의한 통합적인 서비스와 그 가족 및 지역사회의 적극적인 참여를 유도하게 된다.

2) 재활의 목표

장애인을 가능한 한 신체적·정신적·사회적·경제적으로 독립된 상태로 최대한 회복시켜 삶의 질을 향상하는 것이다. 재활의 목표는 장애의 예방적 접근, 손상된 신체 부위의 능력 증진 또는 능력 손실을 보상하기 위한 기능 향상적 접근, 사회통합적 접근으로 세 단계로 구분한다.

첫 번째 단계	장애의 예방적 접근은 산전·산후, 유전상담과 같은 1차 수준의 예방, 조기 발견 및 치료 등의 2차 수준의 예방, 일상생활훈련이나 보장구 사용 교육과 같은 3차 수준의 예방이 있다.
두 번째 단계	손상된 신체 부위의 능력 증진 또는 손상부의 능력 손실을 보상하기 위한 기능 향상적 접근으로 특정 기능의 제한 상황을 극복하도록 하기 위한 보장구를 적용하거나 장애 발생을 유발할 만한 환경적 측면에서 요인 제거 등이 포함된다.
세 번째 단계	장애인 재활의 주요 가치지향이라고 할 수 있는 사회통합적 접근으로 다양한 삶의 영역을 포괄하여 주체적으로 살아갈 수 있도록 원조하는 것을 말한다. 이를 통하여 장애인의 전인적 발달을 도모하고 자아실현 그리고 당사자의 보다 질적인 삶의 영위 등에 이바지하게 된다.

3) 재활의 방향

재활의 방향 또는 목표를 설정하고 재활의 시기 및 장소 등에 초점을 두고 진행되어야 한다. 즉 장애인의 현존 능력을 정확히 파악하여 잠재되 개발 가능성을 고려하면서 객관적 평가를 통해 이에 기초한 재활의 목표를 설정해야 한다. 장애 발생과 동시에 될 수 있는 시기에 시작하여 장애인의 생활 및 사회 연령에 적절하고 원활하게 정상적인 사회 적응을 유도해야 한다. 이는 특정 장애 현상의 고착화와 이차적 장애 발생을 적극 예방하도록 하는 것이다.

재활의 장소는 최대한 지역사회를 중심으로 이루어짐으로써 지역사회 자원을 적절하게 활용과 장애인의 지리적 환경 및 정서 유지에도 이바지할 수 있어야 한다.

4) 재활의 과정

(1) 재활과정

재활과정은 어떤 기관이나 시설을 통하여 검사와 치료를 받는가에서부터 어떻게 사회생활에 적응해 나가는 방법을 습득하는 하나의 체계라 할 수 있다. 이러한 재활과정은 일련의 연속적인 과정이므로, 장애인과 재활프로그램에 대한 지속적인 평가가 이루어져야 한다. 즉, 체계적인 재활과정에 의해 재활프로그램을 시행해야만 효과적인 재활이 될 수 있다.

장애인은 판정회의를 거쳐 재활서비스에 관한 결정 된다. 의료재활, 교육재활, 심리재활, 사회재활, 직업재활 등에 의한 서비스를 이용하고 '사회복귀'를 목적으로 한다.

(2) 재활서비스 영역별 평가

재활은 의료재활, 교육재활, 직업재활, 심리재활, 사회적 재활 등의 분야로 나누어져 서로 유기적으로 연결된 관계를 맺는다. 재활서비스 영역별 평가는 다음과 같다.

의료적 평가	신체의 기능적 한계나 장애를 판별하는 것으로 장애 조건을 해소 또는 감소시키거나 장애인의 능력과 한계를 개선하고 재활서비스를 가장 적절하게 제공할 방법을 결정하는 데 이용한다.
심리적 평가	장애인의 비신체적 능력과 한계를 규명하고 개별화된 재활프로그램의 작성과 서비스 결정에 영향을 주는 장애인의 태도, 관심, 성격 등을 판별한다.
사회적 평가	장애인의 사회적 내력에 대한 평가로 학력, 가족, 직업 경력, 경제 사정 등에 대한 정보를 파악하는 것으로 개인의 배경과 환경을 이해하고자 한다.
직업적 평가	장애인의 직업적 태도나 능력을 사정하는 것으로 과거 직업 경력, 직업 습관, 직업에 관한 관심과 태도를 확인하고자 한다.
교육적 평가	장애인의 학습 경험과 능력을 확인함으로써 지식, 기술, 태도 등을 이해하고자 한다.

5) 재활서비스의 분야별 방법

재활서비스의 일차적인 목표는 장애인의 능력을 최대한으로 발휘할 수 있도록 다양한 방법을 통해 조기에 회복 혹은 진전될 수 있도록 하는 것이다. 장애인의 사회통합(social integration)과 정상화(normalization)를 위해 장애인의 의료재활, 교육재활, 사회재활, 심리재활, 직업재활 등 광범위하게 전인적인 재활(total rehabilitation)로 접근되어야 한다.

(1) 의료재활

의료재활은 신체장애에 대처하는 재활의학 전문 영역으로 재활복지를 구성하는 부분이며, 종합적인 재활사업의 첫 단계이며 중심적 역할을 담당하는 분야이다. 의학적 재활은 재활사업에서 의료상의 측면을 다룬다는 견해에서 부분적이지만 대부분은 재활의 출발점인 동시에 전체이기도 하다. 장애인의 개인적 요구는 장애의 종류와 관계없이 "의료"의 중요성을 먼저 생각하고 있다. 또한 사회적 요구도 의료 혜택의 우선성을 강조하고 있다. 장애인들은 때에 따라서는 의료적 재활만으로 사회 복귀할 수 있는 경우가 많으며, 그 외에는 사회적 심리적 및 직업적 재활과 연계하여 사회 복귀할 수 있다.

(2) 교육재활

교육재활은 장애아동들이 가지고 있는 잔존능력을 최대한도로 개발하고 보호하여 실질적인 재활이 이루어지게 하려면 그 바탕이 되는 각종 교육적 조치와 총칭하는 것으로, 특수교육으로 표현되고 있다. 특수교육이란 심신장애 아동의 독특한 요구에 알맞은 특별한 설계 즉, 특수한 교육자료, 교육 기술, 시설 등을 갖추어 재활을 목표로 하여 교육함을 말한다.

특수교육이란 특수교육 대상자의 교육적 요구를 충족시키기 위하여 특성에 적합한 교육과정 및 특수교육 관련 서비스 제공을 통하여 이루어지는 교육을 말한다(「장애인 등에 대한 특수교육법」 제2조).

(3) 사회재활

사회재활은 장애인의 완전참여와 평등의 이념에 근거하여 아무런 차별과 불편을 느끼지 않고 그가 속한 사회의 주류문화를 공유하면서 직업재활, 가정생활 등의 사회생활을 충분히 영위하도록 국민의 수용적 태도와 사회적 인식의 개선을 말한다.

인간이 사회생활을 영위해 나가는 데 따른 욕구 전반에 관심을 가지고 장애인이 일반사회의 한 성원이 될 수 있도록 장애인과 사회의 관계를 물심양면으로 개선하는 것을 목적으로 한다.

사회적 재활을 위해서는 장애인이 완전참여와 평등의 이념에 근거하여 아무런 차별이나 불편 없이 가정이나 지역사회 또는 직장에 적응할 수 있도록 지원하여 사회통합을 유도한다.

(4) 심리재활

심리재활은 장애인 행동 제한의 자각이나 신체의 부상, 인간관계의 긴장, 불안감, 욕구불만, 내향성 등 자기 능력에 대하여 비관하고 결국 재활 의욕을 잃게 된다, 이와 같은 저해 요인을 제거하고, 심리적 불안을 극복하여 장애인이 새로운 가능성을 찾도록 도와주는 것을 심리재활이라고 한다.

따라서 심리적으로 재활이 되었다는 것은 장애인이 자기의 장애를 현실적으로 극복하고 자기의 사회적 기능을 다할 수 있음을 의미한다. 심리재활의 목적은 다음과 같다.

❶ 심신장애의 증후를 제거하고, 정상아와 같은 정신 기능을 증대시키고, 자아개념을 갖게 하며, 삐뚤어진 성격을 다시 개조하는 직접적인 심리치료를 말한다.

❷ 둘째 간접적인 목적으로서 장애인에게 자기 삶의 의미와 가치를 발견하도록 생활철학을 심어주어 재활의 궁극적 목표를 향해 최선의 노력하는 삶의 의지를 갖게 하는 것이다.

(5) 직업재활

직업재활은 장애인에게 알맞은 직업을 확보하여 그것을 유지할 수 있도록 직업상의 모든 원조를 지원하는 연속적이며 총체적인 과정으로서 장애인의 직업능력을 평가하고, 직종을 개발하며 거기에 따른 직업훈련의 실시와 취업 알선, 그리고 사후지도로 이어진다.

직업재활의 목적은 장애인들이 취업할 수 있다는 사실과 아울러 또 다른 한편으로는 취업함으로써 가족의 일원으로 인정받거나 가장이 될 수 있으며, 기업에서는 신뢰받을 수 있는 인력으로, 사회에서는 떳떳한 생산적 시민으로 또는 사회적 지도자로서 활동할 수 있도록 하는 것이다.

6) 재활의학(Physical medicine and rehabilitation)

재활의학이란 각종 질병 및 사고로 인하여 장애가 생긴 사람에게 주어진 조건에서 최대한의 신체적, 정신적, 사회적 능력과 잠재적 능력을 발달시켜 가능한 한 정상에 가까운 또는 남에게 도움을 받지 않는 생활을 할 수 있게 해주는 분야로 정의할 수 있다. 최근 들어 급속하기 발전하기 시작한 의학의 한 분야로서 신체적, 정신적, 사회적 및 환경적인 제한이 있는 사람에게 여러 치료 도구와 중재 방법을 통해 장애를 예방하고 장애를 극소화하며, 더 나아가 장애인에게 남아 있는 기능을 최대로 향상시켜, 신체적으로나 정신적으로 가능한 한 독립적인 생활을 영위할 수 있도록 하는 학문이다.

만성적 장애를 치료하고, 물리적인 방법을 통해 장애인에게 정상 기능을 회복시켜 주는 의학의 전문분야이다. 물리요법 의학이라고도 하는데, 신체의 운동 기능에 영향을 주는 병이나 통증 때문에 활동의 제약을 받는 장애인이 원만한 사회생활을 할 수 있도록 하는 데 목적이 있다.

20세기 전반기에 물리의학과 재활의학이라는 두 가지 비공식 전문 분야가 별도로 개발되었지만 실제로는 둘 다 장애가 있는 부상으로 구성된 유사한 환자 집단을 치료했다. 크루센(Krusen)은 템플대학교와 메이오 클리닉에서 수치료법과 고압산소와 같은 물리요법의 사용을 강조한 물리의학의 선구자였으며, 다친 군인과 노동자를 치료하는 데 있어 두 차례의 세계 대전 중에 명성을 얻었다. 러스크(Rusk)는 제2차 세계대전 중 공군 재활의사로 임명된 후 재활의학의 선구자가 되었다. 의학적 치료는 외상이나 질병에 대한 병소부위를 치료하는 것으로 끝나는 것이 아니고, 장애를 갖게 되었을 때 남아 있는 잔존 기능을 최대한 살려 일상생활과 직장생활을 할 수 있도록 훈련해야 한다고 주장하였으며, 예방의학, 치료 의학에 이어서 제3의 의학으로서 손상 또는 질병 후 조기에 집중적인 치료 과정을 통해 최적의 기능 상태와 일상생활활동을 충분히 영위할 수 있게 하는 것이 목적이라고 하였다.

재활의학에서 주로 다루는 병변은 뇌졸중, 뇌 손상, 뇌성마비, 척수손상, 말초신경병변 등 신경계 질환과 근육병, 관절염, 골격 변형 등 근육뼈대계질환, 호흡장애·심장질환 등의 심폐질환·소아의 발달장애 등이 포함된다.

의료재활팀의 구성은 의사는 이런 질환을 조기에 진단하고 의학적인 문제와 기능적인 문제를 평가한 후 물리치료사, 작업치료사, 언어치료사, 간호사, 임상심리사, 의지·보조기 기사, 사회사업가, 직업재활사, 특수교사 등 다양한 분야의 전문기들이 협력하여 신체적, 정신적, 사회적 등 환자의 능력을 최대화하도록 한다.

7) 의료재활팀과 접근법

장애인에게 포괄적으로 재활서비스를 제공하기 위해서 다양한 전문가 집단의 협동적인 노력이 필요하다. 전문가들은 장애인의 최대 독립 수준을 성취하기 위해 대상자 잔존능력을 최대한 활용하는 목표를 가지고 사정과 평가를 통해 효율적인 치료계획을 세울 필요가 있다. 재활서비스를 제공하는 전문가는 의사, 간호사, 물리치료사, 작업치료사, 재활상담사, 언어재활사, 의지 및 보조기 제작사, 특수교사, 사회복지사, 심리상담사, 영양사 등이 있으며, 그 외에 청력전문가, 종교인 등이 있다.

(1) 의료재활팀

① 장애인과 가족

대부분 재활프로그램은 장기간의 시간이 필요하므로 전문시설과 전문가들의 재활서비스만으로는 절대적으로 불충분하므로 장애인 자신이 할 수 있는 범위 내에서 모든 재활프로그램에 스스로 지속해서 실행하는 긍정적인 참여가 필요하다.

장애인이 직접 할 수 없는 부분은 가족들이 보조와 감독을 제공하여야 한다, 장애인에게 가장 알맞은 보조와 감독을 시행하기 위해서는 가족도 재활팀의 일원으로서 재활프로그램에 적극적으로 참여하여야 한다. 가족은 장애인의 심리적 안정성과 지속적인 도움을 제공할 수 있다.

② 재활의학과 전문의(Physiatrist)

재활의학과 전문의는 장애인의 병력을 통해 질병의 과정을 파악하고, 의학적 특수검사를 통하여 의학적 진단과 예후를 파악한다. 이들은 의료서비스를 제공하며, 재활팀의 각 분야 전문가의 의견, 계획, 결과 등을 종합하여 장애인의 상태에 알맞게 처방하고 조화시킴으로써 효율적인 재활서비스가 되도록 재활팀을 조정한다. 즉, 장애인 현재의 상태를 정확하게 평가하고, 재활의 목표를 설정하여 목표에 도달할 수 있도록 재활서비스의 방향을 설정한다.

③ 재활간호사(Rehabilitation nurse)

재활 간호사는 다양한 장애를 가진 사람들에게 간호를 제공하여 기능 회복 및 유지, 합병증 예방, 장애인과 가족에게 자기 관리와 투약에 대한 교육 및 상담을 시행하고, 환자의 삶의 질 향상에 도움을 주는 역할을 한다.

④ 물리치료사(Physical therapist)

물리치료사는 "온열치료, 전기치료, 광선치료, 수치료, 기계·기구 치료, 마사지, 기능훈련, 신체교정 운동, 재활훈련과 이에 필요한 기기·약품의 사용 관리, 그 밖의 물리요법적 치료 업무"를 하는 전문가로 정의하고 있다. 즉, 장애인의 운동(mobility) 향상을 위해 물리적 요소인 물, 전기, 광선, 힘, 도수 등을 이용하여 기능적 회복 훈련을 해주고 관리해 주며 치료한다.

⑤ 작업치료사(Occupational therapist)

작업치료사는 신체적·정신적 기능장애를 원활하게 회복하기 위하여 일상생활에서 사용하는 물체나 기구를 활용한 감각 활동 훈련, 작업적 일상생활 훈련, 인지 재활치료, 삼킴 장애의 재활치료, 상지보조기 제작 및 훈련, 작업수행 분석 및 평가 업무, 그 밖의 작업요법적 훈련·치료하는 업무를 하는 전문가로 정의하고 있다. 즉, 작업치료사는 장애인이 일상생활활동(activities of daily living; ADL)을 독립적으로 수행할 수 있도록 훈련하고, 사회생활에 필요한 적응 기술을 습득하도록 하여 경제적·사회적으로 독립생활을 할 수 있도록 한다.

⑥ 언어재활사(Speech therapist)

언어재활사는 인간의 의사소통에 관계하는 병리 및 임상적 증상과 삼킨 작용에 대한 훈련을 담당하고, 말과 성문화된 언어, 조음, 언어의 유창성, 상호 작용적 대화를 위한 자료를 제공하며, 인지 결함, 기억, 이해를 위해 훈련을 한다. 그리고 말과 비언어적 의사소통을 확대하고, 실어증 대상자의 훈련 계획, 지시 활용을 조정한다.

⑦ 재활상담사(Rehabilitation counselor)

재활상담사는 장애인의 상담, 사례 관리, 장애 진단 및 직업 평가, 직무 개발과 배치, 재활서비스, 재활 행정, 연구개발 등의 업무를 수행한다.

⑧ 의지 및 보조기 기사(Orthotist and prosthetist)

의지 제작자는 팔다리 절단자를 위해 인공 의지를 제작하며, 보조기 기사는 마비, 통증, 구축 등이 있는 관절이나 몸통을 고정, 지탱, 교정할 목적으로 보조기를 제작한다.

⑨ 특수교사(Special education teacher)

특수교사는 장애아 재활 기간의 장기화 때문에 정상적이고 지속적인 교육에 지장을 초래하는 경우가 있다. 장애아들은 비장애아들과는 다른 교육의 접근법을 이용한 특수교육이 필요하다. 특수교사는 장애아들에게 교육을 통해 재활, 사회참여를 극대화할 수 있도록 한다.

⑩ 사회복지사(Social worker)

사회복지사는 장애인의 생활 형태, 가족 사항, 가정 형편, 사회 활동, 심리 상태 등을 파악하고, 장애인과 가족들과의 관계를 지속해서 유지한다. 그리고 장애인의 전반적인 상항을 포괄적으로 평가하고, 장애인 · 보호자 · 전문가 사이의 상호 연결에 관여하며, 장애인의 사회적 · 경제적 문제를 주로 담당한다. 재가 장애인들이 가정에서 재활 활동을 할 수 있도록 필요한 기자재와 알맞은 생활환경을 마련한다.

⑪ 심리상담사(Psychologist)

심리상담사는 사고나 질병으로 심리적 문제나 정서적 어려움을 겪는 개인, 집단, 가족을 대상으로 심리평가와 상담을 실시하며 내담자의 심리적 건강 증진과 성장, 사회적 적응을 돕는 전문 상담인을 말한다.

⑫ 영양사(Nutritionist)

영양사는 질병과 질병에 따른 장애를 예방하고, 장애인이 현재 가지고 있는 장애를 극복할 수 있도록 영양을 관리한다.

(2) 재활팀 접근법

장애인들의 포괄적인 재활 욕구에 대해 이해 각 분야의 재활전문가들이 모여서 재활서비스 제공하는 것이 효율적이기 때문에 팀 접근법(team approach)이라는 방법이 필요하다. 효율적인 재활서비스를 제공하기 위한 재활팀의 활동은 다음과 같다.

❶ 각 전문가는 장애인의 문제와 상태를 평가한다.
❷ 재활서비스에 대한 정보를 교환한다.
❸ 재활서비스에 대한 계획을 사전에 조정한다.
❹ 각 분야의 전문적 관점에서 장애를 해결하여 독립적 생활을 영위할 수 있도록 한다.

04 지역사회 재활

1) 지역사회중심 재활사업(Community based rehabilitation: CBR)의 개념

지역사회 중심 재활사업은 장애가 있는 사람들의 재활, 기회균등 및 사회참여를 위한 포괄적인 지역사회 발전을 포함하는 개념으로 장애인과 그들 가족, 여러 기관 및 지역사회, 관련된 정부 및 비정부 조직의 의료, 교육, 직업, 사회나 여러 분야의 복합적인 노력을 통해 실행하는 것을 정의라고 한다.

주요 목표는 장애인이 자신의 신체적, 정신적 능력을 최대화하고, 정규적인 서비스와 기회에 접근할 수 있게 하며, 좀 더 나아가 지역사회와 더 큰 사회에 적극적인 기여자가 되도록 하며, 지역사회를 가동함으로써 참여에 장애가 되는 요소들을 제거하는 등의 지역사회 변화를 통하여 장애인의 인권을 보호, 증진하는 것이다.

1981년 세계보건기구(WHO)가 빈곤 국가 장애인들에게 일차보건의료를 확장하기 위해서 제안한 중요한 정책으로, 장애를 가지고 있는 사람들에게 공평한 기회를 제공하기 위하여 지역사회 지도자, 장애인, 그들의 가족 그리고 의식 있는 시민들 사이의 협력 강조하는 것이다.

지역사회 중심 재활은 건강, 교육, 생계, 사회 및 임파워먼트의 5개 영역으로 기준을 제시하였다. 장애인과 비장애인이 함께 존중받고 평등한 사회 구성원으로 참여하는 통합(inclusion), 물리적 환경과 부정적 인식을 넘어서는 장벽 없는 환경(barrier free environment), 적극적인 활동을 의미하는 참여(participation), 장애인과 가족이 직접 결정하고 통제한다는 임파워먼트(empowerment), 지속해서 발전한다는 지속성(sustainability), 가족의 옹호 및 자기변호의 역할을 의미하는 자기변호(self-advocacy)의 여섯 가지 기본 규칙이 있다.

우리나라에서는 1993년 국립재활원에서 재활 전문교육을 실시하여 2000년부터 지역의 보건소 중심으로 추진되고 있다. 장애 극복을 위한 지역사회 훈련뿐만 아니라 건강 증진, 장애의 조기 발견, 예방, 치료를 위하여 프로그램을 개발하여 시행하며 그 지역의 특성에 맞는 사업을 보급 확산하고 있다.

2) 지역사회 중심 재활사업의 목표

(1) 지역장애인 중 보건의료 미 충족 대상자에 대한 건강 보건 행태 개선

❶ 지방지치단체의 사례 관리 공공조직을 통한 대상자 발굴 및 의뢰

❷ 맞춤형 장애인 보건의료 서비스 지원

❸ 지역 내 보건의료-복지서비스의 연계 지원으로 통합적 서비스 제공

(2) 재활의료기관 등에서 의뢰되는 자(지역장애인보건의료센터에서 보건소로 연계되는 예비장애인이나 장애인)에 대한 지역사회 내 사회복귀 지원

❶ 지역장애인보건의료센터와의 협력으로 대상자 발굴 및 인적·물적 자원 연계

❷ 맞춤형 보건의료-복지서비스의 연계 지원으로 대상자의 사회참여

3) 방문건강관리 사업

(1) 방문건강관리 사업 정의

보건소에 방문하여 건강관리서비스를 받기 어려운 지역 주민을 대상으로 직접 가정 등을 방문하여 제공하는 건강관리서비스로써 지역 주민의 자가 건강 관리능력 향상 및 허약 예방 등을 통한 건강 수준 향상에 그 목적을 두고 있다.

건강 수준의 향상을 위해 잘못된 건강 습관을 바로잡고, 건강 증진 및 만성질환 예방에 도움을 주는 건강행태를 개선하며, 포괄적 건강관리로서, 의료 또는 비의료적 건강관리서비스를 제공할 수 있는 간호사 등 보건·의료인의 인력을 제공한다 그림 16-3.

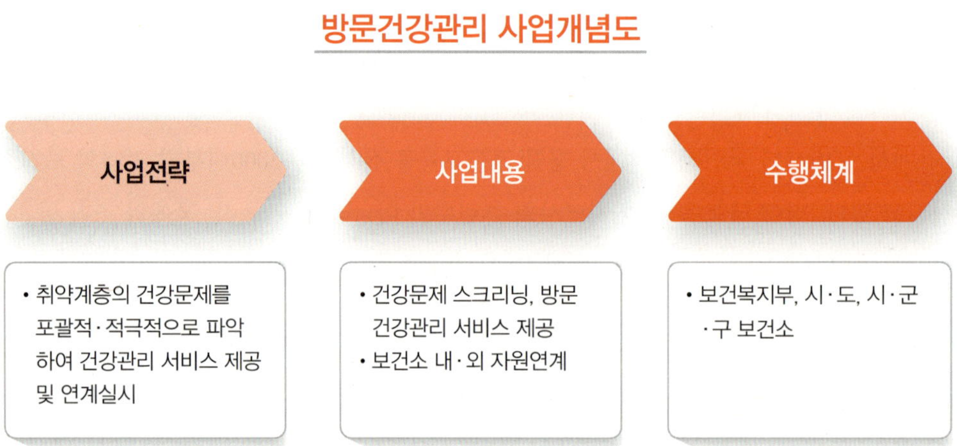

방문건강관리 사업개념도
사업전략
사업내용
수행체계
• 취약계층의 건강문제를 포괄적·적극적으로 파악하여 건강관리 서비스 제공 및 연계실시
• 건강문제 스크리닝, 방문 건강관리 서비스 제공
• 보건소 내·외 자원연계
• 보건복지부, 시·도, 시·군·구 보건소

그림 16-3 방문건강관리사업개념도

(2) 방문건강관리 정책추진 방향

① 보건소의 건강관리 전문성 강화

» 지역사회 내 다양한 건강 관련 문제의 예방 및 관리를 지원하기 위한 전문 기관으로의 역할 강화한다.

② 보건·복지 분야 지속적 연계 및 협력 강화

» 보건복지 분야 지속적 연계·협력 강화를 통한 대상자 중심의 맞춤형 서비스 제공한다.

③ 정보통신기술 적용을 통한 업무 효율화 실현

» 지역보건의료정보시스템(PHIS) 모바일 업무 현장 체계 마련으로 방문건강관리 서비스 수행한다.

④ 지속 가능한 콘텐츠 정비 체계 마련

» 방문건강관리 서비스에서 활용할 수 있는 콘텐츠를 지속 개편·제공하여 보건소에 연속적·안정적 활용 체계를 마련한다.

⑤ 서비스 품질 향상을 위한 교육체계 개편

» 앞으로 제공될 서비스를 품질을 향상을 위한 규정과 방문 인력 전담을 필요한 부서에 배치하여 교육체계 개편한다.

⑥ 지역사회 건강행태 개선 핵심사업으로써의 위상 제고

» 방문건강관리사업은 "지역사회 주민의 건강행태를 개선"이라는 큰 틀 내에서 보건소 내·외의 핵심(Core)사업으로 필요하다.

⑦ 서비스 품질관리 지표 개발·적용

» 방문 대상자 등록률을 양적 지표에서 벗어나, 서비스 대상자의 실질적이고 객관적 건강 증진 및 관리 수준을 측정하는 질적 지표 개발·적용을 통한 사업 효과성 제고 노력한다.

(3) 방문건강관리 사업 대상

건강관리서비스 이용 및 접근이 어려우면서, 건강관리가 필요한 지역사회 주민으로 방문건강관리 서비스가 필요한 대상자들은 다음과 같다.

❶ 흡연, 잦은 음주, 불규칙한 식생활, 신체활동 부족 등 건강행태 개선이 필요한 자
❷ 고혈압, 당뇨, 비만 등 만성질환 위험군 또는 질환군
❸ 노인 중 허약(노쇠) 예방 및 관리가 필요한 자

방문건강관리의 대상자는 취약계층으로 가난, 노령, 저학력, 보건의료 접근성이 낮고, 건강상 높은 위험 요인을 가지고 있으며, 이러한 위험 요인에 노출된 집단은 그렇지 않은 집단에 비해 상병율과 사망률이 높고, 삶의 질이 떨어지는 취약적 특성을 보인다.

또한 만성질환은 고령일수록, 소득수준이 낮을수록 단순 신체적 질환에 국한하지 않고 대상자의 전반적인 삶의 질에도 영향을 미치므로 동 사업이 목표로 하는 자기건강관리 역량강화와 삶의 질 수준 제고를 위하여 포괄적이고 집중적인 건강관리서비스 제공이 필요하다.

(4) 방문건강관리 사업 내용

방문건강관리 사업 내용은 보건전문인력이 지역주민의 가정 등을 방문하여 건강 문제를 가진 가구원을 발견하고, 건강 증진, 만성질환 등 질병 예방 및 관리를 위한 적합한 보건의료서비스를 직접 제공, 의뢰·연계함으로써 가족과 지역주민의 자가건강관리능력을 개선하여 건강 수준을 향상시켜 주는 포괄적 사업이다.

❶ 기초건강 체크(혈압, 혈당, 혈액, 요검사 등), 건강상담, 투약지도, 간호서비스 제공, 보건교육 등 제공할 수 있는 포괄적인 의료서비스 제공
❷ 전문 의료기관 및 다양한 지역자원(자원봉사자 등) 연계 서비스 제공
❸ 가정방문 재활 물리치료 및 영양교육/상담 연계 시행
❹ 특수간호(욕창 등 상처 관리, 특수장치 소독 및 관리 등) 가정간호사 연계사업 실시
❺ 말기 암 환자 대상 호스피스 완화 돌봄 서비스 제공

(5) 보건소 내·외 연계 서비스

보건소 이용 및 접근이 어려운 건강취약계층을 대상으로 포괄적으로 건강상태를 선별하고 적합한 건강관리서비스를 제공함으로써 지역주민의 자가건강관리 능력을 향상시키고 하는 목적이다.

보건소 내 연계 서비스는 진료, 금연 클리닉 등 건강증진사업, 의료비 지원사업, 철분제·엽산제 지원 등 보건소 사업 대상 및 건강검진 결과 연계 대상, 지역정신보건센터, 치매안심센터 등이 있다.

보건소 외 연계 서비스는 읍면동 찾아가는 보건복지 서비스, 시군구 희망복지지원단 통합사례관리, 의료급여 사례관리사업, 노인장기요양보험(장기요양등급 외 판정자), 노인 지역사회 통합돌봄 선도사업, 노인 의료·돌봄 통합지원 시범사업, 광역정신보건센터, 중독관리통합지원센터, 보건의료 전문기관, 무료 수술 및 의료비 지원 등이 있다.

보건소의 업무 중 하나는 가정 및 사회복지시설 등을 방문하여 실시하는 보건의료사업이며, 1990년 일부 보건소에서 방문보건사업을 부분적으로 실행하였고, 보건소 단위로 서비스 대상자 발견, 서비스 제공 및 관리, 맞춤형 방문건강관리사업으로 변화하였다. 방문인력으로는 간호사(건강 문제를 파악, 관리계획, 지역사회 자원 연결 및 간호서비스 등의 업무), 물리치료사(대상자에게 맞는 기능회복, 건강유지, 예방 및 재활서비스 등의 업무), 운동사(운동서비스 등의 업무), 영양사(대상자에게 필요한 영양교육 및 중재 등의 업무), 사회복지사(경제적 지원, 지역사회 자원 연계, 상담 및 사회복지서비스 제공 등의 업무)가 있으며, 생애주기별 질환, 합병증 예방 및 건강관리에 대한 서비스가 이루어지고 있다.

CHAPTER 17

보건통계

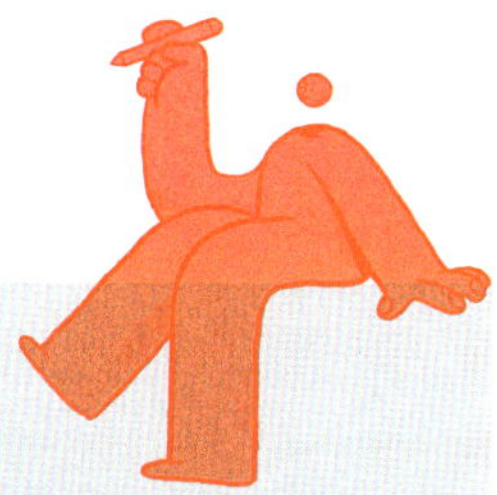

학습목표

1. 보건통계의 개요에 관해서 설명할 수 있다.
2. 보건통계의 처리 방법에 관해서 설명할 수 있다.
3. 보건지표에 관해서 설명할 수 있다.

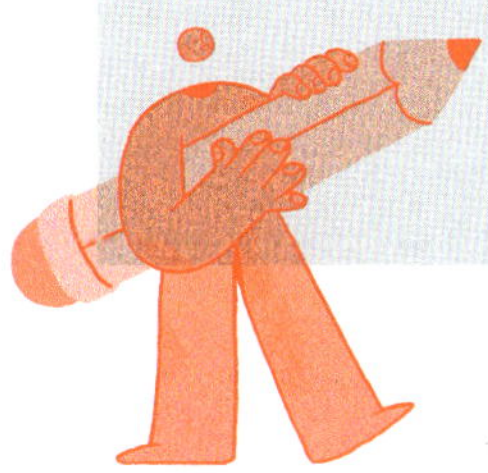

01 보건통계의 개요

1) 보건통계의 정의

통계학은 통계자료의 수집, 정리, 분석의 방법을 다루는 학문으로 다수의 개체를 집단으로 관찰하여 그 특성을 밝히거나 불확실성을 최소화하여 의사결정을 올바르게 하고자 하는 분석이다.

보건통계란 인간 집단에서 보건과 관련된 자료, 즉 출생, 질병이환, 사망 등에 현상에 영향을 미치는 자료를 수집, 분석하여 과학적으로 추론하는 방법을 의미한다. 따라서 건강이나 질병 등 보건과 관련된 여러 현상을 기술하고, 그 변동을 확률적으로 추론하는 학문을 보건통계학(Health statistics)이라 한다.

따라서 보건통계는 지역사회 주민의 건강 수준 측정 및 보건 문제를 파악하기 위하여 과학적인 방법론에 수집된 각종 자료 또는 이 자료의 통계학적인 분석 결과이며, 이 자료는 보건사업의 기획 및 수행에 필요한 자료 근거가 된다. 이와 같은 용도 때문에 보건 통계자료는 지역사회 진단과 보건사업 계획에 있어서 필수적이다 그림 17-1 .

2) 보건통계의 목적

출생, 질병, 사망, 사산, 혼인 등의 인구 변동에 대한 인구학적 특성을 연구하는 일과 생명, 건강, 질병, 의료 등 보건에 관한 여러 가지 현상과 대상물을 측정·계측하고 이를 정리·분석하여 불확실한 사실에 대해 과학적으로 설명하고 추론하는 응용통계학의 한 분야이다.

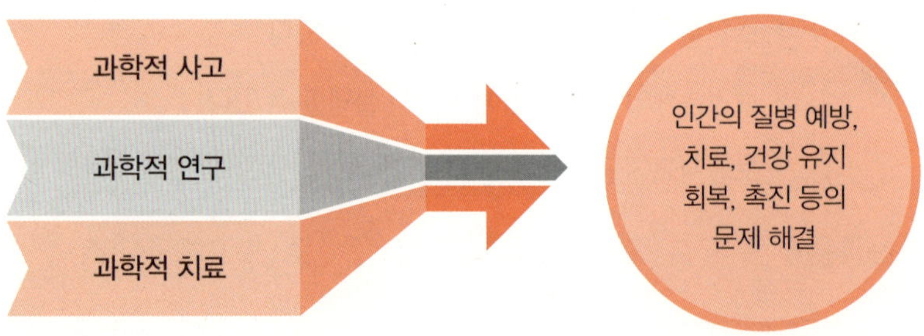

그림 17-1 과학적 연구의 중요성

3) 보건통계의 역할

보건통계는 보건사업의 계획에 필요한 사전평가와 사업진행평가 및 결과 평가에 활용하는데 그 주요 역할은 다음과 같다.

❶ 지역사회나 국가의 보건수준 및 보건상태의 평가에 이용된다.

❷ 보건사업의 필요성을 결정해 주고, 사업의 계획, 진행, 결과 평가에 이용된다.

❸ 보건 입법을 촉구하며, 보건사업에 대한 공공지원을 촉구하게 된다.

❹ 보건사업의 우선순위를 결정하여 보건사업 수행상 지휘, 관제에 활용하며, 보건사업의 절차, 분류 등의 기술 발전에 도움을 준다.

❺ 보건사업의 행정 활동에 지침이 될 수 있다.

❻ 보건사업의 성패를 결정하는 자료가 되고, 보건사업의 방향을 설정하는 기초자료로 활용된다.

02 보건통계의 처리 방법

1) 보건 통계의 자료수집과 표본추출

보건 통계는 자료마다 조사방법, 주된 목적에 따라 특징을 가지고 있다. 환자조사의 경우는 의료기관의 기록에 의한 조사로 면접조사의 단점을 보완할 수 있는 상병의 정확성, 좀 더 긴 기간의 의료 이용 정보를 수집할 수 있다. 국민건강영양조사는 전 국민을 모집단으로 하여 유병 실태 파악에는 다른 자료가 포괄하지 못하게 대상까지 정보수집이 가능하며, 건강보험 진료 청구자료의 경우는 전 국민건강보험제도에 의하여 개념적으로는 우리나라 국민의 의료 이용에 대한 자료가 수집된다고 할 수 있다.

(1) 모집단(Population)과 표본(Sample)

모집단이란 연구 대상이 되는 전체 집단을 의미하며 모집단의 크기에 따라 구성하는 단위가 유한할 때의 모집단을 유한 모집단이라고 하고, 모집단의 측정치 숫자가 끝이 없다면 무한 모집단이라 한다.

표본은 모집단의 크기가 큰 경우에는 전수조사가 곤란하고 무한 모집단의 경우는 전체를 조사하기가 실제로 불가능하므로 통계적 처리를 위하여 모집단에서 추출한 측정값의 집합을 활용하는 것이다.

(2) 표본추출 방법(Probability sampling)

모집단에서 조사 대상으로 추출한 일부의 자료로서 확률 표본과 비확률 표본이 있다. 확률 표본은 표본을 추출할 때 모든 자료가 같게 추출될 조건에서 뽑힌 표본이며, 비확률 표본은 조사자의 편견이 개입되거나 선택적으로 뽑힌 표본을 말한다.

통계에서는 대부분 확률 표본을 사용하며 확률 표본추출방법으로는 단순무작위추출법, 계통무작위추출법, 층화무작위추출법, 집락 표본추출법 등이 있다.

① 단순무작위추출법(Simple random sampling)

가장 단순하고 일반적인 추출 방법으로 모집단의 구성요소인 표본추출 단위가 표본으로 선택될 기회가 동등한 가운데 표본을 추출하는 것으로 무작위 추출을 의미한다. 예를 들어 1학년 학생의 성적 평균을 구할 때 모집단 학생의 이름을 보자기에 넣고 무작위 뽑는 방식(통속의 쪽지 이용법, 난수표 이용법, 원형 회전판 이용법, 주사위 이용법) 등이 있다.

② 계통무작위추출법(Systematic random sampling)

모집단의 구성요소에 일련번호를 부여하여 일차적으로 단순 확률 추출한 다음 정해진 일정한 간격으로 이차로 표본을 추출하는 방법이다. 전화번호 등을 이용하여 표본을 추출하며 여론 조사 등이 최근에 가장 많이 사용하는 방법이다.

③ 층화무작위추출법(Stratified random sampling)

모집단이 가지고 있는 특성을 고려하여 모집단을 성별, 나이별, 지역별, 사회적·경제적 특성에 따라 부분 집단인 계층으로 나누고 각 부분 집단에서 표본을 무작위로 추출하는 방법이다. 예를 들어 1학년 학생이 남·여 비율이 6:4라고 하면, 남·여가 하나의 층이 된다. 그래서 표본을 추출할 때 표본 집단도 남·여 비율을 6:4로 추출하여 모집단과 비슷한 구조를 만든다.

④ 집락표본추출법(Sluster sampling)

모집단의 구성단위를 자연적 또는 인위적으로 몇 개의 집락으로 구분하여 무작위로 추출하여 집단을 전수 조사하는 것으로 주로 행정구역 단위를 많이 이용하고 있다. 예를 들어 서울의 1학년 학생 중 강남구, 중구, 송파구, 성북구, 강서구 등에서 표본을 추출하면 집락 표본추출이라고 하고 각각의 구에서 또 학교 2곳을 선정하여 그곳에서 표본을 추출하면 다단계 표본추출이라 한다.

2) 측정(Measurement)과 척도(Scale)

측정은 경험을 세계와 개념적이고 추상적인 세계를 연결해 주는 수단이다. 즉, 이론을 구성하고 있는 개념들을 현실 세계에서 관찰이 가능한 자료로 연결해 주는 과정이다.

척도는 측정하고자 하는 대상에 숫자 또는 문자를 부여하기 위하여 사용되는 도구로서 사물 또는 사건의 속성이 갖는 특성에 따라 측정의 수준, 즉 척도가 달라진다 표 17-1.

(1) 명목척도(Nominal scale)

명목척도는 가장 낮은 수준의 척도로서 측정 대상의 특성을 이름으로 구별하는 척도이다. 측정된 자료의 순서, 크기, 또는 질적인 면을 고려하지 않고 단지 자료를 구별하기 위하여 명칭을 부여하여 분류하는 것이다. 예를 들어 성별(남성/여성), 결혼상태(미혼/기혼/이혼), 혈액형 유형(A, B, AB, O형), 눈색깔(파란색/녹색/갈색) 등이다.

(2) 순위척도(Ordinal scale)

순위척도는 명목척도보다 한 단계 위 수준으로 자료를 측정하는 것이다. 측정 대상의 특성을 상대적인 크기에 따라 순서에 따라 구분하는 척도이다. 도수근력검사(manual muscle testing: MMT)와 시각척도(visual analog scale: VAS), 교육 수준(초/중/고/대학), 만족도 등급(매우 만족/만족/보통/불만족/매우 불만족)이다.

(3) 등간척도(Interval scale)

등간척도는 순위척도와 비슷하지만, 측정값 간의 간격이 일정하다는 것이다. 즉, 측정 대상의 특성에 따라 간격이 같은 등급으로 순서에 따라 구분하는 척도이다. 간격척도에서의 0은 임의로 정한 기준이며, 연도(calendar year), 온도(섭씨 또는 화씨) 등이 그 예이다.

(4) 비율척도(Rate scale)

비율척도는 가장 높은 수준의 척도로서 측정 대상의 순서, 간격뿐만 아니라 절대적인 크기도 비교할 수 있다. 등간척도와 다른 점은 비율척도에서는 절대적인 0점이 존재한다는 것이다. 여기에 속하는 예로는 신장, 체중, 거리, 시간, 나이, 혈압 등이다.

표 17-1 측정 척도의 분류

척도	분류	순위 구분	동일 간격	절대 0점	가감승제
질적척도					
명목척도	○	×	×	×	불가
순위척도	○	○	×	×	불가
양적척도					
간격척도	○	○	○	×	가감 계산 가능
비율척도	○	○	○	○	가감승제 모두 가능

(5) 변수 간의 관계분석 방법

① 단일 변수의 분석 방법

단일 변수에 대한 통계적 분석은 기술적 분석이 주로 이루어진다. 명목, 순위척도의 경우는 그들 변수의 자료에 대한 속성을 파악하기 위하여 질적 분석이 이루어진다. 즉, 자료를 이용하여 비율, 최빈

수, 범위 등을 파악함으로써 자료의 형태를 파악하게 된다. 비율, 등간척도의 경우는 자료에 대한 수량적인 분석이 가능하므로 양적 분석하게 된다. 평균, 표준편차, 중위수, 최빈수 등을 산출하게 된다.

② 두 변수의 분석 방법

독립변수는 설명변수 또는 원인변수라고도 하는 데 다른 변수의 상태나 분포를 설명하는 역할을 하는 변수이다. 종속변수는 결과변수라고 하는데, 독립변수에 의하여 설명되는 변수이다. 일반적으로 많이 이용되는 두 변수에 대한 통계적 분석 방법은 표 17-2 와 같다.

표 17-2 두 변수에 대한 통계적 분석 방법

	독립변수	종속변수	적용할 수 있는 통계기법
단변량	명목	명목	카이자승, 빈도분석
	명목	구간	t-검정, 분산분석
	구간	명목	로짓모형, 프로빗모형
	구간	구간	상관분석, 회귀분석
다변량	명목	명목	로그선형모형
	명목	구간	다원분산분석
	구간	명목	로지스틱모형, 판별분석
	구간	구간	다변량 회귀분석
	독립, 종속변수 구분 없음		요인분석

03 통계자료의 정리

1) 도수분포(Frequency distribution)

수집된 자료를 일정한 원칙에 의해 배열한 후 알맞은 간격으로 등분하고 각 등분 안에 어떤 정보가 있는지 알기 쉽게 정리한 분포를 도수분포라 하고, 자료의 규칙성을 알기 쉽게 정리한 표를 도수분포라고 한다.

어떤 집단의 신장, 체중 등을 조사할 때 개개인의 측정치로써 그 자료 특성의 정도를 나타내는 것을 변수라 하고, 변수의 범위를 몇 개의 급(class)으로 나누어 각급에 속하는 개수를 도수(frequency)라고 한다. 도수의 누적치를 누적도수(cumulative frequency)라 하고, 급의 도수 대신에 급의 도수집단의 총 개수에 대한 백분율을 상대도수(relative frequency)라 하며, 각 급에 해당하는 도표의 계열을 도수분포(frequency distribution)라고 한다.

(1) 막대도표(Bar graph)

연속 변수에 사용되는 주상도와 이산변수에 사용되는 봉 도표가 있다. 막대도표는 평면의 직교좌표를 이용하여 변수의 특정 값을 x축에 표시하고, y축에 막대 또는 선으로 측정값의 빈도 크기를 나타내는 도표이다 그림 17-2.

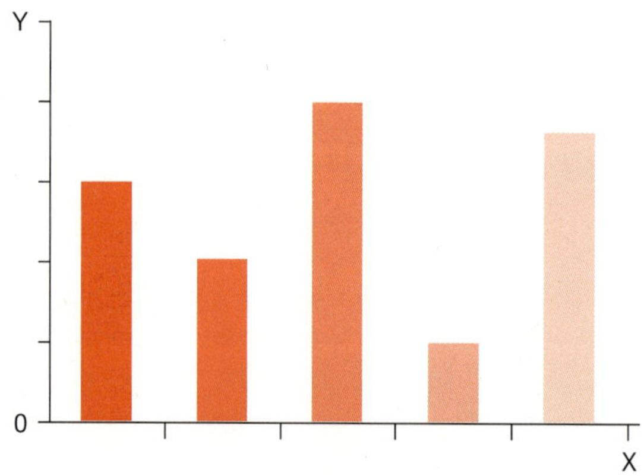

그림 17-2 막대도표

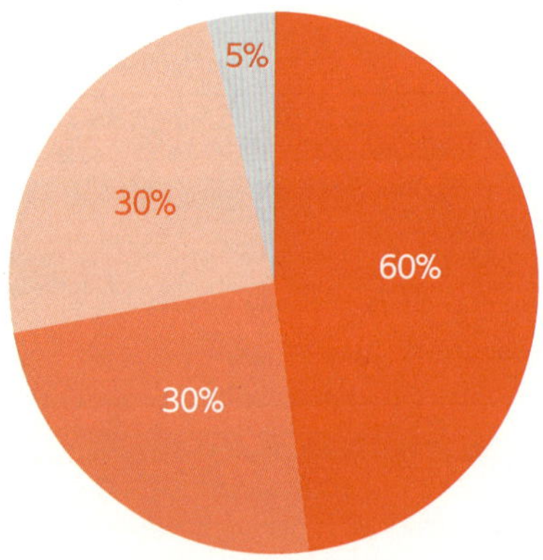

그림 17-3 원도표

(2) 점선도표(Frequency polygon)

점선도표는 평면의 직교좌표를 이용하여 x축에 변수의 측정값을 표시하고 y축에 측정값의 빈도를 점으로 표시한 후, 이 점들을 이어 빈도의 크기로 이루어지는 곡선의 모양을 볼 수 있게 하는 도표이다. 점선도표는 시계열적으로 변화하는 값이나 측정값의 변화 경향을 시각적으로 쉽게 볼 수 있는 장점이 있다.

(3) 원 도표(Pie graph, Circle chart)

원 도표는 원의 중심으로부터 일정 각도 속에 포함되는 면적을 이용하여 변수의 측정값 분포를 표시하며 분할은 3~5개가 적당하고 나머지는 기타로 묶어서 표현하는 것이 바람직하다.

통계지도는 측정값의 지역적 분포상태를 나타내는 방법으로, 질병발생분포 등을 나타내는 데 잘 이용된다 그림 17-3 .

(4) 상관도표(Scatter graph)

2개의 변수 간에 한쪽 값이 변함에 따라 나른 한쪽이 변한다면 이를 상관관계(coefficient of correlation)라고 한다. 두 변수의 관계는 변수의 값들을 측정하여서 한 변수의 값으로 다른 변수의 상태, 분포 변화 등에 대한 설명을 할 수 있다. 상관의 정도를 나타낼 때 상관계수를 사용한다. 상관 정도를 나타낼 때 상관관계(r)를 사용하는데, r는 $-1 \le r \le 1$의 값이 되며, 상관계수는 그림 17-4 에서와 같이 정비례적 직선형상관일 때는 r = 1, 반비례적 직선형상관일 때는 r = −1이 되는데, 이런 경우를 모두 완전상관이라 하고, r = 0.5, r = −0.5일 때는 불완전 상관, 또는 가 '+'인 경우는 순상관, '−'일 때는 역상관이라 한다. 예를 들어 키와 몸무게, 나이와 혈압 등의 관계를 설명하는 데 사용된다.

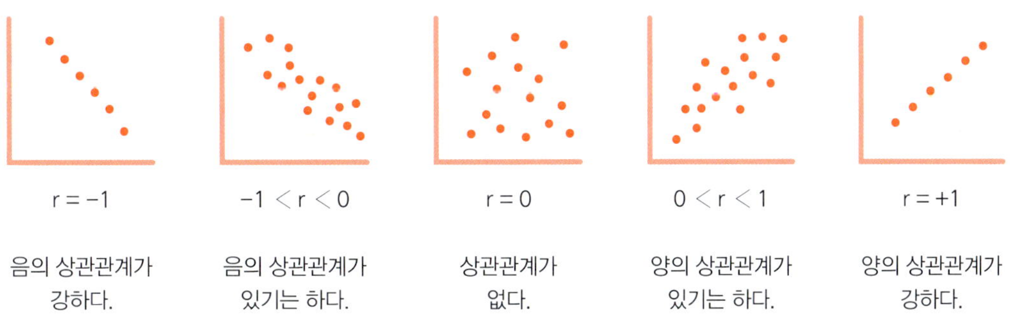

그림 17-4 상관관계

2) 대푯값(Representative value)

대푯값은 평균, 중위소, 최빈수 등이 있으며 평균에는 산술평균, 기하평균, 조화평균이 있다.

대푯값은 측정값의 위치를 대표할 수 있는 요약 자료로, 측정값의 분포가 좌우대칭일 때, 가운데 값에 가까워지기 때문에 중심위치의 측도 또는 중심 경향값이라고 한다.

(1) 산술평균

모든 측정값을 다 더해서 자료의 개수로 나누어 구하는 값으로 대푯값 중에서 가장 많이 사용되는 방법이다.

(2) 기하평균

한 변수의 측정값이 n개 있을 때 n개의 측정값을 곱한 후, n 제곱근을 구하여 계산하는 값을 일반적으로 분포가 중앙치가 한쪽으로 몰리면 기하평균을 이용하게 된다.

(3) 조화평균

한 변수의 n개의 측정값이 있을 때 측정 수를 각 측정값이 역수의 합으로 나누어 계산한다.

(4) 중위수

측정값을 크기 순서로 나열한 후 가장 중앙에 위치하는 값이다.

(5) 최빈수

측정값 중에서 빈도가 가장 많은 측정값으로 질적 자료나 그룹화된 양적 자료에서 주로 사용된다.

3) 산포도(Dispersion)

산포도는 데이터가 평균을 중심으로 얼마나 퍼져 있는지를 나타내는 중요한 지표이다. 산포도는 단순히 데이터를 평균값에 대해 비교하는 것을 넘어, 데이터의 다양성, 변동성, 일관성을 이해하는 데 필수적인 정보를 제공한다. 산포도가 클수록 데이터는 더 넓은 범위에 분포되어 있고, 산포도가 작을수록 데이터는 평균값 근처에 집중되어 있음을 의미한다.

산포도는 크게 두 가지 범주로 나눌 수 있다. 첫 번째는 절대적인 분포의 산포도이고, 두 번째는 상대적인 분포의 산포도이다. 절대적인 분포의 산포도는 실제 데이터값들의 변동 범위를 측정하는 지표들이며, 상대적인 분포의 산포도는 데이터를 평균값에 비례하여 비교한 지표들이다.

(1) 절대적인 분포의 산포도

주어진 데이터 집합의 실제 범위나 분포의 정도를 측정하는 방법이다. 이는 데이터가 얼마나 넓게 분포하는지, 또는 평균에서 얼마나 떨어져 있는지를 평가한다. 여기에는 범위, 사분위수 범위, 평균편차, 사분편차, 분산과 표준편차가 있다.

① 범위(range)

범위는 가장 큰 값과 가장 작은 값의 차이를 계산한 것으로, 산포도를 측정하는 가장 간단한 방법이다. 범위는 직관적으로 데이터를 대표하는 분포의 크기를 알려주지만, 이상치(극단값)에 민감하게 반응할 수 있다는 단점이 있다.

- 범위 공식:
  - » 범위 = 최댓값 − 최솟값

예시 학생들의 시험 점수가 50점에서 100점 사이에 분포한다고 가정할 때, 범위는 50점이다. 그러나 만약 1명 학생이 200점을 받았다면, 범위는 150점으로 크게 변화할 수 있다.

② 평균편차(Mean absolute devition, MAD)

평균편차는 각 데이터가 평균으로부터 얼마나 떨어져 있는지에 대한 평균값을 계산한 것이다. 각 데이터의 편차를 절댓값으로 취해 평균을 구하기 때문에, 데이터가 평균에서 얼마나 퍼져 있는지 쉽게 알 수 있다.

- 평균편차 공식:
  - » $MAD = (1/n)\ \Sigma\ |xi - \bar{x}|$

여기서 xi는 각 데이터 값이고, $\bar{x}$는 데이터의 산술평균이고, 평균편차는 상대적인 크기보다는 절대적인 퍼짐 정도를 알려주기 때문에, 평균값에 대한 데이터의 흩어짐을 이해하는 데 유용된다.

③ 분산과 표준편차(Variance and Standard deviation)

분산과 표준편차는 데이터 집합의 산포도를 평가하는 가장 대표적인 지표이다. 분산은 데이터값들이 평균으로부터 얼마나 떨어져 있는지를 제곱하여 합산한 후, 데이터의 개수로 나누어 계산한다. 표준편차는 분산의 제곱근을 취한 값으로, 원래의 데이터 단위로 돌아가므로 해석하기 더 직관적이다.

분산 공식:	표준편차 공식:
분산 = $(1/n)\ \Sigma\ (xi - \bar{x})^2$	표준편차 = $\sqrt{(분산)}$

분산과 표준편차는 데이터를 대표하는 중요한 산포도 지표로, 주어진 데이터가 얼마나 퍼져 있는지 평가할 때 가장 많이 사용된다. 표준편차가 크면 데이터값들이 넓게 퍼져 있다는 뜻이고, 작으면 데이터들이 평균값 근처에 모여 있다는 뜻이다.

(2) 상대적인 분포의 산포도

데이터값의 평균과 표준편차를 고려하여 상대적인 변동성을 측정하는 방법들이다. 이는 서로 다른 데이터 집합을 비교할 때 유용하다. 여기에는 변이계수, 사분위편차계수, 평균편차계수가 있다.

① 변이계수(Coefficient of variation, CV)

변이계수는 표준편차를 평균으로 나눈 값으로, 데이터의 변동성을 상대적인 기준으로 평가할 수 있게 한다. 변이계수는 단위가 다른 데이터를 비교할 때 유용하다. 예를 들어, 매출과 같은 금액 단위와 성적과 같은 점수 단위를 비교할 때 변이계수를 사용하여 데이터 간의 상대적인 변동성을 비교할 수 있다.

▶ 변이계수 공식:

$$CV = (\sigma / \mu) \times 100$$

여기서 σ는 표준편차, μ는 평균이고, 변이계수는 퍼진 정도를 상대적으로 측정할 수 있기 때문에 여러 집합 간 비교에 유리하다.

4) 확률과 정규분포

(1) 확률분포(Probability distribution)

확률분포는 확률 변수가 취할 수 있는 모든 값과 그 값들이 나타날 확률을 나열한 표, 그림, 함수식이다 그림 17-5.

예를 들어 남학생과 여학생이 1:1의 비율로 있다고 가정하고, 임의로 3명의 학생을 뽑을 경우 0명이 남학생일 경우, 1명, 2명, 3명이 남학생일 확률이 총 4개의 경우가 있을 것이다.

- 0명일 확률 = 1/8(12.5%), 1명일 확률 = 3/8(37.5%), 2명일 확률 = 3/8(37.5%), 모두 남학생일 확률 = 1/8(12.5%), 합계 = 1.0 (100%)

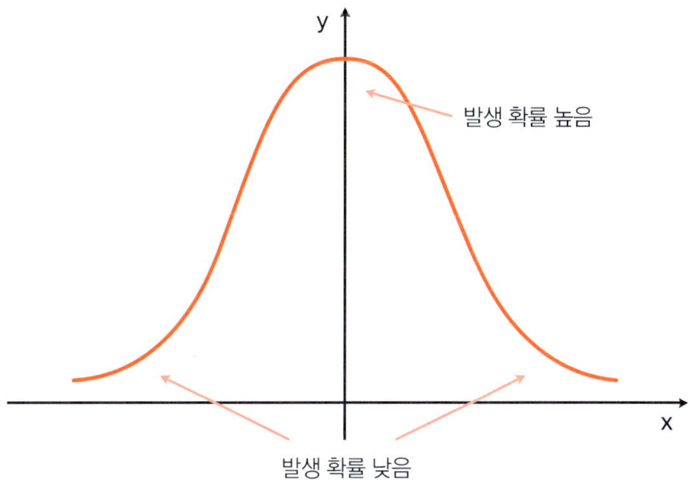

그림 17-5 확률분포

(2) 정규분포(Normal distribution)

정규분포를 나타내는 곡선을 정규곡선(normal curve)이라고 하며 이 곡선 아래의 면적은 1이다. 정규분포는 우리의 실생활과 자연현상에서 나타나는 대부분의 현상은 아래와 같이 종 모양의 곡선으로 평균 부분이 높게 치솟아 있는 정규분포를 나타내고 있다. 이때 확률변수 X, 평균 m, 표준편차 σ는 정규분포 N(m, σ2)를 따른다. 정규분포는 다음과 같은 특성을 가진다 그림 17-6.

- 좌우대칭이다.
- 평균, 중위수, 최빈값이 모두 같다.
- 곡선의 기울기는 평균 부분에서는 급격하지만, 꼬리 부분에서는 완만하다.
- 곡선은 가로축에 닿지 않는다.
- 많은 자료를 수집하게 되면 정규분포가 만들어진다.
- 정규곡선의 형태와 위치는 평균과 표준편차에 의하여 결정된다.
- 수집된 자료는 다음과 같이 평균과 표준편차에 의하여 각각의 범위 내에 존재한다

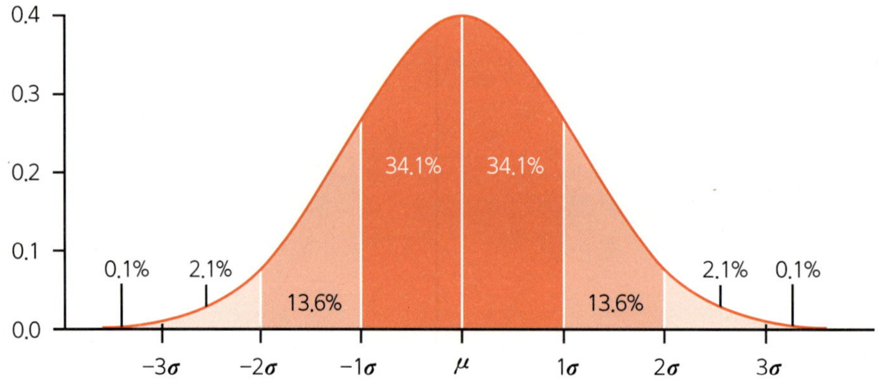

그림 17-6 정규분포곡선

04 보건지표

보건지표(Health indicate, Health index)는 지역사회나 국가의 건강 상태 및 보건 실태를 측정하고, 보건정책 결정과 관련된 의사결정 시에 필요한 자료이며, 보건 향상을 위한 사회적 변동의 유도 및 통제, 보건 의료정보 조직의 개발 및 활용을 위한 척도이다.

1) 인구통계

인구란 어떤 특정 시각에 일정 지역에 있는 사람의 총수를 지칭하는 말이다. 인구의 증감과 구조변화를 인구동태라 하고, 어느 한 시점에서 관찰된 인구를 인구정태라고 한다. 인구동태 사상은 출생, 사망, 결혼, 이혼, 사산, 전입, 전출 등의 다섯 요인에 의해서 나타난다.

(1) 조출생률(Crude birth rate)

조출생률(보통 출생률)은 한 국가의 출생 수준을 표시하는 지표로 평균 인구 1인당 몇 명이 출생하였는가를 나타내는 기본적인 지표로서 1년간의 총출생아수를 당해 연도의 주민등록에 의한 연앙인구로 나눈 수치를 1,000 분비로 나타낸 것이다. 보통 출생률은 한 나라의 건강 수준, 보건의료 수준, 나이별 결혼율, 인구의 나이 구성에 따라 크게 영향을 받는다.

$$\text{조출생률(CRB)} = \frac{\text{해당 연도의 정상 출생아 수}}{\text{특정 연도의 중앙인구연간 출생아 수}} \times 1,000$$

(2) 일반출생률(General fertility rate)

일반출생률은 15~49세의 가임여성 1,000명당 출생률을 말한다.

$$\text{일반출생률(GFR)} = \frac{\text{연간 출생아 수}}{\text{임신 가능 여성인구 수}} \times 1,000$$

(3) 합계생산율(Total fertility rate)

한 세대의 여자들이 15~49세 동안에 낳은 정상 출생아의 크기로, 한 여성이 평생 자녀를 평균 몇 명의 아이를 낳는가를 나타내는 것을 합계생산율 또는 합계출산율이라 한다.

> 합계생산율 = 연령별 출산율(15~49세)의 합

(4) 총 재생산율(Gross reproduction rate)

총 재생산율은 한 여성이 평생 낳는 여아의 수를 말한다. 한 세대의 여자들이 15~49세 동안에 낳은 여아의 수를 나타낸다.

> 총 재생산율 = 합계출산율 × 여아 출생구성비

(5) 순재생산율(Net reproduction rate, NPR)

순재생산율은 순재생산율이 1.0이라면 인구의 증감이 없고, 1.0 이하이면 축소 재생산이라 하는데, 이는 현재의 재생산력이 다음 세대에 인구를 감소시키는 것을 의미한다.

1.0 이상이면 확대 재생산이라 하는데 이는 한 여성인 다음 세대에 남기는 여성 수가 하나 이상이므로 다음 세대에 인구가 증가하는 것을 뜻한다.

> 순재생산율 = 총 재생산율 × 출생 여아의 생산율

2) 사망통계

(1) 조사망률(Crude death rate)

조사망률은 보통사망률이라고도 하며, 한 인구 집단의 사망 수준을 나타내는 기본적인 지표로서 인구 1,000명당 1년간의 사망자 수로 표시되는 비율이다. 조사망률은 그 나라의 건강 수준, 보건의료수준 이 외에 나이의 구성 정도에 따라 큰 영향을 받게 된다.

$$\text{조사망률(CDR)} = \frac{\text{해당 연도 연간 사망자 수}}{\text{그해의 인구수}} \times 1,000$$

(2) 영아사망률(Infant mortality rate)

영아사망률은 어떤 연도 총출생한 정상 출생수 1,000명 대하여 그 연도의 1세 미만 영아의 사망자 수이다. 국가나 지역사회의 보건 수준을 나타내는 대표적 지표로 이용된다.

$$\text{영아사망률(IMR)} = \frac{\text{1년간의 생후 1년 미만의 사망자 수}}{\text{그해의 출생아 수}} \times 1,000$$

(3) 신생아사망률(Neonatal mortality rate)

신생아사망률은 어떤 연도에 출생한 정상 출생수 1,000명에 대하여 그 연도에 발생한 출생 28일 미만의 신생아 사망자 수로 표시하는 비율이다. 신생아의 사망은 유전적 이상, 신생아 고유 질환, 분만 시 사고 등이 원인이므로 이 시기의 사망을 어느 수준 이하로 감소시키기는 어렵다. 영아 사망에서 신생아 사망의 비율은 보건 수준 평가에 도움이 된다. 신생아는 생후 28일까지의 영아를 말하며, 영아기를 생후 4주까지의 신생아 시기와 그 이후 시기로 나누어서 관찰하는 방법으로 α-index가 이용될 수 있다. 그러므로 α-index가 1에 가까워질수록 지역사회나 국가의 보건 수준이 높다고 평가할 수 있다.

$$\text{신생아사망률(NMR)} = \frac{\text{1년간의 생후 28일 미만의 사망자 수}}{\text{그해의 출생아 수}} \times 1,000$$

$$\alpha\text{-index} = \frac{\text{연도의 영아 사망자 수}}{\text{어떤 연도의 신생아 사망 수}} \times 1,000$$

(4) 주산기 사망률(Perinatal death rate)

주산기 사망률은 어떤 연도의 출생수 1,000명에 대한 그 연도의 임신 28주 이후의 사산 수와 생후 7일 이내 사망자 수이다. 사망의 원인은 주로 임신중독, 출생 시 손상, 난산, 조산, 무산소증 및 저산소증, 조기파수 등이다.

$$주산기\ 사망률 = \frac{임신\ 28주\ 이후의\ 사산아\ 수 + 생후\ 1주\ 사이의\ 총\ 사망아\ 수}{출생아\ 수 + 28주\ 이후\ 사산아\ 수} \times 1,000$$

(5) 사산율(Stillbirth rate of fetal death rate) 또는 사산비

사산율은 어떤 연도 중 정상 출생자 수와 사산 수를 합한 분만 수 1,000명에 대한 그 연도의 사산 수로 표시하는 비율이다. 사산은 일반적으로 임신 28주 이상의 사태아 분만을 의미한다.

$$사산율 = \frac{그해의\ 총\ 사산\ 수}{당해년도\ 총출생\ 수(사산\ 수+출생\ 수)} \times 1,000$$

(6) 모성사망률(Maternal mortality rate)

모성 사망은 임신, 출산, 산욕과 관계되는 질병 및 합병증에 의한 사망을 의미하며, 임신 중에 감염병, 교통사고 등에 의한 사망은 포함되지 않는다. 모성사망률은 일반적으로 출생아 10만 명 또는 1만 명에 따른 모성 사망자 수로 나타낸다.

$$모성사망률(MMR) = \frac{그\ 연도\ 모성사망\ 수}{연간\ 총\ 출생아\ 수} \times 100,000$$

(7) 비례사망지수(Propotional mortality indicator, PMI)

비례사망지수는 연간 인구의 사망자 수에 대한 50세 이상의 사망자 수를 백분율(%)로 표시한 지수이다. 비례사망지수가 낮은 경우는 낮은 평균수명에 기인하는 것이며, 비례사망비 값이 크다는 것은 건강 수준이 높고 장수인구가 많다는 것을 의미한다.

$$비례사망지수 = \frac{50세\ 이상\ 사망\ 수}{총\ 사망자\ 수} \times 100$$

3) 병원 통계

병원 통계는 병원행정, 병원 이용, 병원운영통계 등을 총칭한다.

(1) 입원율(Admission rate)

입원율은 대상 인구 중 1,000명당 연간 입원수를 나타낸다.

$$\text{입원율} = \frac{\text{대상인구 중 연간 입원환자 수}}{\text{대상인구}} \times 1{,}000$$

(2) 병상전유율(Bed occupancy ratio)

병상점유율은 단위 인구가 하루에 점유하고 있는 병상의 비로서 보통 1,000명당 1일간의 재원일 수를 계산한다.

$$\text{병상점유율} = \frac{\text{1일 평균 병상 섬유 수}}{\text{대상인구}} \times 1{,}000$$

(3) 평균재원일수(Average length of stay)

평균재원일수는 입원 환자당 평균 재원 기간을 나타낸 것으로 기간 중 퇴원 환자들의 총 재원일 수를 그 퇴원환자 수로 나누어 계산한다.

$$\text{평균재원일수} = \frac{\text{해당기간 중 퇴원환자의 총 재원일}}{\text{일정기간 중 총 퇴원환자}}$$

(4) 병상이용률(Bed occupancy rate)

가용 병상수에 대한 병상 사용 환자수의 비율을 병상이용률이라고 하는데, 가용 병상수와 실제로 사용되고 있는 병상수의 비율을 의미한다.

$$병상이용률 = \frac{1일\ 평균\ 재원환자\ 수}{병상\ 수} \times 100$$

$$연간\ 병상이용률 = \frac{연간\ 총\ 누적\ 재원일\ 수}{365 \times 병상\ 수} \times 100$$

(5) 병상회전율(Bed turnover rate)

일정 기간 내에 한 개의 병상을 사용한 평균 환자 수를 나타내며 병상 이용의 정도를 측정하는 자료이다. 평균 입원 일수가 긴 병원은 병상 회전율이 낮고, 평균 입원 일수가 짧은 병원은 병상 회전율이 높다.

$$병상회전율 = \frac{해당기간\ 중\ 총퇴원\ 환자\ 수}{기간\ 중\ 사용가능한\ 평균\ 병상\ 수}$$

4) 질병통계

질병의 빈도를 측정할 필요가 있을 때는 질병의 발생, 질병의 유병정도, 질병으로부터 회복 또는 사망으로 크게 나누어 설명할 수 있다.

(1) 이환율(Morbidity rate)

일정 기간 내에서 병에 걸린 환자수의 특정 인구에 대한 비율을 말한다. 이병률이라고도 하며, 발생률과 유병률은 모두 이환율의 일종이다. 1년을 기간으로 할 때는 인구 1,000명당의 수치로 나타내고, 질환별일 때는 인구 10만 명당의 수치로 나타내는 것이 보통이다.

$$이환율 = \frac{연간\ 환자\ 수}{연간\ 인구} \times 1{,}000$$

(2) 발생률(Incidence rate)

발생률은 일정 기간 관찰한 대상 인구 집단 내에서 어떤 특정 질병이 새로 발생한 빈도를 비율로 나타낸 것이다. 이 질병에 걸릴 확률 또는 위험도를 나타내준다.

$$\text{발생률} = \frac{\text{어느 기간의 환자 발생 수}}{\text{그 지역의 전체 인구}} \times 1{,}000$$

(3) 발병률(Attack rate)

발생률과 비슷한 개념으로 어떤 집단이 한정된 기간에만 어떤 질병에 걸릴 위험에 놓여 있을 때, 전체 기간 중 주어진 집단 내에서 새로 발병한 총수를 나타낸 비율이다. 즉, 발병률은 유행의 전체 기간 중 새로 발병한 비율이고, 발생률은 유행의 일정 기간 내 새로 발생한 비율이다. 만약 1년 기간을 고려한다면 발병률과 발생률은 같아진다.

$$\text{발병률} = \frac{\text{연간 발병자 수}}{\text{위험에 폭로된 인구}} \times 1{,}000$$

(4) 유병률(Prevalence rate)

유병률은 어떤 일정 시점이나 기간에 있어서 전체 인구 집단 중에서 특정 질환을 보유하는 사람의 비율(proportion)이다. 조사 방법에 따라 어느 시점에서 유병률을 조사하는 경우는 시점유병률(point prevalence rate)이라 하고, 일정 기간을 두고 조사하는 경우는 기간유병률(period prevalence rate)이라 한다.

$$\text{유병률} = \frac{\text{관찰 시점(기간)에서 환자 수}}{\text{관찰 시점(기간)에서 인구수}} \times 1{,}000$$

❖ 발생률과 유병률의 관계

발생률은 일정 기간에 발생한 새로운 환자 수를 분자로 하는 것이며, 유병률은 발병시기와 관계없이 특정 기간 또는 시점에 존재하는 환자의 수를 분자로 하는 것이다(표 17-3).

발생률과 유병률의 역학관계는 유병률(P)=발생률(I) × 질병 지속기간(D)이다. 따라서 급성감염병은 발생률이 높고 유병률이 낮으며, 만성감염병은 발생률이 낮고 유병률이 높은 역학적 특징이 있다. 그러나 유행 기간이 극히 짧을 때는 유병률과 발생률은 같아지게 된다.

표 17-3 발생률과 유병률의 비교

	발생률	유병률
관찰의 종류	동적(dynamic)인 상태	정적(static)인 상태
분자	한 인구집단 내에서 일정한 기간 동안 발생한 사건의 수	한 시점에서 어떤 상태에 있거나 어떤 질병을 가지고 있는 사람의 수
분모	일정한 기간 동안 그 사건이 일어날 위험이 있는 인구집단의 평균 인구수	한 시점에서 어떤 상태 또는 질병의 유무를 조사받은 사람의 수 또는 인구집단의 수
기간의 개념	있음	없음
예	• 출생률 • 발생률 • 사망률	• 예방접종률 • 혈청검사 양성률 • 결핵반응 양성률

(5) 치명률(Case fatality rate)

치명률은 질병의 심각한 정도를 나타내는 수치로써 특정 질병으로 병에 걸린 자 중 사망한 자를 비율로 나타낸다. 어떤 질병에 의한 치명률이 높다는 것은, 첫째, 질병의 병원체가 독성이 높거나, 둘째, 인구 집단의 건강도가 낮거나, 셋째, 그 질병에 대한 저항력 또는 면역력이 낮다는 것을 의미한다.

특정 질병의 발생률과 치명률을 알면 그 질병의 사망률을 계산할 수 있다.

$$\text{치명률} = \frac{\text{그 질병에 의한 사망 수}}{\text{특정 질병에 이환된 환자 수}} \times 100$$

(6) 감수성 지수(Index of contagion)

감수성 지수는 해당질병에 이환될 감수성이 있는 전체 인구 중에서 실제로 병에 걸린 사람의 비율을 나타낸 것이다. 전체 감수성 자에 대한 발병인자의 백분율을 말하며, 주로 급성 호흡기계 감염병에 적용되는 통계이다.

$$\text{감수성 지수} = \frac{\text{발병자 수}}{\text{환자를 접촉한 감수성 지수}} \times 100$$

참고문헌
찾아보기

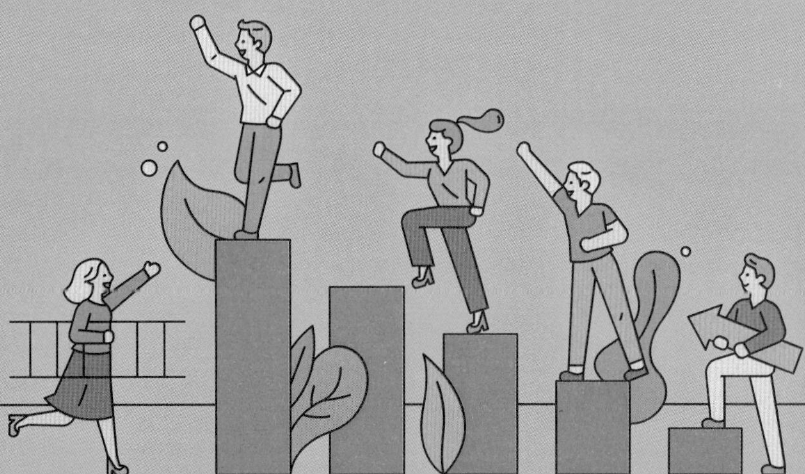

참고문헌

강공언 외, 핵심 공중보건학, 현문사, 2012

강병우, 공중보건학 제9판, 청구문화사, 2022

강창렬, 공중보건학, 계축문화사, 2020

고태순 외. 사례중심 아동정신건강, 양서원, 2012

구성회 외, 공중보건학, 고문사, 2019

권봉안 저, 건강교육과 보건학의 이해, 한미의학, 2015

김갑중 외, 최신공중보건학, 대학서림, 2020

김낙상 저, 공중보건학, 에듀팩토리, 2016

김동석 외, 최신공중보건학, 수문사, 2014

김동욱 외, 최신 공중보건학, 수문사, 2024

김동현 외, 보건정책학, 계축문화사, 2022

김명자 외, 보건행정학, 계축문화사, 2019

김창엽 외, 공중보건학, 한울아카데미, 2023

김홍주, 한국 사회의 근대화 기획과 가족정치: 가족계획사업을 중심으로 한국인구학, 한국인구학회, 2002

남철현, 공중보건학, 계축문화사, 2022

남철현, 질병예방관리와 건강증진, 계축문화사, 2009

문성기, 공중보건학, 정문각, 2021

박웅섭, 학습목표에 맞춘 보건관리, 보문각, 2014

박윤형 외, 환경보건학, 정담미디어, 2022

박태근, 모자보건학, 연세대학교, 1982

배은경, 현대 한국의 인간 재생산-여성, 모성가족계획사업, 시간여행, 2012

보건사회부, 가족보건관계 법령집, 1987

선우덕 외, 노인보건사업의 현황와 개선방안 연구보고서, 한국보건사회연구원, 2014

유재권 외, 환경위생학, 신일북스, 2020

윤희종 외, 공중보건학 4판, 현문사, 2024

윤희종 외, 의료보건법규, 현문사, 2025

이건철 외, 알기 쉬운 보건통계학, 현문사, 2015

이연리 외, 알기쉬운 공중보건학(개정판), 효일, 2018

이종구 외, 신공중보건학, 계축문화사, 2022

이택구 저, 질병의 예방과 관리, 계축문화사, 2004

이한기 외, 최신 식품위생학, 대학서림, 2005

이향숙 외, 정신건강론, 경기: 양서원, 2017

이형림 외, 보건행정학, 계축문화사, 2023

이형수 외, 공중보건학 3판, 범문에듀케이션, 2022

장유경 외, 임상 영양관리(개정판), 효일, 2011

정경숙 외, 기본 공중보건학, 정담미디어, 2023

정기혜, 모자보건사업평가, 한국보건사회연구원, 1991

정연준 외, 최신 공중보건학, 수문사, 2023

정희곤 외, 최신공중보건학, 광문각, 2018

조경숙 외, 공중보건학, 현문사, 2024

조동숙, 출산부인의 태교실태와 건강전문인의 태교에대한 인식연구, 연세대학교대학원 박사학위논문, 1987

조병희, 질병과 의료의 사회학, 집문당, 2015

소은주, 인구의 자연성과 통지 테크놀로지: '가속계획어머니회'를 둘러싼 통지-과학의 관계를 중심으로 현상과 인식, 한국인문사회과학회, 2014

최영희 외, 노인과 건강(개정 5판), 현문사, 2014

황병덕 외, 새로 쓴 공중보건학, 수문사, 2020

Beveridge W. (1942). Social Insurance and Allied Services, HM, Government.

Dillingham, Timothy R. (2002). "Physiatry, physical medicine, and rehabilitation: historical development and military roles". 《Physical Medicine and Rehabilitation Clinics of North America》 13 (1): 1-16, v. doi:10.1016/S1047−9651(03)00069−X.

Epp J (1986). "Achieving health for all. A framework for health promotion" (PDF). 《Health Promot》 1 (4): 419-28. doi:10.1093/heapro/1.4.419. PMID 10302169.

ILO (2022). Social Protection Report: Universal social protection to achieve the Sustainable Development Goals, International Labour Organization.

Minkler M (Spring 1989). "Health education, health promotion and the open society: an historical perspective". 《Health Educ Q》 16 (1): 17-30. doi:10.1177/109019818901600105. PMID 2649456.

OECD (2023). Health at a Glance: OECD Indicators, OECD Publishing.

The Ottawa Charter for Health Promotion. First International Conference on Health Promotion, Ottawa, 21 November 1986. Archived 20 March 2012, Accessed 2009 Feb 4.

UNEP (2022). UNEP Annual Report, United Nations Environmental Programme.

UNICEF (2022). Annual Report, United Nations Children's Fund.

Verbrugge L.M. & Jette A.M. (1994). The disablement process, Social Science and Medicine, 28, 1−14.

Verville, Richard (2009). 《War, Politics, and Philanthropy: The History of Rehabilitation Medicine》.

Lanham, Maryland: University Press of America.

WHO (2001). ICF: International Classification of Functioning, Disability and Health, Geneva: Author.

WHO (2023). World Health Statistics Annual Report.

https://kosis.kr/국가통계포털

https://kostat.go.kr/통계청, 2018년 사망원인통계, 2018.

https://kostat.go.kr//통계청, 보건통계연보, 감염병 발생 현황, 2024

https://kostat.go.kr/통계청, 장래인구추계: 2010년~2060년, 2011.

https://kostat.go.kr/ansk/통계청, 한국의 사회지표, 2023

https://kostat.go.kr/통계청, e-나라지표, 2019.

https://me.go.kr/환경부

https://moleg.go.kr/법제처, 감염병의 예방 및 관리에 관한 법률

https://moleg.go.kr/법제처, 국민건강보험법

https://moleg.go.kr/법제처, 국민기초생활보장법

https://moleg.go.kr/법제처, 국민연금법

https://moleg.go.kr/법제처, 노인복지법

https://moleg.go.kr/법제처, 모자보건법

https://moleg.go.kr/법제처, 보건의료기본법

https://moleg.go.kr/법제처, 산업재해보상보험법

https://moleg.go.kr/법제처, 의료급여법

https://moleg.go.kr/법제처, 의료법

https://moleg.go.kr/법제처, 장애인복지법

https://moleg.go.kr/법제처, 정신보건법

https://moleg.go.kr/법제처, 지역보건법

https://moleg.go.kr/법제처, 학교보건법

https://www.hira.or.kr/ 건강보험심사평가원, 2024년 신포괄수가제 안내서

https://www.khepi.or.kr/ 한국건강증진개발원

https://www.kihasa.re.kr/ 한국보건사회연구원, 사회보장제도 비교와 과제, 2023

https://www.kosha.or.kr/ 산업안전보건공단, 산업재해 통계 및 안전보건자료집, 2024

https://www.law.go.kr/ 국가법령정보센터, 근로기준법, 국민건강보험법, 노인장기요양보험법

https://www.moel.go.kr/고용노동부, 2024년 9월말 산업재해 현황

https://www.mohw.go.kr/ 보건복지부, 2023년 지역사회 통합건강증진사업 안내, 방문건강관리

https://www.mohw.go.kr/ 보건복지부, 2024년 지역사회통합건강증진사업 안내, 지역사회중심재활

https://www.mohw.go.kr/ 보건복지부, 보건복지부 조직 및 직제 개편안, 2024

https://www.mohw.go.kr/ 보건복지부, 보건복지통계연보, 2017~2019

https://www.mohw.go.kr/ 보건복지부, 보건의료정책백서 2023

https://www.mohw.go.kr/ 보건복지부, 제3차 국민건강증진종합계획(2011~2020), 2011

https://www.mohw.go.kr/ 보건복지부, OECD Health Data 2018, 2018

https://www.mss.go.kr/중소벤처기업부

https://www.nhis.or.kr/ 국민건강보험공단, 2023년 국민건강보험통계연보

https://www.nhis.or.kr/ 국민건강보험공단, 2024년 건강보험제도 안내

https://www.worldometers.info/kr/

국문

ㄱ

ㄴ

ㄷ

ㄹ

ㅌ

ㅍ

ㅎ

기타

영문

A

Q

R

S

공중보건학

2025년 08월 08일 초판 발행

저　자　공중보건학 교재편찬위원회
발행인　윤 진 영
발행처　도서출판 대학서림
주　소　03076 서울시 종로구 혜화로 2길 8
전　화　02) 763-1220, 744-2811
팩　스　02) 744-1210
등　록　1965. 1. 20
번　호　1-88
정　가　35,000원

ISBN　978-89-6940-359-9

www.daihaks.com

이 책의 출판권은 저자와 대학서림 출판사에 있습니다.
이 책 내용의 일부 또는 전부를 무단(복사기 등 여하한 방법을 포함) 복사, 복제하면 저작권 및 출판권을 침해한 것이므로 이법처단 됩니다.
저자와의 협의에 의해 인지를 생략합니다.